国家出版基金项目
NATIONAL PUBLICATION FOUNDATION

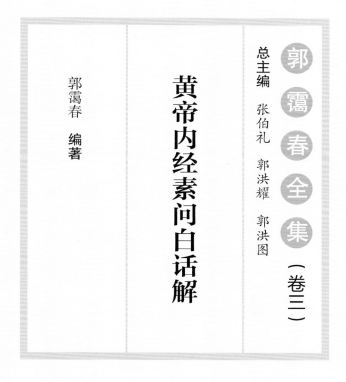

郭霭春全集（卷三）

总主编　张伯礼　郭洪耀　郭洪图

黄帝内经素问白话解

郭霭春　编著

U0335420

全国百佳图书出版单位
中国中医药出版社
·北京·

图书在版编目（CIP）数据

黄帝内经素问白话解 / 郭霭春编著 . —北京：中
国中医药出版社，2021.2
（郭霭春全集；卷三）
ISBN 978-7-5132-6112-8

Ⅰ.①黄… Ⅱ.①郭… Ⅲ.①《素问》—注释 ②《素
问》—译文 Ⅳ.① R221.1

中国版本图书馆 CIP 数据核字（2020）第 020432 号

中国中医药出版社出版

北京经济技术开发区科创十三街 31 号院二区 8 号楼
邮政编码　100176
传真　010-64405721
山东临沂新华印刷物流集团有限责任公司印刷
各地新华书店经销

开本 710×1000　1/16　印张 44.25　彩插 0.5　字数 704 千字
2021 年 2 月第 1 版　2021 年 2 月第 1 次印刷
书号　ISBN 978 – 7 – 5132 – 6112 – 8

定价　266.00 元
网址　www.cptcm.com

社 长 热 线　010-64405720
购 书 热 线　010-89535836
维 权 打 假　010-64405753

微信服务号　zgzyycbs
微商城网址　https://kdt.im/LIdUGr
官 方 微 博　http://e.weibo.com/cptcm
天猫旗舰店网址　https://zgzyycbs.tmall.com

如有印装质量问题请与本社出版部联系（010-64405510）

《郭霭春全集》编委会

总主编 张伯礼　郭洪耀　郭洪图

编　委（按姓氏笔画排序）

总目录

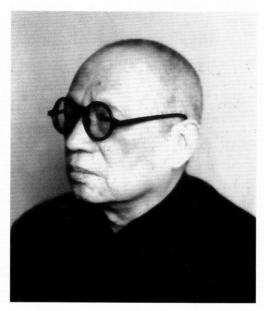

郭霭春教授（摄于 1989 年）

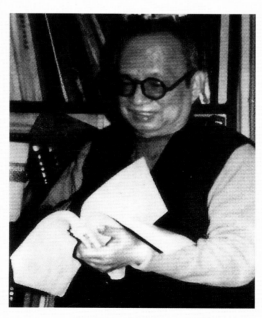

郭霭春教授书斋翻检文献

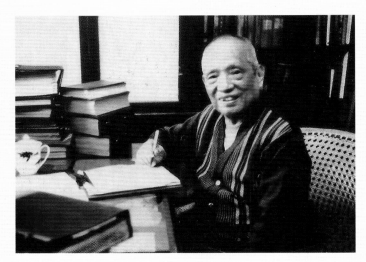

郭霭春教授写作中见访

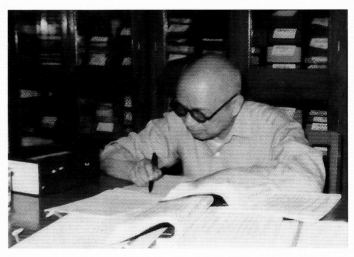

郭霭春教授在图书馆写作中（摄于 1984 年）

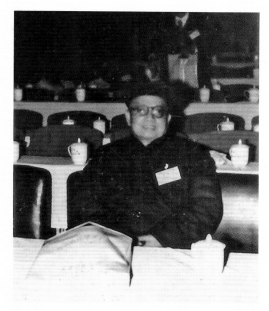

郭霭春教授参加中日《内经》学术交流会

（摄于 1985 年）

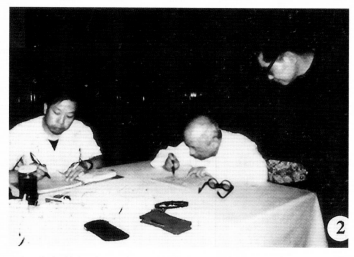

郭霭春教授参加在沈阳召开的《素问》研究论证会

（摄于 1986 年）

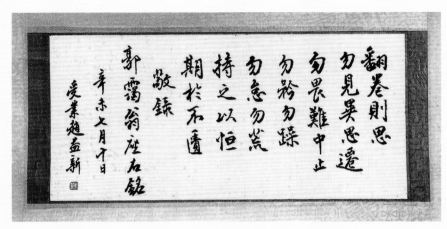

郭霭春教授的座右铭

郭霭春教授博学多识，治儒通医，文理医理融会贯通，精通史学、国学，于目录、版本、校勘、训诂、音韵等方面造诣精深。他深研中医基础理论，精医史、通文献、善临证，治学精勤，著述颇丰，为中医文献研究与整理做出了较为卓越的贡献，有"津沽杏林三杰"之一，是我国现代著名的医史文献学家、中医学家、目录学家、校勘学家、教育家、史学家，是中医文献整理研究的一代宗师。郭霭春教授对中国史学的研究也曾引起史学界震动，他所编撰的《续资治通鉴目录》等著作拾遗补缺，为史学界所赞赏。

本次整理出版的《郭霭春全集》融汇了郭霭春教授七十余年中医文献研究成果。收选范围以郭霭春教授主编与编著的医学著作为主，共计 14 种（包括《医论》《残吟剩草》），按 11 卷（12 分册）编排。

在整理的过程中，需要说明的事项：

1.《黄帝内经素问校注》原书以繁体竖排在人民卫生出版社出版，本次整理以简体横排出版。

2.《黄帝内经素问白话解》由郭霭春教授编撰，中国中医药出版社出版。同属白话解形式的《黄帝内经素问语译》，由郭霭春教授主编，人民卫生出版社出版。本次整理以中国中医药出版社出版的版本为底本，《黄帝内经素问语译》未予收选。

3.《黄帝内经灵枢校释》，原书名《灵枢经校释》，由郭霭春教授主编，曾由人民卫生出版社出版。本次整理以人民卫生出版社出版的版本为底本。

4.内容有雷同的著作，如《黄帝内经素问校注语译》与《黄帝内经素问白话解》，《黄帝内经灵枢校释》《黄帝内经灵枢校注语译》与《黄帝内经灵枢白话解》，考虑不同的读者需求，分别予以出版。

5.《伤寒论校注语译》《金匮要略校注语译》，先后由天津科学技术出版社与中国中医药出版社出版，后根据读者需要改为《伤寒论白话解》《金匮要略白话解》，由中国中医药出版社出版。本次整理恢复原书名，《伤寒论校注语译》以天津科学技术出版社出版的版本为底本；《金匮要略校注语译》以中国中医药出版社出版的版本为底本。

6.郭霭春教授，不仅对中医文献学做出突出贡献，在史学研究方面成就斐然，相关著作先后由中华书局、商务印书馆、山西人民出版社出版，按照出版社专业化分工的要求，故本次整理未收选郭霭春教授史学方面的专著。

7.本次整理原则是在保持原书原貌及尊重作者原创旨意的前提下进行编辑修订，如认真核对底本及引用文献、补充部分引用文献出处等，力求文献翔实可靠。但由于时间跨度较大和历史条件的限制，书中难免存有与当代编辑出版及中医古籍整理要求不契合之处，希冀批评指正，以便修订时日臻完善。

编者

2020 年 3 月

郭霭春（1912—2001），又名郭瑞生，男，汉族，天津市人，天津中医学院（现天津中医药大学）终身教授，我国著名医史文献学家、中医学家、目录学家、校勘学家、教育家、史学家。

郭霭春教授因教学和科研工作成绩卓著，贡献重大，获得了各种奖励和众多荣誉。主持并完成的部级科研项目"《素问》整理研究"，获得国家科学技术进步二等奖，国家中医药管理局中医药科学技术进步一等奖。主编的《灵枢经校释》，获得国家中医药管理局中医药科学技术进步二等奖。1962 年、1980 年、1982 年、1984 年，郭霭春教授先后四次被评为天津市劳动模范，并于 1992 年获批享受国务院政府特殊津贴。曾获得天津市高教局"培养硕士研究生优秀教师"的荣誉称号，1990 年获得国家教委颁发的科教成绩显著的荣誉证书，曾先后获得国家教委和天津市卫生局所授予的"伯乐奖"。

郭霭春教授博学多识，治儒通医，文理医理融会贯通，精通史学、国学，于目录、版本、校勘、训诂、音韵等专门之学，造诣精深。他深研基础理论，精医史，善临证，尤以文献研究和中医内科见长。郭霭春教授治学精勤，著述颇丰，其主编、编撰出版《黄帝内经素问校注语译》等近20部中医学及史学专著，为中医文献整理和阐释做出了重大贡献。

郭霭春教授致力于中医事业七十余年，在教学、科研、临床上均取得了突出成就，特别是对继承和发扬中医药学贡献卓著，是一位国内外颇有影响的中医学者，是中医文献整理研究的一代宗师。

一、生平与治学之路

郭霭春教授，世居天津市，七岁入塾，及长，先后从朴学大师长洲章钰（式之）先生、史学大师沔阳卢弼（慎之）先生学习小学、经学、史学等专门学问，在目录、版本、校勘、训诂、音韵方面均有较深造诣。十九岁考入天津市崇化学会历史专修科，又系统地深造了经史之学。1933年毕业后，执教于该学会，主讲《论语》《左传》《史记》《汉书·艺文志》，与津门殷墟文字专家王襄、训诂学专家裴学海等人交游，不断切磋学术。他才思敏捷，聪颖过人，学有成就，二十四岁时就著有《颜习斋学谱》，二十六岁时著《补周书艺文志》，三十岁时编写了《续资治通鉴目录》等书，分别由商务印书馆等出版社出版。《续资治通鉴目录》封面题签者为著名版本目录学家傅增湘先生，扉页题字者是著名书法家华世奎先生，著名历史学家卢弼、郭绍虞先生分别为该书撰写了序言。

1937年，天津市沦陷，他拜宝坻儒医赵镕轩为师，潜心学医四年。赵镕轩先生精通《内》《难》之学，尤对《医宗金鉴》《寿世保元》《医家四要》等书探索颇深，对其影响甚大。

1945 年，中国抗日战争胜利后，郭霭春教授任天津市崇化学会会务主任，主持学会日常工作，为家乡培育人才。1949 年，天津市解放，他从事中学教育，任天津市崇化中学校长多年。他办学严谨，治校有方，经常深入教学第一线，体恤教师，关心学生，他办学治校的事情，至今仍为人们津津乐道。其间教务余暇，为患者诊病省疾，从未间断，医术日进。

1957 年，天津市成立中医学校，郭霭春教授转职任医史教员；1958 年，中医学校晋为中医学院后，任医学史教研室主任；1968 年，在天津中医学院并入河北新医大学后，任中医基础理论教研组副组长；1978 年，天津中医学院恢复重建后，兼任医学史、医古文、各家学说三教研室主任；后任中医系顾问、《天津中医学院学报》和《天津中医》两杂志主编、医史文献研究室主任等职，并兼任《中国医学百科全书》编辑委员会编委、光明中医函授大学顾问、张仲景国医大学名誉教授及《中医杂志》（英文版）编委等职。

1963 年，郭霭春教授承担了国家科技部"七本古书校释"项目中《灵枢经校释》主编工作，历经 17 年，于 1980 年出版。1982 年，在卫生部、国家中医药管理局组织领导下，郭霭春教授承担了《中医古籍整理丛书·黄帝内经素问校注》主编工作，历经 10 年出版，并获国家科学技术进步二等奖、国家中医药管理局中医药科学技术进步一等奖。他用了二十多年的研究，于 1981 年终于著成《黄帝内经素问校注语译》一书，并于 1981 年由天津科学技术出版社出版，是中华人民共和国成立后系统研究整理《素问》的第一部个人专著。全书引用善本 20 余种，元代以前重要医籍 60 种以上，共出校语 2450 余处，加注文 3180 余条。《黄帝内经素问校注语译》一经问世，便在学术界和社会上引起了强烈反响，被国内外许多有关单位作为研究《黄帝内经素问》必备参考书，并引起日本、美国、德国等学者的关注。学术界普遍认为，该书是我国目前整理研究《黄帝内经素问》成就最大、学术水平最高的著作，也标志着他在中医文献整理研究上取得了历史性、创新性的突破。

郭霭春教授有感于浩如烟海的中医古籍书目的缺如，独辟蹊径，自1958年始，充分利用地方志这一尚未被开发的资料宝库，正式组织进行编写工作，足迹遍及全国各省市图书馆，共查阅了4000余种地方志，历尽艰辛，饱尝困苦，至1984年完成了《中国分省医籍考》编写工作。全书250余万字，共著录医籍8000余种，附录作者小传4000余篇，是我国目前著录医籍最多的一部传录体医学目录专著。该书所录的资料，绝大部分在历代史志、公私书目及其他著作中未曾刊录过，也未被发现和利用，因此，可以说本书为研究我国医史文献提供了大量有价值的第一手素材。通过分省著录，不但为地方医学的研究创造了条件，还能突出地反映各省医学的特点，尤其可以看出区域性社会因素对医学发展的影响。该书采用传录体编写，补充了医史上缺佚的名医传记，发掘了民间医家的医术、医方及其医德修养，指出了名医成功之路，给后来者以启迪。总之，该书不但在著录的条目上超出了以往同类书目的数倍，并且独具特色。该书1985年由天津科学技术出版社出版后，受到中医学界、史学界的高度重视，开创了中医史志学研究之先河，对中医文献学、目录学做出了贡献。

在繁重的教学、科研之余，郭霭春教授从不忽视临床医学的研究，从20世纪30年代学医到80年代成为著名中医教授，一以贯之，热心为广大患者解除疾病痛苦。他医德高尚，医术精湛，临诊认真负责，一丝不苟。每逢诊病，必冥思苦想，处方用药，几经斟酌，诊后回家，反复思索，查阅名家医案，如《古今医案按》《得心堂医案》《雪雅堂医案》等，以待复诊时处方增减，从不师心自用，且能够"通古今之变，成一家之言"，有着自己独到见地。

郭霭春教授最善奖掖后学，以"学而不厌，诲人不倦"为行动准则，除担负指导研究生的任务外，还定期为中青年教师讲课，以提高师资素质。他几十年如一日，呕心沥血，培养了大批优秀人才，大多在科研、教学、临床上做出了显著成绩。他创建并领导了天津市高教系统重点学科医史文献学。他曾获得天津市高等教育局"培养硕士研究生优秀教师"荣誉称号，其撰写的《我是怎样带研究生的》论文，获1989年天津市高教局优秀教学成果二等奖。

郭霭春教授治学严谨，著作宏富，从20世纪30年代一直至90年代，先后撰著出版了医学和史学著作近20部，总字数近千万字。如果没有"焚膏油以继晷，恒兀兀以穷年"的勤奋读书与写作，是难以完成的。

二、主要学术成就与贡献

郭霭春教授为了继承和发扬中医学宝贵遗产和弘扬民族文化，为了中医事业发展，孜孜不倦，不遗余力，奉献了毕生的精力。他的学术成就与贡献可归纳为六个方面。

一是在中医文献整理研究，特别是中医经典著作整理工作方面贡献巨大。在对《黄帝内经素问》《灵枢经》《伤寒论》《金匮要略》《难经》等中医经典著作的整理上，郭霭春教授始终坚持普及与提高、继承与创新、去粗取精、去伪存真、实事求是的原则，以中医理论为指导，结合临床经验，将目录、校勘、训诂、音韵等专门之学，正确、合理地运用到中医典籍整理上，达到文理医理融会贯通、完美结合。

二是在史学研究上，著有《补周书艺文志》《续资治通鉴目录》《清史稿艺文志拾遗》《颜习斋学谱》等，拾遗补缺，补前人之未备，得到了史学界的高度评价。郭霭春教授依照司马光《通鉴目录》的体例，年经事纬，提纲挈领，编纂成《续资治通鉴目录》20卷。该书把几百万字的原著浓缩成20万字的大事记，完全可以作为独立著作来阅读。不仅给史学研究工作者提供了极大方便，也为历史编年和目录、工具书方面的著作弥补了缺憾。史学家卢弼、郭绍虞阅读了此书，并撰写了序言，认为作者"独为其难""己处其劳"，而人享其逸，为史学界做了一件好事。郭霭春教授在史学方面的贡献，还反映在中国医学史研究上。我国医学发源甚早，但文献记载比较散乱，东鳞西爪，头绪纷繁。研究者欲利用医史资料，检索甚为困难。郭霭春教授有感于此，独任其劳，积多年之功，广泛收集资料，运用汉代史学家司马迁所创的"年表"形式，将上起远古，下迄公元1966年（为第二版修订版截至时间，本次整理出版的截至时间为1947年）的数千年医史事件、各朝医事制度和政令、医药发展和对外交流、疾病流行情况、医学著作的编著和问世、医家活动与生卒，按照年代顺序排列出来，1976年编成《中国医史年表》，随即出版，后又再版。《中国医史年表》的出版，填补了中国医学史研究上的空白，洵为前无古人的开创性著作。

三是在目录学上的贡献，写作历时最久、查阅资料最多、用力最勤，并且最具创新精神的当为《中国分省医籍考》。本书在取材和编写方法、编写体例上，均与其他医学专科书目迥然不同，独具特色，其学术价值甚大，鸿篇巨帙，嘉慧医林。因此，出版后即成为中医学研究者的一部重要的工具书，荣获华北十省市优秀图书二等奖，被文化部评为全国优秀书目，1992年获全国优秀医史文献及工具书金奖。该书被赵国漳、潘树广主编的《文献学词典》收录，列为词目之一，并撰写了提要。

四是长期从事中医教育事业，教书育人，诲人不倦，热心指导青年教师，积极培养教学骨干，注重提高中青年教师的业务水平。郭霭春教授培养青年教师和研究生的方法是：点面结合，重点培养。形式上，除集体讲授外，主张面对面、一对一单独指导，口传心授。培养了多名硕士研究生和大批中医药人才，成为中医教学、科研、临床及管理方面的骨干力量。

五是在致力于教学、科研工作之余，郭霭春教授从未间断临证，为众多患者解除病痛，但不以医为业。在为患者诊治疾病时，认真负责，一丝不苟。他提倡治未病，以预防为主，强调饮食药物综合治疗。他医术精湛，医德高尚，医风淳朴，为患者治病不取报酬，深受患者的尊重和爱戴。

六是对文献工作做出了巨大贡献，除了自己整理了大量文献外，郭霭春教授还将许多珍贵文献史籍捐献给国家，如将卢慎之先生的《三国志集解》手稿捐献给了南开大学图书馆，将黄立夫先生的《资治通鉴目录校文》手稿捐献给天津图书馆。

郭霭春教授一生淡泊于名利、地位，执著、勤奋地致力于读书、著述和教书育人，尤其在史学和中医古籍的整理研究方面留下了众多的传世之作，他的卓越贡献将永载史册。

（说明：本文是在孙中堂、王玉兴、吴仕骥三位教授撰写的《郭霭春》一文的基础上进行修订。）

　　《黄帝内经素问》(简称《素问》)是中医学最古老的理论著作之一,历来受到医家的重视。由于该书经历年代久远,辗转抄刻,鲁鱼亥豕,加上文义古奥,给学习带来了重重困难。为此,我们以 1979 年由人民卫生出版社出版的《黄帝内经素问校注》为依据,在吸收其校勘成果的基础上做了简要注释,并进行白话解,以便于读者学习和理解。

　　本书设有提要、原文、注释、白话解四项,说明如下:

　　一、各篇篇首以提要说明该篇主要内容、学术思想。

　　二、本书原文,以人民卫生出版社影印明代顾从德翻刻宋本为底本。凡疑为原文讹误者,均以"( )"符号标出;凡可据补或据改者,在原文中以"〔 〕"符号标出。

　　三、本书注释,力求简明扼要,与译文参看,相得益彰。

　　四、本书的白话解,结合校、注,采用直译法,在词义、句式、词序上尽量与经文一一对应,并注意译文的语气、逻辑和连贯性,力求语言通俗晓畅;同时,尽量不在经文外增添语意和表示译者意见，以信守经文原义。

五、原书《刺法论篇》第七十二、《本病论篇》第七十三两篇遗亡，可见的某些"补文"并非原作，为后人撰续，故本书暂存目，阙文待补。

编者

2020 年 3 月

【原文】

臣闻安不忘危，存不忘亡者，往圣之先务；求民之瘼，恤民之隐者，上主之深仁。在昔黄帝之御极也，以理身绪余治天下，坐于明堂之上，临观八极，考建五常。以谓人之生也，负阴而抱阳，食味而被色，外有寒暑之相荡，内有喜怒之交侵，天昏札瘥，国家代有。将欲敛时五福，以敷锡厥庶民，乃与岐伯上穷天纪，下极地理，远取诸物，近取诸身，更相问难，垂法以福万世。于是雷公之伦，授业传之，而《内经》作矣。历代宝之，未有失坠。苍周之兴，秦和述六气之论，具明于左史。厥后越人得其一二，演而述《难经》。西汉仓公传其旧学，东汉仲景撰其遗论，晋皇甫谧刺而为《甲乙》，及隋杨上善纂而为《太素》。时则有全元起者，始为之《训解》，阙第七一通。迄唐宝应中，太仆王冰笃好之，得先师所藏之卷，大为次注，犹是三皇遗文，烂然可观。惜乎唐令列之医学，付之执技之流，而荐绅先生罕言之，去圣已远，其术暗昧，是以文注纷错，义理

I

混淆。殊不知《三坟》之余，帝王之高致，圣贤之能事，唐尧之授四时，虞舜之齐七政，神禹修六府以兴帝功，文王推六子以叙卦气，伊尹调五味以致君，箕子陈五行以佐世，其致一也。奈何以至精至微之道，传之以至下至浅之人，其不废绝，为已幸矣。

【白话解】

我听说在安全的时候，不忘记会有危险发生；在拥有的时候，不忘记会有失掉的可能，这是古代圣人首先要考虑的问题。研究民众的疾病，体恤他们的痛苦，是皇上深厚仁慈的表现。古代黄帝在位的时候，用养生防病的理论，来治理天下，坐在明堂之中，观察八方，建立五行学说。认为人生下来，负阴而抱阳，口食五味，目视五色，外有寒暑六气经常侵袭，内有喜怒七情不时困扰，所以各种各样的疾病，在哪个时代都会发生。因此，黄帝要把五福广泛地赐给民众，便与岐伯深入研究天文学、地理学，并且运用取象类比的方法，远取诸物，近取诸身，相互问难，让远古防治疾病的理论与技术万代流传。于是雷公等人，接受这个学术理论，并记载下来而传给后世，这样就形成了《内经》这部书。历代对该书都很珍视，使它没有散失。周朝的兴盛，以及秦医和论述阴、阳、风、雨、晦、明"六气"的理论，具体地记载于《左传·昭公元年》；其后，秦越人将该书学问的十分之一二，发挥著述而成《难经》；西汉时的仓公传授该书的理论；东汉的张仲景，根据该书而撰写了《伤寒杂病论》；晋代的皇甫谧，选编该书中经络、腧穴、刺法的内容，而作《甲乙经》；到隋代，杨上善分类编纂而为《太素》；齐梁时已有全元起开始作《训解》（林亿说元起是隋人，据《南史·王僧儒传》元起为齐梁时人），那时，已缺第七卷；到唐代宝应年间，太仆令王冰非常喜爱该书，并且得到前辈老师所珍藏的书卷，进行了全面地编次注释，而使三皇遗留下来的宝贵文献，成为了明白可读的书籍。可惜在唐代的法令中，把医学仅列为艺技之流，而那时的儒生们，很少研究医学。加之离三皇时代已很遥远，致使其学术不能得到应有的发扬，于是文章注释纷乱错误，义理混淆不清。殊不知在研究《三坟》之余而理政事，那是古代帝王最为高兴的，也是圣贤伟人们最为喜欢的事。唐尧传授春夏秋冬四时，虞舜观察日月七星，神禹建立金木水火土谷六府，从而使帝王的功业兴旺，周文王推演六爻阐明卦气，伊尹调和五味为君王保健，箕子叙述五行来辅佐治理国家，以上这些事例说明，无论治国治民，其道理都是一样的。怎奈把这种最高深、最精微的学问，传授给地位最低、水平最差的人们，所以至今没有让它丢失而断绝流传，那已经是很幸运的了。

【原文】

顷在嘉祐中，仁宗念圣祖之遗事，将坠于地，乃诏通知其学者，俾之是正。臣等承乏典校，伏念旬岁。遂乃搜访中外，裒集众本，浸寻其义，正其讹舛，十得其三四，余不能具。窃谓未足以称明诏，副圣意，而又采汉唐书录古医经之存于世者，得数十家，叙而考正焉。贯穿错综，磅礴会通，或端本以寻支，或溯流而讨源，定其可知，次以旧目，正缪误者六千余字，增注义者二千余条，一言去取，必有稽考，舛文疑义，于是详明，以之治身，可以消患于未兆，施于有政，可以广生于无穷。恭惟皇帝抚大同之运，拥无疆之休，述先志以奉成，兴微学而永正，则和气可召，灾害不生，陶一世之民，同跻于寿域矣。

国子博士臣高保衡

光禄卿直秘阁臣林亿　等谨上

【白话解】

最近，在嘉祐年间，仁宗皇帝念记三圣的伟大事业将要丢失，于是让了解和通晓医学的人，对它加以校正。我们接受校勘任务后，用了十年的时间，搜寻采访宫中以及民间各种传本，研究其内容，改正其错讹，仅能搞清楚其中十之三四，其余仍然讲不明白。我们认为，这与皇帝的要求不相符，不能达到皇帝的意愿，于是又采集汉唐以后保留下来的古医经书籍，得到数十部，逐次进行了全面考证。贯穿错综，广泛会通，有的根据其根本而寻找支脉，有的沿着支流而探讨其源头，并确定下来，使人们可以知道其真正的含义，最后仍然按照《素问》原来篇目次序编排。总共纠正谬误六千余字，增加注释二千多条。我们每增加或者删去一个字，都必须有考据，使那些有错误而义理不明的地方能够明确起来。用该书的理论指导养生，可以把病患消除在未发之前；用来教导民众，可以使人们得到无穷的恩惠。惟望皇上安邦定国，天下太平，拥有无限美好的前程，让先人的意志得到发扬光大，使将要衰微的医学得到发展提高，而永远流传。那么，正气旺盛可以克制邪气，而灾害不生，陶冶天下民众，一齐得到长寿。

国子博士臣高保衡

光禄卿直秘阁臣林亿　　　　　等谨上

【原文】

夫释缚脱艰，全真导气，拯黎元于仁寿，济羸劣以获安者，非三圣 ❷ 道则不能致之矣。孔安国序《尚书》曰：伏羲、神农、黄帝之书，谓之《三坟》，言大道也。班固《汉书·艺文志》曰：《黄帝内经》十八卷。《素问》即其经之九卷也，兼《灵枢》九卷，乃其数焉。虽复年移代革，而授学犹存，惧非其人，而时有所隐，故第七一卷 ❸，师氏 ❹ 藏之，今之奉行，惟八卷尔。然而其文简，其意博，其理奥，其趣深，天地之象分，阴阳之候列，变化之由表，死生之兆彰，不谋而遐迩自同，勿约而幽明斯契，稽其言有征，验之事不忒 ❺，诚可谓至道之宗，奉生之始矣。假若天机迅发 ❻，妙识玄通 ❼，藏 ❽ 谋虽属乎生知 ❾，标格亦资于诂训，未尝有行不由径，出不由户者也。然刻意研精，探微索隐，或识契真要，则目牛无全 ❿，故动则有成，犹鬼神幽赞，而命世奇杰，时时间出焉。则周有秦公，汉有淳于公，魏有张公华公，皆得斯妙道者也。咸日新其用，大济蒸人，

I

华叶递荣 **⓫**，声实相副，盖教之着矣，亦天之假也。

【注释】

❶ 王冰：王冰，号启玄子，唐代医学家。他在宝应年间（762—765 年）任太仆令（官名）。笃好医方，长于医术和养生。当时《素问》只有八卷，脱漏错简，残缺不全。他先后用了十二年的时间，将《黄帝内经素问》重新编次，加以注释，改编成 24 卷，并补入有关运气学说的七篇大论。在保存整理古典医籍上做出了贡献。

❷ 三圣：此处指伏羲、神农、黄帝为三圣。

❸ 第七一卷：《素问》原来共九卷，其中第七卷早佚。此即指佚失的那一卷。

❹ 师氏：此处指老师或前辈的意思。

❺ 忒：差错。

❻ 天机迅发：天机，作天资解；迅发，聪敏。天机迅发，天资聪敏之意。

❼ 妙识玄通：能通晓奥妙深远的道理。

❽ 葳（chǎn 铲）：完备的意思。

❾ 生知：智慧出众，有先见之明。

❿ 目牛无全：与"目无全牛"义同。语出《庄子·养生主》篇。形容技术纯熟。此处比喻对艰深的事理，能够剖析精细，了然于胸中。

⓫ 华叶递荣：华，同"花"。华叶递荣，花叶相继繁荣。

【白话解】

要想解除疾病的痛苦，保障身体的健康，使广大人民都能获得长寿，使衰弱多病的人，也能得到平安，离开了古代圣贤的医学理论，就不可能达到这个目的。孔安国为《尚书》作的序文里说：伏羲、神农、黄帝的书，称为三坟，谈论的都是天、地、人的重大道理呀。班固《汉书·艺文志》上也记载"《黄帝内经》十八卷"，这部《素问》就是其中的九卷，再加上《灵枢》九卷，就是《黄帝内经》十八卷的数目了。虽然经过了岁月的推移，朝代的变迁，可是由于一代代地传授学习，使《内经》的学术还是保存了下来。在历代医学传授教学中，由于担心会遇到不适当的人，因而对于某些内容，就有秘而不传的情况，例如第七卷这一部分，就是被老师们秘藏了起来。因此，现今流行的《素问》，只有八卷。虽然如此，现存的这些内容，文字精练，含义广博，理论深奥，意味深长。天地间的多种现象被分析到了，阴阳的各种证候被列举出来了，各种变化的原因被表述清楚了，死和生的预兆被叙述明白了。因此，人们掌握了这些理论之后，不用商量，对于远至于天、近至于人的一切事物，认识都自然相同；不用相约，对于无论是隐约无形的事物，还是明显有形的事物，看法就很容易取得一致了。考察它的理论有证据，通过治疗实践来检验它不会有差错，的确可以说它是医学理论的最高典范，养生之学的理论基础。如果天资聪明，那么就可以认识深奥的理论，通晓玄妙的学说。当然，全面周到的见解，虽然是与天资聪明分不开的，但是要正确理解《内经》高深的学术内容，也还要借助于前贤的遗训和注释，如同没有人行走不沿着道路，出入不从门户一样。要专心一意地研究它的精神实质，探求其中微妙的含义，如果认识并掌握了它的精髓要旨，而达到精湛纯熟的境界，那么就能够运用自如了。因而，只要一行动就会见成效，好像有鬼神在暗中相助一样灵验。所以，历代都有举世闻名的杰出医学家涌现出来，周代有秦越人、汉代有淳于意、魏有张仲景和华佗，他们都是能够精通《内经》这门深奥学问的人，并且都在医疗实践中，沿着《内经》的理论体系，有所发现与创新，对于保障人民大众的健康，起到了极大的作用，使得医学事业像鲜艳的花朵和茂密的绿叶那样，不断地发展与繁荣。这些医学家，他们的声誉和他们的实际贡献是相称的。这大概都是《素问》教化的显著成果，也是天资给他们的帮助吧。

【原文】

冰弱龄❶慕道，夙好养生，幸遇真经，式为龟镜❷。而世本纰缪，篇目重迭，前后不伦，文义悬隔，施行不易，披会❸亦难，岁月既淹，袭以成弊。或一篇重出，而别立二名；或两论并吞，而都为一目；或问答未已，别树篇题；或脱简不书，而云世阙；重《经合》[守] 而冠针服，并《方宜》而为《咳篇》，隔《虚实》而为《逆从》，合经络而为论要，节《皮部》为《经络》，退《至教》以先针，诸如此流，不可胜数。且将升岱嶽❹，非径奚为，欲诣扶桑❺，无舟莫适。乃精勤博访，而并有其人，历十二年，方臻理要，询谋得失，深遂夙心。时于先生郭子斋堂，受得先师张公秘本，文字昭晰，义理环周，一以参详，群疑冰释。恐散于末学，绝彼师资，因而撰注，用传不朽，兼旧藏之卷❻，合八十一篇二十四卷，勒成一部。冀乎究尾明首，寻注会经，开发童蒙，宣扬至理而已。其中简脱文断，义不相接者，搜求经论所有，迁移以补其处。篇目坠阙，指事不明者，量其意趣，加字以昭其义。篇论吞并，义不相涉，阙漏名目者，区分事类，别目以冠篇首。君臣请问，礼仪乖失者，考校尊卑，增益以光其意。错简碎文，前后重迭者，详其指趣，削去繁杂，以存其要。辞理秘密，难粗论述者，别撰《玄珠》❼，以陈其道。凡所加字，皆朱书其文，使今古必分，字不杂糅。庶厥昭彰圣旨，敷畅玄言，有如列宿❽高悬，奎张不乱，深泉净滢，鳞介咸分，君臣无夭枉之期，夷夏有延龄之望。俾工徒勿误，学者惟明，至道流行，徽音累属❾，千载之后，方知大圣之慈惠无穷。

时大唐宝应元年岁次壬寅序

【注释】

❶ 弱龄：二十岁称为弱。弱龄，指年轻的时候。

❷ 龟镜：龟甲，古代用以占卜吉凶，镜以照物，比喻借鉴以明事理，称为龟镜或龟鉴。

❸ 披会：披，此处指翻阅。披会，阅读领会。

❹ 岱嶽：岱，即泰山；嶽，同岳，高大的山。泰山为五岳之尊，故称岱嶽。

❺ 扶桑：有两说：一指东海中神木，亦名榑桑，据传为日出之处；一指传说东方海中之古国名。

❻ 兼旧藏之卷：兼，加增的意思。兼旧藏之卷，指加上第七卷。

❼《玄珠》：指《玄珠密语》，系王冰自撰之书，今已失传。

❽ 列宿：列，众多；宿，指二十八宿。列宿，即众多星宿。

❾ 徽音累属：徽，美；徽音，即佳音、福音；累属，连续不断。徽音累属，福音连绵之意。

【白话解】

我年轻的时候，就向往医学，并且爱好养生之术。很幸运地获得这样宝贵的经典，就用它来作为判断是非得失和解决疑难的依据。可是，当代世上流行的版本，往往有很多错误，如篇目重复，没有条理，文章的内容前后矛盾而不相连贯，用来指导医疗实践很不容易，理解领会它的精神实质也很困难。年深日久，沿袭下来就造成了多种弊端。有的是同一篇文章重复出现，却立两个篇名；有的是两篇不同的文字合并在一起，而归总在一个题目下面；有的君臣问答之词还未完毕，却把下文另立一个题目；有的地方脱简缺文没有写明，却说历代都是残缺不全。例如《经合》篇重复出现，而加上"针服"二字作为篇名；把《异法方宜论》合并到《咳论》篇中；把《通评虚实论》割裂开，而并入《四时刺逆从论》；把《经络论》篇合并到《玉版论要》篇；把《皮部论》肢节，而加到《经络论》之中；把《著至教论》推向后，而把《针解》篇排在前。诸如此类的问题，难以全部列出。况且，要想登泰山，没有路径，怎么能上得去呢？要到扶桑国，没有船只，怎么能去得成呢？于是，我就精心钻研，广泛地求访当今名流，因而全部地占有了那些切实可靠的资料。经过了十二年的时间，才弄清了它的条理，明白了其中的要妙。反复地考察自己的工作成绩，深深地满足了我一向的心愿。当时，在郭先生的书房里，得到了已故老师张公的秘本，文章的字体清楚清晰，文义道理全面而周密，经过详细参阅，使原来的各种疑难都象冰水一样消融了。由于唯恐它流散到没有才学人的手中，断绝了传授《内经》的范本，因此就撰写注释，使它永远流传于后代而不朽，并把旧藏的卷数，合起来共为八十一篇，二十四卷，汇总集中为一部书。撰注这部书的目的，是希望人们通过研究后面的注释，就能明白前面的经文，使初学者得到启发，让这高深的理论，能够发扬光大。对于文中有错简脱落，意义不相衔接的地方，就搜寻经论中所具有的有关内容，迁移过来补在这里；对于篇名遗失短缺，所指事理不够明白通畅的，就分析它所指真实意思，而增加文字使它通畅明朗；对于两篇合并在一起，但内容不相关联，并且缺漏篇名的，就根据内容另立篇名，而放在文章的前面；对于君臣问答之间，在礼节、仪式上有违背错乱的，就考察出地位的高低，而予以校正，或加以说明而使文义明显；对于文字颠倒错乱，语句零碎不全，或者前后重复的，就详细辨别其所指的意义，削去繁杂的文字，而保存其中的要点；对于文理深奥，难以浅显论述的，就另外撰写《玄珠》一书，专门叙述其中的道理。凡由我所加入的文字，都用红笔书写，使它和古书的原文有明显的区别，不致混杂。这样做，是希望能使远古圣人的意旨清楚明白，使那些深奥的理论得到阐发和推广，就像天空中的众星高悬，次序井然，有条不紊；又像深澈的泉水清净透明，水中的鱼虫鳞介，全都能看得清清楚楚。这样，全国的君臣上下再没有夭折枉死的威胁，华夷各族人民都有延长寿命的希望。使医生们有所遵循，而不致犯错误，学习的人也更容易明白。可以预料，有这种精妙高深的学问流传于世上，人间的福音将会连绵不绝，千年之后，当能知道古圣贤的仁慈恩惠是无穷无尽的。

大唐宝应元年岁值壬寅（762 年）序

目 录

卷第一

上古天真论篇第一

提要：本篇说明了古代相传的保精养神的方法；并根据人体生理上生长衰老的自然规律，提出了古代医学对人体生理的认识。

昔❶在黄帝❷，生而神灵❸，弱而能言，幼而徇齐❹，长而敦敏❺，成而登天❻。

【注释】

❶ 昔：从前。此指远古时代。

❷ 黄帝：历史上传说中的古代帝王。学者们认为黄帝为中华民族始祖，古代许多文献，常冠以"黄帝"字样，以示学有根本。

❸ 神灵：非常聪明又多智慧。

❹ 徇齐：此指思维敏捷，对事物理解迅速。

❺ 敦敏：敦厚，勤勉。

❻ 登天：登天子之位。

【白话解】

古代的轩辕黄帝，生来就很聪明，幼小时就善于言辞，少年时（对事物理解）就很敏捷，长大以后，敦厚淳朴又勤奋努力，到了成年就登上了天子之位。

乃问于天师❶曰：余闻上古❷之人，春秋❸皆度❹百岁，而动作不衰；今时之人，年半百而动作皆衰者，时世异耶？人将失之耶？

【注释】

❶ 天师：黄帝对岐伯的尊称。

❷ 上古：远古，即人类生活的早期时代。

❸ 春秋：指人的年龄而言。

❹ 度：度过，超过。

【白话解】

黄帝向岐伯问道：我听说上古时代的人，他们年龄都能超过百岁，但动作不显得衰老。现在的人，年龄到了五十岁，动作有的就显出衰老了。这是由于时代环境的不同呢？还是由于人们不注意养生的方法造成的呢？

岐伯对曰：上古之人，其知道❶者，法于阴阳❷，（和）〔知〕于术数❸，食饮有节，起居有常，不妄作劳❹，故能形与神俱❺，而尽终其天年❻，度百岁乃去。今时之人不然也，以酒为浆❼，以（妄）〔安〕为常，醉以入房，以欲竭其精，以耗散其真❽，不知持满❾，不时御神❿，务快其心，逆于生乐，起居无节，故半百而衰也。

【注释】

❶ 知道：懂得养生道理。

❷ 法于阴阳：法，取法、效法。阴阳，天地变化的规律。

❸ 知于术数：懂得调养精气的养生方法。

❹ 不妄作劳：不过分的劳累。

❺ 形与神俱：形体与精神活动一致。

❻ 天年：人的自然寿命。

❼ 浆：水浆。

❽ 真：真气、真元。

❾ 持满：保持精气的充沛。

❿ 不时御神：不明白节省精神的道理。

【白话解】

岐伯回答说：上古时代的人，他们大都懂得养生的道理，效法天地变化的规律，知道调养精气的方法，饮食有一定节制，起居有一定规律，不过分的操劳，所以形体和精神能够相互协调一致，而能活到最终的自然寿命，度过百岁才离开人世。现在的人就不是这样，把酒当作水浆那样贪饮无度，习惯于好逸恶劳，酒醉后还肆行房事，纵情色欲，以致精气竭尽，真气耗散。不知道保持精气的充沛，不明白节省精神的道理，只追求一时之快，违背了养生的真正乐趣，起居没有一定的规律，所以五十岁左右便衰老了。

夫上古圣人❶之教❷（下也）〔也，下〕皆（谓）〔为〕之，虚邪贼风❸，避之有时，恬惔虚无❹，真气从之，精神内守❺，病安从来。是以志闲而少欲，心安而不惧，形劳而不倦，气从❻以顺，各从其欲，皆得所愿。故美其食❼，任其服❽，乐其俗，高下不相慕，其民故（日）〔自〕朴❾。是以嗜欲不能劳其目，淫邪不能惑其心，愚智贤不肖❿不惧于物⓫，故合于道，所以能年皆度百岁而动作不衰者，以其德全不危〔故〕也。

【注释】

❶ 圣人：指古代对养生之道有高度修养、品德高尚的人。

❷ 教：教诲。

❸ 虚邪贼风：四时不正之气。

❹ 恬惔虚无：清静安闲，无欲无求。

❺ 精神内守：精无妄伤，神无妄动。

❻ 从：从容。

❼ 美其食：不择精粗，以食为美。

❽ 任其服：衣着随便，不求华丽。

❾ 朴：朴实。

❿ 愚智贤不肖：泛指愚笨、聪明、贤良、不贤良等各种不同的人。

⓫ 不惧于物：不攫于物，指不寻求（酒色等）外物。

【白话解】

在上古时代，对深明养生之道、有高尚品德人的教诲，人们都能够遵从。对于四时不正之气，能够适时的回避，同时思想上清静安闲，无欲无求，真气深藏，精神守持于内而不耗散，这样，疾病从哪里来呢？所以他们心志安闲，欲望很少，心境安定，没有恐惧，形体虽然经常劳动，但不致过分疲劳，真气从容而顺调，每个人对自己的希望和要求，都能达到满意，吃什么都觉得甘美，穿什么都觉得舒服，对于世上习俗也感到安乐，互相之间不羡慕地位的高低，人们都自然朴实。所以不正当的嗜好，不会干扰他的视听，淫乱邪说也不会惑乱他的心志，无论愚笨的，聪明的，有才能的，还是能力差的，不寻求酒色等身外之物，这就合于养生之道。所以他们都能够度过百岁而动作还不显得衰老，这都是因为他们的养生之道完备而无偏颇的缘故啊。

帝曰：人年老而无子者，材力❶尽邪？将天数❷然也？

【注释】

❶ 材力：筋力。

❷ 天数：天癸之数（自然生长发育的规律）。

【白话解】

黄帝问道：人年老了，就不能再生育子女，是筋力不足呢？还是自然生长发育的规律使他这样的呢？

岐伯曰：女子七岁，肾气盛，齿更发长。二七而天癸❶至，任脉❷通，太冲脉❸盛，月事❹以时下，故有子。三七，肾气平均❺，故真牙❻生而长极。四七，筋骨坚，发长极，身体盛壮。五七，阳明脉❼衰，面始焦❽，发始堕❾。六七，三阳脉❿衰于上，面皆焦，发始白。七七，任脉虚，太冲脉衰少，天癸竭，地道不通⓫，故形坏⓬而无子也。

【注释】

❶ 天癸：指人体先天肾之精水。

❷ 任脉：奇经八脉之一，主调月经，妊育胎儿。

❸ 太冲脉：即冲脉，奇经八脉之一，能调节十二经的气血，主月经。

❹ 月事：月经。

❺ 肾气平均：肾气平和，充盛。

❻ 真牙：智齿。

❼ 阳明脉：指十二经脉中的手阳明、足阳明经脉，这两条经脉上行于头面发际，如果经气衰退，则不能营于头面而致面焦发脱。

❽ 焦：枯槁。

❾ 堕：脱落。

❿ 三阳脉：指会于头部手足太阳、手足阳明、手足少阳六条经脉而言。

⓫ 地道不通：指女子断经。

⓬ 形坏：形体衰老，即发白齿落面焦。

【白话解】

岐伯回答说：（按一般生理过程来讲）女子到了七岁，肾气就充盛，牙齿更换，毛发生长。到了十四岁时，天癸发育成熟，任脉通畅，冲脉旺盛，月经按时而行，所以能够生育。到了二十一岁，肾气平和，智齿生长，身高也长到最高点。到了二十八岁，筋骨坚强，毛发长到了极点，身体非常强壮。到了三十五岁，阳明经脉衰微，面部开始枯槁，头发也开始脱落。到了四十二岁，三阳经脉之气从头部开始都衰退了，面部枯槁，头发变白。到了四十九岁，任脉空虚，冲脉衰微，天癸枯竭，月经断绝，所以形体衰老，不能再生育了。

丈夫❶八岁，肾气实❷，发长齿更。二八，（肾气盛），天癸至，精气溢（泻），阴阳和❸，故能有子。三八，肾气平均，筋骨劲强，故真牙生而长极。四八，筋骨隆盛，肌肉满壮。五八，肾气衰，发堕齿槁。六八，阳气衰竭于上，面焦，发鬓颁白。七八，肝气衰，筋不能动，〔八八〕天癸竭，精少，肾脏衰，（形体皆极。八八），则齿发去，〔形体皆极❹〕。肾（者）主水，受五脏六腑之精而藏之，故（五脏）〔脏腑〕盛，乃能泻。今五脏皆衰，筋骨解堕❺，天癸尽矣。故发鬓白，身体重，行步不正，而无子耳。

【注释】

❶ 丈夫：指男子。

❷ 肾气实：肾气盛。

❸ 阴阳和：此处阴阳指男女。和，是和合，交媾。

❹ 形体皆极：形体皆病。

❺ 解（xiè 谢）堕：动作无力的样子。

【白话解】

男子八岁时，肾气盛，头发长长，牙齿更换。到了十六岁时，天癸发育成熟，精气充满，男女交合，所以有子。到了二十四岁，肾气平和，筋骨坚强，智齿生长，身高也长得够高了。到了三十二岁，筋骨粗壮，肌肉充实。到了四十岁肾气衰退下来，头发初脱，牙齿干枯。到了四十八岁，人体上部阳明经气衰竭了，面色憔悴，发鬓变白。到了五十六岁，肝气衰，筋脉迟滞，因而导致手足运动不灵活了。到了六十四岁，天癸枯竭，精气少，肾脏衰，齿发脱落，身体形态都感到为病所苦。人身的肾脏主水，它接受五脏六腑的精华以后贮存在里面。所以脏腑旺盛，肾脏才有精气排泄。现在年岁大了，五脏皆衰，筋骨无力，天癸竭尽，所以发鬓白，身体沉重，行步不正，不能再生育子女了。

帝曰：有其年已老而有子者何也？岐伯曰：此其天寿❶过度❷，气脉常通，而肾气有余也。此虽有子，男不过尽八八，女不过尽七七，而天地❸之精气皆竭矣。

【注释】

❶ 天寿：指先天禀赋。

❷ 过度：超过常度。

❸ 天地：指男女。

【白话解】

黄帝问道：有人年纪已老，还能再生子女，这是什么道理？岐伯说：这是因为他的先天禀赋超过了一般的人，气血经脉经常畅通。这种人虽然能够生育，但在一般情况下，男子不超过六十四岁，女子不超过四十九岁，到这个岁数男女的精气都竭尽了。

帝曰：夫道者❶年皆百数，能有子乎？岐伯曰：夫道者能却老❷而全形，身年虽寿，能生子也。

【注释】

❶ 道者：懂得养生之道的人。

❷ 却老：推迟衰老的到来。

【白话解】

黄帝问：有善于养生的人，年纪达到百岁，能不能有生育能力呢？岐伯说：善于养生的人，能够推迟衰老，没有齿落、面焦、发白、身重、行步不正等现象，所以即便年寿很高，仍然有生育能力。

黄帝曰：余闻上古有真人❶者，提挈天地❷，把握阴阳，呼吸精气❸，独立守神，肌肉若一，故能寿敝天地，无有终时，此其道生。

【注释】

❶ 真人：至真之人，谓养生修养最高的一种人。

❷ 提挈天地：把握住自然的规律。

❸ 呼吸精气：吐故纳新，以养精气。

【白话解】

黄帝说：我听说上古时代有一种人叫作真人，他能把握住自然的变化，掌握阴阳消长的规律，吐故纳新以养精气，超然独立，精神内守，使他的身体，好像和精神结合为一，所以寿命就与天地相当，没有终了的时候，这就是"与道俱生"的说法。

中古之时，有至人❶者，淳德全道，和于阴阳❷，调于四时❸，去世离俗，积精全神，游行天地之间，视听八达之外，此盖益其寿命而强者也，亦归于真人。

【注释】

❶ 至人：指修养高、次于真人的人。

❷ 和于阴阳：符和于阴阳变化。

❸ 调于四时：适应四时气候的往来。

【白话解】

中古时代有一种人叫至人，他有淳朴的道德，完备的养生方法，能够符和于阴阳的变化，适应四时气候的递迁，避开世俗的纷杂，聚精会神，悠游于天地之间，所见所闻，能够广及八方荒远之外，这就是他延长寿命而使身体强健的方法。这种人也属于真人之类。

其次有圣人者，处天地之和，从八风❶之理，适嗜欲，于世俗之间，无恚嗔❷之心，行不欲离于世，被服章，举不欲观于俗❸，外不劳形于事，内无思想之患，以恬愉❹为务，以自得为功，形体不敝，精神不散，亦可以百数。

【注释】

❶ 八风：指东、南、西、北、东南、西南、西北、东北八方之风。

❷ 恚嗔（huì chēn 惠郴）：怒的意思。

❸ 举不欲观于俗：举动不仿效世俗。

❹ 恬愉：无所好憎。

【白话解】

其次有叫作圣人的，能够安处于天地的平和之中，顺从着八风的变化规律，使自己的爱好适于一般习惯。在处世当中，从来不发怒生气，行为并不脱离社会，但一切举动又不仿效俗习。在外的形体不使他被事务所劳，在内的思想不使他有过重负担，以无所爱憎为本务，以悠然自得为目的，所以他的形体毫不衰老，精神也不耗散，年寿就可以达到一百多岁。

其次有贤人者，法则天地，象似日月，辨列星辰，逆从阴阳❶，分别四时，将从上古合同于道，亦可使益寿而有极时。

【注释】

❶ 逆从阴阳：顺从阴阳升降的变化。

【白话解】

其次叫作贤人的，能效法天地的变化，取象日月的升降，分列星辰的位置，顺从阴阳的消长，根据四时气候的变迁来调养身体。他是要追随着上古真人，以求符合于养生之道。这样，也可以延长寿命到最接近自然寿命的时候。

四气调神大论篇第二

提要：本篇说明春夏秋冬四时的气序变化规律以及人应如何适应它，以调养五脏神志的意义。"不治已病治未病"，这是预防疾病，长保健康的一种思想。这种预防思想，就是在今天，也有实际的参考价值。

春三月❶，此谓发陈❷，天地俱生，万物❸以荣，夜卧早起，广步❹于庭，被发缓形❺，以使志生，生而勿杀，予而勿夺，赏而勿罚❻，此春气之应，养生之道也。逆之则伤肝，夏为寒变❼，奉❽长者少。

【注释】

❶ 春三月：指农历的正、二、三月。按节气为立春、雨水、惊蛰、春分、清明、谷雨。

❷ 发陈：推陈出新的意思。

❸ 万物：古人常指草木。

❹ 广步：缓步、漫步之意。

❺ 被发缓形：被，通"披"。缓形，松解衣带，使形体舒缓。

❻ 生而勿杀予而勿夺赏而勿罚：生、予、赏，象征顺应春阳生发之气的神志活动；杀、夺、罚，指与春阳生发之气相悖的神志活动。

❼ 寒变：夏月得病之总名。

❽ 奉：供给的意思。

【白话解】

春季的三个月，是万物复苏的季节，大自然生机发动，草木欣欣向荣，为适应这种环境，人们应当夜卧早起，在庭院里散步，披开束发，舒缓形体，以便使神志随着生发之气而舒畅，要顺应生发之气的神志活动，而不要逆着生发之气的神志活动，才与春阳之气相适应，这就是春天的养生方法。如果违背了这个方法，就会伤肝，到了夏天，就要发生寒变的病，这是由于春天生养的基础差，供给夏天盛长的条件也就差了。

夏三月❶，此谓蕃秀❷，天地气交❸，万物华实❹，夜卧早起，无厌于日，使志无怒，使华英❺成秀，使气得泄，若所爱在外，此夏气之应，养长之道也。逆之则伤心，秋为痎疟❻，奉收者少，（冬至重病）。

【注释】

❶ 夏三月：指农历的四、五、六月。按节气为立夏、小满、芒种、夏至、小暑、大暑。

❷ 蕃（fán 繁）秀：茂盛。秀，华美。蕃秀，草木繁茂，华美秀丽。

❸ 天地气交：天地阴阳之气，上下交通结合的意思。

❹ 华实：开花结果。

❺ 华英：指人的容色。

❻ 痎（jiē 皆）疟：疟疾的总称。

【白话解】

夏季的三个月，是草木繁茂秀美的季节。大自然中阴阳之气上下交通结合，各种草木开花结果，为适应这种环境，人们应该夜卧早起，不要厌恶白天太长，要使心中没有郁怒，容色显得秀美，并使腠理宣通，夏气疏泄，精神饱满地与外界相适应，这就是适应夏天"长养"的道理。如果违反了这个道理，会损伤心气，到了秋天就会患疟疾。这是因为夏天长养的基础差，供给秋天收敛的能力也就差了。

秋三月❶，此谓容平❷，天气以急，地气以明，早卧早起，与鸡俱兴❸，使志安宁，以缓秋（刑）〔形〕，收敛神气，使秋气平，无外其志，使肺气清，此秋气之应，养收之道也，逆之则伤肺，冬为飧泄❹，奉藏者少。

【注释】

❶ 秋三月：指农历的七、八、九月。按节气为立秋、处暑、白露、秋分、寒露、霜降。

❷ 容平：指草木形态到秋天已达成熟阶段。

❸ 兴：起。

❹ 飧（sūn 孙）泄：完谷不化的泄泻。

【白话解】

秋季三个月，是草木自然成熟的季节。天气劲急，地气清明。在这个季节，人们应当早卧早起，和鸡活动时间相仿，使意志保持安定，从而舒缓形体。但是，怎样使意志保持安定呢？主要是精神内守不急不躁，使秋天肃杀之气得以平和，不使意志外驰，使肺气得到匀整。这就是适应秋天收养的道理。如果违背了这个方法，会损伤肺气。到了冬天就要生飧泄病，这是因为秋天收养的基础差，供给冬天潜藏之气的能力也就差了。

　　冬三月❶，此谓闭藏❷，水冰地坼❸，无扰乎阳，早卧晚起，必待日光，使志若伏若匿，若有私意，若已有得，去寒就温，无泄皮肤，使气亟夺❹，此冬气之应，养藏之道也。逆之则伤肾，春为痿厥❺，奉生者少。

【注释】

❶ 冬三月：指农历的十、十一、十二月。按节气为立冬、小雪、大雪、冬至、小寒、大寒。

❷ 闭藏：是生机潜伏的意思。

❸ 坼（chè 彻）：裂开。

❹ 使气亟夺：气，指"阳气"。亟，通"极"，有藏的意思。

❺ 痿厥：四肢枯瘦，软弱无力。

【白话解】

冬季的三个月，是万物生机潜伏闭藏的季节。寒凉的天气，使水结冰，地冻裂。这时不要扰动阳气，应该早睡晚起，一定等到太阳显露时再起床。使意志如伏似藏，好像心里很充实，又好像已经得到满足。还必须避开寒凉，接近温暖，不要让皮肤开泄出汗，使阳气藏而不泄。这就是适应冬天藏伏的道理。如果违反了这个道理，会损伤肾气，到了春天，就要得痿厥病了。这是为什么呢？这是因为冬天闭藏的基础差，供给春季生养的能力也就差了。

天气，清净光明者也，藏德不止，故不下也。天明❶则日月不明，邪害空窍，阳气者闭塞，地气者冒明，云雾不精❷，则上应白露不下。交通不表，万物命故不施，不施则名木多死。恶气不发，风雨不节，白露不下，则菀槁不荣。贼风数❸至，暴雨数起，天地四时不相保❹，与道相失，则未央❺绝灭。唯圣人从之，故身无奇病❻，万物不失，生气不竭。

【注释】

❶ 天明：天蒙。阴霾晦暗。

❷ 不精：精，通"晴"。不精即不晴。

❸ 数（shuò 朔）：屡次。

❹ 天地四时不相保：春、夏、秋、冬不能保持阴阳变化的正常规律。

❺ 未央：未到一半。

❻ 奇病：重病。

【白话解】

天气是清净光明的，天气潜匿清净光明的景象，永远无尽，所以万物能长存而不能去。如果天气阴霾晦暗，昼不见日，夜不见月，邪乘虚窍而入，酿成灾害。因而流畅的阳气，就会闭塞不通；沉浊的地气，反而遮蔽光明。云雾弥漫不晴，那么，地气不得上应天气，甘露也就不能下降了。甘露不降，草木就枯槁，而不会茂盛了。再加上贼风屡次到来，暴雨不断袭击，春、夏、秋、冬不能保持相互间的平衡，与正常的规律相违背，这样的话，万物长不到一定程度便都夭折了。只有圣人能够顺应自然变化，注意养生，所以身体没有重病。如果万物都不失保养之道，那么它的生气是不会衰竭的。

逆春气，则少阳不生，肝气内变。逆夏气，则太阳不长，心气内洞。逆秋气，则（太阴）〔少阴〕不收，肺气焦满。逆冬气，则（少阴）〔太阴〕不藏，肾气独沉❶。夫四时阴阳❷者，万物之根本也，所以圣人春夏养阳，秋冬养阴❸，以从其根，（故与万物沉浮于生长之门）。逆其根，则伐其本，坏其真❹矣。故阴阳四时者，万物之终始也，死生之本也，逆之则灾害生，从之则苛疾不起，是谓得道。道者，圣人行之，愚者（佩）〔背〕之。从阴阳则生，逆之则死，从之则治，逆之则乱。反顺为逆，是谓内格❺。

【注释】

❶ 肾气独沉：谓肾气衰惫。

❷ 四时阴阳：指春温、夏热、秋凉、冬寒的四季变化和一年阴阳变化规律。

❸ 春夏养阳秋冬养阴：春夏保养心肝，秋冬保养肺肾。

❹ 坏其真：真，有"身"义。即坏其身。

❺ 内格：关格，古病名。

【白话解】

如果违反了春天之气，那么少阳之气就不能生发，使肝气内郁而发生病变。如果违反了夏天之气，那么太阳之气就不能生长，就会发生心动的病。如果违反了秋天之气，那么少阴之气就不能收敛，就会使肺气燥闷。如果违反了冬天之气，那么太阴之气不能潜藏，就会使肾气衰弱。四时阴阳的变化，是万物生长收藏的根本，所以圣人顺应这个规律，在春天、夏天保养心肝，在秋天、冬天保养肺肾，以适应养生的根本原则。假如违反了这一根本原则，便会摧残本元，损坏身体。所以四时阴阳的变化，是万物生长收藏的由来，死生的本源。违背它，就要发生灾害；顺从它，就不会得重病。这样才可以说掌握了养生规律。不过这个养生规律圣人能够奉行，愚昧的人却会违背它。如果顺从阴阳变化的规律，就会生存，违背阴阳变化规律，就会死亡；顺从这个规律就会安定，违背了它，就要发生祸乱。如果不顺从阴阳四时的变化而违逆它，就会生病，病名叫关格。

是故圣人不治已病治未病，不治已乱治未乱，此之谓也。夫病已成而后药之，乱已成而后治之，譬犹渴而穿井，斗而铸（锥）〔兵〕，不亦晚乎？

【白话解】

所以圣人不治已发生的病而讲究治未发生的病，不治理已形成的乱，而注重在未乱之前治理。假如病已形成以后再去治疗，乱已形成以后再去平治，打个比方，这就好像临渴才去掘井，临战才去铸造兵器，那不是太晚了吗？

生气通天论篇第三

提要： 本篇是说明人的生气与天（自然）的密切关系。强调要本于阴阳，所述各种致病原因和症状，总离不开阴阳变化。其中既着重地说明阳气失常在病理上的影响，同时又提出了阴平阳秘（协调）的重要性。

黄帝曰：夫自古通天者生之本，本于阴阳。天地之间，六合❶之内，其气九州（九窍）❷、五脏、十二节，皆通乎天气，其生五，其气三，数犯此者，则邪气伤人，此寿命之本也。

【注释】

❶ 六合：指四时。即春三月与秋三月为合，夏三月与冬三月为合。

❷ 九州：此指人之九窍，即耳、目、口、鼻、前阴、后阴。

【白话解】

黄帝说：自古以来认为人的生命活动与自然界的变化是息息相通的，这是生命的根本。再进一步说，生命的根本在于阴阳。在天地之间，四时之内，无论是人的九窍、五脏，还是十二节，都是和自然之气相通的。阴阳化生五行之气，阴阳与天地人相关。如果经常违反阴阳变化规律，那么邪气就会伤害人体，因此说，阴阳是寿命的根本。

苍天❶之气，清净则志意治❷，顺之则阳气固，虽有贼邪❸，弗能害也，（此因时之序）。故圣人传❹精神，服天气❺而通神明❻，失之则内闭九窍，外壅❼肌肉，卫气散解❽，此谓自伤，气之削❾也。

❶ 苍天：指天空、天气。

❷ 治：平和调畅。

❸ 贼邪：贼风邪气，泛指外界致病因素。

❹ 传：专一、集中。

❺ 服天气：服，运行的意思。天气，即阳气。

❻ 神明：指阴阳的变化。

❼ 壅：肿。

❽ 卫气散解：卫气，指阳气。散解，同义复词。

❾ 削：削弱。

【白话解】

由于人的生气与天相通，所以苍天之气清净，人的意志就平和。顺应了这个道理，能使人体阳气固密，即使有贼风邪气，也不能侵害人体。所以善于养生的人，能够专一精神，运行阳气，而通阴阳的变化。如果不是这样，就会内使九窍不通，外使肌肉壅塞，阳气耗散，这就叫作自己造成的伤害，而使阳气受到削弱。

阳气者若天与日，失其所，则折寿❶而不彰，故天运❷当以日光明，是故阳因而上卫外者也。

【注释】

❶ 折寿：指短寿的意思。

❷ 天运：天体的运行。

【白话解】

人体有阳气，像天上有太阳一样。太阳不能正常运行，万物就不能生存；人体的阳气不能正常运行，就会缩短寿命而不能生长壮大。所以说天的运行不息，是借太阳的光明，人体的健康无病，是赖轻清上浮的阳气保卫。

因于寒，欲如运枢❶，起居如惊❷，神气乃浮。因于暑，汗。烦则喘喝，静则多言❸，体若燔炭❹，汗出而散。因于湿，首如裹❺，湿热不攘❻，大筋缲短❼，小筋弛❽长，缲短为拘❾，弛长为痿。因于气，为肿，四维❿相代，阳气乃竭。

【注释】

❶ 运枢：指"连枢"，是说动转不灵，比喻志意不舒畅。

❷ 惊：指"警"，有戒备的意思，比喻起居不宁。

❸ 烦则喘喝，静则多言：指阳证热证的一种表现。喝，是指喘促而发出的一种声音。

❹ 体若燔（fán 烦）炭：形容病人发高热，像炭火烧灼一样。燔，烧的意思。

❺ 首如裹：头部沉重不爽，如有物蒙裹。

❻ 攘：排除。

❼ 缲（ruǎn 软）短：有收缩之意。

❽ 弛：同"弛"，有松懈之意。

❾ 拘：蜷缩不伸而拘挛。

❿ 四维：四肢。

【白话解】

人若感受了寒邪，就会在精神上不舒畅，起居不宁，像有戒备似的，神气浮越，阳气就不能固密了。若感受暑邪，就会多汗，烦躁，甚至喘促，喝喝有声。及至暑邪伤气。即使不烦喘时，也会多言多语，身体像烧炭一样发热，必须出汗，热才能退。若伤于湿邪，就会头部沉重，好像有东西裹着一样，如果湿热不能及时排除，就会出现大筋拘而不伸，小筋弛而无力。如果气被风邪所搏，发为气肿，四肢交替肿痛不休，说明阳气已衰竭了。

阳气者，烦劳则张❶，精绝❷辟积❸，于夏使人煎厥❹，目盲不可以视，耳闭不可以听，溃溃乎若坏都❺，汩汩❻乎不可止。阳气者，大怒则形气绝；而血菀于上❼，使人薄厥❽。有伤于筋，纵，其若不容❾，汗出偏沮❿，使人偏枯⓫。汗出见湿，乃生痤疿⓬。高梁之变⓭，足生大（丁）〔疽〕，受如持⓮虚。劳汗当风，寒薄为皶⓯，郁乃痤。

【注释】

❶ 烦劳则张：烦劳，同义复词。张，亢盛而外越。

❷ 精绝：绝，有衰竭的意思。精绝，是指水谷精气衰竭。阳气亢盛而导致阴精伤耗。

❸ 辟积：病久积累。

❹ 煎厥：前厥。一种耳鸣、目盲、突然昏厥的病。

❺ 溃溃乎若坏都：溃，有横决的意思。都，为水泽所聚之处。

❻ 汩（gǔ 古）汩：形容水势汹涌而不可遏止。

❼ 血菀于上：菀，音义皆同"郁"。血菀于上，即血郁于头部。

❽ 薄厥：指"暴厥"，发病急骤之厥证。

❾ 纵，其若不容：纵，弛纵，痿废。不容，肢体不能随意运动。

❿ 汗出偏沮（jǔ 举）：汗出偏于身体半侧。

⓫ 偏枯：半身不遂。

⓬ 痤（cuó 嵯）疿（fèi 沸）：痤，小疮疖。疿，汗疹。

⓭ 高梁之变：高，同"膏"，指肥甘。梁，同"粱"，即细粮、精米。变，有"害"的意思。

⓮ 持：有"得"的意思。

⓯ 皶（zhā 渣）：粉刺。

【白话解】

人体的阳气，在过度烦劳的情况下，就会形成亢阳外越，进而导致阴精耗竭。如病积久，到了夏天，加上天气炎热，人体就会失去适应能力，便容易使人发生"前厥"病。它的主要症状，眼睛昏蒙看不清，耳朵闭塞听不见，病势危急，正像水泽溃决，水流迅速，不可遏止，一发不可收拾。又人的阳气，在大怒时，形与气隔绝了，血就会郁积于头部，使人发生"暴厥"的病。但是，大怒之后也有不发厥的，那就会伤筋。筋受了伤，就会弛缓不收，肢体行动就不能自如。汗出偏于半身的，会使人发生偏枯病。汗出以后要受到湿邪侵袭，就会发生小疖和汗疹。多吃肥甘厚味的害处，能够使人生大疽，人的哪条经脉虚，大疽就从哪条经脉发生。如果劳动之后，汗出当风，寒气逼阻于皮肤。就会成为粉刺，郁积不解，便可成为疮疖。

阳气者，精则养神，柔则养筋。开阖不得，寒气从之，乃生大偻❶，〔营气不从，逆于肉理，乃生痈肿〕。陷脉为瘘❷，留连肉腠❸。俞气化薄，传为善畏，及为惊骇。（营气不从，逆于肉理，乃生痈肿。）魄汗❹未尽，形弱而气烁❺，穴俞以闭，发为风疟。

【注释】

❶ 大偻（lóu 楼）：曲背。

❷ 陷脉为瘘（lòu 漏）：陷脉，为寒邪深入脉中。瘘，凡日久成脓溃漏，都叫作瘘。

❸ 留连肉腠：留连，即留滞。肉腠，指肌肉纹理。

❹ 魄汗：自汗。

❺ 气烁：气消。

【白话解】

人体的阳气，它的精微可以养神，它的柔性可以养筋。如果腠理开阖失调，寒邪乘机侵袭，就会生成背部屈曲的大偻病。如果寒气入于经脉，营气不能顺着经脉走，被阻滞在肌肉之中，就会形成痈肿。寒气深入血脉之中，可以成为瘘疮，留滞在肌肉纹理，就会长时间不能痊愈。如果寒从背俞侵及脏腑，将出现善畏和惊骇的症状。汗出不透，形体衰弱，阳气消耗，腧穴闭塞，就会发生风疟。

故风者，百病之始也，清静❶则肉腠闭〔阳气〕拒，虽有大风苛毒❷，弗之能害，此因时之序也。

【注释】

❶ 清静：精神宁静，意志安闲。

❷ 苛毒：厉害的毒邪。

【白话解】

风是引起各种疾病的开端，但是，只要精神安静，意志安闲，就能使腠理闭密，阳气能够卫外，纵然有大风苛毒，也不能侵入人体。这正是顺应四时气候变化规律，调节养生的结果。

故病久则传化，上下不并❶，良医弗为❷。故阳畜积病死，而阳气当隔❸，隔者当泻，不亟正治❹，（粗）〔且〕乃败（之）〔亡〕。故阳气者，一日而主外，平旦❺（人）〔阳〕气生，日中而阳气隆，日西而阳气已虚，气门❻乃闭。是故暮而收拒，无扰筋骨，无见雾露，反此三时❼，形乃困薄。

【注释】

❶ 上下不并：上下之气不相交通。

❷ 弗为：不能将病治愈。

❸ 隔：消散的意思。

❹ 不亟正治：不及时恰当治疗。

❺ 平旦：日初出地平线的时候。

❻ 气门：汗孔。

❼ 三时：指平旦、日中、日西。

【白话解】

所以病的时间长了，就会发生别的证候，如果病到上下之气不能相通，到那时，即使高明的医生，也是治不好的。人的阳气过分蓄积，也会致死。当阳气蓄积时，应该把它消散，消散的方法，应该用泻法。如果不急速的治疗，病人日内就会死亡。人身的阳气，一天里都是属外部的，日出的时候，人体的阳气开始生发；中午的时候，阳气最旺盛，到日落的时候，阳气衰退，汗孔也就随着关闭了。这个时候，就应当休息，阳气收藏于内而拒邪气于外。不要扰动筋骨，不要冒犯雾露，如果违反了这个平旦、日中、日暮阳气活动规律，就会生病而使形体困疲损坏。

岐伯曰：阴者，藏精而起亟也；阳者，卫外而为固也，阴不胜其阳，则脉流薄疾❶，并乃狂。阳不胜其阴，则五脏气

（争）〔静〕，九窍不通。是以圣人陈❷阴阳，筋脉和同，骨髓坚固，气血皆从。如是则内外调和，邪不能害，耳目聪明，气立❸如故。

【注释】

❶ 薄疾：急迫的样子。薄，通"抟"。

❷ 陈：讲说的意思。

❸ 气立：真气运行。

【白话解】

岐伯说：阴是蓄藏精气于内，而不断充养阳气，阳是保卫人体外部而坚固腠理的。如果阴不胜阳，那么脉之往来就会急迫快速，将会出现狂病。如果阳不胜阴，那么五脏之气就会静息，以致九窍不通。所以圣人再三讲述阴阳的道理。只有阴阳平衡，人体才能筋脉舒和，骨髓坚固，气血畅通，这样内外阴阳之气调和，邪气不能侵害，所以耳聪目明，真气运行如常。

风客淫气❶，精乃亡❷，邪伤肝也。因而饱食，筋脉横解❸，肠澼❹为痔。因而大饮，则气逆。因而强力，肾气乃伤，高骨❺乃坏。

【注释】

❶ 风客淫气：客，侵袭的意思，邪从外侵入。淫气，渐渐侵害元气。

❷ 亡：损耗。

❸ 横解：横逆弛缓的意思。

❹ 肠澼：泄脓血。

❺ 高骨：腰间脊骨。

【白话解】

风邪侵入人体，渐渐侵害元气，精血就要损耗，这是由于邪气伤害肝脏的缘故。在这种情况下，如果吃得过饱，导致胃的筋脉横逆弛缓，就会形成下泄脓血的痔疮，如果饮酒过度，肺气就会上逆；如果强力入房，就要损伤肾气，使脊椎高骨损坏。

凡阴阳之要❶，阳密乃固，两者不和❷，若春无秋，若冬无夏，因而和之，是谓圣度❸。故阳强❹不能密，阴气乃绝，阴平❺阳秘，精神乃治，阴阳离决，精气乃绝。

【注释】

❶ 要：要领、关键。

❷ 不和：指阴阳偏胜。和，有"平衡协调"的意思。

❸ 圣度：最好的养生方法或治疗方法。

❹ 阳强：指阳气过度亢盛。

❺ 阴平：阴气和平。平，有"和"的意思。

【白话解】

大凡阴阳的主要关键，在于阳气固密于外，阴气才能固守于内。如果阴阳偏胜，失去平衡协调，那就好像一年之中，只有春天而没有秋天，只有冬天而没有夏天一样。因此，使阴阳调和，这是最好的养生方法。如果阳气过于亢盛，不能固密，那阴气就要亏耗而衰竭；阴气和平，阳气固密，精神就会旺盛；如果阴阳分离而不相交，那精气也就随之而竭尽了。

因于露❶风，乃生寒热。是以春伤于风，邪气留连，〔夏〕乃为洞泄❷。夏伤于暑，秋为痎疟，秋伤于湿，（上）〔冬〕逆而咳，发为痿厥。冬伤于寒，春必温病。四时之气，更伤五脏。

【注释】

❶ 露：有"冒"的意思。

❷ 洞泄：急泻。

【白话解】

如果冒受风邪，就会发生寒热。所以，春天被风邪所伤，邪气留滞不去，到了夏天就会生洞泄的病。夏天被暑邪所伤，潜藏于内，到了秋天，就会发生疟疾。秋天被湿邪所伤，到了冬天，就会随之气逆而痰咳，并且会发展为痿厥病。冬天被寒邪所伤害，到了春天，必然发生温热病。风寒暑湿这些四时的邪气，是会伤害五脏的。

阴❶之所生，本在五味，阴之五宫❷，伤在五味。是故味过于酸，肝气以津❸，脾气乃绝。味过于咸，大骨气劳，短肌❹，心气抑❺。味过于（甘）〔苦〕，心气喘满，（色黑），肾气不衡。味过于（苦）〔甘〕，脾气（不）濡❻，胃气乃厚❼。味过于辛，筋脉沮❽弛，精神乃央❾。是故谨和五味❿，骨正筋柔，气血以流，（凑）〔腠〕理以密，如是则骨气以精。谨道如法⓫，长有天命⓬。

【注释】

❶ 阴：指阴精，泛指精血津液。

❷ 五宫：五脏。

❸ 津：聚的意思。

❹ 短肌：皮肤干枯，无润泽。

❺ 气抑：气郁滞。

❻ 濡：濡滞。

❼ 厚：有薄的意思，此为反训。

❽ 沮：败坏，衰败。

❾ 央：颓靡的意思。

❿ 谨和五味：注意调和五味。

⓫ 谨道如法：按着养生方法去做。道，有"行"的意思。

⓬ 天命：自然的寿命。

【白话解】

精血的产生，根源于对饮食五味的摄取，但是，贮藏精血的五脏，又因为过食五味而受伤害。举例来说，过食酸的东西，会使肝气凑聚，脾气就会衰弱；过食咸的东西，会使骨气受伤，肌肉枯槁，心气也就郁滞了；过食苦味的东西，会使心气喘闷，肾气也就衰弱了；过食甜味的东西，会使脾气濡滞，胃气也就薄弱了；过食辛味的东西，会使筋脉渐渐衰败，精神也就颓靡了。所以注意调和五味，使得骨骼正直，筋脉柔和，气血流通，腠理固密，这样，就气骨精强了。要是能够严格地按着养生的方法去做，就可以享受自然的寿命。

金匮真言论篇第四

提要： 本篇说明四时的气候变异，能够影响人的脏腑，发生疾病；又介绍了人体、四时、五行、五色、五味、五音等联系情况，显示出天人之间与各方面的关系和疾病变化。

黄帝问曰：天有八风，经有五风❶，何谓？岐伯对曰：八风发邪，以为经风，触五脏，邪气发病。所谓得四时之胜者，春胜长夏❷，长夏胜冬，冬胜夏，夏胜秋，秋胜春，所谓四时之胜也。

【注释】

❶ 五风：指肝风、心风、脾风、肺风、肾风。

❷ 长夏：指夏秋两季之间，相当于农历六月。

【白话解】

黄帝说：天有八方之风，人的经脉有五脏之风，是指什么呢？岐伯回答说：八风会产生致病的邪气，侵犯经脉的风邪，触动人的五脏，因而发病。所说的感受四时季节相克的情况，春胜长夏、长夏胜冬、冬胜夏、夏胜秋、秋胜春，这就是所说的四时季节相克。

东风生于春❶，病在肝❷，俞在颈项❸；南风生于夏，病在心，俞在胸胁；西风生于秋，病在肺，俞在肩背；北风生于冬，病在肾，俞在腰股；中央为土，病在脾，俞在脊。

【注释】

❶ 东风生于春：指东风常见于春季的意思。

❷ 病在肝：春季里人若受病，病变多发生在肝经。

❸ 俞在颈项：是说肝经的病变反应在颈项部位。

【白话解】

东风生于春季，春季里得了病，病变多发生在肝经，而表现于颈项。南风生于夏季，病变常发生在心经，而表现于胸胁。西风生于秋季，病变常发生在肺经，而表现于肩背。北风生于冬季，病变常发生在肾经，而表现于腰股。中央属土，病变常发生在脾经，而表现于脊背。

故春气❶者病在头，夏气者病在脏❷，秋气者病在肩背，冬气者病在四支❸。

【注释】

❶ 气：此指外界气候。

❷ 脏：在此处指心。

❸ 四支：四肢。

【白话解】

所以春气为病，病多在头部；夏气为病，病多在心；秋气为病，病多在肩背；冬气为病，病多在四肢。

故春善❶病鼽衄❷，仲夏❸善病胸胁，长夏善病洞泄寒中❹，秋善病风疟，冬善病痹厥❺。

【注释】

❶ 善：有"多"的意思。

❷ 鼽衄（qiú nù 求恶）：鼽，鼻流清涕。衄，鼻出血。

❸ 仲夏：即夏季。一指夏季第二个月，即农历五月为仲夏。

❹ 寒中：指里寒证。

❺ 痹厥：偏义复词，此指痹说。

【白话解】

所以春天多生鼻流清涕和鼻出血的病，夏天多生胸胁的病，长夏多生里寒泄泻的病，秋天多生风疟病，冬天多生痹病。

故冬不按跷❶，春不鼽衄，春不病颈项，仲夏不病胸胁，长夏不病洞泄寒中，秋不病风疟，冬不病痹厥。飧泄，而汗出也。

【注释】

❶ 按跷：按摩导引。这里指扰动筋骨的过度活动。

【白话解】

所以冬天不作扰动筋骨的过度活动（善于保养阳气），春天就不会发生鼽衄和颈项的疾病，夏天也不会发生胸胁的疾患，长夏不会发生里寒洞泄的疾病，秋天不会发生风疟病，冬天也不会发生痹证、飧泄、汗出过多的病。

夫精❶者，身之本也。故藏于精者，春不病温。夏暑汗不出者，秋成风疟。（此平人脉法也。）

【注释】

❶ 精：此指生殖的基本物质（先天之精）。

【白话解】

精在人身，如同树木的根本一样。所以冬季善于保养精气的，春天就不易得温病。夏天暑热之时，应该汗出而不出汗，到了秋天就会得风疟的病。

故曰：阴中有阴，阳中有阳，平旦至日中❶，天之阳，阳中之阳也；日中至黄昏❷，天之阳，阳中之阴也；合夜至鸡鸣❸，天之阴，阴中之阴也；鸡鸣至平旦❹，天之阴，阴中之阳也。故人亦应之。

【注释】

❶ 平旦至日中：清晨至中午。即六至十二时。

❷ 日中至黄昏：中午至日落。即十二至十八时。

❸ 合夜至鸡鸣：日落至半夜。即十八至二十四时。

❹ 鸡鸣至平旦：半夜至清晨。即零时至六时。

【白话解】

所以说：阴中有阴，阳中有阳。从清晨至中午这段时间里，自然界的阳气是阳中之阳。从中午至黄昏这段时间里，自然界的阳气是阳中之阴。从日落到半夜这段时间里，自然界的阴气是阴中之阴。从半夜到清晨这段时间里，自然界的阴气是阴中之阳。所以人的阴阳之气也是这样的。

夫言人之阴阳，则外为阳，内为阴。言人身之阴阳，则背为阳，腹为阴。言人身之脏腑中阴阳，则脏者为阴，腑者为阳。肝心脾肺肾五脏皆为阴，胆胃大肠小肠膀胱三焦六腑皆为阳。所以欲知阴中之阴阳中之阳者何也？为冬病在阴，夏病在阳，春病在阴，秋病在阳，皆视其所在，为施针石 ❶ 也。故背为阳，阳中之阳，心也；背为阳，阳中之阴，肺也；腹为阴，阴中之阴，肾也；腹为阴，阴中之阳，肝也；腹为阴，阴中之至阴，脾也。此皆阴阳表里内外雌雄相输应也，故以应天之阴阳也。

【注释】

❶ 针石：针，指针刺；石，指砭石。

【白话解】

就人体阴阳来说，外部为阳，内部为阴。单就身体部位来说，背为阳，腹为阴。就脏腑来说，脏属阴，腑属阳。肝、心、脾、肺、肾五脏都属阴；胆、胃、大肠、小肠、三焦、膀胱六腑都属阳。为什么要知道阴中有阴，阳中有阳的道理呢？这因为冬病发生在阴，夏病发生在阳，春病发生在阴，秋病发生在阳，都根据疾病所在部位来进行针刺或砭石治疗的。所以说，背部为阳，阳中之阳为心。背部为阳，阳中之阴为肺。腹部为阴，阴中之阴为肾。腹部为阴，阴中之阳为肝。腹部为阴，阴中之至阴为脾。这些都是人体阴阳、表里、内外、雌雄相应关系。它们与自然界阴阳变化是相符合的。

帝曰：五脏应四时，各有（收）〔攸〕受❶乎？岐伯曰：有。东方青色，入通于肝，开窍于目，藏精于肝，（其病发惊骇），〔故病在头〕其味酸，其类草木，其畜鸡，其谷麦，其应四时，上为岁星❷，是以春气在头也，〔是以知病之在筋也〕其音角❸，其数八，是以知病之在筋也，其臭臊。

【注释】

❶ 收受：所用的意思。

❷ 岁星：木星。

❸ 角：为古代五音之一。古人把角、徵、宫、商、羽作为五音的名称并分别与五行相配，角属木。

【白话解】

黄帝说：五脏与四时相对应，都各有所用吗？岐伯答：有。东方青色，和人身肝相应。肝开窍于目，精华藏于肝脏，它发病多在头部。比象来说：在五味中为酸，在植物中为木，在五畜中为鸡，在五谷中为麦，在四时中上应于岁星，所以肝有病多发生在筋的方面。在五音中为角，在五行生成数为八，在五气中为腥臊。

南方赤色，入通于心，开窍于（耳）〔舌〕，藏精于心，故病在五脏，其味苦，其类火，其畜羊，其谷黍，其应四时，上为荧惑星❶，是以知病之在脉也，其音徵❷，其数七，其臭焦。

【注释】

❶ 荧惑星：火星。

❷ 徵：为古代五音之一，在五行属火。

【白话解】

南方赤色，和心相应，心开窍于舌，精华藏在心，它发病多在五脏。比象来说，在五味中为苦味，在五行里为火，在五畜中为羊，在五谷中为黍，在四时中上应于荧惑星，所以心有病多发生在血脉方面。在五音中为徵音，在五行生成数中为七，在五气中为焦臭。

中央黄色，入通于脾，开窍于口，藏精于脾，（故病在舌本），〔故病在脊〕其味甘，其类土，其畜牛，其谷稷，其应四时，上为镇星❶，是以知病之在肉也，其音宫❷，其数五，其臭香。

【注释】

❶镇星：土星。

❷宫：为古代五音之一，在五行属土。

【白话解】

中央黄色，和脾相应。脾开窍于口，精华藏在脾脏。它发病多在脊部。比象来说，在五味中为甘味，在五行中为土，在五畜中为牛，在五谷中为稷，在四时中上应于镇星。所以脾有病多发生在肌肉方面。在五音中为宫音，在五行生成数中为五，在五气中为香。

西方白色，入通于肺，开窍于鼻，藏精于肺，故病在背，其味辛，其类金，其畜马，其谷稻，其应四时，上为太白星❶，是以知病之在皮毛也，其音商❷，其数九，其臭腥。

【注释】

❶太白星：金星。

❷商：为古代五音之一，在五行属金。

【白话解】

西方白色，与肺相应。肺开窍于鼻，精华藏在肺脏。它发病多在背部。比象来说，在五味中为辛味，在五行中为金，在五畜中为马，在五谷中为稻，在四时中上应于太白星。所以病多发生在皮毛方面。在五音中为商音，在五行生成数为九，在五气中为腥。

北方黑色，入通于肾，开窍于二阴，藏精于肾，故病在豀❶，其味咸，其类水，其畜彘，其谷豆，其应四时，上为辰星❷，是以知病之在骨也。其音羽❸，其数六，其臭腐。

【注释】

❶ 豀：指肘膝腕踝。

❷ 辰星：水星。

❸ 羽：为古代五音之一，在五行属水。

【白话解】

北方黑色，与肾相应，肾开窍于二阴，精华藏在肾脏，它发病多在四肢。比象来说，在五味中为咸味，在五行中为水，在五畜中为豕，在五谷中为豆，在四时中上应于辰星。有病会发生在骨质方面。在五音中为羽音，在五行生成数中为六，在五气中为腐。

故善为脉❶者，谨察五脏六腑，（一）逆（一）从，阴阳、表里、雌雄之纪，藏之心意❷，合心于精，非其人勿教❸，非其真勿授，是谓得道。

【注释】

❶ 为脉：诊脉。

❷ 心意：胸臆。

❸ 教：授的意思。

【白话解】

所以善于诊脉的医生，必须小心地审察五脏六腑的气血逆顺以及阴阳、表里、雌雄的所以然，经过深思熟虑，以达到精微的地步。这样的脉学是宝贵的。但不要传授给不好学的人，更不要把脉学的精髓失传，这才是正确的传授方法。

卷第二

阴阳应象大论篇第五

提要： 本篇说明人体的阴阳和天地四时的阴阳，是息息相通的。在文中，提出了有关病因、病能、诊法、治则各方面的观点，显示出理论对实践的指导意义。本篇内容广泛，其中关于阴阳五行的基本规律，如何从医疗各方面结合运用，是极为重要的。

黄帝曰：阴阳者，天地之道也，万物之纲纪 ❶，变化之父母 ❷，生杀之本始 ❸，神明之府也，治病必求于本 ❹。故积阳为天，积阴为地 ❺。阴静阳躁，阳生阴长，阳杀阴藏。阳化气，阴成形 ❻。寒极生热，热极生寒。寒气生浊，热气生清。清气在下，则生飧泄；浊气在上，则生䐜胀 ❼。此阴阳反作 ❽，病之逆从 ❾ 也。

【注释】

❶ 纲纪：总的为纲，分支为纪。纲纪，有纲领的意思。

❷ 变化之父母：万物生长变化的根源。父母，有根源、起源的意思。

❸ 生杀之本始：生长消亡的根本。

❹ 本：根源、根本。这里指阴阳。

❺ 积阳为天积阴为地：清轻的阳气积聚而成天，重浊的阴气凝结而成地。

❻ 阳化气阴成形：阳能化生功能，阴能形成物体。

❼ 䐜胀：上腹部胀满。

❽ 反作：违反了规律。

❾ 逆从：从的意思，偏义复词。

【白话解】

黄帝说：阴阳的道理，是宇宙间的普遍规律，是一切事物的纲领，是万物发展变化的起源，是生长毁灭的根本，是人的精神活动所聚之处。因此，治病必须寻求治本的方法。从阴阳变化来看，清阳之气，积聚上升，就成为天；浊阴之气，凝聚下降，就成为地。阳主萌动，阴主成长，阳主杀伐，阴主收藏。阳能化生功能，阴能构成形体。寒到极点会转化生热，热到极点会转化生寒。寒气的凝聚，能产生浊阴，热气的升腾可产生清阳。清阳之气在下，如不得上升，就会发生飧泄。浊阴之气，如不得下降，就会发生胀满。这就是违反了阴阳运行规律，就要导致疾病的道理。

故清阳为天，浊阴为地；地气上为云，天气下为雨；雨出地气，云出天气。故清阳出上窍❶，浊阴出下窍❷；清阳发腠理，浊阴走五脏；清阳实四支，浊阴归六腑。

【注释】

❶ 上窍：指眼耳口鼻。

❷ 下窍：指前后二阴。

【白话解】

清阳之气变为天；浊阴之气变作地。地气上升就成为云，天气下降就变成雨；雨虽是天气下降，却是地气所化；云虽是成于地气，却赖天气的蒸发。这是阴阳相互为用的关系。人体的变化也是这样，清阳出于上窍，浊阴出于下窍。清阳发散于腠理，浊阴注入于五脏。清阳使四肢得以充实，浊阴使六腑能够相安。

水为阴，火为阳，阳为气，阴为味❶。味归形，形归气❷，气归精❸，精归化❹；精食气❺，形食味❻，化生精，气生形❼，味伤形，气伤精❽，精化为气，气伤于味❾。

【注释】

❶ 阳为气阴为味：气，指功能或活动能力。味，泛指一切食物。

❷ 味归形形归气：归，有生成或滋养的意思。形，指形体，包括脏腑、肌肉、血脉、筋骨、皮毛等。

❸ 气归精：真气化生精。

❹ 精归化：精血充盛，又可化生真气。化，有化生的意思。

❺ 精食（sì 寺）气：食，有仰求、给养或依赖的意思。精食气，即精仰赖气化而成。

❻ 形食味：形体有赖食物的营养。

❼ 化生精气生形：气化、生化的作用，促进了精的生成，同时又充养了形体。

❽ 味伤形气伤精：味和气也能伤害人体的形和精。

❾ 精化为气气伤于味：精可以化生气（产生功能），饮食五味失调也可以伤气（功能受损伤）。

【白话解】

水属于阴，火属于阳。阳是无形的气（功能），而阴则是有形的味（食物）。饮食五味滋养了形体；而形体得到滋养后，又使真气得到充实。真气产生精，而精又可以化生一切。精是仰赖于真气而产生的，形体是仰赖于饮食五味而形成的。饮食经过生化作用变成精，又经过气化作用而充实形体。如果饮食不节，也能够伤害形体，气偏盛了，也能够有损于精。（真气产生了精血）如果精血充足的话，又能够化而为气（产生功能），气（功能）也可以被饮食五味太过所伤害。

　　阴味出下窍，阳气出上窍。味厚者为阴，薄为阴之阳。气厚者为阳，薄为阳之阴。味厚则泄，薄则通。气薄则发泄，厚则发热。壮火❶之气衰，少火❷之气壮，壮火食气❸，气食❹少火，壮火散气，少火生气。气味，辛甘发散为阳，酸苦涌泄为阴。

【注释】

❶ 壮火：过亢的阳气。

❷ 少火：微少的阳气。

❸ 食气：食，侵蚀，消耗。

❹ 气食：食，有食养的意思。

【白话解】

属阴的五味从下窍排出；属阳的真气从上窍发泄。五味之中，味厚的属于纯阴，味薄的属于阴中之阳；阳气之中，气厚的属于纯阳，气薄的属于阳中之阴。作为五味来说，味厚就会使人泄泻，味薄才能使肠胃通利。作为阳气来说，气薄能够渗泄邪气，气厚就会助阳发热。亢阳会促使元气衰弱，而微阳却能使元气旺盛。亢阳侵蚀元气，元气赖于微阳的煦养；亢阳耗散元气，微阳却使元气增强。气味之中，辛甘而有发散作用的属于阳，酸苦而有涌泄作用的属于阴。

阴胜则阳病❶，阳胜则阴病。阳胜则热，阴胜则寒。重寒则热❷，重热则寒。寒伤形，热伤气。气伤痛，形伤肿。故先痛而后肿者，气伤形也；先肿而后痛者，形伤气也。风胜则动❸，热胜则肿，燥胜则干，寒胜则（浮）〔胕〕，湿胜则濡泻❹。

【注释】

❶ 阴胜则阳病：阴偏胜则阳必衰就要产生病变。胜，指偏胜、太过的意思。

❷ 重（chóng 虫）寒则热：指"寒极生热"的意思。重，有"极"的意思。

❸ 风胜则动：风胜则四肢形体都会疼痛。动，指的是"痛"。

❹ 濡泻：湿泻。

【白话解】

阴阳在人体内，应该是相对平衡的。如果阴气偏胜了，那么阳气必然受到损害。同样，阳气偏胜了，那么阴气也一定受到损害。阳气偏胜就会生热，阴气偏胜就会生寒。寒到极点，会出现热象，热到极点，又会出现寒象。寒邪会损伤人的形体，热邪会损伤人的气分。气分受伤会产生疼痛，形体受伤会发生肿胀。凡是先疼后肿的，是因为气分先伤而影响到形体；先肿后痛的，则是形体先伤而影响气分。贼风太过，形体就会感到疼痛；热邪太过，肌肉就会发生红肿；燥气太过，津液就会干润；寒气太过，心腹就会感到绞痛；湿气太过，就会发生泄泻。

天有四时五行❶，以生长收藏，以生寒暑燥湿风。人有五脏化五气，以生喜怒悲忧恐。故喜怒伤气，寒暑伤形。暴怒伤阴，暴喜伤阳。厥气❷上行，满脉去形。喜怒不节，寒暑过度，生乃不固。故重阴必阳，重阳必阴。故曰：冬伤于寒，春必温病；春伤于风，夏生飧泄；夏伤❸于暑，秋必痎疟；秋伤于湿，冬生咳嗽。

【注释】

❶ 天有四时五行：天，指整个自然界，即宇宙。四时，指春夏秋冬四季。五行，指金木水火土五种物质的运行。

❷ 厥气：逆行之气。

❸ 伤：受的意思。

【白话解】

大自然有春夏秋冬四时的推移，又有金木水火土五行的变化，形成了生长收藏的规律，产生了寒暑燥湿风的气候。人有五脏，五脏化生五气，因而产生喜怒悲忧恐五种情志。所以过喜过怒都可以伤气。寒暑外侵，也都会损伤形体。大怒会伤阴气，大喜会伤阳气。如果逆气上冲，血脉阻塞，也会形色突变（失去常形）。因此，对喜怒不加以节制，对寒暑不善于调适，就有伤及生命的危险。阴气过盛一定会转化为阳，阳气过盛也一定会转变为阴。所以说，冬天感受寒气过多，到了春天就容易发生热性病；春天感受的风气过多，到了夏天就容易发生飧泄；夏天受到暑气过多了，到了秋天就容易发生疟疾；秋天受到湿气过多了，到了冬天就容易发生咳嗽。

帝曰：余闻上古圣人，论理人形，列别❶脏腑，端络经脉❷，会通六合❸，各从其经；气穴所发，各有处名；谿谷属骨❹，皆有所起；分部逆从，各有条理；四时阴阳，尽有经纪❺，外内之应，皆有表里，其信然乎？

【注释】

❶ 列别：分别、分辨。

❷ 端络经脉：审察经脉的相互联系。

❸ 六合：十二经脉的阴阳配合。

❹ 谿谷属骨：谿谷，肌肉会聚之处。属骨，为骨相连之处。

❺ 经纪：有规律的意思。

【白话解】

黄帝问道：我听说古代圣人，讲论人体的形态，分别脏腑的阴阳，审察经脉的联系，使得会通六合，各按其有关经络循行起止；气穴所发的部位，各有它的名称；肌肉及骨骼相连属的部位，都有它们的起点；皮部浮络的阴阳、顺逆，各有条理；四时阴阳变化，有它的一定规律；外在环境与人体内部的对应关系，也都有表有里。是否真的这样呢？

岐伯对曰：东方生风，风生木，木生酸，酸生肝❶，肝生筋，筋生心，肝主目。（其在天为玄，在人为道，在地为化。化生五味，道生智，玄生神。）神在天为风，在地为木，在体为筋，在脏为肝，在色为苍❷，在音为角，在声为呼❸，在变动为握❹，在窍为目，在味为酸，在志为怒。怒伤肝，悲胜怒；风伤筋，燥胜风；酸伤筋，辛胜酸。

【注释】

❶ 酸生肝：酸味养肝。

❷ 苍：青色。

❸ 呼：呼叫、呐喊。

❹ 握：手的伸屈。

【白话解】

岐伯回答说：东方属春，阳气上升而生风，风能滋养木气，木气能生酸，酸味能养肝，肝血又能养筋，筋又能养心，肝气上通于目。它的变化是在天为六气里的风，在地为五行里的木，在人体中为筋，在五脏中为肝，在五色中为苍，在五音中为角，在五声中为呼，在人体的变动为握，在七窍中为目，在五味中为酸，在情志中为怒。怒能够伤肝，但悲伤能够抑制怒；风气能够伤筋，但燥能够抑制风；过食酸味能够伤筋，但辛味又能够抑制酸味。

南方生热，热生火，火生苦，苦生心，心生血，血生脾，心主舌。其在天为热，在地为火，在体为脉，在脏为心，在色为赤，在音为徵，在声为笑，在变动为忧❶，在窍为舌，在味为苦，在志为喜。喜伤心，恐胜喜；热伤气，寒胜热；苦伤气，咸胜苦。

【注释】

❶ 忧：气逆。

【白话解】

南方属夏，阳气大盛而生热，热能生火，火气能产生苦味，苦味能养心，心能生血，血能养脾，心气关联于舌。此时阴阳变化，在天为六气的热，在地为五行里的火，在人体为血脉，在五脏为心，在五色为赤，在五音为徵，在五声为笑，在人体的变动为气逆，在七窍为舌，在五味为苦，在情志的变化中为喜。过喜能伤心，但恐可以抑制喜；热能伤气，但寒气可以抑制热；苦味能伤气，但咸味可以抑制苦味。

中央生湿，湿生土，土生甘，甘生脾，脾生肉，肉生肺，脾主口。其在天为湿，在地为土，在体为肉，在脏为脾，在色为黄，在音为宫，在声为歌，在变动为哕，在窍为口，在味为甘，在志为思。思伤脾，怒胜思；湿伤肉，风胜湿；甘伤肉，酸胜甘。

【白话解】

中央属长夏，蒸发而生湿（雨露多），湿能使土气生长，土能产生甘味，甘味可滋养脾气，脾气能够滋养肌肉，肌肉健壮能使肺气充实，脾气通于口。它的变化（阴阳变化），在天为六气里的湿，在地为五行里的土，在人体为肌肉，在五脏为脾，在五色为黄，在五音为宫，在五声为歌，在人体的变动为干哕，在七窍为口，在五味为甘，在情志变动上为思。思虑可以伤脾，但怒可以抑制思虑；湿气能伤肌肉，但风气可以抑制湿气；过食甘味能伤肌肉，但酸味可以抑制甘味。

西方生燥，燥生金，金生辛，辛生肺，肺生皮毛，皮毛生肾，肺主鼻。其在天为燥，在地为金，在体为皮毛，在脏为肺，在色为白，在音为商，在声为哭，在变动为咳，在窍为鼻，在味为辛，在志为忧。忧伤肺，喜胜忧；热伤皮毛，寒胜热；辛伤皮毛，苦胜辛。

【白话解】

西方属秋，天气急切而生燥，燥能使金气旺盛，金能产生辛味，辛味能够宣通肺气，肺气能够滋养皮毛。皮毛润泽又能滋生肾水，肺气关联于鼻。它的变化，在天为六气里的燥，在地为五行里的金，在人体为皮毛，在五脏为肺，在五色为白，在五音为商，在五声为哭，在人体的变动为咳，在七窍为鼻，在五味为辛，在情志变动上为忧。忧能伤肺，但喜可抑制忧；热能伤皮毛，但寒可以抑制热；辛味能伤皮毛，但苦味可以抑制辛味。

北方生寒，寒生水，水生咸，咸生肾，肾生骨髓，髓生肝，肾主耳。其在天为寒，在地为水，在体为骨，在脏为肾，在色为黑，在音为羽，在声为呻❶，在变动为栗❷，在窍为耳，在味为咸，在志为恐。恐伤肾，思胜恐；寒伤血，燥胜寒，咸伤血，甘胜咸。

【注释】

❶ 呻：呻吟。

❷ 栗：战栗，颤抖的意思。

【白话解】

北方属冬，阴凝而生寒，寒气能使水气旺，水能产生咸味，咸味能滋养肾气，肾气能滋养骨髓，骨髓充实又能养肝，肾气关联于耳。它的变化在天为六气的寒，在地为五行的水，在人体为骨髓，在五脏为肾，在五色为黑，在五音为羽，在五声为呻吟，在人体的变动为战栗，在七窍中为耳，在五味中为咸，在情志变动上为恐。恐能伤肾，但思可以抑制恐；寒能伤骨，但燥可以抑制寒；咸能伤骨，但甘昧可以抑制咸。

故曰：天地者，万物之上下也；阴阳者，血气之男女也❶；左右者，阴阳之道路也❷；水火者，阴阳之征兆❸也；阴阳者，万物之能始❹也。故曰：阴在内，阳之守也；阳在外，阴之使也。

【注释】

❶ 血气之男女也：借用男女气血来说明阴阳相对的意思。

❷ 左右者阴阳之道路也：古人认为，阴气右行，阳气左行。

❸ 征兆：象征。

❹ 能（tāi 胎）始：变化生成之开始。

【白话解】

所以说：天地覆载万物，阴阳化生男女。左右是阴阳循行的道路，而水火则是阴阳的表现。总之，阴阳的变化，是一切事物生成的原始。再进一步说，阴阳是相互为用的。阴在内，有阳作为它的卫外；阳在外，有阴作为它的辅佐。

帝曰：法❶阴阳奈何？岐伯曰：阳胜则身热，腠理闭，喘粗为之俯仰❷，汗不出而热，齿干以烦冤❸，腹满死，能❹冬不能夏。阴胜则身寒，汗出，身常清❺，数栗而寒，寒则厥，厥则腹满死，能夏不能冬。此阴阳更胜之变，病之形能❻也。

【注释】

❶ 法：取法，运用的意思。

❷ 俯仰：形容喘息的状态。

❸ 烦冤：烦闷。

❹ 能：音义同"耐"。

❺ 清：同"清"，寒的意思。

❻ 形能：形，指症状。能，指机转。

【白话解】

黄帝说：人怎样取法于阴阳呢？岐伯回答说：阳气太过，身体就会发热，腠理紧闭，喘息急迫，呼吸困难，身体摆动。出不来汗并且发热，牙齿干燥，并且心里烦闷，如有腹部胀满的感觉，就是死证。因为这是属于阳胜的病，所以患者禁得起冬天，而禁不起夏天。阴气太过，身体就会恶寒，出汗，身上时常觉冷，或烦躁时夹杂作冷，最后就会出现手足厥冷的现象，再有腹部胀满的感觉，就是死证。因为这是属于阴胜的病，所以患者禁得起夏天，而禁不起冬天。这就是阴阳偏胜，失去平衡，所引起疾病症状和机转啊！

帝曰：调此二者❶奈何？岐伯曰：能知七损八益❷，则二者可调；不知用❸此，则早衰（之节）也。年四十，而阴气自半也，起居衰矣；年五十，体重，耳目不聪明矣；年六十，阴痿，气大衰，九窍不利，下虚上实，涕泣❹俱出矣。故曰：知之则强，不知则老，故同出而名异耳。智者察同，愚者察异❺，愚者不足，智者有余，有余则耳目聪明，身体轻强，老者复壮，壮者益治。是以圣人为无为之事，乐恬憺之能，从欲快志于虚无之守，故寿命无穷，与天地终，此圣人之治身也。

❶ 二者：指阴阳。

❷ 七损八益：七损，是说女子月事贵在时下。八益，是说男子精气贵在充满。

❸ 用：有"由"的意思。

❹ 涕泣：指鼻涕、眼泪。

❺ 智者察同愚者察异：聪明的人，在未病之时注意养生。愚蠢的人，发病之后才知道调养。同，指健康。异，指疾病衰老。

【白话解】

黄帝问：怎样能够使阴阳得以调和呢？岐伯回答说：能够知道七损八益的道理，就可以做到阴阳调和。不知道这个道理，就会早早衰老的。就一般人说，到了四十岁，阴气已经减了一半，起居动作显得衰退了。到了五十岁，身体笨重，耳不聪，目不明了。到了六十岁，阴痿，气大衰，九窍功能减退，下虚上实（阴虚于下，阳浮于上），流鼻涕，淌眼泪等衰老现象都出现了。所以说，懂得养生的人，身体就强健，不懂得养生的人，身体就容易衰老。因此，同样都生活在世上，结果却不相同。聪明的人，在没有病的时候，能够注意养生；愚蠢的人，在发病的时候，才知道调养。愚蠢的人，常感到体力不足；聪明的人却感到精力有余。精力有余，就会耳聪目明，身体轻捷强健，即使年老了，还显得健壮，强壮的人就更加强健了。所以最明达事理的人，做顺乎自然的事（不做无益于养生的事），以恬静的心情为快乐，在那种没有任何干扰的环境里，去寻求最大的幸福，因此，他的寿命无穷尽，与天地长存。这就是最明达事理的人的养生方法啊！

天不足西北，故西北方阴也，而人右耳目不如左明也。地不满东南，故东南方阳也，而人左手足不如右强也。帝曰：何以然？岐伯曰：东方阳也，阳者其精并❶于上，并于上则上明而下虚，故使耳目聪明而手足不便❷也。西方阴也，阴者其精并于下，并于下则下盛而上虚，故其耳目不聪明而手足便也。

故俱感于邪，其在上则右甚，在下则左甚，此天地阴阳所不能全也，故邪居之。

【注释】

❶ 并：聚合的意思。

❷ 便：便利、灵巧、自如。

【白话解】

天气在西北方来说为不足，所以西北方属阴，而人与天气相应，右边的耳目也就不如左边的聪明。地气在东南方是不满的，所以东南方属阳，人的左边手足也就不如右边灵活。黄帝问道：这是什么道理？岐伯回答说：东方属阳，就阳气来说，它的精华聚合在上部，上部就旺盛了，而下部就必然虚弱了。所以就会出现耳聪目明，而手足不便利的情况。西方属阴，就阴气来说，它的精华聚合在下部，下部旺盛，上部就必然虚弱了。所以就会出现耳不聪目不明，而手足却便利的情况。所以，同样感受外邪，如果在上部，那么身体右侧表现明显，如果在下部，那么身体左侧表现明显，这就是由于天地阴阳之气不能不有所偏胜，而在人身也有阴阳左右的不足，身体哪里虚了，邪气就会乘虚滞留在哪里。

故天有精❶，地有形，天有八纪❷，地有五里❸，故能为万物之父母。清阳上天，浊阴归地，是故天地之动静，神明为之纲纪，故能以生长收藏，终而复始。惟贤人上配天以养头，下象地以养足，中傍人事❹以养五脏。天气通于肺，地气通于嗌❺，风气通于肝，雷气通于心，谷气通于脾，雨气通于肾。六经为川，肠胃为海，九窍为水注之气。以天地为之阴阳，（阳）〔人〕之汗，以天地之雨名之；（阳）〔人〕之气，以天地之疾风名之。暴气❻象雷，逆气象阳❼，故治不法天之纪，不用地之理，则灾害至矣。

【注释】

❶ 精：指清轻之气。

❷ 八纪：是立春、立夏、立秋、立冬、春分、秋分、夏至、冬至八个大节气。

❸ 五里：指东、南、西、北、中央五方。

❹ 人事：指日常饮食和情志。

❺ 嗌：喉下之食管处，即咽。

❻ 暴气：忿怒暴躁之气。

❼ 逆气象阳：比喻气之有无升降。

【白话解】

所以天有精气，地有形质，天有八节的气序，地有五方的布局。因此，天地能成为万物生长的根本。阳气轻清升于天，阴气重浊而降于地。天地的运动和静止，是由阴阳的神妙变化而决定的。因而能使万物春生、夏长、秋收、冬藏，循环往复，永不休止。只有那些最聪明的人，对上，顺应天气来养护头；对下，顺应地气来养护足；居中，则依傍人事来养护五脏。天气与肺相通，地气与咽相通，风气与肝相通，雷气与心相通，谷气与脾相通，雨气与肾相通。六经好像大河，肠胃好像大海，九窍好像水流。如果以天地的阴阳比喻人身的阴阳，人的汗，就好像天地间的雨；人之气，就好像天地间的疾风；人的暴怒之气，就好像雷霆；人的逆气，就好像久晴不雨。所以养生不取法于天地之理，那么疾病灾害就要发生了。

故邪风 ❶ 之至，疾如风雨，故善治者治皮毛，其次治肌肤，其次治筋脉，其次治六腑，其次治五脏。治五脏者，半死半生也。故天之邪气，感则害人五脏；水谷之寒热，感则害于六腑；地之湿气，感则害皮肉筋脉。

【注释】

❶ 邪风：指不正常的六气。

【白话解】

外界邪风的到来，迅猛有如急风暴雨，所以善于治病的医生，能在病邪刚侵入人体皮毛时，就给以治疗；医术稍差的，在病邪侵入到肌肤时才治疗；更差的，在病邪侵入到筋脉时才治疗；再差的，在病邪侵入到六腑时才治疗；最差的，在病邪侵入到五脏时才治疗。病邪侵入到五脏，治愈的希望与死亡的可能各占一半。人们如果感受了天的邪气，就会使五脏受到伤害；如果感受了饮食的或寒或热，就会使六腑受到伤害；如果感受了地的湿气，就会使皮肉筋脉受到伤害。

故善用针者，从阴引阳，从阳引阴，以右治左，以左治右，以我知彼 ❶，以表知里，以观过与不及之理，见微得过，用之不殆 ❷。

【注释】

❶ 以我知彼：我，指正常人。彼，指病人。以我知彼，用正常人与病人比较，来推测病变情况。

❷ 殆：危险。

【白话解】

所以善于运用针法的人（善于观察经脉虚实，了解阴阳变化的人），有时要从阴引阳，有时要从阳引阴；取右边（穴）以治左边的病，取左边（穴）以治右边的病；用自己的正常状态比较病人的异常状态；从在表的症状去了解在里的病变，这是为了观察病人的太过和不及的原因，如果确实了解了哪些病是不及（轻微），哪些病是太过，再给人治疗疾病，就不会发生危险了。

善诊者，察色按脉，先别阴阳。审清浊，而知部分；视喘息 ❶，听音声，而知所苦；观权衡规矩 ❷，而知病所主；按尺寸 ❸，观浮沉滑涩，而知病所生。以治无过，以诊则不失矣。

【注释】

❶ 喘息：指呼吸的气息和动态。

❷ 权衡规矩：指四时不同脉象。

❸ 尺寸：尺，指尺肤。寸，指寸口。

【白话解】

善于治病的医生，看病人色泽，按病人脉搏，首先要辨别病属阴还是属阳。审察浮络的五色清浊，从而知道何经发病；看病人喘息的情况，听病人发出的声音，从而知道病人的痛苦所在；看四时不同的脉象，从而知道疾病在哪一脏腑；切按尺肤和寸口，了解脉象浮沉滑涩，从而知道疾病所在部位。这样，在治疗上就可以没有过失，在诊断上就不会有什么失误了。

故曰：病之始起也，可刺而已；其盛，可待衰而已❶。故因其轻而扬之❷，因其重而减之❸，因其衰而彰之❹。形不足者，温之以气；精不足者，补之以味。其高者，因而越之❺；其下者，引而竭之❻；中满者❼，泻之于内；其有邪者，渍形以为汗❽；其在皮者，汗而发之；其慓悍者，按而收之❾；其实者，散而泻之。审其阴阳，以别柔刚❿，阳病治阴，阴病治阳。定其血气，各守其乡，血实宜决之，气虚宜掣引之。

【注释】

❶ 其盛可待衰而已：病势正盛时不可治疗，待病势稍衰时而后刺之。

❷ 轻而扬之：轻，病邪轻浅，病在表。扬，用轻宣疏散方法驱邪外泄。

❸ 重而减之：重，病邪重深，病在里。减，以攻泻法除病邪。

❹ 衰而彰之：衰，正气衰弱。彰之，给予补益之剂。

❺ 其高者因而越之：高，是病在上，应用吐法。

❻ 其下者引而竭之：病在下，应用通便方法。

❼ 中满者：胸腹胀满。

❽ 渍形以为汗：指"清以为汗"，用辛凉解肌之法。

❾ 其慓悍者按而收之：病情发越太过，可用抑收法。

❿ 柔刚：指柔剂、刚剂。

【白话解】

所以说，病在初起的时候，用针刺就可治愈；若邪气盛时，必须等到邪气稍退时再去治疗。对于疾病来说，在它轻的时候，要加以宣泄；

在它重的时候，要加以攻泻；在它将被治愈的时候，要防止疾病复发。对病人来说，形体羸弱的，应用厚味的药品补之；精气不足的，应用甘温药温补其气。如病在膈上，可用吐法；病在下焦，可用疏导之法；病胸腹胀病的，可用泻下之法；如感受风邪的，可用辛凉发汗法；如邪在皮毛的，可用辛温发汗法；病情发越太过的，可用抑收法；病实证，可用散法和泻法。观察病的属阴属阳，来决定应当用柔剂还是用刚剂。病在阳的，也可治其阴；病在阴的，也可治其阳。辨明气分和血分，使它互不紊乱，血实的就用泻血法，气虚的就用升补法。

阴阳离合论篇第六

提要：本篇说明阴阳的基本意义，虽然千变万化，但总归只是阴阳间的离合。人和天地阴阳是相应的，而人身的三阴三阳的离合起讫，也有一定规律，篇中对此做了明确分析。

黄帝问曰：余闻天为阳，地为阴，日为阳，月为阴，大小月三百六十日成一岁，人亦应之。今三阴三阳，不应❶阴阳，其故何也？岐伯对曰：阴阳者，数❷之可十，（推）〔离〕之可百，（数）〔散〕之可千，推❸之可万，万之大不可胜数，然其要一也❹。

【注释】

❶ 不应：不相符合。

❷ 数（shǔ 暑）：计算、推算的意思。

❸ 推：推广演绎。

❹ 其要一也：它的根本规律只是阴阳对立统一这一点。

【白话解】

黄帝问道：我听说天是属阳的，地是属阴的，日是属阳的，月是属阴的，（由于阴阳日月的运转）经过三百六十五天，成为一年。人体也与天地日月变化相对应。但现在人体的三阴三阳和天地阴阳不相符合，这是什么原因呢？岐伯回答说：阴阳是有名无形，它的变化是无穷无尽的，由一可数到十，由十又可分到百，由百可散为千，由千又可推到万，由万再推演下去，是数不尽的。（虽然变化无穷）但是，它的根本规律却只有一个。

天覆地载❶，万物方生，未出地者，命曰阴处❷，名曰阴中之阴❸；则❹出地者，命曰阴中之阳❺。阳予之正，阴为之主❻，故生因春，长因夏，收因秋，藏因冬，失常则天地四塞❼。阴阳之变，其在人者，亦数之可数。

【注释】

❶ 天覆地载：万物在天之下，地之上。所以说"天覆地载"。

❷ 阴处：伏居于地下的意思。

❸ 阴中之阴：万物所生，已生为阳，未生为阴，未生而潜伏于地下，是在阴之中，故为阴中之阴。

❹ 则：有"才"的意思。

❺ 阴中之阳：初生未离地。

❻ 阳予之正阴为之主：阳气能使万物生长，阴气能使万物成形。

❼ 天地四塞：自然界四时阴阳失去正常。

【白话解】

天地之间，万物正在生长繁衍。它们还未长出地面时叫作阴处，又称为阴中之阴；当它们才长出地面时叫作阴中之阳。阳气给万物以生机，阴气给万物以形体。所以万物的发生，是借着春气的温暖；万物的滋长，是借着夏气的炎热；万物的收成，是借着秋气的清肃；万物的闭藏，是借着冬气的寒冽（这是四时气候变化和万物生长规律）。如果四时气候失常，失去了生长收藏规律，那么天地之间，就会阴阳相隔，闭塞不通了。这种阴阳的变化，就人体来讲也是一样的，也如同数之可分为十百千万一样。

帝曰：愿闻三阴三阳之离合❶也。岐伯曰：圣人南面而立，前曰广明❷，后曰太冲❸，太冲之地，名曰少阴，少阴之上，名曰太阳❹，太阳根❺起于至阴❻，结❼于命门❽，名曰阴中之阳。中身而上，名曰广明，广明之下，名曰太阴，太阴之前，名曰阳明，阳明根起于厉兑❾，名曰阴中之阳。厥阴之表，名日少阳，少阳根起于窍阴❿，名曰阴中之少阳。是故三阳之离合也，太阳为开，阳明为阖，少阳为枢。三经者，不得相失也，搏而勿浮，命曰一阳。

【注释】

❶ 离合：分开和合并。

❷ 广明：阳盛的意思。此指属阳的部分。以人身的前后分，前为广明；以人身的上下分，上半身为广明。

❸ 太冲：属阴的部位。

❹ 太阳：指足太阳。

❺ 根：指经脉的下端。

❻ 至阴：穴名，在足小趾外侧。

❼ 结：聚的意思。

❽ 命门：这里指目，即睛明穴。

❾ 厉兑：穴名，在足大趾侧次趾之端。

❿ 窍阴：穴名，在足小趾侧次趾之端。

【白话解】

黄帝说：我希望听你讲一下三阴三阳离合的情况。岐伯说：圣人面向南站立，前方名叫广明，后方名叫太冲，太冲所起的地方，叫作少阴，少阴经的上面是太阳经，太阳经的下端起于足部的至阴穴，上端聚于面部的睛明穴。（太阳合于少阴，太阳与少阴又相表里）所以叫作阴中之阳。阳在上，半身以上属阳，阳气盛，所以也叫广明，广明的下边，叫太阴，太阴的前边，叫作阳明。阳明经脉的下端，起于足部的厉兑穴，（阳明与太阴相表里）所以叫作阴中之阳。（厥阴是阴气已尽，开始重新向阳的转化过程）所以厥阴之表，叫作少阳，少阳经脉的下端起于足部窍阴穴。（少阳与厥阴相表里，又是阳气始生）所以叫作阴中之阳。因此三阳经离合的情况是，太阳主表为开，阳明主里为阖，少阳介乎表里之间为枢。但是，这三者之间，并不互相排斥，而是互相联系着的。脉搏跳动有力而不过浮，叫作一阳。

帝曰：愿闻三阴。岐伯曰：外者为阳，内者为阴，然则中为阴，其冲在下，名曰太阴，太阴根起于隐白❶，名曰阴中之阴。太阴之后，名曰少阴，少阴根起于涌泉❷，名曰阴中之少阴。少阴之前，名曰厥阴，厥阴根起于大敦❸，阴之绝阳，名曰阴之绝阴。是故三阴之离合也，太阴为开，厥阴为阖，少阴为枢。三经者，不得相失也，搏而勿沉，名曰一阴。

【注释】

❶ 隐白：穴名，在足大趾端内侧爪甲角。

❷ 涌泉：穴名，在足心下，蜷趾宛宛中。

❸ 大敦：穴名，在足大趾端外侧爪甲角。

【白话解】

黄帝说：我希望再听你讲讲三阴离合的情况。岐伯说：在外的属阳，在内的属阴，但是在内阴中，冲脉又在脾的下位，叫作太阴。太阴脉起于足大趾端的隐白穴，叫作阴中之阴。太阴的后面，叫作少阴，少阴脉起于足心的涌泉穴，叫作阴中之少阴。少阴的前面，叫作厥阴，厥阴脉起于足大趾端的大敦穴，叫作阴之绝阴。因此三阴离合的情况是，太阴是三阴之表为开，厥阴为三阴之里为阖，少阴在表里之间为枢。但三者之间，并不互相排斥，而是互相联系的，脉搏跳动有力而不偏沉，所以叫作一阴。

阴阳𫘪𫘪❶，（积）传为一周，气里形表而为相成也。

【注释】

❶ 𫘪（zhōng 中）𫘪：形容阴阳之气运行不息。

【白话解】

阴阳之气，运行不息，一日一夜行于人身一周，周而复始，这样气运于里，而形立于表，形气二者是相互为用的。

056

阴阳别论篇第七

提要： 本篇内容主要是根据脉有阴阳为主来论证病情和判断预后。

黄帝问曰：人有四经❶十二从❷，何谓？岐伯对曰：四经应四时❸，十二从应十二月，十二月应十二脉❹。

【注释】

❶ 四经：指肝、心、肺、肾。

❷ 十二从：指十二时辰。即子、丑、寅、卯、辰、巳、午、未、申、酉、戌、亥十二地支。

❸ 四经应四时：指肝应春，心应夏，肺应秋，肾应冬。

❹ 十二月应十二脉：指手太阴应正月，手阳明应二月，足阳明应三月，足太阴应四月，手少阴应五月，手太阳应六月，足太阳应七月，足少阴应八月，手厥阴应九月，手少阳应十月，足少阳应十一月，足厥阴应十二月。

【白话解】

黄帝问道：人有四经十二从，是什么意思？岐伯回答说：四经和春夏秋冬四时相应，十二从和十二月相应，而十二月又和十二经脉相应。

脉有阴阳，知阳者知阴，知阴者知阳。凡阳❶有五，五五二十五阳。所谓阴者，真脏❷也，见则为败，败必死也。所谓阳者，胃脘之阳也❸。别❹于阳者，知病处也；别于阴者，知死生之期。三阳在头❺，三阴在手❻，所谓一也。（别于阳者，知病忌时；别于阴者，知死生之期。）谨熟阴阳，无与众谋。

【注释】

❶ 阳：指阳脉，此指有胃气之脉。

❷ 真脏：指真脏脉，即无胃气的脉。

❸ 胃脘之阳也：胃脘所生的阳气。

❹ 别：辨清。

❺ 三阳在头：了解三阳经的虚实，可察人迎。

❻ 三阴在手：了解三阴经的虚实，可诊察寸口。

【白话解】

脉是有阴有阳的，知道什么是阳脉，就能知道什么是阴脉，反之，知道什么是阴脉，也就能知道什么是阳脉。阳脉有五种，但五时之中五脏的阳脉各不相同，因此成为二十五种阳脉。所谓阴脉就是五脏真气呈败露之象的真脏脉，如果这种败象显现了出来，那就一定要死了。所谓阳脉，就是有胃气的冲和之脉。能够辨别阳脉，就可知道病的所在部位；能够辨别真脏脉，就可以判断病者的死期。要了解三阳经的虚实，须诊察人迎；要了解三阴经的虚实，须诊察寸口。但这两者是统一的，不可分割的。只要准确、熟练地掌握辨识阴脉和阳脉的方法，在临证时，就不至于疑而不决了。

所谓阴阳者，去者为阴，至者为阳❶；静者为阴，动者为阳❷；迟者为阴，数者为阳❸。凡持真脉之脏脉者，肝至悬绝❹急，十八日死，心至悬绝，九日死，肺至悬绝，十二日死；肾至悬绝，七日死；脾至悬绝，四日死。

【注释】

❶ 去者为阴至者为阳："去"和"至"是指以脉搏起落分阴阳。去，指脉落。至，指脉起。

❷ 静者为阴动者为阳："静"和"动"是指以脉搏气势分阴阳。静，是安静而不躁急。动，是流利而不涩滞。

❸ 迟者为阴数者为阳："迟"和"数"是指以脉搏慢快分阴阳。迟，指脉迟慢，一息三至。数，有急速之意，一息六七至。

❹ 肝至悬绝：是说肝部真脏脉独见，与其他各脏悬殊。悬绝，有悬殊的

意思。

【白话解】

所谓脉象的阴阳，脉往叫作阴，脉来叫作阳，脉静叫作阴，脉动叫作阳；脉慢叫作阴，脉快叫作阳。凡诊得无胃气的真脏脉，如肝脉真脏独见，与其他各脏悬殊，十八天就死；心脉真脏独见，与其他各脏悬殊，九天就死；肺脉真脏独见，与其他各脏悬殊，十二天就死；肾脉真脏独见，与其他各脏悬殊，七天就死；脾脉真脏独见，与其他各部悬绝，四天就死。

曰：二阳❶之病发心（脾）〔痹〕，有不得隐曲❷，女子不月❸；其传为风消❹，其传为息贲❺者，死不治。

【注释】

❶ 二阳：阳明，指胃和大肠二经。

❷ 隐曲：大小便。

❸ 不月：月经不行。

❹ 风消：身体衰弱，消瘦。

❺ 息贲（bēn 奔）：喘息气从上逆。

【白话解】

一般地说：胃肠有病，就会发生严重的心痹证，病人经常感觉大小便困难，如果是女子的话，就会经闭不来。若是病久传变了，或者形体发热消瘦，或者喘息气逆，那就不可治疗了。

曰：三阳❶为病发寒热，下为痈肿❷，及为痿厥腨痟❸；其传为索泽❹，其传为㿉疝❺。

【注释】

❶ 三阳：太阳，指小肠与膀胱二经。

❷ 下为痈肿：下身浮肿。

❸ 腨痟（shuàn yuān 涮渊）：小腿肚酸痛。

❹ 索泽：血涸肤枯。

❺颓疝：阴囊肿大。

【白话解】

一般地说：太阳经发病，多有寒热的症状，并且下身浮肿，手足软弱无力，以至腿肚酸痛。如果病久传变，或者血涸肤枯，或者阴囊肿大。

曰：一阳❶发病，少气善咳善泄；其传为心掣❷，其传为隔❸。

【注释】

❶一阳：少阳，指三焦与胆二经。

❷心掣：心胸牵引作痛。

❸隔：饮食不下，大便不通。

【白话解】

一般地说：少阳经发病，气虚不足，容易咳嗽，容易泄泻。如果病久传变，或者心虚掣痛，或者饮食不下，隔塞不通。

二阳一阴❶发病，主惊骇背痛，善噫❷善欠❸，名曰风厥❹。

【注释】

❶一阴：厥阴，指肝经与心包络。

❷噫：嗳气。

❸欠：呵欠。

❹风厥：病名，包括惊骇、背痛、善噫、善欠等症状。

【白话解】

阳明与厥阴发病，它的症状表现为惊骇背痛，常常嗳气、呵欠，这种病叫作风厥。

二阴❶一阳发病，善胀心满❷善气❸。

【注释】

❶二阴：少阴，指心与肾。

❷ 心满：心中烦闷。

❸ 善气：常常太息，即在呼气之时，发为叹息。

【白话解】

少阴少阳发病，就容易作胀，心中烦闷，又容易叹气。

三阳三阴❶发病，为偏枯、痿易❷、四支不举。

【注释】

❶ 三阴：太阴，指肺与脾。

❷ 痿易：筋骨解弛，痿弱无力。

【白话解】

太阳和太阴的发病，就会发为半身不遂的偏枯症；或者筋骨解弛，痿弱无力，或者四肢不能举动。

鼓❶一阳❷曰（钩）〔弦〕，鼓一阴❸曰毛，鼓阳胜急❹曰（弦）〔钩〕，鼓阳至而绝曰石，阴阳相过曰溜。

【注释】

❶ 鼓：指脉的搏动。

❷ 一阳：这里的"阳"指脉搏动的形态。有力为阳，微有力为一阳。

❸ 一阴：脉搏动，微无力。

❹ 鼓阳胜急：脉搏有力，胜过一阳。

【白话解】

脉搏指微有力，像弦一样端直，叫作弦脉。脉搏指无力，像毛一样轻浮，叫作毛脉。脉搏指有力，来盛去衰，势如曲钩，叫作钩脉。脉搏指无力，轻按不足，像石头下沉，叫作石脉。阴阳之气，来去和缓，叫作溜脉。

阴争于内，阳扰于外，魄汗未藏，四逆❶而起，起则（熏）〔动〕肺，使人喘（鸣）〔喝〕。阴之所生，和本曰（和）〔味〕。是故刚（与）〔愈〕刚，阳气破散，阴气乃消亡。淖❷则刚柔不

卷第二　阴阳别论篇第七

061

和，经气乃绝。

【注释】

❶ 四逆：四肢逆冷。

❷ 淖（zhuó 浊）：乱的意思。

【白话解】

阴在内争胜，阳在外干扰，汗出不止，四肢逆冷，这样就会寒气伤肺，使人喘喝有声。阴气之所以能够生成并得以调和，其根本是由于五味的滋养。阳气过盛就会破散，阴气也就随之消亡。阴阳紊乱，刚柔不和，十二经气就会衰绝。

死阴❶之属，不过三日而死；生阳❷之属，不过四日而死。所谓生阳死阴者，肝之心谓之生阳，心之肺谓之死阴，肺之肾谓之重阴❸，肾之脾谓之辟阴❹，死不治。

【注释】

❶ 死阴：心病传肺叫作死阴。

❷ 生阳：肝病传心叫作生阳。

❸ 重阴：肺肾都属阴，肺病传肾叫作重阴。

❹ 辟阴：肾病传脾，肾水侮脾土叫作辟阴。

【白话解】

属于死阴的病，不过三天就会死去；属于生阳的病，不过四天可以死去。那么，什么叫作生阳、死阴呢？例如肝病传心，是木生火，就叫作生阳；心病传肺，是火克金，就叫作死阴；肺病传肾，同为阴气，二阴相并，叫作重阴；肾病传脾，是肾水反来侮土，叫作辟阴，是不可治的死证。

结阳者，肿四支。结阴❶者，便血一升，再结二升，三结三升。阴阳结斜，多阴少阳曰石水，少腹肿。二阳结谓之消❷，三阳结谓之隔，三阴结谓之水❸，一阴一阳结谓之喉痹❹。阴

搏阳别 ❺ 谓之有子。阴阳虚肠辟死。阳加于阴谓之汗。阴虚阳搏谓之崩 ❻。

【注释】

❶ 结阴：阴血内结。

❷ 消：此指消渴病。

❸ 水：水肿的病。

❹ 喉痹：病名，喉肿而闭塞。

❺ 阴搏阳别：阴脉搏击于指下，与阳脉有显著区别，这是怀孕的脉象。阴，指尺脉。阳，指寸脉。

❻ 崩：出血急而量多。

【白话解】

邪气若郁结于阳经，四肢就会浮肿；阴血内结，阳气不得统运，就会大便下血，并且逐渐加重。阴经阳经都郁结了，而阴经的郁结重些，就会发生石水之病，主要症状是少腹肿；邪气郁结于胃和大肠的，就会发生消渴病；邪气郁结于膀胱和小肠的，就会发生大小便不通的症状；邪气郁结于脾肺的，就会发生水肿的病；邪气郁结于厥阴少阳两经的，就会发生喉痹的病。阴脉搏击于指下，与阳脉有明显的区别，这是怀孕的现象。在脉上阴阳都现虚象，再患痢疾，这是死证。阳脉胜于阴脉，是要出汗的。阴脉虚，阳脉搏指，在妇人就会发生血崩的病。

三阴俱搏，二十日夜半死。二阴俱搏，十三日夕时死。一阴俱搏，十日〔平旦〕死。三阳俱搏且鼓 ❶，三日死。三阴三阳俱搏，心腹满，发（尽）〔疼〕 ❷，不得隐曲，五日死。二阳俱搏，其（病温）〔气溢〕，死不治，不过十日死。

【注释】

❶ 且鼓：比喻搏动太甚。

❷ 发尽：尽，似为"疼"的误字。发疼，就是发作疼痛的意思。

【白话解】

三阴（肺、脾）之脉，都搏击于指下，经过二十天就会在夜半死亡。

二阴（心、肾）之脉，都搏击于指下，经过十三天就会在傍晚时死亡。

一阴（心包络、肝）之脉，都搏击于指下，经过十天就会在清晨死亡。

三阳（膀胱、小肠）之脉，都搏击于指下，并且鼓动过甚的，经过三天就会死亡。三阴三阳之脉都搏击于指下，心腹胀满，作痛，大小便不通，经过五天就会死亡。二阳（胃、大肠）之脉，都搏击于指下，经气浮散，这已无法可治，不过十天就要死亡。

卷第三

灵兰秘典论篇第八

提要：本篇讨论了人身十二脏腑的生理功能，指出了心的主宰作用。并说明了各个脏器的相互联系，从而证明人体是完整的统一体。

黄帝问曰：愿闻十二脏❶之相使❷，贵贱❸何如？岐伯对曰：悉❹乎哉问也，请遂言❺之。心者，君主之官❻也，神明出焉。肺者，相傅❼之官，治节❽出焉。肝者，将军❾之官，谋虑❿出焉。胆者，中正⓫之官，决断⓬出焉。膻中⓭者，臣使之官，喜乐出焉。脾胃者，仓廪⓮之官，五味⓯出焉。大肠者，传道⓰之官，变化⓱出焉。小肠者，受盛⓲之官，化物⓳出焉。肾者，作强⓴之官，伎巧㉑出焉。三焦者，决渎㉒之官，水道出焉。膀胱者，州都㉓之官，津液藏焉，气化㉔则能出矣。凡此十二官者，不得相失也。故主明则下安，以此养生则寿，殁世㉕不殆，以为天下则大昌。主不明则十二官危，使道㉖闭塞而不通，形乃大伤，以此养生则殃，以为天下者，其宗大危，戒之戒之！

【注释】

❶ 十二脏：指心、肝、脾、肺、肾、膻中、胆、胃、大肠、小肠、三焦、膀胱十二个脏器。

❷ 相使：相互联系。

❸ 贵贱：主要与次要的意思。

❹ 悉：详尽。

❺ 遂言：有尽量说完的意思。

❻ 官：职守的意思。

❼ 相傅：相当于辅佐君主的宰相之职。

❽ 治节：治理和调节的意思。

❾ 将军：比喻肝性易动和刚强之意。

❿ 谋虑：是说肝有主思想活动的功能。

⓫ 中正：中精，是说胆为清净之腑，藏清汁。

⓬ 决断：决定判断的能力。

⓭ 膻中：指心包。

⓮ 仓廪（lǐn 凛）：贮藏粮食的仓库。

⓯ 五味：指酸、苦、甘、辛、咸五味。

⓰ 传道：运输传送。

⓱ 变化：指饮食消化、吸收、排泄的过程。

⓲ 受盛：接受和容纳。

⓳ 化物：分别清浊，消化食物。

⓴ 作强：精力。

㉑ 伎巧：技巧。

㉒ 决渎：通利水道。

㉓ 州都：水液聚集的地方。

㉔ 气化：促使活动的一种能力。

㉕ 殁（mò 没）世：终身。

㉖ 使道：十二官相互联系之道。

【白话解】

黄帝说：我希望听你讲一下十二脏器在人体内的相互作用，有无主从的区别？岐伯答说：你问得真详细啊，我尽量说一下吧。在人体内，心的重要性就好比君主，人们的聪明智慧都是从心生出来的。肺好像是宰相，主一身之气，人体内外上下的活动，都需要它来调节。肝譬如将军，谋虑是从它那儿来的。胆是清虚的脏器，具有决断的能力。膻中像个内臣，君主的喜乐都由它透露。脾胃受纳水谷，好像仓库，五味化作人体的营养是由它那儿产生的。大肠主管输送，食物的消化、吸收、排泄过程是在它那儿最后完成的。小肠的功能，是接受脾胃已消化的食物后，进一步起到分化作用。肾是精力的源泉，能产生出智慧和技巧来。

三焦主疏通水液，周身行水的道路是由它管理。膀胱是水液聚会的地方，经过气化作用，才能把尿排出体外。以上十二脏器的作用，不能失去协调。当然，君是最主要的，它如果得力，下边就能相安。这是根本的道理。如果依据这个道理来养生，就能长寿，终身不致有严重的疾病。如果根据这个道理来治天下，国家就会非常昌盛。反之，如果君不得力，那么十二官就成问题了。而各个脏器的活动一旦失去联系，形体就会受到伤害。对于养生来说，这样是很不好的。对于治国来说，这样做，国家就有败亡的危险，实在值得警惕呀！

至道在微，变化无穷，孰知其原❶！窘❷乎哉，消❸者瞿瞿❹，孰知其要！闵闵之当，孰者为良！恍惚❺之数，生于毫氂，毫氂之数，起于度量❻，千之万之，可以益大，推之大之，其形乃制。

【注释】

❶ 原：本源。

❷ 窘（jiǒng 炯）：困难的意思。

❸ 消：精微的意思。

❹ 瞿瞿：不易审察。

❺ 恍惚：似有似无，即指最微小的物体。

❻ 度量：尺度斗量。

【白话解】

养生的道理极其微妙，变化是没有穷尽的，谁能了解它的本源呢？困难得很哪！道理是极精微而不易审察的，谁能够知道它的精要呢？道理是很深远而且合宜的，谁能理解它的好处呢？最微小的物体，渐渐地可以用毫厘来计算，上了毫厘大小的东西再经过积累，便要用尺度斗量了，然后，扩大、再扩大，就成为形体了。

黄帝曰：善哉，余闻精光❶之道，大圣之业，而宣明❷大道，非斋戒❸择吉日，不敢受也。黄帝乃择吉日良兆，而藏灵兰之室❹，以传保焉。

【注释】

❶ 精光：精纯明白。

❷ 宣明：通达明白。

❸ 斋戒：洗心曰斋，诚意曰戒。即诚心诚意的意思。

❹ 灵兰之室：黄帝藏书的地方。

【白话解】

黄帝说：好得很！我听到了一番精纯明白的道理和圣人的事业，可是这些道理，不是诚心诚意选择吉日，是不敢接受的。于是黄帝就选择了吉日良辰，把这些道理保存在灵兰之室，如同宝物一般，使它传流下去。

六节藏象论篇第九

提要：本篇首论天度，继论藏象、脉象，着重说明人体内在脏腑与外界环境的密切关系。

黄帝问曰：余闻天以六六❶之节，以成一岁，（人）〔地〕以九九制会❷，计人亦有三百六十五节❸，以为天地❹，久矣。不知其所谓也？岐伯对曰：昭❺乎哉问也，请遂言之。夫六六之节，九九制会者，所以正天之度，气之数也。天度者，所以制日月之行也；气数者，所以纪化生之用也。天为阳，地为阴；日为阳，月为阴；行有分纪❻，周有道理❼，日行一度，月行十三度而有奇❽焉，故大小月三百六十五日而成岁，积气余而盈闰矣❾。立端于始❿，表正于中⓫，推余于终，而天度毕矣。

【注释】

❶ 六六：六十日为一甲子，是为一节。六六，就是六个甲子。

❷ 九九制会：以九九之法，与天道会通。

❸ 节：指腧穴。

❹ 以为天地：人与天地相应之意。

❺ 昭：明白。

❻ 分纪：天体所划分的区域和度数。

❼ 周有道理：日月环周运行有一定的轨道。

❽ 日行一度月行十三度而有奇（jī 基）：奇，余数。地球绕太阳公转一周（360 度）要 365 天，平均每天运行近似一度。（古人认为地不动而日行，故曰：日行一度。）月亮绕地球运转一周，要 27.32 天，平均每日运行十三度有余（360

度 ÷27.32=13.18 度）。故曰："日行一度，月行十三度而有奇。"

❾ 积气余而盈闰矣：气，指节气。闰，谓置闰。古历月份以朔望计算，每月平均得 29.5 日。节气以日行十五度来计，一年二十四节气，正合周天 365.25 度，一年 12 个月共得 354 日。因此，月份常不足，节气常有余，余气积满 29 日左右，即置一闰月。故三年必有一闰月，约 19 年间须置 7 个闰月，才能使节气与月份归于一致。

❿ 立端于始：立，确立；端，岁首，即冬至节。古历确定冬至节为一年节气的开始。

⓫ 表正于中：表，即圭表，古代天文仪器之一。正，校正。表正于中，即以圭表测量日影的长短变形，计算日月的运度，来校正时令节气。

【白话解】

黄帝问道：我听说天是以六个甲子日合成为一年，地气是以九九之法与天相会通的，而人也有三百六十五节，与天地之数相合，这种说法已经是很久的了，但不知这是什么道理。岐伯回答说：问得真高明啊！我就讲讲吧。六六之节和九九之会，是确定天度和气数的。天度，是用来确定日月行程、迟速的标准；气数，是用来标明万物化生的循环周期的。天是阳，地是阴，日是阳，月是阴。日月运行有一定部位，万物化生的循环也有一定的规律。每昼夜日行周天一度，而月行十三度有余，所以有大月小月，合三百六十五天为一年，而余气积累，则产生了闰月。那么怎样计算呢？首先确定一年节气的开始，用圭表测量日影的长短变化，校正一年里的时令节气，然后再推算余闰。这样，天度就可全部计算出来了。

帝曰：余已闻天度矣，愿闻气数何以合之？岐伯曰：天以六六为节，地以九九制会，天有十日❶，日六竟而周甲❷，甲六复而终岁，三百六十日法也。夫自古通天者，生之本，本于阴阳，其气九州（九窍）〔五脏十二节〕，皆通乎天气，故其生五，其气三，三而成天，三而成地，三而成人，三而三之，合则为九，九分为九野❸，九野为九脏，故形脏四，神脏五❹，合为九脏以应之也。

【注释】

❶ 天有十日：天，指天干，天干有十，即甲、乙、丙、丁、戊、己、庚、辛、壬、癸。古以天干纪日，故曰"天有十日"。

❷ 日六竟而周甲：竟，终了。日六竟，指六个十日循环完了，即六十日，六十日为甲子一周，故称为周甲。

❸ 九野：九州之野。

❹ 形脏四，神脏五：人身形脏指胃、大肠、小肠、膀胱。神脏指心、肝、脾、肺、肾五脏，即心藏神、肝藏魂、脾藏意、肺藏魄、肾藏志。

【白话解】

黄帝道：我已听到关于天度的道理了，希望再听听气数是怎样与天度相配合的。岐伯说：天是以六六之数为节度，地是以九九之法与天相会通的。天有十个日干，代表十天，六个十干，叫作一个周甲，六个周甲成为一年，这是三百六十日的计算方法。从古以来，懂得天道的，都认为天是生命的本源，进一步来讲，生命是本于阴阳的。九窍、五脏十二节都是与天气相通的，所以有五行三气之说。天有三气，地有三气，人有三气，三三合而为九，在地分为九野，在人分为九脏，即四个形脏五个神脏，合为九脏，以与天的六六之数相应。

帝曰：余已闻六六九九之会也，夫子言积气盈闰，愿闻何谓气？请夫子发蒙解惑❶焉。岐伯曰：此上帝所秘，先师传之也。帝曰：请遂闻之。岐伯曰：五日谓之候❷，三候谓之气❸，六气谓之时，四时谓之岁，而各从其主治❹焉。五运相袭❺，而皆治之，终朞❻之日，周而复始；时立气布❼，如环无端，候亦同法。故曰：不知年之所加❽，气之盛衰，虚实之所起，不可以为工❾矣。

【注释】

❶ 发蒙解惑：启发愚昧，解释疑惑。

❷ 五日谓之候：五日称为一候。候，指气候。

❸ 三候谓之气：三候称为一个节气。气，指节气。

❹ 各从其主治：治病就应顺从其当王之气。

❺ 五运相袭：五行运行之气，相互承袭。

❻ 朞（jī 基）：周年。

❼ 时立气布：一年之中分立四时，四时之中分布节气。

❽ 年之所加：指各年主客气加临情况。

❾ 工：指医生。

【白话解】

黄帝道：我已听懂了六六与九九相会通的道理了，但夫子说积累余气成为闰月，那什么叫作气呢？请启发我的愚昧，解除我的疑惑！岐伯说：这是上帝所不肯讲，而由我的老师传授给我的。黄帝道：希望全部讲给我听听。岐伯说：五天叫作一候；三候成为一个节气；六个节气叫作一时；四时叫作一年。治病就应顺从其当王之气。五行气运相互承袭，都有主治之时。到了年终之日，再从头开始循环。一年分立四时，四时分布节气，如圆环一样的没有端绪。五日一候的推移，也是像这样的。所以说，不知道一年中当王之气的加临，节气的盛衰，虚实产生的原因，就不能当医生。

帝曰：五运（之）〔终〕始，如环无端，其太过不及何如？岐伯曰：五气更立❶，各有所胜，盛虚之变，此其常也。帝曰：平气何如？岐伯曰：无过❷者也。帝曰：太过不及奈何？岐伯曰：在经❸有也。帝曰：何谓所胜？岐伯曰：春胜长夏，长夏胜冬，冬胜夏，夏胜秋，秋胜春，所谓得五行时之胜，各以气命❹其脏。帝曰：何以知其胜？岐伯曰：求其至也，皆归始春，未至而至❺，此谓太过，则薄❻所不胜，而乘❼所胜也，命曰气淫❽。不分邪僻内生工不能禁。（王注：此十字文义不伦，应古人错简。）至而不至，此谓不及，则所胜妄行，而所生受病，所不胜薄之也，命曰气迫。所谓求其至者，气至之时也。谨候其时，气可与期。失时反候，五治不分，邪僻 ❾ 内生，工不能禁也。

【注释】

❶ 五气更立：木、火、土、金、水五运之气更替主时。

❷ 无过：没有太过不及。

❸ 经：指古医经。

❹ 命：命名。

❺ 未至而至：前一"至"指时令，后一"至"指气候。未至而至，就是未到其时令而有其气候。

❻ 薄：同"迫"，侵犯、伤害。

❼ 乘：欺凌、凌侮。

❽ 气淫：气太过。

❾ 邪僻：不正之气。

【白话解】

黄帝道：五运终而复始，循环往复，像圆环一样没有端绪，那么它的太过和不及是怎样的呢？岐伯说：五行运气，更迭主时，各有其所胜，所以盛虚的变化，这是正常的事情。黄帝问：平气是怎样的？岐伯说：没有太过，也没有不及。黄帝道：太过和不及的情况怎样？岐伯说：这在经书里是有记载的。黄帝问：什么叫作所胜？岐伯说：春胜长夏，也就是木克土；长夏胜冬，也就是土克水；冬胜夏，也就是水克火；夏胜秋，也就是火克金；秋胜春，也就是金克木，这是五行之气以时相胜的情况。而人的五脏就是根据这五行之气被命名的。黄帝说：怎样可以知道它们的所胜呢？岐伯说：推求脏气到来的时间，都以立春前为标准。如果时令未到而相应的脏气先到，就称为太过。太过就侵犯原来自己所不胜的气，而凌侮它所能胜的气，这样叫作"气淫"。如果时令已到而相应的脏气不到，就称为不及。不及则己所胜之气因无制约就要妄行，所生之气也因无所养而要受病，所不胜之气也来相迫，这叫作"气迫"。所谓求其至，就是在脏气来到的时候，谨慎地观察与其相应的时令，看脏气是否与时令相合。假如脏气与时令不合，并且与五行之间的对应关系无从分辨，那就表明内里邪僻之气已经生成，这样，就连医生也是无能为力的。

帝曰：有不袭乎？岐伯曰：苍天之气，不得无常❶也。气之不袭，是谓非常，非常则变矣。帝曰：非常而变奈何？岐伯曰：变至则病，所胜则微，所不胜则甚，因而重感于邪则死矣，故非其时则微，当其时则甚也。

【注释】

❶ 常：规律。

【白话解】

黄帝问道：五行气运有不相承袭的情况吗？岐伯回答说：自然界的气运，不能没有规律；气运失其承袭，就是反常，反常就要变而为害。黄帝道：变为害又怎样呢？岐伯说：这会使人发生疾病，如属所胜，患病就轻；如属所不胜，患病就重；假若这个时候再感受了邪气，就会死亡。也就是说，五行气运的反常，在不当克我的时候，病比较轻，而在正值克我的时候，病就重了。

帝曰：善！余闻气合而有形，因变以正名❶，天地之运，阴阳之化，其于万物，孰少孰多，可得闻乎？岐伯曰：悉哉问也！天至广不可度，地至大不可量，大神灵❷问，请陈其方❸。草生五色，五色之变，不可胜视，草生五味，五味之美，不可胜极，嗜欲不同，各有所通❹。天食人以五气❺，地食人以五味，五气入鼻，藏于心肺，上使五色脩❻明，音声能彰❼；五味入口，藏于肠胃，味有所藏，以养五气❽，气和而生❾，津液相成，神乃自生。

【注释】

❶ 因变以正名：变，变化、变异。正，确定、定正。

❷ 大神灵：大神，对黄帝的赞称。灵，善的意思。

❸ 方：道理。

❹ 通：贪，嗜好。

❺ 天食（sì 似）人以五气：食，供给。天供给人们五气。

❻ 脩：与"攸"同义，语助词。

❼ 彰：显著。

❽ 五气：指五脏之气。

❾ 气和而生：气和，五脏之气协调正常。生，生化机能。

【白话解】

黄帝道：讲得好！我听说天地之气化合而成形体，又根据不同的形态变化来确定万物的名称，那么天地的气运和阴阳的变化，对于万物所起的作用，哪个大哪个小，你可以告诉我吗？岐伯说：你问得很详细，但天很广阔，不容易测度，地很博大，也难以计算。不过既然你提出了这样一个很好的问题，那么我就说一下这其中的道理吧。草有五种不同的颜色，这五色的变化，是看不尽的。草有五种不同的气味，这五味的美妙也是不能穷尽的。人的嗜欲不同，对于色味，是各有其不同嗜好的。天供给人们五气，地供给人们五味。五气由鼻吸入，贮藏在心肺，能使脸色明润，音声洪亮。五味由口进入，藏在肠胃里，它的精微可养五脏之气。五气和化，就有生机，再加上津液的作用，神气自然会旺盛起来。

帝曰：藏象❶何如？岐伯曰：心者，生之本❷，神之（变）〔处〕也；其华在面❸，其充❹在血脉，为阳中之太阳，通于夏气。肺者，气之本，魄❺之处也；其华在毛，其充在皮，为阳中之太阴，通于秋气。肾者，主蛰❻，封藏之本，精之处也；其华在发，其充在骨，为阴中之（少阴）〔太阴〕，通于冬气。肝者，罢极❼之本，魂❽之居也；其华在爪，其充在筋，以生血气，其味酸，其色苍，此为（阳）〔阴〕中之少阳，通于春气。脾（胃、大肠、小肠、三焦、膀胱）者，仓廪之本，营之居也。（名曰器，能化糟粕，转味而入出者也；）其华在唇四白❾，其充在肌，（其味甘，其色黄），此至阴之类，通于土气。〔胃、大肠、小肠、三焦、膀胱，名曰器，能化糟粕，转味而出入者也。〕凡十一脏取决于胆也。

【注释】

❶ 藏象：藏，泛指体内的脏器。象，指内脏活动显现于外的各种生理和病理征象。藏象，人体内脏机能活动表现于外的征象。

❷ 生之本：生命的根本。

❸ 其华在面：其，指心。华，暴露于外的荣华。

❹ 充：充实。

❺ 魄：人体的精神活动之一，表现为感觉和动作。

❻ 蛰（zhé 折）：虫类伏藏于土中。这里有闭藏的意思。

❼ 罢极：四极、四肢。

❽ 魂：人体的精神活动之一，表现为谋虑及幻觉等。

❾ 唇四白：唇口周围的白肉。

【白话解】

黄帝问道：人体内脏与其外在表现的关系是怎样的？岐伯说：心是生命的根本，智慧的所在；其荣华表现在面部，其功用是充实血脉，是阳中之太阳，与夏气相应。肺是气的根本，是藏魄的所在；其荣华表现在毫毛，其功用是充实肤表，是阳中之太阴，与秋气相应。肾是真阴真阳蛰藏的地方，是封藏的根本，精气储藏的所在；其荣华表现于头发，其功用是充实骨髓，是阴中之太阴，与冬气相应。肝是四肢的根本，藏魂的所在；其荣华表现在爪甲，其功用是充实筋力，可以生养血气。其味酸，其色苍青，是阴中之少阳，与春气相应。脾是水谷所藏的根本，是营气所生的地方。其荣华表现在口唇四周，其功用是充实肌肉，属于至阴一类，与长夏土气相应。胃、大肠、小肠、三焦、膀胱，叫作器，能排泄水谷的糟粕，是转化五味而主吸收、排泄的。以上十一脏功能的发挥，都取决于胆的功能正常。

故人迎一盛❶，病在少阳，二盛病在太阳，三盛病在阳明，

四盛已 ❷ 上为格阳。寸口一盛，病在厥阴，二盛病在少阴，三盛病在太阴，四盛已上为关阴，人迎与寸口 ❸ 俱盛四倍已上为关格，关格之脉赢，不能极于天地之精气，则死矣。

【注释】

❶ 一盛：指脉大，一盛是大一倍。

❷ 已：以。

❸ 寸口：切脉的部位。指两手桡骨头内侧动脉。

【白话解】

人迎脉搏大一倍，病在少阳；大两倍，病在太阳；大三倍，病在阳明；大四倍以上称为格阳于外。寸口脉搏大一倍，病在厥阴；大两倍，病在少阴；大三倍，病在太阴；大四倍以上称为关阴。假如人迎与寸口之脉都大于常人四倍以上称为关格，关格之脉衰竭到不能通达天地精气的地步，就会死亡的。

五脏生成篇第十

提要：本篇主要说明五脏、五味、五色、五脉之间的相生相克、相反相成的关系，阐述了色诊、脉诊在临证上的应用。张志聪谓："色以应天，脉以应地，天主生，地主成。"故此篇以五脏生成为名。

心之合❶脉也，其荣❷色也，其主❸肾也。肺之合皮也，其荣毛也，其主心也。肝之合筋也，其荣爪也，其主肺也。脾之合肉也，其荣唇也，其主肝也。肾之合骨也，其荣发也，其主脾也。

【注释】

❶ 合：配合。

❷ 荣：荣华。指五脏精华在体表的反映。

❸ 主：有制约的意思。

【白话解】

与心脏相配合的是脉，它的荣华表现于面部的色泽，那制约心脏的是肾。与肺脏相配合的是皮，它的荣华表现于毛，那制约肺脏的是心。与肝脏相配合的是筋，它的荣华表现于爪甲，那制约肝脏的是肺。与脾脏相配合的是肉，它的荣华表现于唇，那制约脾脏的是肝。与肾脏相配合的是骨，它的荣华表现于发，那制约肾脏的是脾。

是故多食咸，则脉凝泣❶而变色；多食苦，则皮槁而毛拔❷；多食辛，则筋急❸而爪枯；多食酸，则肉胝䐃而唇揭❹；

多食甘，则骨痛而发落，此五味之所伤也。故心欲苦，肺欲辛，肝欲酸，脾欲甘，肾欲咸，此五味之所合也。

【注释】

❶ 凝泣：凝结而不畅通的意思。泣，即"涩"。

❷ 毛拔：毛发脱落。

❸ 筋急：筋拘挛。

❹ 肉胝䐃（zōu zhòu）而唇揭：肉厚而唇缩。胝，皱也。

【白话解】

所以多吃咸味的东西，会使血脉凝滞，而面色失去光泽；多吃苦味的皱也东西，会使皮肤干燥而毫毛脱落；多吃辛味的东西，会使筋拘挛而爪甲枯槁；多吃酸味的东西，会使肉坚厚而唇缩；多吃甜味的东西，会使骨骼发生疼痛而头发脱落。这些是由于饮食五味的偏嗜而受到伤害的情况。所以心喜苦味，肺喜辛味，肝喜酸味，脾喜甘味，肾喜咸味，这就是五味和五脏的对应关系啊！

五脏之气，故色见青如草兹者死，黄如枳实❶者死，黑如炲❷者死，赤如衃血❸者死，白如枯骨者死，此五色之见死也。

【注释】

❶ 枳实：中药名，色青黄。

❷ 炲（tái 台）：黑黄，晦暗无光。

❸ 衃血：凝血，色黑赤。

【白话解】

五脏荣于面上的气色，表现出的青黑色像死草一样，那是死证；表现出的黄色像枳实一样，那是死证；表现出的黑色像黑煤一样，那是死证；表现出的赤色像败血凝结一样，那是死证；表现出的白色像枯骨一样，那是死证。这是从五种色泽来判断死证的情况。

青如翠❶羽者生，赤如鸡冠者生，黄如蟹腹者生，白如豕膏❷者生，黑如乌羽❸者生，此五色之见生也。生于心，如以缟裹朱；生于肺，如以缟❹裹红；生于肝，如以缟裹绀❺；生于脾，如以缟裹栝楼实❻；生于肾，如以缟裹紫，此五脏所生之外荣也。

【注释】

❶ 翠：指翡翠，鸟名，羽毛青色。

❷ 豕膏：猪的脂肪，色白而光润。

❸ 乌羽：乌鸦的羽毛，色黑而光泽。

❹ 缟：白绢。

❺ 绀：青中含赤色。

❻ 栝楼实：药名，为葫芦科植物栝楼的果实，熟时橙黄色。

【白话解】

面上的气色，如果青得像翠鸟的羽毛，那是生色；赤得像鸡冠，那是生色；黄得像蟹腹，那是生色；白得像猪脂，那是生色；黑得像乌鸦的羽毛，那是生色。这是从五种色泽来判断有生气的情况。进一步说，凡是心脏有生气的色泽，就像白绢裹着朱砂一样；肺脏有生气的色泽，就像白绢裹着红色的东西一样；肝脏有生气的色泽，就像白绢裹着绀色的东西一样；脾脏有生气的色泽，就像白绢裹着栝楼实一样；肾脏有生气的色泽，就像白绢裹着紫色的东西一样，这些是五脏有生气的表现。

色味当五脏❶：白当肺、辛，赤当心、苦，青当肝、酸，黄当脾、甘，黑当肾、咸。故白当皮，赤当脉，青当筋，黄当肉，黑当骨。

【注释】

❶ 色味当五脏：当，合的意思。色味与五脏相合。

【白话解】

五色、五味与五脏是相合的：白色合于肺脏和辛味，赤色合于心脏和苦味，青色合于肝脏和酸味，黄色合于脾脏和甜味，黑色合于肾脏和咸味。所以白色又合于皮，赤色又合于脉，青色又合于筋，黄色又合于肉，黑色又合于骨。

诸脉者皆属❶于目，诸髓者皆属于脑，诸筋者皆属于节，诸血者皆属于心，诸气者皆属于肺，此四支八谿❷之朝夕❸也。

【注释】

❶ 属：注。

❷ 八谿：指上肢的肘腕，下肢的膝踝，左右共八处，故称八谿。

❸ 朝夕："潮汐"的假借字。

【白话解】

人身的经脉，皆上注于目；所有的精髓，皆上注于脑；所有的筋，皆注于骨节；所有的血液，皆注于心；所有的气，皆注于肺，这气血筋脉向四肢八溪的灌注就像潮水一样。

故人卧血归于肝，（肝）〔目〕受血❶而能视，足受血而能步，掌受血而能握，指受血而能摄❷。卧出而风吹之，血凝于肤者为痹❸，凝于脉者为泣，凝于足者为厥，此三者❹，血行而不得反其空❺，故为痹厥也。人有大谷十二分❻，小谿❼三百五十四名，少十二俞❽，此皆卫气之所留止，邪气之所客❾也，针石缘❿而去之。

【注释】

❶ 受血：得到血。

❷ 摄：有"持取"的意思。

❸ 痹：血痹。

❹ 三者：指痹、涩、厥三种情况。

❺ 空：同"孔"，指孔窍。

❻ 大谷十二分：大谷，指人体的大关节。在手有肩、肘、腕；在足有踝、膝、髋各有三节共计十二处，即"十二分"。

❼ 小谿：指肉之小会，也就是人体腧穴。

❸ 少十二俞：少十二关。

❾ 客：留止。

❿ 缘：因的意思。

【白话解】

人在躺卧的时候，血就归于肝脏。血是荣养四肢百骸的，所以目得了血就能看东西；足得了血就能行走；手掌得了血就能握物；手指得了血就能拿物品。睡起走到屋外，被风吹着，则血凝结在肤表上，就要发生痹证，如果凝涩在经脉里，就会使得血行迟滞；如果凝涩在足部上，就会发生下肢厥冷。这三种疾患，都是由于血液不能流回到孔窍，所以发生痹厥等病。在人身上，有大谷十二处，小溪三百五十四处，那十二关还不在其内。这些都是卫气所留止的地方，也是邪气容易留止的处所，如果受了邪气的侵袭，就赶紧用针刺或砭石除掉它。

诊病之始，五决为纪❶，欲知其始，先建其母❷。所谓五决者，五脉也。

【注释】

❶ 五决为纪：以五脏之脉为纲纪。

❷ 母：借指胃气。

【白话解】

在开始诊病时，应当把五决作为纲纪。打算知道某病是从哪脏里发生的，先要考察那一脏脉的胃气怎样。所说的五决是什么呢？就是五脏之脉。

是以头痛巅❶疾，下虚上实❷，过❸在足少阴、巨阳，甚则入肾。徇蒙招尤❹，目冥❺耳聋，下实上虚，过在足少阳、厥阴，甚则入肝。腹满䐜胀❻，支鬲胠（胁）❼，下厥❽上冒❾，过在足太阴、阳明。咳嗽上气❿，厥在胸中，过在手阳明、太阴，〔甚则入肺〕。心烦头痛，病在鬲中，过在手巨阳、少阴，

〔甚则入心〕。

【注释】

❶ 巅：颠顶，即头顶。

❷ 下虚上实：正气虚于下，邪气实于上。

❸ 过：病。

❹ 徇蒙招尤：眼疾，视物昏暗不清，摇动不定。

❺ 目冥：慢性眼病，目暗。

❻ 腹满䐜胀：满，饱闷。䐜胀，内外急迫。

❼ 支鬲胠胁：支，拄、支撑。鬲，胸膈。胠，指腋下，胁上空软部分。支鬲胠，胸膈和胠胁像有东西撑拄一样。

❽ 厥：厥冷。

❾ 冒：通"瞀"，风眩的样子。

❿ 上气：逆喘。

【白话解】

所以头痛颠顶的疾病，属于下虚上实，病在足少阴、太阳两经；如病势加剧，就会传入肾脏。眼花摇头、发病急骤的，或者目暗耳聋、病程较长的，属于下实上虚，病在足少阳、厥阴两经；如病势加剧，就会传入肝脏。腹满胀起，胸膈胠间像撑拄一样，下体厥冷，上体眩晕，病是在足太阴、阳明两经。咳嗽逆喘，胸中有病，病是在手阳明、太阴两经。如病势加剧，就会传入肺脏。心烦头痛胸中不适，病是在手太阳、少阴两经。如病势加剧，就会传入心脏。

夫脉之小大滑涩浮沉，可以指别；五脏之象，可以类推❶；五脏相音❷，可以意识；五色微诊❸，可以目察。能合脉色，可以万全。赤，脉之至也，喘❹而坚，诊曰有积气在中，时害于食，名曰心痹，得之外疾思虑而心虚，故邪从之。白，脉之至也，喘而浮，上虚下实，惊，有积气在胸中，喘而虚〔惊〕，名曰肺痹，寒热，得之醉而使内❺也。青，脉之至也，长而左右弹，有积气在心下支胠，名曰肝痹，得之寒湿，与疝同法，腰痛足清头痛。黄，脉之至也，大而虚，有积气在腹中，有厥气，名曰厥疝❻，女子同法，得之疾使四支汗出当风。黑，脉之至也，（上）〔下〕坚而大，有积气在小腹与阴❼，名曰肾痹，得之沐浴清水❽而卧。

【注释】

❶ 五脏之象可以类推：五脏之象，即五脏的征象。五脏藏于内，可用取类比象的方法来推测。

❷ 相音：察听病人音声之清浊长短疾徐。相，察的意思。

❸ 微诊：是说色诊极精微。

❹ 喘：脉躁数。

❺ 使内：指房事。

❻ 厥疝：病名。多因脾虚，肝气乘上逆所致。症见腹中逆气上冲，胃脘作痛，呕吐，足冷，少腹痛引睾丸。

❼ 阴：指前阴。

❽ 清水：指凉水。

【白话解】

脉搏的小大滑涩浮沉等表象，可以凭手指分别出来。五脏的气象，可以从比类中去推求。察听从五脏反应出的音声，可以意会而分析它。五色虽然精微，可以用眼来观察。在诊断中如果能够参合色、脉，就能够万无一失。如果面上现出赤色，脉搏躁数而又坚实，在诊断上来说，就是病气积聚在腹中，常常妨碍饮食，这种病叫作心痹；它的致病原因是由于过于思虑伤了心气，所以病邪乘虚而入。如果面上出现白色，同时脉搏躁数而又浮大，上虚下实，这是病气积聚在胸中，喘而且虚惊，这种病叫作肺痹；它的致病的原因是由于寒热，并在醉后入房。如果面上出现青色，同时脉搏长，并且左右弹指，这是病气积在心下，撑挂两胠，这种病叫作肝痹；它的致病原因是因为受了寒湿，所以病理机转和疝气一样，并有腰痛、足冷、头痛等症状。如果面上出现黄色，同时脉搏大而虚，这是病气积在腹中，自觉有逆气，这种病叫作厥疝；女子同样有这种情况，它的致病原因是由于四肢过劳，出汗后受了风的侵袭。如果面上出现黑色，同时下部脉坚而大，这是病气积在小腹和前阴，这种病叫作肾痹；它的致病原因是由凉水沐浴后就睡觉而得的。

凡相❶五色（之奇脉），面黄目青，面黄目赤，面黄目白，面黄目黑者，皆不死也。面青目赤，面赤目白，面青目黑，面黑目白，面赤目青，皆死也。

【注释】

❶ 相：观察。

【白话解】

大凡观察五色；面黄目青，面黄目赤，面黄目白，面黄目黑的，都不是死的征象；面青目赤，面赤目白，面青目黑，面黑目白，面赤目青的，都是死的征象。

五脏别论篇第十一

提要：本篇说明了奇恒之腑与传化之腑在人体生理上的不同功能，并对诊脉取寸口的道理做出了解释，其中还提出了"拘于鬼神者，不可与言至德"的观点，显示出中医在很早就有反对迷信鬼神的思想。

黄帝问曰：余闻方士❶，或以脑髓为脏，或以肠胃为脏，或以为腑，敢问更相反，皆自谓是，不知其道，愿闻其说。

【注释】

❶ 方士：古代一种以仙方或法术蒙骗人的人，因略知医术，故常混入医生之中。

【白话解】

黄帝问道：我从方士那儿所听到的对脏和腑的说法，是有分歧的。有的把脑髓叫作脏；有的把肠和胃叫作脏，但又有把肠胃叫作腑的，他们的意见是相反的，却都说自己对。我不知到底谁说的正确，希望听你讲一下。

岐伯对曰：脑髓、骨、脉、胆、女子胞❶，此六者，地气之所生也，皆藏于阴而象于地，故藏而不泻，名曰奇恒之腑❷。夫胃、大肠、小肠、三焦、膀胱，此五者，天气之所生也，其气象天，故泻而不藏，此受五脏浊气，名曰传化之腑❸，此不能久留，输泻者也。魄门❹亦为（五脏）〔六腑〕，使水谷不得久藏。所谓五脏者，藏精气而不泻也，故满而不能实。六腑者，传化物而不藏，故实而不能满也。（所以然者），水谷入口，则胃实而肠虚；食下，则肠实而胃虚，故曰实而不满，（满而不实也）。

【注释】

❶ 女子胞：子宫。

❷ 奇恒之腑：异于一般的腑。

❸ 传化之腑：指五腑，即胃、大肠、小肠、三焦、膀胱。

❹ 魄门：肛门。

【白话解】

岐伯回答说：脑髓、骨、脉、胆和女子胞，这六者是感受地气而生的，都能藏精血，像地的厚能载物那样。它们的作用，是藏精气以濡养机体而不泄于体外，这叫作"奇恒之腑"。像胃、大肠、小肠、三焦、膀胱，这五者是感受天气而生的，它们的作用，像天的健运不息一样，所以是泻而不藏，它们受纳五脏的浊气，叫作"传化之腑"。就是说它们受纳水谷浊气以后，不能久停体内，经过分化，要把精华和糟粕分别输送和排出的。加上"魄门"，算是"六腑"，它的作用，同样是使糟粕不能长久藏在人体内。我们所说的五脏，它是藏精而不泻的，所以虽然常常充满，却不像肠胃那样，要由水谷充实它。至于六腑呢，它的作用，是要把食物消化、吸收、输泻出去，所以虽然常常是充实的，却不能像五脏那样的被充满。食物入口以后，胃里虽实，肠子却是空的，赶到食物下去，肠中就会充实，而胃里又空了，所以说六腑是"实而不满"的。

帝曰：气口❶何以独为五脏主？岐伯曰：胃者，水谷之海，六腑之大源也。五味入口，藏于胃以养五脏气，气口亦太阴也，是以五脏六腑之气味，皆出于胃，变见于气口。故五气入鼻，藏于（心）肺，（心）肺有病，而鼻为之不利也。凡治病必察其下❷，适其脉❸，观其志意，与其（病）〔态〕也。

卷第三　五脏别论篇第十一

089

【注释】

❶ 气口：又称寸口、脉口。

❷ 下：指大小便。

❸ 适其脉：适，察的意思。

【白话解】

黄帝问道：诊察气口之脉，为什么能够知道五脏六腑十二经脉之气呢？岐伯说：胃是水谷之海，六腑的源泉。凡是五味入口后，都储留在胃里，经过脾的运化，来荣养脏腑血气。气口是手太阴肺经，而肺经是主朝百脉的。所以五脏六腑之气，都来源于胃，而其变化则表现在气口脉上，五气（臊焦香腥腐）入鼻，进入肺里，而肺一有了病，鼻的功能也就差了。凡是在治疗疾病时，首先要问明病人的二便情况，辨清脉搏怎样，观察他的情志如何，以及病态如何。

拘于鬼神者，不可与言至德❶，恶于针石者，不可与言至巧❷，病不许治者，病必不治，治之无功矣。

【注释】

❶ 至德：医学道理。

❷ 至巧：针石技巧。

【白话解】

假如病人非常迷信鬼神，就无须向他说明医疗理论；假如病人非常厌恶针石，就无须向他说明针石技巧；假如病人不愿接受治疗，那么就不必勉强给他治疗了。像这样，就是给他治疗，也是难以收到预期效果的。

卷第四

异法方宜论篇第十二

提要：本篇说明各个地区，由于自然环境、生活条件不同，影响各地居民的体质。因而在病证、病因、治疗等方面，就有或多或少的差别。所以在治疗时，需要了解病情，因地制宜、因人制宜，同病异治，故曰："异法方宜。"

黄帝问曰：医之治病也，一病而治各不同，皆愈何也？岐伯对曰：地势❶使然也。故东方之域❷，天地之所始生❸也，鱼盐之地，海滨傍❹水，其民食鱼而嗜咸，皆安其处，美其食，鱼者使人热中❺，盐者胜血❻，故其民皆黑色疏理，其病皆为痈疡，其治宜砭石❼，故砭石者，亦❽从东方来。

【注释】

❶ 地势：指高低、燥湿等因素。

❷ 域：一定的地区。

❸ 始生：开始生发。法春气。

❹ 傍：靠近。

❺ 热中：热邪滞留在肠胃里。

❻ 盐者胜血：盐味咸，咸能入血，多食则伤血。

❼ 砭石：古代的治疗工具。一种楔形石块，可用于治疗各种疼痛及排脓放血。

❽ 亦：语首助词。

【白话解】

黄帝问道：医生治疗疾病，同样的病，而治法不同，结果都痊愈了，这是什么道理？岐伯答说：这是地理条件使它这样的。例如像东方地区，类似于春季气候温和，是出产鱼盐的地方，由于靠近海挨着水，当地居民，都喜欢吃鱼盐一类东西，他们习惯住在这个地方，也觉得吃得好。但是吃鱼多了，会使热邪滞留肠胃；吃咸多了，会使人伤血。当地的人们，大都皮肤色黑，肌理松疏，所发生的疾病，多是痈肿一类。在治疗上，适合用砭石去治，因此说，砭石疗法是从东方传来的。

西方者，金玉之域，沙石❶之处，天地之所收引❷也。其民陵居❸而多风，水土刚强，其民不衣而褐荐❹，（其民）华食❺而脂肥，故邪不能伤其形体，其病生于内，其治宜毒药，故毒药❻者，亦从西方来。

【注释】

❶ 沙石：流沙，今称之为沙漠。

❷ 收引：收敛。

❸ 陵居：依山而居。

❹ 不衣而褐荐：不衣，不穿丝绵。褐，毛布。荐，草席。

❺ 华食：指吃鲜美酥酪、肉类食物。

❻ 毒药：泛指治病的药物。

【白话解】

西方地区，出产金玉，是沙漠地带，具有自然界秋季收敛的气象。那地方都是依山而居，多风沙，水土性质又是刚强的。当地居民的生活，在衣物上，不穿丝绵，多使用毛布和草席；在饮食上，讲究吃些鲜美东西，这会使人肥胖起来，这样，虽然外邪不易侵犯他们的躯体，但是由于饮食、情志等问题，很容易在内脏里发生疾病。在治疗上，就需用药物，因此说，药物疗法是从西方传来的。

北方者，天地所闭藏之域也，其地高陵居，风寒冰冽，其民乐野处而乳食❶，脏寒生满病❷，其治宜灸焫❸，故灸焫者，亦从北方来。

【注释】

❶ 乐野处而乳食：乐野处，乐于野外居住，即游牧生活。乳食，以牛羊乳为食品。

❷ 脏寒生满病：内脏受寒，而发生胀满等疾病。

❸ 灸焫（ruò 弱）：一种治疗方法，即用艾灼烧皮肤。

【白话解】

北方地区，像自然界冬季闭藏的气象，地高，人们住在山岭上边，周围环境是寒风席卷冰冻的大地。当地居民，喜欢随时住在野地里，吃些牛羊乳汁。这样，内脏就会受寒，容易发生胀满的病，在治疗上，应该使用灸焫，因此说，灸焫疗法是从北方传来的。

南方者，天地所长养❶，阳之所盛处也，其地下❷，水土弱❸，雾露之所聚也，其民嗜酸而食胕❹。故其民皆致理❺而赤色，其病挛痹❻，其治宜微针❼。故九针者，亦从南方来。

【注释】

❶ 长养：南方的气候水土，适宜生长养育万物。

❷ 地下：地势低洼。

❸ 水土弱：水土卑湿。

❹ 胕：即"腐"字。

❺ 致理：肌肤密致。

❻ 挛痹：筋脉拘挛，麻木不仁。

❼ 微针：小针。

【白话解】

南方地区，类似于自然界长养万物的夏季气候，是阳所盛在的地方。地势低洼，水土卑湿，雾露多。该地的居民，喜欢吃酸类和腐臭的食品；人们的身体，皮肤致密而带赤色，这里经常发生拘挛湿痹等病，在治疗上，应该使用微针，因此说，微针疗法是从南方传来的。

中央者，其地平以湿，天地所以生万物也众❶，其民食杂❷而不劳，故其病多痿厥寒热，其治宜导引按跷❸，故导引按跷者，亦从中央出也。故圣人杂合以治❹，各得其所宜，故治所以异而病皆愈者，得病之情❺，知治之大体也。

【注释】

❶ 天地所以生万物也众：中央之地，地势平坦，气候适宜，物产丰富。

❷ 食杂：所食之物繁多。

❸ 导引按跷：一种治疗方法，即摇动肢节筋骨，按摩皮肉，捷举手足。

❹ 杂合以治：集合各种疗法，用以治病。

❺ 得病之情：能够了解病情。

【白话解】

中央地区，地势平坦多湿，是自然界中物产最为丰富的地方。那里人们食物的种类很多，并不感觉烦劳，所以人们发生的疾患多是痿厥寒热等病。在治疗上，应该使用导引按跷的方法。因此说，导引按跷疗法是从中央地区传出的。高明的医生汇集各种疗法，针对病情，给予恰当的治疗。所以疗法尽管不同，疾病却都能痊愈，这是由于能够了解病情，并掌握了治病大法的缘故啊！

移精变气论篇第十三

提要： 本篇说明色诊、脉诊在诊断上的重要意义，同时提出问诊的重要性，"闭户塞牖，数问其情"描绘出问诊的细致程度。

黄帝问曰：余闻古之治病，惟其移精变气❶，可祝由❷而已。今世治病，毒药治其内，针石治其外，或愈或不愈，何也？

【注释】

❶ 惟其移精变气：只有改变思想精神。

❷ 祝由：是说断绝受病之由。

【白话解】

黄帝问道：我听说古时治病，只是改变病人的思想精神，断绝疾病的根由就完了。现在世人治病，用药从内治，用针石从外治，结果疾病还是有好有不好的，这是什么缘故呢？

岐伯对曰：往古人居禽兽之间，动作以避寒，阴居以避暑，内无眷慕❶之累，外无伸宦之形，此恬憺之世，邪不能深入也。故毒药不能治其内，针石不能治其外，故可移精〔变气〕祝由而已。当今之世不然，忧患缘其内，苦形伤其外，又失四时之从，逆寒暑之宜，贼风数至，虚邪朝夕，内至五脏骨髓，外伤空窍肌肤，所以小病必甚，大病必死，故祝由不能已也。

【注释】

❶ 眷慕：爱慕。

【白话解】

岐伯答说：古时候的人们穴居野外，周围都是禽兽之类。他们凭借着活动来驱除寒冷，住在阴凉地方来躲避暑热，心里没有什么爱慕的累赘，外形上也没有什么忧患的表现。在这个恬惔的环境里，外邪是不易侵犯人体的。因此既不需要"毒药治其内"，也不需要"针石治其外"，而只是改变病人的思想精神，断绝疾病的根由就够了。现在就不同了，人们心里经常为忧虑所苦，形体经常被劳累所伤，再加上不注意，违反四时的气候和寒热的变化；这样，贼风虚邪的不断的侵袭，就会内里侵犯到五脏骨髓，外面伤害孔窍肌肤，所以得了小病会发展成为重病，而得了大病就会出现病危或死亡，因此，依靠祝由的方法是不能把病治好的。

帝曰：善。余欲临病人，观死生，决嫌疑❶，欲知其要，如日月光，可得闻乎？岐伯曰：色脉者，上帝之所贵也，先师之所传也。上古使僦贷季❷，理色脉而通神明，合之金木水火土四时，八风六合❸，不离其常，变化相移，以观其妙，以知其要，欲知其要，则色脉是矣。色以应日，脉以应月，常求其要，则其要也。夫色之变化，以应四时之脉，此上帝之所贵，以合于神明也。所以远死而近生，生道以长，命曰圣王。中古之治病，至而治之，汤液十日，以去八风五痹之病，十日不已，治以草苏草荄之枝❹，本末为助❺，标本已得，邪气乃服。暮世之治病也则不然，治不本四时，不知日月❻，不审逆从，病形已成，乃欲微针治其外，汤液治其内，粗工兇兇❼，以为可攻，故病未已，新病复起。

【注释】

❶ 嫌疑：疑似。

❷ 贷季：古时医生。

❸ 六合：指东、南、西、北、上、下六个方位。

❹ 草苏草荄之枝：草叶草根。苏，叶。荄，根。枝，茎。

❺ 为助：为要。

❻ 不知日月：不了解色脉的重要。日月，指色脉。

❼ 粗工兕兕：技术不高明的医生，大吹大擂。兕兕，即与"凶凶""匈匈"
通假。

【白话解】

黄帝说：很好！我希望遇到病人的时候，能够观察病的轻重，决断
病的疑似，掌握其要领时，心中就像有日月的光亮一样豁然，这样的诊
法，可以告诉我听听吗？岐伯答说：色和脉的诊察，是上帝所重视，先
师所传授的。上古时候，有位医生叫作贷季，他研究色和脉的道理，通
于神明，能联系到金木水火土四时八风六合，不脱离色脉诊法的正常规
律，并能从相互变化当中，观察它的奥妙，了解它的要领。所以要想了
解诊病的要领，那就是察色、脉。气色就像太阳一样有阴有晴；而脉息
像月亮一样有盈有亏。经常注意气色明晦，脉息虚实的差忒，这就是诊
法的要领。总之，气色的变化跟四时的脉息是相应的。这一道理，上帝
是极重视的，因为它合于神明。这样的诊法，如果能掌握了，就可以回
避死亡而达到生命的安全。生命延长了，人们要称颂你为圣王啊！中古
时候的医生治病，病发展了才加以治疗。先用汤液十天，祛除风痹病邪；
如果十天病还没好，再用草药治疗。治病用草药，是很重要的。另外，
医生和病人也要相应的配合，能够这样，邪气就会伏藏，病也就会痊愈
的。至于后世医生的治病就不是这样了。他们治病时，不根据四时的变
化，不了解色、脉的重要，不辨别色、脉的顺逆，等到疾病已经形成了，
才想着用汤液、微针，分别从内外去治疗，还大吹大擂，自以为能够治
愈。结果呢，原来的疾病没有治愈，又添上新的病症了。

帝曰：愿闻要道。岐伯曰：治之要极❶，无失色脉，用之

不惑，治之大则。逆从倒行，标本不得，亡神失（国）〔身〕。去故就新❷，乃得真人。帝曰：余闻其要于夫子矣，夫子言不离色脉，此余之所知也。岐伯曰：治之极于一。帝曰：何谓一？岐伯曰：一者因〔问而〕得之。帝曰：奈何？岐伯曰：闭户塞牖❸，系之病者，数问其情，以从其意，得神者昌，失神者亡。帝曰：善。

【注释】

❶ 要极：最重要的意思。

❷ 去故就新：先治痼疾，后治新病。

❸ 闭户塞牖（yǒu 有）：户，门。闭户，关门。牖，窗子。塞牖，关闭窗子。

【白话解】

黄帝说：我希望听些有关治疗的根本道理。岐伯说：治病最重要的关键，在于不脱离色诊脉诊，毫不迟疑地运用这样的诊法，这就是诊治的最大原则。假如认识病情时把顺逆搞颠倒了；处理疾病时又不能取得病人的配合，这样的话就会使病人的神气消亡，身体受到损害。所以治病，一定先要去掉旧病，然后再治新病，才算是得到了真医的传授。黄帝说：我从你那儿听说了治疗的根本法则。你这番话的核心是，治疗不能脱离对气色和脉象的辨别，这是我以前所不知道的。岐伯说：诊治的极要关键，还有一个。黄帝问：是什么？岐伯说：这个关键就是问诊。黄帝说：怎么去做呢？岐伯说：关好门窗，向病人详细地询问病情，使他愿意如实地主诉病情。经过问诊并参考色脉以后，即可做出判断：如果病人面色光华，脉息和平，这叫"得神"，预后良好；如果病人面色无华，脉不应时，这叫"失神"，预后不佳。黄帝说：你说得很对。

汤液醪醴论篇第十四

提要：本篇对汤液醪醴的制造和应用做了说明。并对五脏伤竭的病因做了分析，指出了原则性的治疗方法。

黄帝问曰：为五谷汤液及醪醴❶奈何？岐伯对曰：必以稻米，炊之稻薪，稻米者完，稻薪者坚。帝曰：何以然❷？岐伯曰：此得天地之和，高下之宜，故能至完，伐取得时，故能至坚也。

【注释】

❶ 汤液及醪醴（láo lǐ 劳李）：汤液，是煮米取汁。醪醴，酒类。醪，浊酒。醴，甜酒。

❷ 何以然：为什么会这样呢？

【白话解】

黄帝问道：怎样用五谷来制作汤液和醪醴呢？岐伯答说：用稻米来酝酿，用稻秆作燃料。因为稻米之气完备，而稻秆则是很坚劲的。黄帝说：这是什么道理？岐伯说：稻谷得天的和气，生在高下适宜的地方，所以得气最完备；又在适当的季节收割，所以稻秆最坚实。

帝曰：上古圣人作汤液醪醴，为而不用❶何也？岐伯曰：自古圣人之作汤液醪醴者，以为备耳，夫上古作汤液，故为而弗服❷也。中古之世，道德稍衰❸，邪气时至，服之万全。帝曰：今之世不必已何也？岐伯曰：当今之世，必齐❹毒药攻其中，镵石❺针艾治其外也。帝曰：形弊❻血尽而功不立者何？岐伯曰：神不使❼也。帝曰：何谓神不使？岐伯曰：针石，道❽也。精神不进，志意不治，故病不可愈。今精坏神去，荣卫不可复收。何者？嗜欲❾无穷，而忧患不止，精气弛坏❿，荣泣卫除⓫，故神去之而病不愈也。

【注释】

❶ 为而不用：为祭祀宾客而不用以煎药。

❷ 弗服：不用。

❸ 道德稍衰：讲究养生的逐渐少了。

❹ 必齐（zī资）：必用。

❺ 镵石：砭石。

❻ 形弊：形衰之意。

❼ 神不使：病人的精神不能发挥它应有的作用。

❽ 道：有引导的意思。

❾ 嗜欲：情欲。

❿ 弛坏：松坏，意思是精气衰弱，病情严重。

⓫ 荣泣卫除：荣血枯涩、卫气消失。泣，通"涩"。

【白话解】

黄帝说：上古时代的医生制成了汤液醪醴，只是供给祭祀宾客之用，而不用它煎药，这是什么道理？岐伯说：上古医生制成了汤液醪醴，是以备万一的，所以制成了并不急于用它。到了中古时代，社会上讲究养生的少了，人们身体有点儿衰弱，而外邪乘虚经常侵害人体，但只要吃些汤液醪醴，病也就会好的。黄帝说：现在人有了病，虽然也吃些汤液醪醴，而病不一定都好，这是什么缘故呢？岐伯说：现在有病，必定要内服药物，外用镵石针艾，然后病才能治好。黄帝说：病人形体衰败，气血竭尽，治疗不见功效，这是什么原因？岐伯说：这是因为病人的精神已经不能发挥它的应有作用了。黄帝说：怎么叫作精神不能发挥它的应有作用呢？岐伯说：针石治病，只是引导血气而已，主要还在于病人的精神志意。如果病人的神气已经衰微，病人的志意已经散乱，那病是不会好的。而现在病人正是到了精神败坏、神气涣散、荣卫不可以再恢复的地步了。为什么病会发展到这样重呢？主要是由于情欲太过，又让忧患萦心，不能休止，以至于精气衰败、荣血枯涩、卫气消失，所以神气就离开人体，而疾病也就不能痊愈了。

帝曰：夫病之始生也，极微极精❶，必先入结于皮肤。今良工皆称曰：病成❷名曰逆，则针石不能治，良药不能及也。今良工皆得其法，守其数❸，亲戚兄弟远近❹，音声日闻于耳，五色日见于目，而病不愈者，亦何暇不早乎？岐伯曰：病为本，工为标，标本不得，邪气不服，此之谓也。

【注释】

❶ 极微极精：疾病初起时是很轻浅单纯的。

❷ 病成：病情严重。

❸ 数：指技术。

❹ 远近：亲疏。

【白话解】

黄帝说：凡病在初起的时候，是极其轻浅而单纯的，病邪只是潜留在皮肤里。现在经医生一看，说是病已成了，发展得很不好，结果针石不能奏效，汤药也达不到了。现在的医生都固执己见，自以为是，这样，虽然病人的亲友每天守候，不离寸步，病还是不会好的，这怎能说是没有抓紧治疗呢？岐伯说：病人是本，医生是标，二者必须相得。没有病人的配合固然不行，有了病人的配合，而没有好的医生，这也叫标本不相得，病邪同样不能驱除。说的就是这种情况啊！

帝曰：其有不从毫毛而生，五脏阳以竭也，津液充郭❶，其魄独居❷，孤精于内，气耗于外，形不可与衣相保，此四极❸急而动中，是气拒于内，而形施于外，治之奈何？岐伯曰：平治于权衡❹，去宛陈莝❺，微动四极，温衣，缪刺❻其处，以复其形。开鬼门，洁净府❼，精以时服，五阳已布，疏涤五脏，故精自生，形自盛，骨肉相保，巨气乃平。帝曰：善。

【注释】

❶ 充郭：虚廓、虚空。

❷ 魄独居：魄，指精神活动。津液既虚，血气已竭，精神无所依附，曰："魄独居。"

❸ 四极：又称"四末"，即四肢。

❹ 权衡：指脏腑阴阳二脉。

❺ 去宛（yù玉）陈莝：宛，通"郁"，积聚，停滞。去宛，去瘀血积聚。陈莝，即莝陈，消积水。

❻ 缪（miù谬）刺：病在左取之右，病在右而取之左的针刺方法。

❼ 净府：利小便。

【白话解】

黄帝说：有的病并不先发于体表而直接开始于五脏的伤竭。它表现的症状是，津液不足，精神无所依附，内里精血虚损，外面卫气耗散，形体消瘦，衣服都不合适了。进而四肢拘急，影响到中气充盛。总的来说，就是脏腑气机郁滞，水气通迫于肺，水气充斥内外，形体肿胀。这用什么方法治疗呢？岐伯说：这要调和脏腑阴阳二脉，去瘀血，消积水，叫病人轻微地活动四肢，穿温暖的衣服，使阳气渐渐传布；然后用缪刺方法，使他的形体恢复起来。再想法使汗液畅达，小便通利；注意观察病人情况，适时地给些药吃。待五脏阳气输布了，五脏郁积荡涤了，那么精气自然会产生，形体自然会强盛，骨骼和肌肉也就会相辅相成，气困于内的情况自然就消除了。黄帝说：讲得很好。

玉版论要篇第十五

提要： 本篇讨论揆度奇恒的运用方法，对色脉正常和反常的变化现象，做了详细分析。

黄帝问曰：余闻揆度奇恒❶所指不同，用之奈何？岐伯对曰：揆度者，度病之浅深也。奇恒者，言奇病也。请言道之至数❷，五色脉变、揆度奇恒，道在于一。神转不回，回则不转，乃失其机，至数之要，迫近以微，著之玉版，命曰合玉机。

【注释】

❶ 揆度奇恒：揆度，度量。奇恒，分辨疾病。

❷ 至数：至理。

【白话解】

黄帝问道：我听说揆度和奇恒这两种方法各有所指，那么究竟怎样联系起来运用呢？岐伯回答说："揆度"是估量疾病的深浅，而"奇恒"是辨别那些异乎寻常的疾病。据我说，诊病的至理，就是要注意五色和脉象的变化。至于揆度和奇恒，它们的要点都在于把握五色和脉象的联系。人体的气血是永远运转而不回折的，如果回折了，就会失却生机。这个道理很重要，应该记录在玉版上，称为"玉机"。

（容）〔客〕色见上下左右，各在❶其要，其色见浅者，汤液❷主治，十日已。其见深者，必齐❸主治，二十一日已。其见大❹深者，醪酒主治，百日已。色（夭）〔赤〕面脱，不治，

〔色不赤，面不脱〕，百日尽已。脉短气绝❺死。病温虚甚死。

【注释】

❶ 在：察的意思。

❷ 汤液：此指五谷的汤液。

❸ 必齐：齐，同"剂"。即必须以汤剂治疗。

❹ 大（tài 泰）："甚"的意思。

❺ 脉短气绝：脉短，脉气不及本位。气绝，指气已脱。

【白话解】

客色的变化，呈现在鼻部上下左右的不同部位，应注意分别察看它的浅深度。那客色显露浅的，说明病轻，可用五谷汤液去调理，约十天就可以好了；那客色显露深的，说明病重，就需要服些汤剂治疗，约二十一天也可痊愈；那客色显露太深的，病就更严重了，必定要用药酒治疗，需要经过百天左右才能痊愈。假如色赤，面容消瘦，病就不能治好。如果气色不赤，面容不消瘦，经过百天以后，还是可以痊愈的。除此以外，病人脉短气绝的，必死；温热病而阴血虚极的，也必死。

色见上下左右，各在其要，上为逆，下为从❶。女子右为逆，左为从❷；男子左为逆，右为从。易❸，重阳死，重阴死。阴阳反他，治在权衡相夺，奇恒事也。揆度事也。

【注释】

❶ 上为逆，下为从：病色由下而上，说明病进，故为逆。病色由上而下，说明病退，故为顺。从，顺的意思。

❷ 女子右为逆，左为从：女子为阴，右亦为阴，所以色见于右侧为逆，见于左侧为顺。

❸ 易：变易。

【白话解】

客色的变色，呈现在鼻部上下左右，必须注意分别察看它的不同特点。病色向上移的为逆，向下移的为顺；女子病色在右侧的为逆，在左侧的为顺；男子病色在左侧的为逆，在右侧的为顺。如果男女病色变易部位，反顺为逆，那对男子说就是重阳，对女子说就是重阴，而重阳、重阴都是容易死的。而对于这种阴阳易位、错综复杂的病情，诊治时要仔细地分辨并采取相应的措施以调和阴阳，所谓仔细地分辨，就是进行正常与异常的比较，就是揣度病之轻重浅深。

搏脉，〔为〕痹躄 ❶，寒热之交。脉孤为消气。〔脉〕虚〔为〕泄，为夺血。孤为逆，虚为从。行奇恒之法，以太阴始 ❷。行所不胜曰逆，逆则死；行所胜曰从，从则活。八风四时之胜，终而复始 ❸，逆行一过，不复可数 ❹，论要毕矣。

【注释】

❶ 躄（bì 毕）：足痿弱不能行。

❷ 以太阴始：从手太阴寸口脉开始研究。

❸ 八风四时之胜，终而复始：此指春夏秋冬的四时正常气候。

❹ 逆行一过，不复可数：指四时气候失常。

【白话解】

脉搏击于指下，或为痹证，或为躄证，这是寒热之气交加所致。如脉见孤绝，说明是阳气损耗了；如脉见虚弱，那就是泄利和脱血之证。凡脉见孤绝，这叫逆，预后不良；脉见虚弱，这叫从，预后还好。在诊脉时运用奇恒的方法，应该从手太阴的寸口脉来着手，如指下现出己所不胜的脉象，那叫作逆，逆就要死亡。脉搏见了所胜现象，那叫作从，从就能活。至于八风、四时的胜时（即主治的旺时，如风属春、火属夏等）是循环无端，终而复始的。假如四时气候失常，就不能再用常理推断了。这就是揣度奇恒诊法的全部要点。

诊要经终论篇第十六

提要： 本篇说明四时刺法及误刺时可能引起的不良后果。特别指出，在刺胸腹部位时，应慎重地避免误伤五脏，并提出刺中五脏的死期，以示告诫。另一方面，对十二经脉终绝时所产生的症状，也做了分析。

黄帝问曰：诊要❶何如？岐伯对曰：正月二月，天气始方❷，地气始发，人气在肝。三月四月，天气正方，地气定发，人气在脾。五月六月，天气盛，地气高，人气在头。七月八月，阴气始杀，人气在肺。九月十月，阴气始冰，地气始闭，人气在心。十一月十二月，冰复❸，地气合，人气在肾。

【注释】

❶ 诊要：诊病的要领。

❷ 始方：开始升发。方，同"放"。

❸ 冰复：冰厚。复，通"腹"，厚的意思。

【白话解】

黄帝问道：诊病的要领是什么？岐伯答说：正月二月，天气开始升发，地气开始萌动，这时候的人气在肝。三月四月，天气正在发扬，地气正在发育，这时候的人气在脾。五月六月，天气赫盛，地气升高，这时候的人气在头。七月八月开始出现肃杀的气象，这时候的人气在肺。九月十月阴气凝结，地气开始闭藏，这时候的人气在心。十一月十二月，冰封大地，地气就密闭了，这时候的人气在肾。

故春刺散俞❶，及与分理❷，血出而止，甚者传气，间者环❸（也）〔已〕。夏刺络俞❹，见血❺而止，尽气闭环❻，痛病必下❼。秋刺皮肤，循理❽，上下同法❾，神变❿而止。冬刺俞窍⓫于分理，甚者直下⓬，间者散下⓭，春夏秋冬，各有所刺⓮，法⓯其所在。

【注释】

❶ 散俞：散在各经的一般经穴。

❷ 分理：肌肉的内层。

❸ 环：有"旋"意。

❹ 络俞：浅在络脉间的腧穴。

❺ 见血：微见血，是说刺之浅些。

❻ 环：比喻孔穴。

❼ 下：除去。

❽ 循理：指用手循按肌肉的纹理，使气血宣散，再行进针。

❾ 上下同法：上下，指浅深。同法，同春夏见出血而止之法。

❿ 神变：神色改变。

⓫ 俞窍：各经深在的穴位。

⓬ 直下：直刺、深刺。

⓭ 散下：病轻的可左右上下散布其针。

⓮ 所刺：指刺散腧、络腧、皮肤、腧窍。

⓯ 法：指四时刺法。

【白话解】

　　所以春天的刺法，应刺经脉散腧穴，刺到肌肉分理，一出血就止针。如病较重的，经针刺后，气得流通，病会渐渐痊愈；病轻的，病随即就好了。夏天的刺法，应刺孙络的腧穴，见血就要止针。邪气一去，穴孔合闭起来，痛病也就消除了。秋天的刺法，应刺皮肤，先用手指循按肌肉的纹理，宣散气血，或浅，或深，观察病人的神色，如果变了，就要止针。冬天的刺法，应该深取俞窍，到达分理之间。病重者，可以深刺直入；较轻的，可以左右上下随宜而刺。总的来说春夏秋冬各有相应的刺法，而四时的针刺也各有所在的部位。

春刺夏分，脉乱气微，入淫❶骨髓，病不能愈，令人不嗜食，又且少气❷。春刺秋分，筋挛逆气，环为咳嗽，病不愈，令人时❸惊，又且哭。春刺冬分，邪气著❹脏，令人胀，病不愈。又且欲言语。

夏刺春分，病不愈，令人解堕。夏刺秋分，病不愈，令人心中欲无言，惕惕❺如人将捕之。夏刺冬分，病不愈，令人（少）〔上〕气，时欲怒。

秋刺春分，病不已，令人惕然欲有所为，起而忘之。秋刺夏分，病不已，令人益❻嗜卧，又且善梦。秋刺冬分，病不已，令人洒洒时寒。

冬刺春分，病不已，令人欲卧不能眠，眠而有见。冬刺夏分，病不愈，气上，发为诸痹。冬刺秋分，病不已，令人善渴。

【注释】

❶ 淫：侵的意思。

❷ 少气：指说话时气不够用。

❸ 时：有时。

❹ 著：居的意思。

❺ 惕惕：恐惧的意思。

❻ 益：渐渐。

【白话解】

春天误刺了夏天的部位，就会出现脉乱气弱的情况，邪气也就会侵入骨髓之中。病就不能痊愈，使人不想吃饭，而且气虚不足。春天误刺了秋天的部位，就会发为筋挛气逆之病，咳嗽也会随之而来。疾病就不能痊愈，使人有时惊惧，有时要哭。春天误刺了冬天的部位，邪气就会深居于内脏，使人腹胀。病就不能痊愈，使人爱多说话。

夏天误刺了春天的部位，病不能愈，使人倦怠无力。夏天误刺了秋天的部位，病不能愈，使人从心里不愿说话，而且惴惴不安，好像有人要来逮捕自己似的。夏天误刺了冬天部位，病不能愈，使人气上逆，时常要发怒。

秋天误刺了春天的部位，病不能愈，使人惕然不宁，想要做一件事，而立刻又忘了。秋天误刺了夏天的部位，病不能愈，使人越来越贪睡，并且多梦。秋天误刺了冬天的部位，病不能愈，使人时常发冷。

冬天误刺了春天的部位，病不能愈，使人困倦而不能安睡，即使安睡了，又像梦里见到什么似的。冬天误刺了夏天的部位，病不能愈，使人气上逆，会发为痹证和麻木不仁的病。冬天误刺了秋天的部位，病不能愈，使人常常口渴。

凡刺胸腹者，必避五脏❶。中心者环死❷，中脾者五日死，中肾者七日死，中肺者五日死，中鬲❸者，皆为伤中❹，其病虽愈，不过一岁必死。刺避五脏者，知逆从也。所谓从者，〔知〕鬲与脾肾之处，不知者反之。刺胸腹者，必以布憿著❺之，乃从单布上刺，刺之不愈复刺。刺针必肃❻，刺肿摇针，经刺勿摇，此刺之道也。

【注释】

❶ 必避五脏：一定要避免刺伤五脏。

❷ 环死：顷刻就死。

❸ 鬲：横膈膜。

❹ 伤中：误刺中膈为伤中。

❺ 憿（jiǎo 皎）著：用布缠着。

❻ 肃：有"速"的意思。

【白话解】

凡是在胸腹的部位用针的时候，就应该注意一定要避开五脏。假如中伤了心脏，顷刻就死了；假如中伤了脾脏，五天就死了；假如中伤了肾脏，七天就死了；假如中伤了肺脏，五天就死了；假如中伤了膈膜，那叫作"伤中"，这样，虽然暂时病是好些，但由于脏气相乱，不出一年也要死亡。刺胸腹注意避开五脏的关键，是要懂得下针的顺逆。所谓"顺"，就是知道膈与脾肾等器官的部位，注意避开它们；如不知其部位，不能避开，就很容易刺伤五脏，这就叫作"逆"。凡是刺胸腹部位的时候，应该先用布缠着胸腹，然后从单布上进针。如果刺后，不见病愈，可以再刺，这样，就不会伤了五脏。在针刺的时候，进针应该敏捷；如刺肿病，可用摇针手法，以祛其邪；如刺经脉的病，就不必用摇针手法了，这是针刺的要点。

帝曰：愿闻十二经脉之终❶奈何？岐伯曰：太阳（之脉，其终也）〔终者〕，戴眼❷反折瘛疭❸，其色白，绝汗❹乃出，出则死矣。少阳终者，耳聋百节皆纵，目𥇦绝系，绝系一日半死，其死也，色先青白，乃死矣。阳明终者，口目动作，善惊，妄言，色黄，其上下经盛，不仁〔行〕，则终矣。少阴终者，面黑，齿长而垢，腹胀闭，上下不通而终矣。太阴终者，腹胀闭不得息，（善噫）善呕，呕则逆，逆则面赤，不（逆）〔呕〕则上下不通，不通则面黑，皮毛焦而终矣。厥阴终者，中热❺嗌干，善溺心烦，甚则舌卷卵❻上缩而终矣。此十二经之所败也。

【注释】

❶ 终：指气绝。

❷ 戴眼：眼睛上视，而不能转动。

❸ 反折瘛（chì 赤）疭（zòng 纵）：腰脊反张，手足抽搐。

❹ 绝汗：汗出如珠如油，转而不流。

❺ 中热：胸热。

❻ 卵：此指睾丸。

【白话解】

黄帝问道：我希望听你讲一下十二经脉气绝的情况是怎样的。岐伯答说：太阳经脉气绝的时候，病人就会两目上视，目睛不能转动，身背反张，手足抽搐，面色发白，出绝汗，绝汗一出，就要死亡的。少阳经脉气绝的时候，病人就会耳聋、遍体骨节松懈，目系就要断绝，目系一断，一日半就要死亡，死的时候，病人面上先现出青白色，接着就死了。

阳明经脉气绝的时候，病人就会口耳都张大，常常害怕，言语错乱，面色发黄，假如手足二经脉再躁盛而不流行，就要死亡了。少阴经脉气绝的时候，病人就会面黑，牙齿觉得变长，并积满牙垢，腹部胀闭，假如上下不能相通，便要死亡了。太阴经脉气绝的时候，病人就会腹胀闭塞，呼吸不利，常常呕吐，呕就会气逆，气逆就会面赤，假如不呕吐了，就会上下不通，不通了，面色发黑，皮肤汗毛非常枯干，就要死亡了。厥阴经脉气绝的时候，病人就会胸中发热，咽喉干燥，多小便，心里烦躁，病重了，就会出现舌卷，睾丸上缩的情况，那就要死亡了。以上就是十二经气败绝的症状。

卷第五

脉要精微论篇第十七

提要：本篇阐述了各种诊断方法，丰富多彩，而主要在于切脉、察色两个方面，其中提出不同脉象所表现的不同症状，尤为重要。

黄帝问曰：诊（法）何如？岐伯对曰：诊法常以平旦，（阴）〔阳〕气❶未动，（阳）〔阴〕气❷未散，饮食未进，经脉未盛，络脉调匀，气血未乱，故乃可诊有过之脉❸。

【注释】

❶ 阴气：指营血。

❷ 阳气：指卫气。

❸ 有过之脉：有病之脉。

【白话解】

黄帝问道：诊脉怎样去做呢？岐伯回答说：诊脉应常在平旦的时候进行，因为那时阳气未曾扰动，阴气还未散尽，又未用过饮食，经脉之气不会亢盛，络脉之气亦很调和，气血又未扰乱，这样，才可以诊出有病的脉象。

切脉动静❶而视精明❷，察五色❸，观五脏有余不足，六腑强弱，形之盛衰，以此参伍❹，决死生之分。

【注释】

❶ 动静：脉搏动态的变化。

❷ 精明：精光，两目的瞳神。

❸ 五色：指面部红、黄、青、白、黑五种色泽。

❹ 参伍：有相参互证，对比异同的意思。

【白话解】

在诊察病人脉搏动静变化的同时，还要看他的两目瞳神，面部色泽，从而分辨五脏是有余还是不足，六腑是强还是弱，形体是盛还是衰，将这几个方面加以综合考察，来判别病人的死、生。

夫脉者，血之府也❶，长则气治❷，短❸ 则气病，数则烦心❹，大则病进❺，上盛❻ 则气高，下盛❻ 则气胀，代❼ 则气衰，细❽ 则气少，涩❾ 则心痛，浑浑革至如涌泉。病进而（色）〔危〕弊，绵绵其去如弦绝，死。

【注释】

❶ 脉者血之府也：脉是血液聚会的地方。

❷ 长则气治：长，指长脉，脉体过于本位。治，有顺的意思。

❸ 短：指短脉，脉体短而不及本位。

❹ 数则烦心：数，指数脉，即一息六至。烦心，心里烦热。

❺ 大则病进：大，指大脉，脉象满指，大实有力。病进，病势正在发展。

❻ 上盛、下盛：上，指上部之脉，寸脉。下，指下部脉，尺脉。盛，搏动有力。

❼ 代：指代脉。来数中止，不能自还，为一种有规律性的间歇脉。

❽ 细：指细脉。应指脉细如丝。

❾ 涩：指涩脉。往来滞涩，如轻刀刮竹。

【白话解】

脉是血液所聚的地方，而血的循行依赖气的统帅。脉长说明气机顺达；脉短说明气分有病；脉数说明心里烦热；脉大是表示病势进增；若见上部脉盛，是病气塞于胸；若见下部脉盛，是病气胀于腹；代脉是病气衰；细脉是病气少；涩脉是病气痛；脉来刚硬过甚，势如涌泉，这是病情加重，到了危险地步；若脉来似有似无，其去如弓弦断绝，那是必死的。

夫精明五色者，气之华也，赤欲如白裹朱，不欲如赭❶；白欲如鹅羽，不欲如盐；青欲如苍璧之泽❷，不欲如蓝；黄欲如罗裹雄黄❸，不欲如黄土；黑欲如重漆色❹，不欲如地苍。五色精微❺象见矣，其寿不久也。夫精明者，所以视万物，别白黑，审短长。以长为短，以白为黑，如是则精衰矣。

【注释】

❶ 赭：色赤而紫。

❷ 苍璧之泽：苍，青绿色；璧，玉石。苍璧之泽，指色泽青而明润。

❸ 罗裹雄黄：黄中透红之色。罗，丝织物。雄黄，药名。

❹ 重漆色：色泽黑而有光泽。重，重复，漆之又漆，谓重漆。

❺ 精微：甚危。

【白话解】

面部的五色，是精气的外在表现。赤色应该像白绸里裹着朱砂一样，隐现着红润，不应像赭石那样的赤而带紫；白色应该像鹅的羽毛，白而光洁，不应像盐那样的白而杂暗；青色应该像苍璧的青而润泽，不应像青靛那样的青而沉暗；黄色应该像罗裹雄黄，黄中透红，不应像土那样黄而沉滞；黑色应该像重漆的黑而明润，不应像地苍色那样黑而枯暗。假如五色极败之象显露了，那么寿命也就不能长了。人的眼睛，是用来观察万物，辨别黑白，审察长短的。如果长短不分，黑白颠倒，就证明精气衰败了。

五脏者，中之守也❶，中盛脏满，（气胜伤恐者），声如从室中言，是中气之湿也。言而微，终日乃复言者，此夺气也。衣被不敛，言语善恶，不避❷亲疏者，此神明之乱也。仓廪❸不藏者，是门户不要也。水泉❹不止者，是膀胱不藏也。得守者生，失守者死。

【注释】

❶ 五脏者，中之守也：五脏作用是藏精气而守于内。中，内。守，藏。

❷ 不避：不别，不分的意思。

❸ 仓廪：指脾胃。

❹ 水泉：小便。

【白话解】

人的五脏，其作用是藏精守内。如果腹气盛，脏气虚满，说话声音重浊，像从室中发出的一样，这是中气被湿邪所蒙盖的缘故；如果讲话时声音低微，说了再说，这表明正气显然是衰败了；如果病人不知收拾衣被，言语错乱，不分亲疏远近，这很显然是神气紊乱了；如果肠胃不能纳藏水谷，大便不禁，这是肾虚不能禁固的关系；如果小便不禁，这是膀胱不能闭藏的关系。总之，如果五脏能够起到内守的作用，病人的健康就能恢复；否则，病人就濒于死亡了。

夫五（脏）〔腑〕者，身之强也。头者，精明之府❶，头倾视深❷，精神将夺矣。背者胸中之府，背曲肩随，府将坏矣。腰者肾之府，转摇不能，肾将惫矣。膝者筋之府，屈伸不能，行则偻附❸，筋将惫矣。骨者髓之府，不能久立，行则振掉❹，骨将惫矣。得强则生，失强则死。

【注释】

❶ 精明之府：精气聚集的处所。

❷ 头倾视深：头部侧垂，两目深陷无光。

❸ 偻附：曲背低头。

❹ 振掉：动摇。

【白话解】

五府是人体强健的基础。头是精明之府，如果头部侧垂，眼胞内陷，那说明精神要衰败了。背是胸之府，如果是背弯曲而肩下垂，那是胸要坏了。腰是肾之府，如果腰部不能转动，那是肾气要衰竭了。膝是筋之府，如果屈伸困难，走路就曲背低头，那是筋要疲惫了。骨是髓之府，如果不能久立，行走动摇不定，那是骨要衰颓了。总之，如五府能够由弱转强，就可复生；否则，就会死亡。

岐伯曰：反四时者，有余为精，不足为消。应太过，不足为精；应不足，有余为消。阴阳不相应，病名曰关格。

【白话解】

岐伯说：人的脏腑是应当与四时相应的。如果与四时相违背了，那么五脏的精气就会过盛，六腑的传化之物则会不足。如果相应太过，那么五脏的精气倒会不足；而如果相应不足，那么六腑的传化之物倒会有余。这都是阴阳不相应合，病名叫作关格。

帝曰：脉其四时动奈何？知病之所在奈何？知病之所变奈何？知病乍❶在内奈何？知病乍在外奈何？请问此五者，可得闻乎？岐伯曰：请言其与天运转（大）也。万物之外，六合之内❷，天地之变，阴阳之应，彼春之暖，为夏之暑，彼秋之忿❸，为冬之怒❹，四变之动❺，脉与之上下❻，以春应中规❼，夏应中矩❽，秋应中衡❾，冬应中权❿，是故冬至四十五日，阳气微上，阴气微下；夏至四十五日，阴气微上，阳气微下。阴阳有时，与脉为期，期而相失，知脉所分，分之有期，故知死时。微妙在脉，不可不察，察之有纪，从阴阳始，始之有经，从五行生，生之有度，四时为宜，补泻勿失，与天地如一，得一之情，以知死生。是故声合五音⓫，色合五行⓬，脉合阴阳。

【注释】

❶ 乍：忽然。

❷ 六合之内：泛指天地之间，即宇宙。

❸ 忿：急，此指秋气劲急。

❹ 怒：此指严冬的气势。

❺ 四变之动：春夏秋冬四时的变迁。

❻ 上下：往来。即脉象浮沉盛衰的变化。

❼ 春应中规：形容春脉应合于规之象，圆滑流畅。中，合于。规，画圆形

的工具。

❽ 夏应中矩：形容夏脉应合于矩之象，洪大方正。矩，画方形的工具。

❾ 秋应中衡：形容秋脉应合于衡之象，轻平虚浮。衡，秤杆。

❿ 冬应中权：形容冬脉应合于权之象，沉伏下垂。权，秤锤。

⓫ 声合五音：人的声音，和五音相适应。

⓬ 色合五行：人的气色，青合木，黄合土，赤合火，白合金，黑合水。

【白话解】

黄帝问道：脉有四时的变化是怎样的？从诊脉知道病的所在是怎样的？从诊脉知道病的变化是怎样的？从诊脉知道病的忽然在内是怎样的？从诊脉知道病的忽然在外是怎样的？请问这五个问题，你可以把它们的道理讲给我听吗？岐伯答说：让我说说这五者的变化与天地运转的关系吧。天地之间，自然的变化，阴阳的反应，如春天的舒缓，发展成为夏天的酷热；秋天的劲急，发展成为冬天的严寒。脉搏的往来上下与这四时的变迁是相应的；春脉之应像中规，夏脉之应像中矩，秋脉之应像中衡，冬脉之应像中权。四时阴阳的情况，冬至一阳生，到四十五天，阳气微升，阴气微降；夏至一阴生，到四十五天，阴气微升，阳气微降。这阴阳的升降是有一定时间性的，它与脉象的变化相一致。假如脉象和四时不相适应，就可从脉象里知道病是属于何脏，再根据脏气的盛衰，就可以推究出病人的死期。这里的微妙都在脉象上，不可不细心地体察，而体察是有一定要领的，必须从阴阳开始。阴阳亦有端绪，它是借着五行产生的，而它的产生又是按一定的法则，即以四时的变化为其规律。看病时就要遵循着这个规律而不能偏离，将脉象与天地阴阳的变化联系起来考虑。如果真正掌握了这种联系起来看问题的诀窍，就可以预知死生了。总起来说，人的声音是与五音（宫、商、角、徵、羽）相适应的，人的气色是与五行相适应的，而人的脉象则是与天地、四时的阴阳变化相适应的。

是知阴盛则梦涉大水恐惧，阳盛则梦大火燔灼，阴阳俱盛则梦相杀毁伤；上盛则梦飞，下盛则梦堕，甚饱则梦予，甚饥则梦取；肝气盛则梦怒，肺气盛则梦哭；短虫❶多则梦聚众，长虫❷多则梦相击毁伤。

【注释】

❶ 短虫：指蛲虫。

❷ 长虫：指蛔虫。

【白话解】

阴气盛，就会梦见涉渡大水，害起怕来；阳气盛，就会梦见大火焚烧；阴阳俱盛，就会梦见互相残杀。上部盛就会梦见向上飞扬，下部盛就会梦见向下坠落。过于饱了，就会梦见给人东西；过于饿了，就会梦见取人东西。肝气盛了就会梦见自己发怒，肺气盛了就会梦见自己悲哀。腹中蛲虫多，就会梦见众人聚集；腹中蛔虫多，就会梦见与人相斗受伤。

是故持脉有道，虚静为保。春日浮，如鱼之游在波❶；夏日在肤，泛泛乎万物有余；秋日下肤❷，蛰虫将去；冬日在骨，蛰虫❸周密，君子居室。故曰：知内者按而纪之，知外者终而始之，此六者❹，持脉之大法。

【注释】

❶ 如鱼之游在波：比喻春脉浮而未显。

❷ 下肤：脉搏由浮而微沉，非轻举所能触知。

❸ 蛰虫：藏伏土中越冬的虫。

❹ 六者：指春、夏、秋、冬、内、外。

【白话解】

所以持脉有一定的要诀，只有把心虚静下来，才是可贵的。脉象随着季节的不同而不同：春天脉上浮，像鱼游波中一样；夏天脉充皮肤，浮泛非常，像万物充盛似的；秋天脉见微沉，似在肤下，就像蛰虫将要入穴一样；冬天脉沉在骨，像蛰虫密藏洞穴，人们深居室内似的。所以说，要知道脉之在里怎样，必须深按才能得其要领；而要知道脉之在表怎样，则要着重根据病情来推究致病的本源。以上春、夏、秋、冬、内、外这六点，就是持脉的大法。

心脉搏坚而长，当病舌卷不能言；其软而散者，当消环自已。肺脉搏坚而长，当病唾血；其软而散者，当病灌汗❶，至今不复（散发）也。肝脉搏坚而长，色不青，当病坠若搏❷，因血在胁下，令人喘逆；其软而散色泽❸者，当病溢饮❹，溢饮者，渴暴多饮，而易入肌皮肠胃之外也。胃脉搏坚而长，其色赤，当病折髀❺；其软而散者，当病食痹❻。脾脉搏坚而长，其色黄，当病少气；其软而散色不泽者，当病足胻肿❼，若水状也。肾脉搏坚而长，其色黄而赤者，当病折腰；其软而散者，当病少血，至今不复也。

【注释】

❶ 灌汗：形容汗出如洗的样子。

❷ 病坠若搏：指跌伤击伤的病证。

❸ 色泽：面色润泽。

❹ 溢饮：病名，水液滞留在皮肤四肢。

❺ 折髀（bì 必）：股部疼痛如折。

❻ 食痹：病名，胸膈闭阻闷痛，饮食不下。

❼ 足胻（háng 杭）肿：小腿连及足部浮肿。胻，即胫骨，位于小腿部的内侧。

【白话解】

心脉搏击有力而长，是心经火盛，那是发生了舌硬不语的病；假如其脉濡弱而散，会感到心气不足，但当经气以次相传，如环一周而再回到其本位的时候，病也就好了。肺脉搏击有力而长，是肺经火盛，那是发生了唾血的病；假如其脉濡弱而散，就是肺虚皮毛不固，汗出如洗，这样，就使体力不易恢复。肝脉搏击有力而长，面色不青，这是跌伤、击伤等病，由于瘀血积在胁下，使人发喘；假如其脉濡弱而散，面色反鲜泽的，那是溢饮的病，这是由于内已蓄湿，而又暴饮，肝不疏泄，以致水气流入肌肉皮肤之间，肠胃之外而引起的。胃脉搏击有力而长，面色发赤，就会髀痛如折；假如其脉濡弱而散，那是胃气不足，要发生食痹的病。脾脉搏击有力而长，面色发黄，这是脾脉失去平缓，脾气不运，少气之病随之发生了；假如其脉濡弱而散，面色无光泽，那就会发现足胫浮肿得像水一样。肾脉搏击有力而长，面色发黄赤，就会腰痛如折；假如其脉濡弱而散，那是精血虚少的病。

帝曰：诊得心脉而急❶，此为何病？病形何如？岐伯曰：病名心疝❷，少腹❸当有形也。帝曰：何以言之？岐伯曰：心为牡脏❹，小肠为之使，故曰少腹当有形也。帝曰：诊得胃脉，病形何如？岐伯曰：胃脉实则胀，虚则泄。

【注释】

❶ 急：脉来绷急。

❷ 心疝：病名，因寒邪侵犯心经所致的一种急性痛证。症状是下腹有形块突起，气上冲胸，心暴痛。

❸ 少腹：脐以下的部位。

❹ 牡（mǔ亩）脏：五脏中属阳性的脏，如心、肝。

【白话解】

黄帝问道：诊得心脉绷急，这是什么病？病的形态又怎样？岐伯回答说：病名叫心疝，少腹部位要有块状出现。黄帝问：这是什么道理？岐伯答说：心是阳脏，和小肠为表里，小肠位在少腹中，所以说少腹要有块状出现呀。黄帝问：诊得胃脉有病，症状是怎样的？岐伯答说：如果胃脉实，其病是腹胀满；如果胃脉虚，其病是泄利。

帝曰：病成而变❶何谓？岐伯曰：风成为寒热，瘅❷成为消中，厥成为巅疾❸，久风为飧泄，脉风成为疠❹，病之变化，不可胜数。

【注释】

❶ 病成而变：病的成因及其变化。

❷ 瘅（dān单）：热邪、热气盛。

❸ 巅疾：此指癫痫病。

❹ 疠（lì厉）：疠风，即麻风病。

【白话解】

黄帝问道：疾病的成因和它的变化是怎样的？岐伯答说：因于风邪，就会变为寒热；因于热邪，就会变为消中；因于气逆不已，就会变为巅疾；因于久风入中，内于脾土，就会变为飧泄；因于风寒侵入脉里，久不能去，就会变为疠风。病的变化多端，是说不完的。

帝曰：诸痈肿筋挛骨痛，此皆安生？岐伯曰：此寒气之（肿）〔锺〕，八风之变也。帝曰：治之奈何？岐伯曰：此四时之病，以其胜治之 ❶ 愈也。

【注释】

❶ 以其胜治之：用五行相胜的法则来治疗。

【白话解】

黄帝问道：凡痈肿筋挛骨痛，是怎样产生的？岐伯答说：这是由于寒气所聚，风邪所侵而变成的。黄帝问：怎样治疗？岐伯说：这是四时之邪所引起的疾病，用五行相胜的方法治疗，就会痊愈。

帝曰：有故病五脏发动 ❶，因伤脉色，各何以知其久暴（至）之病乎？岐伯曰：悉乎哉问也！征 ❷ 其脉小色不夺 ❸ 者，新病也；征其脉不夺其色夺者，此久病也；征其脉与五色俱夺者，此久病也；征其脉与五色俱不夺者，新病也。肝与肾脉并至 ❹，其色苍赤，当病毁伤不见血，已见血，湿若中水也。

【注释】

❶ 故病五脏发动：旧病从五脏发动。

❷ 征：征验、检查。

❸ 夺：伤、损害。

❹ 肝与肾脉并至：指弦而沉之脉。

【白话解】

黄帝问道：有旧病从五脏发动，因而影响脉色，怎样区别是久病还是新病呢？岐伯答说：你问得很详细呀！这只要验看脉色就可以区别了。如脉虽小而气色不差的，那是新病；如脉不差，可是气色已差的，那是久病；如脉和五色都差的，那是久病；如脉和气色都不差的，那是新病。肝脉肾脉见了沉弦的现象，皮色现出了苍赤色，这样的病，是由于击伤所致，不见血或已见血，形体必肿，好像水肿一样，这是瘀血肿胀。

尺内❶两傍，则季胁❷也。尺外❸以候肾，尺里❸以候腹中。附上，左外以候肝，内以候鬲；右外以候胃，内以候脾。上附上，右外以候肺，内以候胸中；左外以候心，内以候膻中。前以候前，后以候后。上竟❹上者，胸喉中事也；下竟下者，少腹腰股膝胫足中事也。

【注释】

❶ 尺内：指臂内一尺之全部而言。

❷ 季胁：胸肋之部，相当于第十一、第十二肋骨部分。

❸ 尺外、尺里：外，指轻按。里，指重按。

❹ 竟：尽。

【白话解】

尺部的脉两旁是候季胁的。轻按尺部可以候肾，重按可以候腹。就尺的中部说，轻按其左，可以候肝，重按可以候鬲；轻按其右，可以候胃，重按可以候脾。就尺的上部说，轻按其右，可以候肺，重按可以候胸中；轻按其左，可以候心，重按可以候膻中。从臂内阴经之分，可以候腹，从臂外阳经之分，可以候背。上段之尽端，是候胸喉部疾病的，下段之尽端，是候少腹腰股膝胫足中部疾病的。

粗大者，阴不足阳有余，为热中❶也。来疾去徐❷，上实下虚，为厥巅疾；来徐去疾，上虚下实，为恶风也。（故中恶风者，阳气受也）。有脉俱沉细数者，少阴厥也。沉细数散者，寒热也。浮而散者为眴仆❸。诸浮（不）〔而〕躁者皆在阳，则为热；其（有）〔右〕躁者在〔左〕手。诸细而沉者皆在阴，则为骨痛；其有静者在足。数动一代者，病在（阳）〔阴〕之脉也，泄及便脓血。诸过者切之，涩者阳气有余也，滑者阴气有余也。阳气有余为身热无汗，阴气有余为多汗身寒，阴阳有余则无汗而寒。推而外之，内而不外，有心腹积也。推而内之，外而不内，（身）〔中〕有热也。推而上之，上而不下，腰足清❹也。推而下之，下而不上，头项痛也。按之至骨，脉气少者，腰脊痛而身有痹也。

【注释】

❶ 热中：内热。

❷ 来疾去徐：指脉来快而去慢。

❸ 眴仆：眩晕仆倒。

❹ 腰足清：腰足清冷。

【白话解】

脉象洪大的，是阴不足而阳有余，见于热中之病。脉象来急而去缓的，是上部实而下部虚，见于厥巅病。脉象来缓而去急的，是上部虚而下实，见于恶风之病。脉象沉细数的，是足少阴经厥逆之病。脉象沉细数散的，是寒热之病。脉象浮散的，是眩晕仆倒之病。脉象浮而躁的，其病在表，就会发热；右络虽然躁疾，而病则在左手。脉象细而沉的，其病在里，就会发为骨节疼痛；如果细沉而静，那是病在足三阴经了。数脉而有歇止的，其病在阴，要见溏泄及大便脓血的症状。诊察各种有病的脉象脉见涩象，是阳气有余；脉见滑象，是阴气有余。阳气有余，就身热无汗；阴气有余，就多汗身冷；阴气阳气均有余，就会无汗发冷。另有一种察病方法：病像表证，当推求浮脉，而反见沉迟脉象，就是心腹积聚的病；病像里证，当推求沉脉，而反见浮数脉象，就是内热的病；推求上部，脉只见于上，而下部则弱，就是腰足清冷的病证。推求下部，脉只见于下，而上部则虚，就是头项疼痛的病证。假如重按至骨，而脉气少的，就是腰脊痛而有寒痹的病。

平人气象论篇第十八

提要：本篇说明平人的脉息至数与其变化，以及各种疾病的脉象和诊察方法。其中阐述脉从四时之理，指出四时五脏的平脉、病脉、死脉。归结到底，总以胃气为本。

黄帝问曰：平人❶何如？岐伯对曰：人一呼脉再动❷，一吸脉亦再动，呼吸定息❸脉五动，闰以太息❹，命曰平人。平人者不病也。常以不病调❺病人，医不病，故为病人平息以调之为法。

【注释】

❶ 平人：指气血调和的健康人。

❷ 再动：两至。动，至。

❸ 呼吸定息：两次呼吸之间的间歇。

❹ 太息：脉搏有余不尽而复初的意思。

❺ 调：有计算的意思。

【白话解】

黄帝问道：平人的脉象是怎样的呢？岐伯答说：平人的脉搏，一呼脉跳动两次，一吸脉也跳动两次，一呼一吸，叫作一息。另外，一吸终了到一呼开始的交换时间，这是闰以太息，共有五次搏动，叫作平人，也就是无病的人。诊脉的法则，应该以无病人的呼吸计算病人的脉搏至数。

人一呼脉一动，一吸脉一动，曰少气。人一呼脉三动，一吸脉三动而躁，尺热❶曰病温，尺不热脉滑曰病风，（脉涩

日痹）。人一呼脉四动以上曰死，脉绝不至曰死，乍疏乍数 ❷
曰死。

【注释】

❶ 尺热：尺部的皮肤发热。尺，指尺肤，即前臂内侧皮肤。

❷ 乍疏乍数（shuò 朔）：脉忽慢忽快。疏，慢。数，快。

【白话解】

人一呼，脉一次跳动；一吸，脉也一次跳动，这是气虚的现象。若
人一呼，脉有三次跳动；一吸，脉也有三次跳动并且躁急，尺部皮肤发
热，这是病温。尺肤不热，脉搏往来流利的，这是风病。若人一呼，脉
的跳动在四次以上的必死。脉搏中断不复至的必死。脉搏忽慢忽快的也
是死脉。

平人之常气 ❶ 禀于胃，胃者，平人之常气也，人无胃气曰
逆，逆者死。

【注释】

❶ 常气：正常的脉气。

【白话解】

人的正常脉气是来源于胃的，胃气就是平人脉息的正常之气。人的
脉息如无胃气，叫作逆象，逆象是可以致死的。

春胃 ❶ 微弦曰平，弦多胃少曰肝病，但弦无胃曰死，胃而
有毛曰秋病 ❷，毛甚曰今病，脏真 ❸ 散于肝，肝藏筋膜之气也。
夏胃微钩 ❹ 曰平，钩多胃少曰心病，但钩无胃曰死，胃而有石
曰冬病，石甚曰今病。脏真通于心，心藏血脉之气也。长夏胃
微软弱曰平，弱多胃少曰脾病，但（代）〔弱〕无胃曰死，软
弱有石曰冬病，（弱）〔石〕甚曰今病，脏真濡于脾，脾藏肌肉
之气也。秋胃微毛曰平，毛多胃少曰肺病，但毛无胃曰死，毛

而有弦曰春病，弦甚曰今病，脏真高于肺，（以行荣卫阴阳也）〔肺藏皮毛之气也〕。冬胃微石❺曰平，石多胃少曰肾病，但石无胃曰死，石而有钩曰夏病，钩甚曰今病，脏真下于肾，肾藏骨髓之气也。

【注释】

❶ 春胃：春时有胃气的脉象。

❷ 胃而有毛曰秋病：毛，指秋令时所主的脉象，意思是若脉虽有胃气，而兼见秋脉，这是春见秋脉，至秋要发病的。

❸ 脏真：五脏的真气。

❹ 钩：脉来洪大，有来盛去衰如钩端微曲之象。

❺ 石：形容坚而沉的脉象。

【白话解】

春时的脉象，弦中带有冲和的胃气，叫作平脉，如果弦多而冲和的胃气少，就是肝病；假如但见弦脉而无冲和的胃气，就要死亡；若虽有胃气，而兼见毛脉，这是春见毛脉，预测延至秋天就要生病的；倘若毛脉太甚，就会立即生病。春天是脏真之气散发于肝，肝脏是主藏筋膜之气的。

夏时的脉象，钩中带有冲和的胃气，叫作平脉，如果钩多而冲和的胃气少，就是心脏有病；假如但见钩脉而无冲和的胃气，就要死亡；若虽有胃气，而兼见石脉，这是夏见冬脉，预测延至冬天就要生病的；倘若石脉太甚，就会立即生病。夏天是脏真之气通于心，心脏是主藏血脉之气的。

长夏的脉象，微软弱而有冲和的胃气，叫作平脉，如果弱多而冲和的胃气少，就是脾脏有病；假如但见弱脉而无冲和的胃气，就要死亡；若软弱脉中，兼见石脉，预测到了冬天就要生病；倘若石脉太甚，就会立即生病。长夏的脏真之气濡润于脾，脾脏是主藏肌肉之气的。

秋时的脉象，微毛而有冲和之象的，叫作平脉，如果毛多而冲和的胃气少，就主肺脏有病；假如但见毛脉而无胃气，就要死亡；若毛脉中兼见弦脉，预测延至春天就要生病；倘若弦极了，就会立即生病。秋时脏真之气高藏于肺，肺脏是主藏皮毛之气的。

冬时的脉象，沉石而有冲和之象的，叫作平脉，如果石多而冲和的胃气少，就主肾脏有病；假如但见石脉而无胃气，就要死亡；若沉石脉中兼见钩象，预测延至夏天就要生病；倘若钩脉太甚了，就会立即生病。冬时脏真之气下藏于肾，肾脏是主藏骨髓之气的。

胃之大络，名曰虚里❶，贯鬲络肺，出于左乳下，其动应（衣）〔手〕，脉宗气❷也。盛喘数绝者，则病在中；结而横，有积矣；绝不至曰死。乳之下其动应衣，宗气泄也。

【注释】

❶虚里：位于左乳下，心尖搏动处。

❷宗气：胃为十二经之海，虚里为众脉之气所聚，故曰宗气。宗，聚的意思。

【白话解】

胃经的大络，叫作虚里。其络出于左乳下，贯膈而上络于肺，其脉搏动应手，这是脉的宗气。倘若跳动极剧，而时兼断绝，这是病在膻中的征候；若见跳动时止，位置横移的，主病有积块；倘若脉绝不至，就要死亡。如果乳下虚里处脉搏动剧烈振衣，是宗气外泄的现象。

欲知寸口❶太过与不及，寸口之脉中手❷短者，曰头痛。寸口脉中手长者，曰足胫痛。寸口脉中手促上击❸者，曰肩背痛。寸口脉沉而坚者，曰病在中，寸口脉浮而盛者，曰病在外。寸口脉沉而弱，曰寒热及疝瘕❹少腹痛。寸口脉沉而横，曰胁下有积，腹中有横积痛。寸口脉沉而喘，曰寒热。脉盛滑坚者，曰病在外，脉小实❺而坚者，病在内。脉小弱以涩，谓之久病。脉滑浮而疾者，谓之新病。脉急❻者，曰疝瘕少腹痛。脉滑曰风，脉涩曰痹。缓而滑曰热中❼。盛而紧❽曰胀。脉从阴阳，病易已；脉逆阴阳，病难已。脉得四时之顺，日病无他；脉反四时及不间脏 ❾，日难已。

【注释】

❶ 寸口：亦名气口或脉口。

❷ 中手：应手显著的样子。

❸ 促上击：脉独盛于寸口，应指有短促迫疾之感。

❹ 疝瘕：疝，指疝气。瘕，指腹中积块。

❺ 小实：指脉凝聚固结。

❻ 脉急：脉紧。

❼ 缓而滑曰热中：脉来纵缓滑利是阳热有余。

❽ 盛而紧：盛，指脉的气势有余。紧，是指脉象绷急。

❾ 不间脏：指相克而传，如心病传肺是火克金，肝病传脾是木克土等。

【白话解】

如何诊寸口的太过与不及呢？寸口脉应指而短，其病头痛。应指而长，其病足胫痛。应指短促迫疾，有上无下，主肩背痛。应指沉紧的，其病在中。应指浮盛的，其病在表。应指沉弱，主寒热及疝瘕积聚少腹痛。应指沉紧并有横斜的形状，主胁下、腹中有横积作痛。应指浮搏，病发寒热。脉象盛滑而紧的，病是比较重了，是有六腑的病；脉象小实而坚的，病是比较重了，是有五脏的病。脉来小弱而涩的，主久病；脉来浮滑而疾的，主新病。脉来绷急的，主病疝瘕少腹作痛。脉来滑利，主病风。脉来涩滞，主病痹。脉来缓滑，其病热中。脉来盛紧的，主病腹胀。脉顺阴阳，病易痊愈；否则，病就不易好了。脉与四时相应为顺，即使患病，亦无其他危险；如脉与四时相反，病是难以痊愈的。

臂多青脉 ❶，日脱血。尺（脉缓）〔缓脉〕涩，谓之解㑊 ❷ 安卧，〔尺热〕脉盛，谓之脱血。尺涩脉滑，谓之多汗。尺寒脉细，谓之后泄。脉尺粗常热者，谓之热中。

【注释】

❶ 臂多青脉：臂，是泛指人迎气口。青脉，肝脉。

❷ 解㑊（yì 亦）：懈怠、懒于行动。

【白话解】

臂（人迎气口）多见弦脉，是由于失血。尺肤缓而脉来涩，主倦怠无力，喜卧。尺肤热而脉来盛，主有大脱血。尺肤涩而脉来滑，主多汗。尺肤寒而脉来细，主大便泄泻。尺肤粗，脉气常显热者，主热在里。

肝见庚辛死❶，心见壬癸死，脾见甲乙死，肺见丙丁死，肾见戊己死，是谓真脏见皆死。

【注释】

❶ 肝见庚辛死：肝的真脏脉出现，至庚辛日当死。肝，指肝之真脏脉。肝属木，庚辛属金，金为木之所不胜，故"肝见庚辛死"。

【白话解】

肝之真脏脉出现，至庚辛日死。心之真脏脉出现，至壬癸日死。脾之真脏脉出现，至甲乙日死。肺之真脏脉出现，至丙丁日死。肾之真脏脉出现，至戊己日死。这就是真脏脉出现死亡的日期。

颈脉❶动喘疾咳，曰水，目里❷微肿如卧蚕起之状，曰水，溺黄赤安卧者，黄疸。已食如饥者，胃疸❸。面肿曰风，足胫肿曰水，目黄者曰黄疸。妇人手少阴脉动甚者，妊子也。

【注释】

❶ 颈脉：古称人迎脉，今指颈动脉。

❷ 目里：目裹，即眼胞。

❸ 胃疸：病名，即中消病。

【白话解】

颈部脉非常搏动，并见喘咳症状，主水病。眼胞浮肿如蚕眠后之状，也是水病。小便颜色黄赤，喜卧，是黄疸病；食后仍觉得饥饿，是胃疸病。面部浮肿为风。足胫肿为水。目珠发黄的，是黄疸。妇人手少阴脉动甚的，是怀孕的现象。

脉有逆从❶四时未有脏形，春夏而脉瘦❷，秋冬而脉浮大，命曰逆四时也。风热而脉静，泄而脱血脉实，病在中，脉虚，病在外，脉涩坚者，皆难治，命曰反四时也。

【注释】

❶ 逆从：指逆，偏义复词。

❷ 脉瘦：指脉沉细而小。

【白话解】

脉有逆四时的，就是当其时不出现正脏脉形，却反见他脏的脉，如春夏的脉反见瘦小，秋冬的脉反见浮大，这就叫作逆四时。风热的脉应该躁，反见沉静；泄泻脱血的病，脉应该虚，反见实脉；病在内的，脉应实而反见虚；病在外的，脉应浮滑，反见涩坚，这样，病全难治，是因为违反了四时。

人以水谷为本，故人绝水谷则死，脉无胃气亦死。所谓无胃气者，但得真脏脉不得胃气也。所谓脉不得胃气者，肝不弦肾不石也。

【白话解】

人的生命以水谷为本，所以断绝了水谷，就要死亡。脉没有胃气，也是要死亡的。什么是无胃气，就是仅见真脏脉，而没有冲和胃气的脉。所说的脉无冲和胃气，就是肝脉不见弦象，肾脉不见石象。

（太阳脉至，洪大以长）❶，少阳脉至，乍数乍疏❷，乍短乍长；阳明脉至，浮大而短❸；〔太阳脉至，洪大以长。〕

【注释】

❶ 太阳脉至洪大以长：太阳主五月、六月，是时阳气大盛，脉来洪大而长。太阳，表示所主的月份时令。

❷ 少阳脉至乍数乍疏：少阳主正月、二月，是时阳气尚微，脉来进退未定，乍密乍疏。数，有密的意思。

❸ 阳明脉至，浮大而短：阳明主三月、四月，是时阳气未盛，阴气尚存，脉虽浮大而仍兼短象。

【白话解】

少阳主正月二月，这时的脉来是乍密乍疏，乍短乍长的；阳明主三月四月，这时的脉来浮大而短；太阳主五月六月，这时的脉来洪大而长。

夫平心脉来，累累❶如连珠，如循琅玕❷，曰心平，夏以胃气为本。病心脉来，喘喘连属，其中微曲，曰心病。死心脉来，前曲后居，如操带钩，曰心死。

【注释】

❶ 累累：连续不断。

❷ 琅玕：石而似玉，这里比喻脉的圆滑。

【白话解】

心脉来时，像一颗颗珠子，连续不断地流转，如抚摩琅玕的圆滑，这是平脉，夏时是以胃气为本的。如果心脏有了病，脉就显出非常急数，带有微曲之象，这是病脉。如果脉来前曲后居，如执带钩一样，全无和缓之意，这是死脉。

平肺脉来，厌厌聂聂，如落榆荚，曰肺平，秋以胃气为本。病肺脉来，不上不下，如循鸡羽❶，曰肺病。死肺脉来，如物之浮，如风吹毛，曰肺死。

【注释】

❶ 如循鸡羽：循，有摩循之意。

【白话解】

肺脉来时，轻浮虚软，像吹榆叶一样，这是平脉，秋季是以胃气为本。如果脉来上下，如摩鸡的羽毛一样，毛中含有坚劲之意，这是病脉。如果脉来如草浮在水上，如风吹毛动，像这样的轻浮，就是死脉。

平肝脉来，软弱招招❶，如揭❷长竿末梢，日肝平，春以胃气为本。病肝脉来，盈实而滑，如循长竿，日肝病。死肝脉来，急益劲，如新张弓弦，日肝死。

【注释】

❶ 招（tiáo 条）招：形容竿梢长而软。

❷ 揭：有举的意思。

【白话解】

肝脉来时，像举着竿子，那竿子末梢显得长而软，这是平脉，春季是以胃气为本。如果脉来满指滑实，像抚摩长竿一样，这是病脉。如果脉来急而有劲，像新张弓弦似的，这是死脉。

平脾脉来，和柔相离❶，如鸡践地，日脾平。长夏以胃气为本。病脾脉来，实而盈数，如鸡举足❷，日脾病。死脾脉来，锐坚如乌之喙，如鸟之距❸，如屋之漏，如水之流，日脾死。

【注释】

❶ 和柔相离（lì 利）：按之和柔而附着有神。离，通"丽"，有"附着"之意。

❷ 如鸡举足：是说鸡走过急，而无和缓的样子。足，读若"促"，有"行"的意思。

❸ 如鸟之距：距，鸟爪。

【白话解】

脾脉来时，和柔相附有神，像鸡爪落地一样，是缓缓的，这是平脉，长夏季节是以胃气为本的。如果脉来充实而数，像鸡的往来急走，就是病脉。如果脉来如雀啄、如鸟跃跳之数，如屋漏水一样地点滴无伦，如水溜之速，这是死脉。

平肾脉来，喘喘累累如（钩）〔旬〕，按之而坚，日肾平，冬以胃气为本。病肾脉来，〔形〕如引葛❶，按之益坚，日肾病。死肾脉来，发如夺索，辟辟如弹石 ❷，曰肾死。

【注释】

❶ 引葛：引，牵引。葛，葛藤，茎蔓生。

❷ 辟辟如弹石：促而且坚。

【白话解】

肾脉来时，连绵小坚圆滑，按之其坚如石，这是平脉，冬时是以胃气为本的。如果脉来形如牵引葛藤，按之更坚，这是病脉。如果脉来像解索一般，数而散乱，又像弹石一样，促而坚硬，这是死脉。

卷第六

玉机真脏论篇第十九

提要：本篇主要说明四时太过与不及的病脉，以及真脏脉的病象；并阐述了疾病传变规律，最后讨论了五虚和五实的病状和预后。名为"玉机"，是表示珍重之意。

黄帝问曰：春脉如弦，何如而弦？岐伯对曰：春脉者肝也，东方木也，万物之所以始生也，故其气❶来，软弱轻虚而滑，端直以长，故曰弦，反此者病。帝曰：何如而反？岐伯曰：其气来实而强，此谓太过❷，病在外；其气来不实而微❸，此谓不及，病在中。帝曰：春脉太过与不及❹，其病皆何如？岐伯曰：太过则令人善忘，忽忽眩冒而巅疾❺；其不及，则令人胸痛引背，下则两胁胠❻满。帝曰：善。

【注释】

❶ 气：指脉气。

❷ 太过：是说脏气太盛。

❸ 不实而微：不实，脉不充盈。微，脉来微弱。

❹ 不及：是说脏气不足。

❺ 巅疾：颠顶的病，如头痛。

❻ 胠：腋下胁肋部位。

【白话解】

黄帝问道：春时的脉象如弦，那么怎样才算弦呢？岐伯答说：春脉是肝脉，属东方的木，具有万物生长的气象；因此它的脉气弱软轻虚而滑，正直而长，所以叫作弦。如果与此相违背，那就是病脉。黄帝问：

怎样叫作相违背呢? 岐伯答说: 脉气来时, 实而且弦, 这叫作太过, 主病在外; 假如脉气来时不实而且微弱, 这叫作不及, 主病在内。黄帝问: 春脉太过与不及, 都能够发生怎样的病变呢? 岐伯答说: 太过了, 会使人善忘, 发生目眩冒闷头痛; 如果不及, 会使胸部作痛, 牵引背部, 向下两胁胀满。黄帝说: 讲得好。

夏脉如钩, 何如而钩? 岐伯曰: 夏脉者心也, 南方火也, 万物之所以盛长也, 故其气来盛去衰, 故曰钩, 反此者病。帝曰: 何如而反? 岐伯曰: 其气来盛去亦盛, 此谓太过, 病在外; 其气来不盛去反盛, 此谓不及, 病在中。帝曰: 夏脉太过与不及, 其病皆何如? 岐伯曰: 太过则令人身热而(肤)〔骨〕痛, 为浸淫 ❶, 其不及则令人烦心, 上见咳唾, 下为气泄 ❷。帝曰: 善。

【注释】

❶ 浸淫: 指浸淫疮。

❷ 气泄: 失气。

【白话解】

夏时的脉象如钩, 那么怎样才算钩呢? 岐伯答说: 夏脉就是心脉, 属于南方的火, 具有万物盛长的气象, 因此脉气来时充盛, 去时反衰, 犹如钩的形象, 所以叫作钩脉。假如与此相违背, 就是病脉。黄帝说: 怎样才算违背呢? 岐伯说: 其脉气来时盛去时也盛, 这叫作太过, 主病在外; 如果脉气来时不盛, 去时反而充盛, 这叫作不及, 主病在内。黄帝说: 夏脉太过与不及, 都会发生怎样的病变呢? 岐伯说: 太过会使人发热、骨痛、发浸淫疮; 不及会使人心烦, 在上部会发生咳唾, 在下部会发生失气。黄帝说: 讲得好。

秋脉如浮, 何如而浮? 岐伯曰: 秋脉者肺也, 西方金也, 万物之所以收成也, 故其气来, 轻虚以浮, 来急去散, 故曰浮,反此者病。帝曰：何如而反？岐伯曰：其气来，毛而中央坚❶，两傍虚，此谓太过，病在外；其气来，毛而微，此谓不及，病在中。帝曰：秋脉太过与不及，其病皆何如？岐伯曰：太过则令人逆气而背痛，愠愠❷然；其不及，则令人喘，呼吸少气而咳，上气见血，下闻病音❸。帝曰：善。

【注释】

❶ 毛而中央坚：毛，指脉气来时，轻浮如毛。中央坚，中央坚实。

❷ 愠（yùn 运）愠：气郁不舒。

❸ 病音：喘息的声音。

【白话解】

秋天的脉象如浮，那么怎样才算浮呢？岐伯答说：秋脉是肺脉，属西方的金，具有万物收成的气象；因此脉气来时，轻虚而且浮，来急去散，所以叫作浮脉。假如与此相违背，就是病脉。黄帝说：怎样才算违背呢？岐伯答说：其脉气来时浮软而中央坚实，两旁是虚空的，这叫作太过，主病在外；其脉气来浮软而微，这叫作不及，主病在里。黄帝说：秋脉太过和不及，都会发生怎样的病变呢？岐伯说：太过会使人气逆，背部作痛，郁闷而不舒畅；如果不及，会使人喘呼咳嗽，在上部会发生气逆出血，在下的胸部则可以听到喘息的声音。黄帝说：讲得好。

冬脉如营，何如而营？岐伯曰：冬脉者肾也，北方水也，万物之所以合藏也，故其气来沉以（搏）〔濡〕，故曰营，反此者病。帝曰：何如而反？岐伯曰：其气来如弹石❶者，此谓太过，病在外；其去如数❷者，此谓不及，病在中。帝曰：冬脉太过与不及，其病皆何如？岐伯曰：太过则令人解㑊，脊脉痛，而少气不欲言；其不及则令人心悬如病饥，眇❸中清，脊中痛，少腹满，小便变。帝曰：善。

【注释】

❶ 弹石：指脉气来如弹石击手。

❷ 如数：脉虚软。

❸ 䏚：指季胁下夹脊两旁的空软处。

【白话解】

冬时的脉象如石，那么怎样才算石呢？岐伯说：冬脉是肾脉，属于北方的水，具有万物闭藏的气象；因此脉气来时沉而濡润，所以叫作石脉。假如与此相违背，就是病脉。黄帝说：怎样才算违背呢？岐伯说：其脉气来时如弹石击手，这叫作太过，主病在外；如果脉象浮软，这叫作不及，主病在里。黄帝说：冬脉太过与不及，发生的病变怎样？岐伯说：太过会使人身体倦怠、腹痛、气短、不愿说话；不及会使人的心像饥饿时一样感到虚悬，季胁下空软部位清冷、脊骨痛、小腹胀满、小便变色。黄帝说：讲得好。

帝曰：四时之序，逆从之变异也，然脾脉独何主？岐伯曰：脾脉者土也，孤❶脏以灌四傍❷者也。帝曰：然则脾善恶，可得见之乎？岐伯曰：善者不可得见，恶者可见。帝曰：恶者何如可见？岐伯曰：其来如水之流者，此谓太过，病在外；如鸟之喙者，此谓不及，病在中。帝曰：夫子言脾为孤脏，中央土以灌四傍，其太过与不及，其病皆何如？岐伯曰：太过则令人四支不举；其不及则令人九窍不通，名曰重强❸。

【注释】

❶ 孤：独尊的意思。

❷ 四傍：指肝、心、肺、肾四脏。

❸ 重强：身重而不自如。强，不随和的意思。

【白话解】

黄帝说：四时的顺序，是导致脉相逆顺变化的根源，但是脾脉主哪个时令呢？岐伯说：脾属土，是个独尊之脏，它的作用是用来滋润四旁的其他脏腑的。黄帝说：那么脾的正常与否，可以看得出来吗？岐伯说：正常的脾脉看不出来，但病脉是可以看得出来的。黄帝说：那么脾的病脉是怎样的呢？岐伯说：其脉来时，如水的流动，这叫作太过，主病在外；其脉来时，如鸟的啄食，这叫作不及，主病在里。黄帝说：您说脾是孤脏，位居中央属土，滋润四旁之脏，那么它的太过与不及，都会发生怎样的病变呢？岐伯说：太过会使人四肢不能举动；不及会使人九窍不通，身重而不自如。

帝瞿然❶而起，再拜稽首❷曰：善。吾得脉之大要，天下至数，（五色）脉变，揆度奇恒，道在于一❸，神转不迴，迴则不转，乃失其机，至数之要，迫近以微，著之玉版，藏之脏府，每旦读之，名曰玉机。

【注释】

❶ 瞿然：惊异的样子。

❷ 稽首：古时一种跪拜礼，即叩头至地。

❸ 一：指神。

【白话解】

黄帝惊异地站了起来，跪拜后说：很好！我已懂得了诊脉的根本要领和天下的至理。考察四时脉象的变化，诊察脉的正常与异常，它的精要，归结在于一个"神"字。神的功用运转不息，向前不回，倘若迴而不运转，就失掉它的生机。极其重要的真理，是非常切近微妙的，把它记录在玉版上，藏在内府里，每天早晨诵读，就把它叫作"玉机"吧。

五脏受气于其所生❶，传❷之于其所胜❸，气舍❹于（其）所生，死于其所不胜。病之且死，必先传行❺至其所不胜，病乃死，此言气之逆行❻也，（故死）。肝受气于心，传之于脾，气舍于肾，至肺而死。心受气于脾，传之于肺，气舍于肝，至肾而死。脾受气于肺，传之于肾，气舍于心，至肝而死。肺受气于肾，传之于肝，气舍于脾，至心而死。肾受气于肝，传之于心，气舍于肺，至脾而死，此皆逆死也。一日一夜五分之，

此所以占 ^❼ 死生之早暮也。

【注释】

❶ 五脏受气于其所生：五脏所受的病气，来源于它所生的脏。气，指病气。

❷ 传：指病气相传。

❸ 所胜：所克之脏。

❹ 舍：留止。

❺ 传行：指病气的传变。

❻ 气之逆行：指病气的逆传。

❼ 占：推测，预测。

【白话解】

五脏所受的病气来源于它所生之脏，传给它所克之脏，留止在生己之脏，死于克己之脏。当病到了要死的时候，必先传到克己之脏，病人才死，这就是病气逆行的情况啊！举例来说，肝受病气于心，传行到脾，其病气留止于肾，传到肺就死了。心受病气于脾，传行到肺，病气留止于肝，传到肾就死了。脾受病气于肺，传行到肾，病气留止于心，传到肝就死了。肺受病气于肾，传行到肝，病气留止于脾，传到心就死了。肾受病气于肝，传行到心，病气留止于肺，传到脾就死了。这都是病气逆行的情况。以一昼夜的时辰来属五脏，就可推测出死的大体时间。

黄帝曰：五脏相通，移皆有次，五脏有病，则各传其所胜。不治 ^❶，法三月若六月，若三日若六日 ^❷，传五脏而当死，是顺传所胜之次。故曰：别于阳者，知病从来；别于阴者，知死生 ^❸ 之期，言（知）至其所困而死。

【注释】

❶ 不治：不及时治疗。

❷ 法三月若六月，若三日若六日：全句指患病传变过程的快慢。

❸ 死生：指死。

【白话解】

黄帝说：五脏是相通的，病气的转移都有它的次序。五脏如果有病，就会传给各自所克之脏；若不及时治疗，那么多则三个月、六个月，少则三天、六天，只要传遍五脏就肯定要死。这是指顺所克次序的传变。所以说，能够辨别外证，就可知病在何经；能够辨别里证，就可知危在何日，就是说某脏到了它受困的时候，就死了。

是故风者百病之长也，今风寒客于人，使人毫毛毕❶直，皮肤闭而为热❷，当是之时，可汗而发也；或痹不仁肿痛，当是之时，可汤熨及火灸刺而去之。弗治，病入舍于肺，名曰肺痹，发咳上气。弗治，肺（即）传（而行）之肝，病名曰肝痹，一名曰厥，胁痛出食❸，当是之时，可按若刺耳❹。弗治，肝传之脾，病名曰脾风，发瘅❺，腹中热，烦心出黄❻，当此之时，可按可药可浴。弗治，脾传之肾，病名曰疝瘕，少腹冤热❼而痛，出白，一名曰蛊❽，当此之时，可按可药。弗治，肾传之心，（病）筋脉相引而急，病名曰瘛❾，当此之时，可灸可药。弗治，满十日，法当死。肾因传之心，心即复反传而行之肺，发寒热，法当三（岁）[日]死，此病之次也。

【注释】

❶ 毕：尽。

❷ 为热：发热。

❸ 出食：不欲食。出，有"去"义。

❹ 可按若刺耳：可用按摩或针刺等治疗方法。

❺ 发瘅：发黄。

❻ 出黄：小便黄。

❼ 冤热：蓄热。

❽ 蛊（gǔ 鼓）：病名。指病深日久，形体消瘦，精神萎靡，如虫食物故名。

❾ 瘛（chì 赤）：指筋脉拘急相引一类的病。

【白话解】

风是百病中最可怕的。风寒侵入了人体，就会使人的毫毛都立起来，皮肤闭塞，内里发热。在这个时候，是可以用出汗的方法治好的。如果不及时治疗，就会出现麻痹不仁、肿痛等症状，此时可用热敷、火、灸或针刺等方法治好。如果再耽误下去，病气就会传行并留止在肺部，这就是肺痹，发为咳嗽上气。如果还不治疗，就会从肺传行到肝，这时的病名叫作肝痹，又叫作肝厥，就会发生胁痛、不欲食等症状。在这个时候，可用按摩或针刺等方法治疗，如果仍不及时治疗，病气从肝传行到脾，这时的病名叫作脾风，就会发生黄疸、腹中热、烦心、小便黄色等症状。在这个时候，可用按摩、药物和汤浴等方法治疗。如再不及时治疗，病气从脾传行到肾，这时的病名叫作疝瘕，就会出现少腹蓄热作痛、小便白浊等症状，又叫作蛊病。在这个时候，可用按摩、药物等方法治疗。如继续耽误下去，病气从肾传行到心，就会出现筋脉相引拘挛的症状，叫作瘛病。在这个时候，可用艾灸、药物来治疗。如仍治不好，十天以后，就会死亡。倘病邪由肾传行于心，心又反传到肺脏，又发寒热，三天就会死亡，这是疾病传行的次第。

然其卒发者，不必治于传，或其传化有不以次❶，不以次入者，忧恐悲喜怒，令不得以其次，故令人有（大）〔卒〕病矣。因而喜（大虚）则肾气乘❷矣，怒则（肝）〔肺〕气乘矣，（悲）〔思〕则（肺）〔肝〕气乘矣，恐则脾气乘矣，忧则心气乘矣，此其道也。故病有五，五五二十五变，（及）〔反〕其传化。传，乘之名也。

【注释】

❶ 次：次序，顺序。

❷ 乘：乘虚侵袭。

【白话解】

但假如是猝然发病，就不必根据这个传变的次序治疗；而有的传变也不一定完全依着这个次序。忧、恐、悲（思）、喜、怒这五种情志就会使病气不按着这个次第传变，而能够突然发病的。如过喜伤心，克它的肾气就因而乘之。过怒伤肝，克它的肺气就因而乘之。过思伤脾，克它的肝气就因而乘之。过恐伤肾，克它的脾气就因而乘之。过忧伤肺，克它的心气就因而乘之。这就是疾病不依次序传变的规律。所以病虽有五变，但能够发为五五二十五变，这和正常的传化是相反的。传，就是"乘"的别名。

大骨枯槁❶，大肉陷下❷，胸中气满，喘息不便❸，其气动形❹，期六月死，真脏❺脉见，乃予之期日❻。大骨枯槁，大肉陷下，胸中气满，喘息不便，内痛❼引肩项，期一月死，真脏见，乃予之期日。大骨枯槁，大肉陷下，胸中气满，喘息不便，内痛引肩项，身热脱肉破䐃❽，真脏见，十月之内死。大骨枯槁，大肉陷下，肩髓内消，动作益衰，真脏来见，期一岁死，见其真脏，乃予之期日。大骨枯槁，大肉陷下，胸中气满，腹内痛，心中不便❾，（肩项）身热，破䐃脱肉，目眶陷，真脏见，目不见人，立死，其见人者，至其所不胜之时则死。

【注释】

❶ 大骨枯槁：大骨，指躯干、四肢的主要骨骼如肩、股、脊、膝。枯槁，干枯软弱无力。

❷ 大肉陷下：指尺肤、臂、腿、臀等隆盛肥厚的肌肉消瘦干瘪。

❸ 喘息不便：喘息不安。

❹ 其气动形：喘息气急，牵及肩胸皆动。

❺ 真脏：指肺的真脏脉。

❻ 予之期日：预测死期。

❼ 内痛：心内痛。

❽ 脱肉破䐃（jùn 俊）：脱肉，形容全身肌肉消瘦。破䐃，肘膝肌肉消瘦破败。䐃，指肘膝肌肉突出部分。

❾ 心中不便：心中不安。

【白话解】

大骨枯痿了，大肉消陷了，胸中气满，喘息不安，憋得肩膺动摇，像这样，大约六个月就会死亡；只要见了肺的真脏脉，就可预知死的日期。大骨枯痿了，大肉消陷了，胸中气满，喘息不安，心里痛牵动肩项不遂，像这样，大约一个月就可死亡；只要见了脾的真脏脉，就可预知死期。大骨枯槁了，大肉消陷了，胸中气满，喘息不安，腹内痛牵引肩项，全身发热，肌肉消瘦，䐃部破败；这时如果见了真脏脉，大约十个月内就会死亡。大骨枯痿了，大肉消陷了，两肩下随，肉亦消脱，动作也显得衰颓，像这样，如未见肾的真脏脉，大约一年的时间就死亡；见了肾的真脏脉，就可预知死期了。大骨枯痿了，大肉消陷了，加上胸中气满，腹痛，心里不安，全身发热，䐃部破败，肌肉消脱，目眶下陷，像这样，见了肝的真脏脉，目不能见人，就会很快死亡；如果目能见人，到了丧失抵抗力的日子，也要死亡的。

急虚身中卒至❶，五脏绝闭，脉道不通，气不往来，譬于堕溺❷，不可为期。其脉绝不来，若人一息五六至，其形肉不脱，真脏虽不见，犹死也。

【注释】

❶ 急虚身中卒至：指正气一时暴绝，外邪陡然中于身，客邪突然至于内脏而产生的病变。

❷ 堕溺：堕，倾跌下坠。溺，落水淹没。

【白话解】

正气一时暴虚，外邪突然侵入人体，五脏隔塞了，脉道不通了，大气已不往来，就好像跌坠或溺水一样，这样的突然病变，是不可预测死期的。如果其脉绝而不至，或一吸五六至，形肉不脱，就是不见真脏脉，也是要死亡的。

真肝脉至，中外急，如循刀刃责责然❶，（如按琴瑟弦）

〔如新张弓弦〕，色青白不泽 ❷，毛折 ❸，乃死。真心脉至，坚而搏，如循薏苡子 ❹ 累累然 ❺，色赤黑不泽，毛折，乃死。真肺脉至，大而虚，如以毛羽中人肤，色白赤不泽，毛折，乃死。真肾脉至，搏而绝，如指弹石辟辟然 ❻，色黑黄不泽，毛折，乃死。真脾脉至，弱而乍数乍疏，色黄青不泽，毛折，乃死。诸真脏脉见者，皆死不治也。

【注释】

❶ 责责然：刀作响的声音，即震震然。

❷ 不泽：不光润。

❸ 毛折：毛发枯损。

❹ 薏苡子：药名，即薏苡仁。

❺ 累累然：形容心之真脏脉象短而坚实。

❻ 辟辟然：形容肾之真脏脉象沉而坚硬。

【白话解】

肝脏的真脏脉来的时候，内外劲急如同循着刀刃震震作响，好像新张开的弓弦，面色显著青白而不润泽，毫毛也枯损不堪，那是要死亡的。心脏的真脏脉来的时候，坚而搏指，像循摩薏苡仁那样小而坚实，面色显著赤黑而不润泽，毫毛也枯损不堪，那是要死亡的。肺脏的真脏脉来的时候，洪大而又非常虚弱，像毛羽着人皮肤一样，面色显著白赤而不润泽，毫毛也枯损不堪，那是要死亡的。肾脏的真脏脉来的时候，既坚而沉，像用指弹石那样硬得厉害，面色显著黑黄而不润泽，毫毛也枯损不堪，那是要死亡的。脾脏的真脏脉来的时候，软弱并且忽数忽散，面色显著黄青而不润泽，毫毛也枯损不堪，那是要死亡的。总而言之，凡是见了真脏脉，都是不治的死证。

黄帝曰：见真脏曰死，何也？岐伯曰：五脏者，皆禀气于胃，胃者五脏之本也，脏气者，不能自致于手太阴 ❶，必因于胃气，乃至于手太阴也，故五脏各以其时，自为而至于手太阴

也 ❷。故邪气胜者，精气衰也，故病甚者，胃气不能与之俱至于手太阴，故真脏之气独见，独见者病胜脏 ❸ 也，故曰死。帝曰：善。

【注释】

❶ 手太阴：指寸口脉。

❷ 五脏各以其时，自为而至于手太阴也：五脏之气各自在一定的时候，以不同的脉象出现于手太阴寸口。

❸ 病胜脏：指邪气盛，正气竭。

【白话解】

黄帝说：见了真脏脉象，就要死亡，这是什么道理呢？岐伯说：五脏之气，都依赖胃腑的水谷精微来营养，所以胃是五脏的根本。五脏之气，不能直接到达手太阴的寸口，必须借助于胃气，才能到达手太阴寸口。所以五脏才能各自在一定的时候，以不同的脉象出现于手太阴寸口。如果邪气盛了，精气必然衰败；所以病气严重时，胃气就不能同脏气一起到达手太阴，那真脏脉就单独出现了。独见就是病气胜了脏气，那是要死亡的。黄帝说：讲得好。

黄帝曰：凡治病，察其形气色泽，脉之盛衰，病之新故，乃 ❶ 治之无后其时。形气相得，谓之可治；色泽以浮 ❷，谓之易已；脉从四时，谓之可治；脉弱以滑 ❸，是有胃气，命曰易治，取之以时。形气相失，谓之难治；色夭 ❹ 不泽，谓之难已；脉实以坚 ❺，谓之益甚；脉逆四时，为不可治。必察四难 ❻ 而明告之。

【注释】

❶ 乃：才的意思。

❷ 色泽以浮：气色浮润（颜色明润）。

❸ 脉弱以滑：指有病之脉，弱而流利。

❹ 色夭：颜色晦暗。

❺ 脉实以坚：脉实并且坚。以，有"且"意。

❻ 四难：指病人出现的"形气相失""色夭不泽""脉实以坚""脉逆四时"四种病危的症状。

【白话解】

黄帝说：治病的一般规律，是要先诊察病人的形气怎样，色泽如何，以及脉的虚实，病的新旧，然后才进行治疗，而千万不能错过时机。病人形气相称，是可治之证；气色浮润，病是易治愈的；脉象和四时相适应，是可治之证；脉来弱而流利，是有胃气的现象，叫作易治的病。以上都算可治、易治之证，但要及时地进行治疗才行。形气不相称，是难治之证；气色枯燥而不润泽，病是不易治愈的。脉实并且坚，那是更加沉重的病证；如果脉象和四时不相适应，那就是不可治之证了。一定要察明这四种困难，清楚地告诉病人。

所谓逆四时者，春得肺脉，夏得肾脉，秋得心脉，冬得脾脉，其至皆悬绝❶沉涩者，命曰逆。四时未有脏形❷，于春夏而脉沉涩，秋冬而脉浮大，名曰逆四时也。

【注释】

❶ 悬绝：是说其脉独见与其他各部悬异殊绝。

❷ 四时未有脏形：四时之中，未见五脏的真脏脉。

【白话解】

所谓脉与四时相逆，就是春得肺脉，夏得肾脉，秋得心脉，冬得脾脉，而且脉来的时候都是独见而沉涩，这就叫作逆。在四时中未见有真脏脉，在春夏季节里，反见沉涩的脉象；在秋冬季节里，反见浮大的脉象，这都叫作逆四时。

病热脉静，泄而脉大，脱血而脉实，病在中脉实坚，病在外脉不实坚者，皆难治。

【白话解】

病属热而脉反倒清静，发生泄利而脉反倒洪大；出现脱血而反见实脉；病在里而脉反倒实坚；病在外而脉反倒不实坚，这些都是脉证相反的情况，是不易治愈的。

黄帝曰：余闻虚实以决死生，愿闻其情。岐伯曰：五实死，五虚死。帝曰：愿闻五实五虚。岐伯曰：脉盛、皮热、腹胀、前后不通、闷瞀❶，此谓五实。脉细、皮寒、气少、泄利前后，饮食不入，此谓五虚。帝曰：其时有生者，何也？岐伯曰：浆粥入胃，泄注止，则虚者活，身汗得后利❷，则实者活，此其候也。

【注释】

❶ 闷瞀：烦乱。

❷ 后利：指大便通利。

【白话解】

黄帝说：我听说根据虚实可以预先判断死生，希望听你说一说这其中的道理。岐伯说：凡有五实就得死，凡有五虚也得死。黄帝说：那么你就说一说什么叫作五实五虚吧。岐伯说：脉来势盛，皮肤发热，肚腹胀满，大小便不通，心里烦乱，这就叫作五实。脉象极细，皮肤发冷，气短不足，大便泄泻，不欲饮食，这就叫作五虚。黄帝说：就是得了五实五虚之证，也有痊愈的，这是为什么呢？岐伯说：如果病人能够吃些浆粥，胃气渐渐恢复，泄泻停止，那么得五虚之证的人就可以痊愈；而患五实之证的人如果得以汗出大便又通畅了，表里和了，也是可以痊愈的。这就是根据虚实而能决死生的道理啊！

三部九候论篇第二十

提要： 本篇讨论了三部九候的诊脉及各种脉象的病证、刺法和死期。其中"必先知经脉，而后知病脉""必先审问其所始病，与今之所方病，而后各切循其脉"等原则对脉学有着深刻指导意义。

黄帝问曰：余闻九针❶于夫子，众多博大，不可胜数。余愿闻要道❷，以属❸子孙，传之后世，著之骨髓，藏之肝肺❹，歃血❺而受，不敢妄泄，令合天道，必有终始，上应天光❻星辰历纪，下副❼四时五行。贵贱更（互）〔立〕，冬阴夏阳，以人应之奈何？愿闻其方❽。

【注释】

❶ 九针：此指九候。针，疑是误字。

❷ 要道：主要的道理。

❸ 属：嘱咐。

❹ 著之骨髓，藏之肝肺：形容深刻领会，铭记在心的意思。著，有纳的意思。

❺ 歃（shà 霎）血：古时盟誓的一种仪式。歃，饮的意思。

❻ 天光：指日月。

❼ 副：合的意思。

❽ 方：办法。

【白话解】

黄帝问说：我听了九候的道理，觉得多而广博，难以尽述。我希望再听些主要的道理，以便嘱咐子孙，流传后世。我一定会把那些话铭刻在心，藏于肺腑。我发誓接受所学，不敢随便泄露，使它合于天道，有始有终，上应日月星辰节气之数，下合四时五行之变。就五行来说有盛有衰，就四时来说冬阴夏阳，那么人怎样才能够和这些自然规律相适应呢？希望你能讲一讲有什么办法。

岐伯对曰：妙乎哉问也！此天地之至数。帝曰：愿闻天地之至数，合于人形血气，通决死生，为之奈何？岐伯曰：天地之至数，始于一，终于九❶焉。一者天，二者地，三者人，因而三之，三三者九，以应九野。故人有三部，部有三候，以决死生，以处❷百病，以调虚实，而除邪疾。

【注释】

❶ 始于一终于九：数始于一，而终止于九，九加一为十，十又是一的开始，所以说始于一，终于九。

❷ 处：诊断。

【白话解】

岐伯说：你问得好极了，这是天地间的至理啊！黄帝说：希望听你说一说这天地间的至理，从而使它合于人的形体，通利血气，并决定死生。怎样才能做到这一点呢？岐伯说：天地的至数，是从一开始，至九终止，一为阳，代表天，二为阴，代表地，人生天地之间，所以用三代表人。而天地人又合而为三，三三为九，与九野之数对应。所以人有三部脉，每部各有三候，根据它去决定死生，诊断百病，调和虚实，祛除疾病。

帝曰：何谓三部？岐伯曰：有下部，有中部，有上部，部各有三候，三候者，有天有地有人也，必指而导之，乃以为真。（上部天，两额之动脉；上部地，两颊之动脉；上部人，耳前之动脉。中部天，手太阴也；中部地，手阳明也；中部人，手少阴也。下部天，足厥阴也；下部地，足少阴也；下部人，足太阴也）。故下部之天以候肝，地以候肾，人以候脾胃之气。

【白话解】

黄帝说：什么叫作三部？岐伯说：有下部，有中部，有上部，而每部又各有三候，三候是以天地人来代表的，这是必须有人指导，才能明了的。因此下部的天可以用来诊察肝脏之气，下部的地可以用来诊察肾脏之气，下部的人可以用来诊察脾胃之气。

帝曰：中部之候奈何？岐伯曰：亦有天，亦有地，亦有人。天以候肺，地以候胸中之气，人以候心。帝曰：上部以何候之？岐伯曰：亦有天，亦有地，亦有人。天以候头角之气，地以候口齿之气，人以候耳目之气。三部者，各有天，各有地，各有人，三而成天，三而成地，三而成人，三而三之，合则为九，九分为九野，九野为九脏。故神脏五，形脏四，合为九脏。五脏已败，其色必夭，夭必死矣。

【白话解】

黄帝说：那么中部的情况是怎样的呢？岐伯说：中部也有天地人三部。中部之天可以用来诊察肺脏之气，中部之地可以用来诊察胸中之气，中部之人可以用来诊察心脏之气。黄帝说：上部的情况又是怎样的呢？岐伯说：上部也有天地人三部。上部之天可以用来诊察头角之气，上部之地可以用来诊察口齿之气，上部之人可以用来诊察耳目之气。总之，三部之中，各有天，各有地，各有人；三候为天，三候为地，三候为人，三三相乘，合为九候。脉有九候，以应地之有九野。地之有九野，以应人之有九脏：肝、肺、心、脾、肾五神脏，胃、大肠、小肠、膀胱四形脏，合为九脏。如果五脏败坏，气色必见枯暗，而气色枯暗是必然要死亡的。

帝曰：以候奈何？岐伯曰：必先度其形之肥瘦，以调其气之虚实，实则泻之，虚则补之。必先去其血脉❶，而后调之，无问其病，以平为期。

【注释】

❶ 去其血脉：去掉脉道里的瘀血。

【白话解】

黄帝说：诊察的方法怎样？岐伯说：一定得先估量病者形体的肥瘦程度，来调和其气的虚实。气实就泻其有余，气虚就补其不足。在这之前还得想法去掉血脉里的瘀滞，然后再调和气的虚实，无论治疗什么病，最终要达到五脏的平和。

帝曰：决死生奈何？岐伯曰：形盛脉细，少气不足以息者危。形瘦脉大，胸中多气者死，形气相得❶者生，参伍不调❷者病。三部九候皆相失者死。上下左右之脉相应如参舂❸者病甚。上下左右相失不可数者死。中部之候虽独调，与众脏相失者死，中部之候相减者死。目内陷者死❹。

【注释】

❶ 形气相得：形体和气息相符合。如形盛脉盛，形瘦脉细。气，指脉息；得，有"合"的意思。

❷ 参伍不调：指脉搏错杂不相协调。

❸ 参舂（chōng 冲）：参差不齐的意思。

❹ 目内陷者死：目眶塌陷是脏腑精气衰竭的现象，会死亡的。

【白话解】

黄帝说：怎样决断死生呢？岐伯说：形体盛，脉反细，气短，呼吸像连续不上的，主危。形体瘦，脉反大，胸中多气的，也主死。形体和脉息相称合的主生；脉搏错杂不相协调的主病。如果三部九候都失其常度的主死。上下左右之脉相应，一上一下的舂杵一样，大数而鼓，说明病情很严重。上下左右之脉失去了协调，以至于不可计其至数的，是死候。中部的脉，虽然独自调和，而上部下部众脏之脉已失其常的，也是死候；中部的脉较上下两部偏少的，也是死候。目眶内陷的，是精气衰竭的现象，也会死亡的。

帝曰：何以知病之所在？岐伯曰：察九候独小者病，独大者病，独疾者病，独迟者病，独热❶者病，独寒❷者病，独陷下❸者病。以左手足上，上去踝五寸按之，庶右手足当踝而弹之，其应过五寸以上蠕蠕然❹者不病；其应疾，中手浑浑然❺者病；中手徐徐然❻者病；（其应）上不能至五寸，弹之不应者死。（是以脱肉身不去者死）〔其肌宾身充，气不来者亦死〕。中部乍疏乍数者死。其脉代而钩者，病在络脉。九候之相应也，上下若一，不得相失。一候后则病，二候后则病甚，三候后则病危，所谓后者，应不俱❼也。察其腑脏，以知死生之期。必先知经脉❽，然后知病脉，真脏脉见者，〔邪〕胜〔者〕死。足太阳气绝者，其足不可屈伸，死必戴眼。

【注释】

❶ 独热：指脉独滑。

❷ 独寒：指脉独涩。

❸ 独陷下：脉沉伏不起。

❹ 蠕蠕然：指脉来应手有力。蠕蠕然，应为"需需然"。

❺ 浑浑然：指脉来应手无力的样子。浑浑然，应为"恽恽然"。

❻ 徐徐然：似有似无的样子。

❼ 俱：有"同"的意思。

❽ 经脉：正常脉象。

【白话解】

黄帝说：怎样才能知道病的所在呢？岐伯说：九候之中，有一部独小，或独大，或独疾，或独迟，或独热（滑），或独寒（涩），或独陷下（沉伏），都是有病的现象。用左手在病人足内踝上五寸处，微指按着，用右手指当踝上微微弹之，医者感到脉中气动，其动的范围在五寸以上，需需然有力，这样就是无病；如果其气来急，应手却恽恽然无力，这样就是有病。应手若有若无的，就是病态。上不能达五寸，弹之不能应手者，是死候。如果肌肉充实，脉搏不能去来的，也是死候。中部之脉忽密忽疏，也是死候。脉代而钩的，是病在络脉。九候之间，应该相互协调，上下如一，不得互相参差。如九候之中，有一候不相应的，就是病态；有二候不相应的，病就重了；有三候不相应的，病就危险了。所谓不相应，就是上中下三部不能一致。诊察病脏，可以知道死生的时间。一定得先了解正常的脉象，然后才能知道什么是病脉。见了真脏脉，而病邪又胜的，就会死亡。足太阳经脉气绝，两足不能屈伸，死亡的时候，目睛必然上视。

帝曰：冬阴夏阳奈何？岐伯曰：九候之脉，皆沉细悬❶绝者为阴，主冬，（故）以夜半死。盛躁喘数者为阳，主夏，（故）以日中死。是故寒热病者，以平旦死。热中及热病❷者，以日中死。病风者，以日夕死。病水者，以夜半死。其脉乍疏乍数乍迟乍疾者，日乘四季❸死。形肉已脱，九候虽调，犹死。七诊❹虽见，九候皆从者不死，所言不死者，风气之病，及经（月）〔间〕之病，似七诊之病而非也，故言不死。若有七诊之病，其脉候亦败❺者死矣。必发哕噫。必审问其所始病，与今之所方病，而后各切循其脉，视其经络浮沉，以上下逆从循之。其脉疾者不病，其脉迟者病，脉不往来者死。皮肤著❻者死。

【注释】

❶悬：弦。

❷热中及热病：热中，五脏中热，指内里热。热病，经络病热，外表热。

❸日乘四季：指辰、戌、丑、末之时。

❹七诊：指七种脉象，即独小、独大、独疾、独迟、独热（滑）、独寒（涩）、独陷下。

❺亦败：又败。

❻皮肤著：皮肤贴附于骨。著，贴附。

【白话解】

黄帝说：冬阴夏阳怎么讲呢？岐伯说：九候的脉象，都是沉细弦绝的，为阴，好像冬令一样，这样的病在夜半死。如都是盛疾搏数的，为阳，好像夏令一样，这样的病在日中死。寒热交作的，死在阴阳交会的平旦时候。内里有热和外表有热的，死在日中阳极的时候。伤于风的，死在日夕申酉的时候。伤于水的，死在夜半阴极的时候。如果脉象忽疏忽密、忽慢忽快，是脾气内绝，可能死在辰、戌、丑、未的时候，也就是日乘四季的时候。假如形肉已脱，即便是九候调顺，也是死的征象。假如七诊之脉虽然出现，而九候顺于四时，也能够不死。所说不死的病，如风病和经脉间的轻病，虽见了类似七诊的病脉，而实际上与七诊的病脉并不相同，所以说不是死候。若有七诊的脉象，而脉候又见败坏的现象的，这是死证，死的时候，必发呃逆。治病的时候，一定得详问病人刚开始得病时怎样，而现在的症状又怎样？然后切循他的脉搏，观察经络浮沉，以及上下逆顺。如脉来流利的不病，脉来迟滞的病，脉不往不来的，就是死候；久病肉脱，皮肤贴附骨上的，也是死候。

帝曰：其可治者奈何？岐伯曰：经病者治其经，孙络❶病者治其孙络血，血病身有痛者治其经络。其病者在奇邪❷，奇邪之脉则缪刺之。留瘦不移❸，节而刺之。上实下虚，切而从之，索其结络脉，刺出其血，以见通之。瞳子高❹者，太阳不足，戴眼者，太阳已绝，此决死生之要，不可不察也。手指及手外踝上五指留针。

【注释】

❶ 孙络：络脉别出的细小分支。

❷ 奇邪：指留在大络之邪。

❸ 留瘦不移：久病体瘦，证候并不变易。留，久的意思。

❹ 瞳子高：两目上视。

【白话解】

黄帝说：那可治的病，应怎样处理？岐伯说：病在经的，刺其经。

病在孙络的，刺其孙络使之出血。属血病而身有疼痛症状的，就刺其经与络。如果病邪留在大络，就用右病刺左，左病刺右的缪刺之法治之。倘久病体瘦，证候并不变易的，应该酌量刺之。上实下虚的，应该先切脉随后再行针刺，要寻求络脉郁结的所在，刺出其血，以通其气。眼睛上视的，是太阳经气不足。目上视而不转睛的，是太阳经气已绝。这是判断生死的要诀，不可不仔细体察啊！可刺手指及手外踝上小指侧，刺后留针。

卷第七

经脉别论篇第二十一

提要： 本篇主要讨论经脉在饮食生化输布过程中的作用，从而阐明独诊寸口以决死生的原理。其中还叙述了六经气逆所发生的症状和治法。

黄帝问曰：人之居处动静勇怯，脉亦为之变乎？岐伯对曰：凡人之惊恐恚劳动静，皆为变也。是以夜行则喘出于肾，淫气❶病肺。有所堕（恐）〔坠〕，喘出于肝，淫气害脾。有所惊恐，喘出于肺，淫气伤心。度水❷跌仆，喘出于肾与骨，当是之时，勇者气行则已，怯者则着而为病也。故曰：诊病之道，观人勇怯骨肉皮肤，能知其情❸，以为诊法也。

【注释】

❶ 淫气：妄行之气。

❷ 度水：渡水。度，有过的意思。

❸ 情：指病的由来。

【白话解】

黄帝问道：人所处的环境不同，劳累程度不同，情志不同，经脉血气也要随之发生变化吗？岐伯答说：大凡人的惊恐、恼怒、劳累，以及或动或静，经脉血气都要受到影响而发生变化的。所以夜有远行，恐惧出于肾脏，气过妄行，就要伤害肺脏。因为堕坠，恐惧出于肝脏，气过妄行，就要伤害脾脏。因为大惊，恐惧出于肺脏，气过妄行，就会伤害心脏。倘或渡水、跌仆，恐惧出于肾脏和骨。在这样的情况下，身体强壮的，气能流畅，病会痊愈的；假如身体衰弱，邪气就会随之为害于人。所以说，诊病之法，就要观察人的身体强弱，骨骼肌肉皮肤的形态，从而了解病的由来，这就是诊病的方法。

故饮食饱甚，汗出于胃；惊而夺精，汗出于心；持重远行，汗出于肾；疾走恐惧，汗出于肝；摇体❶劳苦，汗出于脾。故春秋冬夏四时阴阳，生病起于过用，此为常也。

【注释】

❶ 摇体：摇动身体。

【白话解】

所以饮食过饱的时候，由于食气蒸发而汗出于胃。受惊而影响精神的时候，由于心气受伤而汗出于心。拿着重东西远行，胃劳气越而汗出于肾。走得快并且害怕，肝气受伤而汗出于肝。肢体摇动劳累过度的时候，脾气受伤而汗出于脾。所以春秋冬夏四时阴阳变化之中，生病的原因，多是由于体力、饮食、劳累、精神等过度而来，这是一定的。

食气入胃，散精于肝，淫气❶于筋。食气入胃，浊气❷归心，淫精于脉。脉气流经，经气归于肺，肺朝百脉❸，输精于皮毛。（毛）脉合精，行气于腑。腑精神明，留于四脏❹，气归于权衡❺，权衡以平，气口成寸，以决死生。

【注释】

❶ 淫气：有滋润、浸润的意思。

❷ 浊气：谷气。

❸ 肺朝百脉：百脉会合于肺。

❹ 四脏：指心、肝、脾、肾四脏。

❺ 权衡：指肺。

【白话解】

食物进入胃里，经过消化一部分精微输散到肝脏，濡润着周身的筋络；另一部分谷气注入到胃，化生精微之气，注入于心，再浸淫到血脉里去。脉气流行在经络里，而上归于肺，肺在会合百脉以后，就把精气输送到皮毛。脉与精气相合，流注到六腑里去，六腑的津液，又流注于心、肝、脾、肾。但精气的敷布，还是要归于肺，而肺脏的情况，是从气口的脉象上表现出来的，疾病是否可治，就是根据这个来判断的。

饮入于胃，遊溢❶精气，上输于脾。脾气散精，上归于肺，通调水道，下输膀胱。水精四布，五经并行，合于四时五脏阴阳揆度，以为常也。

【注释】

❶ 遊溢：放散。

【白话解】

水液进入胃里，放散精气，上行输送到脾脏；脾脏散布精华，又向上输送到肺；肺气通调水道，又下行输入到膀胱。这样，气化水行，散布于周身皮毛，流行在五脏经脉里，符合于四时五脏阴阳动静的变化，就是经脉的正常现象。

太阳脏独至❶，厥喘虚气逆，是阴不足阳有余也，表里❷当俱泻，取之下俞❸。阳明脏独至，是阳气重并❹也。当泻阳补阴❺，取之下俞。少阳脏独至，是厥气也，跷前卒大❻，取之下俞。少阳独至者，一阳之过也。太阴脏搏者，用心省真❼，五脉气少，胃气不平，三阴［之过］也，宜治其下俞，补阳泻阴。（一阳）〔二阴〕独啸❽，少（阳）〔阴〕厥也，阳并于上，四脉争张，气归于肾，宜治其经络，泻阳补阴，一阴至，厥阴之治也，真虚㾕心❾，厥气留薄，发为白汗❿，调食和药，治在下俞⓫。

【注释】

❶ 太阳脏独至：指太阳经脉独盛。独至，指一经气独盛。

❷ 表里：是经脉表里。这里指太阳和少阴两经。

❸ 下俞：指足经之腧穴。这里指束骨穴和太溪穴。

❹ 重并：指太阳、少阳重并于阳明。

❺ 泻阳补阴：泻胃之阳刺陷谷，补脾之阴刺太白。

❻ 跷前卒大：跷前，是阳跷脉前的少阳脉。卒大，指脉（少阳脉）猝然见大脉。

❼ 省真：省察确实。真，有实的意思。

⑧ 独啸：独至。

⑨ 痐（yuān 渊）心：心酸痛。

⑩ 白汗：自汗。

⑪ 下俞：指太冲穴。

【白话解】

太阳经脉独盛，就要出现虚气上逆、喘息等症状。这是阴不足阳有余的缘故，应该表里都用泻法，取膀胱经的下俞束骨穴和肾经下俞的太溪穴。如果阳明经脉独盛，阳气盛实极了，应该泻足阳明的陷谷穴，补足太阴的太白穴。如果少阳经脉独盛，就要发生厥气，所以阳跷脉前的少阳脉，猝然而大，应该取少阳经的临泣穴。少阳经脉独盛，就说明少阳太过。太阴经脉鼓搏有力，则应该省察确实，如果是五脏脉气减少，胃气不能平和，那是太阴太过的缘故，应该补足阳明的陷谷穴，泻足太阴的太白穴。如果二阴经脉独盛，这是少阴热厥，虚阳并越于上，心脾肝肺的脉气争张的缘故。病气是在肾脏，应该治其经络的表里，泻足太阳经穴昆仑、络穴飞扬，补足少阴经穴复溜、络穴大钟。如果一阴经脉独盛，是厥阴经脉所主，真气已虚，心酸痛，逆气留止与正气相搏，经常自汗，这就要注意调节饮食，再配合药物来治疗。如用针刺，取厥阴的太冲穴。

帝曰：太阳脏何象？岐伯曰：象三阳而浮也。帝曰：少阳脏何象？岐伯曰：象一阳也，一阳脏者，滑而不实也。帝曰：阳明脏何象？岐伯曰：象大浮也。太阴脏搏，言伏鼓 ❶ 也。二阴搏至，肾沉不浮也。

【注释】

❶ 伏鼓：脉象沉伏而仍鼓击于指下。

【白话解】

黄帝说：太阳经脉的脉象怎样？岐伯说：太阳经脉像三阳经脉那样极盛，同时它还轻浮。黄帝说：少阳经脉的脉象怎样？岐伯说：少阳经脉与一阳经脉一样，脉象是滑而不实的。黄帝说：阳明经脉之象怎样？岐伯说：脉象大而且浮。太阴经脉搏动，其脉象沉伏而实鼓指；二阴经脉搏动，是肾脉沉而不浮的现象。

脏气法时论篇第二十二

提要： 本篇根据五行生克规律，从生理、病理等方面论述了五脏之气与四时的关系；并指出了五脏虚实的一般证候及其针刺疗法。

黄帝问曰：合人形以法四时五行而治❶，何如而从？何如而逆？得失之意，愿闻其事。岐伯对曰：五行者，金木水火土也，更贵更贱❷以知死生，以决成败，而定五脏之气，间甚❸之时，死生之期也。

【注释】

❶ 合人形以法四时五行而治：合，配合，结合。形，形体。法，取法，仿效。全句意思是在临床上必须结合人的形体，按照四时五行变化规律去治疗。

❷ 更贵更贱：指五行衰旺生克变化。旺时为贵，衰时为贱。

❸ 间甚：病愈为间，病剧为甚。

【白话解】

黄帝问说：结合人的形体，仿效四时五行的变化规律来主治疾病，怎样是顺的？怎样是逆的？得失的意义，我愿听到它的事由。岐伯答说：你说的五行，就是金木水火土，从它的衰旺生克变化里，就可以推知疾病的轻重，治疗的成败，从而确定五脏之气的盛衰，疾病的险夷，死生的日期。

帝曰：愿卒❶闻之。岐伯曰：肝主春，足厥阴少阳主治，其日甲乙❷，肝苦急❸，急食甘以缓之。

【注释】

❶ 卒：详尽的意思。

❷ 其日甲乙：古人用甲乙等干支来纪日、纪月、纪年。甲乙都属木，甲，是阳木，属胆。乙，是阴木，属肝。所以肝旺于乙日，胆旺于甲日。

❸ 肝苦急：指肝木太亢而苦躁急。苦，指病患。

【白话解】

黄帝说：希望更详尽地听你说一说。岐伯答说：肝主春木之气，木分阴阳，肝在足厥阴经为阴木，胆在足少阳经为阳木，春天就以这两经作为主治。甲乙属木，所以肝旺日为甲乙，肝性苦躁急，应该吃甘味药以缓和它。

心主夏，手少阴太阳主治，其日丙丁❶，心苦缓❷，急食酸以收之。

【注释】

❶ 丙丁：丙，是阳火，属小肠。丁，是阴火，属心。

❷ 心苦缓：心火苦缓散不收。

【白话解】

心主夏火之气，火有阴阳之分，心在手少阴经为阴火，小肠在手太阳经为阳火，夏天就以这两经作为主治。丙丁属火，所以心旺日为丙丁，心性苦缓散，应该用酸味药来收养它。

脾主长夏，足太阴阳明主治，其日戊己❶，脾苦湿，急食（苦）[咸]以燥之。

【注释】

❶ 戊己：戊，是阳土，属胃。己，是阴土，属脾。

【白话解】

脾主长夏土之气，土有阴阳之分，脾在足太阴经为阴土，胃在足阳明经为阳土，长夏就以这两经作为主治。戊己属土，所以脾旺日为戊己，脾性苦湿，应该用咸味药以燥其湿。

肺主秋，手太阴阳明主治，其日庚辛❶，肺苦气上逆，急食苦以泄之。

【注释】

❶ 庚辛：辛，为阴金，属肺。庚，为阳金，属大肠。

【白话解】

肺主秋金之气，金有阴阳之分，肺在手太阴经为阴金，大肠在手阳明经为阳金，秋天就以这两经作为主治。庚辛属金，所以肺旺日为庚辛，肺气上逆，应该用苦味药以泄其气。

肾主冬，足少阴太阳主治，其日壬癸❶，肾苦燥，急食辛以润之，开腠理，致津液，通气也。

【注释】

❶ 壬癸：癸，为阴水，属肾。壬，为阳水，属膀胱。

【白话解】

肾主冬水之气，水有阴阳之分，肾在足少阴经为阴水，膀胱在足太阳经为阳水，冬天就以这两经作为主治。壬癸属水，所以肾旺日为壬癸，肾性苦于干燥，应该用辛润药来润养它。总的来说，用五味以治五脏，是为了开发腠理，运行津液，而通气道。

病在肝，愈于夏，夏不愈，甚❶于秋，秋不死，持于冬，起于春，禁当风。肝病者，愈在丙丁，丙丁不愈，加❷于庚辛，庚辛不死，持于壬癸，起于甲乙。肝病者，平旦慧❸，下晡❹甚，夜半静。肝欲散，急食辛以散之，用辛补之，酸泻之。

【注释】

❶ 甚：加重。

❷ 加：疾病加重。

❸ 慧：痊愈，指病好转。

❹ 下晡：晡，即晡时，下午3点至5点。下晡，即5点以后。

【白话解】

病在肝脏，到夏天能够痊愈。假如夏天好不了，到秋天就会加重，秋天如果不死，到冬天病情就呈执持状态。明年春天，肝病逢到春木本气，就能有些起色，但要注意的是，不能遭受风邪。患有肝病的人，在丙丁日会见好的。如果丙丁日不愈，到庚辛日病会加重，庚辛日不加重，在壬癸日就呈执持状态，到甲乙日就会有些好转。患有肝病的人，在天刚亮（属寅卯）的时候，会感到好些，到了傍晚（属申酉）的时候，病情就会重些，到了夜半（属亥子）的时候，也会安静些。肝病需要疏泄条达，应该用辛味药来疏散，若需要补的，就用辛味药来补肝，需要泻的，就用酸味药来泻肝。

病在心，愈在长夏，长夏不愈，甚于冬，冬不死，持于春，起于夏，禁温食热衣。心病者，愈在戊己，戊己不愈，加于壬癸，壬癸不死，持于甲乙，起于丙丁。心病者，日中慧，夜半甚，平旦静。心欲软，急食咸以软之，用咸补之，甘泻之。

【白话解】

病在心脏，到了长夏季节能够痊愈。假如长夏好不了，到冬天病就会加重，冬天如果不死，明年春天病情就呈执持状态，到了夏天，心病逢到夏火本气，就能逐渐好转。但要注意的是，不能温衣热食，以免滋长了火气。患有心病的人，在戊己日会见好的，如果戊己日不愈，到壬癸日病会加重。如壬癸日不见加重，在甲乙日就呈执持状态，到了丙丁日就会好转了。患有心脏病的人，在中午（属巳午）的时候，就会感到好些，到了夜半的时候，病情就会重些，至天刚亮的时候，又会安静下来。心脏病需要缓软，应该用咸味药来柔软它，需要补的，采用咸味来补心，需要泻的，采用甜味来泻心。

病在脾，愈在秋，秋不愈，甚于春，春不死，持于夏，起于长夏，禁温食饱食湿地濡衣。脾病者，愈在庚辛，庚辛不愈，加于甲乙，甲乙不死，持于丙丁，起于戊己。脾病者，日昳 ^❶ 慧，日出甚，下晡静。脾欲缓，急食甘以缓之，用苦泻之，甘补之。

【注释】

❶ 日昳（dié 迭）：午后 1～3 时。

【白话解】

病在脾脏，到了秋天能够痊愈，假如秋天好不了，到了春天病会加重。春天如果不死，到了夏天就呈执持状态。到了长夏时候，脾病逢到长夏土本气，就会有些起色。但要注意的是，应禁忌冷食、饱食，或居湿地，穿湿衣等。患有脾病的人，在庚辛日会见好的，如庚辛日不愈，到甲乙日就要加重，如甲乙日病不见重，到丙丁日就呈执持状态，到戊己日就会有好转了。患有脾病的人，在午后 1～3 时，就会感到好些，到了天刚亮的时候，病情就会加重，到了傍晚时候，又会安静下来。脾脏病是需要缓和的，应该用甜味药来缓和它，需要泻的，采用苦味药来泻脾，需要补的，采用甜味药来补脾。

病在肺，愈在冬，冬不愈，甚于夏，夏不死，持于长夏，起于秋，禁寒饮食、寒衣。肺病者，愈在壬癸，壬癸不愈，加于丙丁，丙丁不死，持于戊己，起于庚辛。肺病者，下晡慧，日中甚，（夜半）［日昳］静。肺欲收，急食酸以收之，用酸补之，辛泻之。

【白话解】

病在肺脏，到了冬天能够痊愈，假如冬天好不了，明年夏天病就会加重，夏天如果不死，到了长夏就呈执持状态。到了秋天，肺病逢到秋金本气，病就有起色了。但要注意禁忌冷饮、冷食和衣服单薄。患有肺病的人，在壬癸日会见好的，如果壬癸日不愈，到丙丁日病就会加重，如丙丁日不见加重，在戊己日就呈执持状态，到庚辛日就会有好转了。患有肺病的人，在傍晚的时候，就会感到好些，在中午时候，病情就会加重，到下午 1 ～ 3 时，又会安静下来。肺脏病是需要收敛，应该用酸味药来收敛，需要补的，采用酸味药来补肺，需要泻的，采用辛味药来泻肺。

病在肾，愈在春，春不愈，甚于长夏，长夏不死，持于秋，起于冬，禁犯焠㶩❶热食温炙衣❷。肾病者，愈在甲乙，甲乙不愈，甚于戊己，戊己不死，持于庚辛，起于壬癸。肾病者，夜半慧，四季❸甚，下晡静。肾欲坚，急食苦以坚之，用苦补之，咸泻之。

【注释】

❶ 焠㶩：烧爆的食物。

❷ 炙衣：烘热的衣服。

❸ 四季：指一日中丑、辰、未、戌四个时辰。

【白话解】

病在肾脏，到了春天能够痊愈，假如春天好不了，到了长夏之时病就会加重。长夏没死了，到了秋天，就呈执持状态。到了冬天，肾病逢到冬水本气，就会有些好转，但要注意应该禁忌煎煿和过热饮食及烘热过的衣服，以免引起燥热。患有肾病的人，在甲乙日会见好的，如甲乙日不愈，到戊己日病就会加重，如戊己日不见加重，在庚辛日就呈执持状态，到壬癸日就会有好转了。患有肾病的人，在半夜的时候，就会感到好些，在辰、戌、丑、未四个时辰病就会加重，到傍晚时，便安静了。肾脏病需要坚强肾气，应该用苦味药来坚强它，需要补的，采用苦味药来补肾，需要泻的，采用咸味药来泻肾。

夫邪气之客于身也，以胜相加❶，至其所生而愈❷，至其所不胜❸而甚，至于所生而持❹，自得其位而起❺，必先定五脏之脉❻，乃可言间甚之时，死生之期也。

❶ 以胜相加：意思是以强凌弱。

❷ 所生而愈：所生，指与所生之脏相对应的时日，如肝病愈于夏，愈于丙丁，为木生火。

❸ 至其所不胜：到与己脏相克的时日病情就加重。如肝病甚于秋，加于庚辛，为金克木。

❹ 至于所生而持：到与生己之脏相应的时日病就呈执着状态。如肝病持于冬，持于壬癸，为水生木。

❺ 自得其位而起：逢到本脏当旺之时，病情就好转起来，如肝病起于春，春为木旺之时。

❻ 五脏之脉：指肝弦、心钩、脾缓、肺毛、肾石。

【白话解】

邪气侵入到人身上，是以胜相凌的。逢到与所生之脏相应的时日病就能愈。如逢到与己脏相克的时日病就加重。如逢到与生己之脏相应的时日病就呈执着状态，逢到本脏当旺之时，病就好转起来，但必须确定五脏的平脉，才可以推论病症轻重的时间和死生的日期。

肝病者，两胁下痛引少腹，令人善怒；虚则目䀮䀮❶无所见，耳无所闻，善恐，如人将捕之，取其经，厥阴与少阳。气逆则头痛，耳聋不聪，颊肿，取血者。

【注释】

❶ 䀮（huāng 荒）䀮：目昏花，视物不清。

【白话解】

患有肝病的症状，肝实的，是两胁下疼痛，牵引少腹，使人多怒，如果肝虚，则两眼模糊，视物不清，两耳听不清声音，时常害怕，像有人要追捕一样。这怎样治疗呢？应该取厥阴与少阳两经穴位。如果肝气上逆，出现头目痛、耳聋、颊肿等症状，仍取厥阴、少阳两经之穴，刺出其血。

心病者，胸中痛，胁支满，（胁）〔腋〕下痛，膺❶背肩（甲）间痛，两臂内痛；虚则胸腹大，胁下与腰相引而痛，取其经，少阴太阳，舌下血者。其变病❷，刺郄中❸血者。

【注释】

❶ 膺：胸前两旁高处。

❷ 其变病：是说与初起之病不同。

❸ 郄（xī 希）中：委中穴，在腘窝横纹中央。

【白话解】

患有心病的症状，心实的，表现胸中疼痛，胁部胀满，腋下痛，膺背两膊间痛；如果心虚，则表现胸腹胀大，胁下和腰牵引作痛。这怎样治疗呢？应该取少阴和太阳两经穴位，并刺舌下出血。如病况与病初有所不同，应刺委中穴出血。

脾病者，身重，善（肌）〔饥〕肉痿，足不收，行善瘈❶，脚下痛；虚则腹满肠鸣，飧泄食不化，取其经，太阴阳明〔之外〕，少阴血者。

【注释】

❶ 善瘈：抬不起脚。

【白话解】

患有脾病的症状，脾实的，表现是身体沉重，易感饥饿，足部痿软不举，行路抬不起脚，脚下疼痛；如果脾虚，就感到腹胀肠鸣，泄泻完谷不化。这怎样治呢？应该取太阴、阳明两经的外侧穴，再刺少阴经穴出血。

肺病者，喘咳逆气，肩背痛，汗出，尻阴股膝髀❶腨❷胻足皆痛；虚则少气不能报息，耳聋嗌干，取其经，太阴足太阳之外厥阴内血者。

❶ 髀：股骨外侧最上方，即大转子处。

❷ 腨（shuàn 涮）：指腓肠肌，俗称小腿肚。

【白话解】

患有肺病的症状，肺实的，表现咳喘气逆，肩背疼痛，出汗，尻、股、膝腓肠、脚胫、足等处皆痛；如果肺虚，就少气，呼吸难以接续，耳聋，咽部干燥。这怎样治疗呢？应该取太阴、足太阳经脉的外侧，厥阴经脉的内侧，刺其出血。

肾病者，腹大胫肿〔痛〕，喘咳身重，寝汗❶出，憎风❷；虚则胸中痛，大腹小腹痛，清厥❸意不乐，取其经，少阴太阳血者。

【注释】

❶ 寝汗：盗汗。

❷ 憎风：恶风。

❸ 清厥：足逆冷。

【白话解】

患有肾病的症状，肾实的，表现是腹大，胫肿痛，喘咳，身体沉重，盗汗，怕风；如果肾虚，就感到胸中痛，大腹、小腹痛，足冷，心中不乐。这怎样治疗呢？应该取少阴和太阳经穴，刺出其血。

肝色青，宜食甘，粳米、牛肉、枣、葵皆甘。心色赤，宜食酸，小豆、犬肉、李、韭皆酸。肺色白，宜食苦，麦、羊肉、杏、薤皆苦。脾色黄，宜食咸，大豆、豕肉、栗、藿❶皆咸。肾色黑，宜食辛，黄黍❷、鸡肉、桃、葱皆辛。辛散，酸收，甘缓，苦坚，咸软。

【注释】

❶ 藿：豆叶。

❷ 黄黍：小米。

【白话解】

肝脏合青色，宜食甜味的东西，粳米、牛肉、枣、葵菜这些东西都是甜的。心脏合赤色，宜食酸味的东西，胡麻、犬肉、李、韭菜这些东西都是酸的。肺脏合白色，宜食苦味的东西，麦、羊肉、杏、薤这些东西都是苦的。脾脏合黄色，宜食咸味的东西，大豆、猪肉、栗、藿这些东西都是咸的。肾脏合黑色，宜食辛味的东西，黄黍、鸡肉、桃、葱这些东西都是辛的。一切食物，味辛的有发散作用，味酸的有收敛作用，味甜的有缓和作用，味苦的有坚燥作用，味咸的有软的作用。

毒药攻邪，五谷❶为养，五果❷为助，五（畜）〔肉〕为益，五菜❸为充。气味合而服之，以补精益气。此五者，有辛酸甘苦咸，各有所利，或散或收，或缓（或急），或坚或软，四时五脏，病随五味所宜也。

【注释】

❶ 五谷：粳米、大豆、小豆、麦、黄黍。

❷ 五果：桃、李、杏、栗、枣。

❸ 五菜：葵、藿、薤、葱、韭。

【白话解】

毒药是用来攻邪的，五谷是用来营养的，五果是用来作为辅助的，五肉是用来补益的，五菜是用来充养的。将谷果肉菜的气味合而服食，可以补精养气。这五类东西包含了辛、酸、甘、苦、咸五味，而五味各有它的作用，或散，或收，或缓，或坚，或软。治病时就要结合四时五脏的具体情况来恰当地利用五味。

宣明五气篇第二十三

提要： 本篇根据病因、病情、脉搏、药物性味、饮食宜忌，阐明五脏功能的变化规律及其在诊断治疗上的运用。

五味所入：酸入肝，辛入肺，苦入心，咸入肾，甘入脾，是谓五入。

【白话解】

饮食五味入胃后，（各归其所喜的脏腑）酸味入肝，辛味入肺，苦味入心，咸味入肾，甘味入脾，这是说五味的所入。

五气所病：心为噫，肺为咳，肝为语，脾为吞❶，肾为欠为嚏，胃为气逆，为哕❷（为恐），大肠小肠为泄，下焦溢为水，膀胱不利为癃，不约为遗溺，胆为怒，是谓五病。

【注释】

❶ 吞：欲言不能而又叹息。

❷ 哕：呃逆。

【白话解】

五脏之气各有它的病证：心气不舒则噫气；肺气不清则咳嗽；肝气不达则无语；脾气不运则吞恨；肾气不足则呵欠喷嚏。六腑之气：胃气不降则上逆，甚则呃逆；大肠小肠为病则为泄泻；下焦水液泛溢于皮肤，则为水肿；膀胱之气不化，则小便不通，如失其约束，就要遗尿，胆病就易发怒，这是说五脏六腑之病。

五精所并 ❶：精气并于心则喜，并于肺则悲，并于肝则忧，并于脾则畏〔思〕，并于肾则恐，是谓五并，虚而相并者也。

【注释】

❶ 五精所并：五精，指五脏之精气。并，合或聚的意思。

【白话解】

五脏之精气相并，便发生疾病：并于心则喜笑，并于肺则悲哀，并于肝则多怒，并于脾则苦思，并于肾则惊恐。这就是所谓五并，都是由于五脏乘虚相并造成的。

五脏所恶 ❶：心恶热，肺恶寒，肝恶风，脾恶湿，肾恶燥，是谓五恶。

【注释】

❶ 恶：厌恶。

【白话解】

五脏各有所厌恶：心厌恶热，肺厌恶寒，肝厌恶风，脾厌恶湿，肾厌恶燥，这就是所谓五恶。

五脏化液：心为汗，肺为涕，肝为泪，脾为涎 ❶，肾为唾，是谓五液。

【注释】

❶ 涎：口水。

【白话解】

五脏各有所化之液：心液化为汗，肺液化为涕，肝液化为泪，脾液化为涎，肾液化为唾，这就是所谓五液。

五味所禁 ❶：辛走气，气病无多食辛；咸走血，血病无多食咸；苦走骨，骨病无多食苦；甘走肉，肉病无多食甘；酸走筋，筋病无多食酸。是谓五禁，无令多食。

❶禁：禁忌。

【白话解】

五脏之病对于五味各有它的禁忌：辛味走气，病在气不能多食辛；苦味走血，病在血不能多食苦；咸味走骨，病在骨不能多食咸；甜味走肉，病在肉不能多食甜；酸味走筋，病在筋不能多食酸。这就是所谓五禁，不可使之多食。

五病所发：阴病发于骨，阳病发于血，阴病发于肉，阳病发于冬，阴病发于夏，是谓五发。

【白话解】

五病各有它发生的部位或季节：阴病发生在骨，阳病发生在血，阴病发生在肉，阳病发生在冬季，阴病发生在夏季，这就是所谓五发。

五邪所乱：邪入于阳则狂❶，邪入于阴则痹❷，搏❸阳则为巅疾，搏阴则为瘖❹，阳入之阴则静，阴出之阳则怒，是谓五乱。

【注释】

❶狂：狂病，是以喧扰不宁为特征的精神病变。

❷痹：血痹，泛指邪气闭阻血脉引起的多种疾病。

❸搏：侵入，搏击的意思。

❹瘖：失音或发音不扬。

【白话解】

五脏受邪气的侵扰，就造成不同的病理变化：病邪入于阳，则发狂病；病邪入于阴，则发血痹之病；病邪入于阳，阳过盛则为颠顶疾患；病邪入于阴，阴过盛则不能言；病邪由阳变阴则静；病邪由阴变阳则易多怒。

五邪所见：春得秋脉，夏得冬脉，长夏得春脉，秋得夏脉，冬得长夏脉（名曰阴出之阳，病善怒不治），是谓五邪。皆同命，死不治。

【白话解】

五邪所见的脉象是：春天而见秋季的毛脉，夏天而见冬季的石脉，长夏而见春季的弦脉，秋天而见夏季的钩脉，冬天而见长夏的濡脉，这就是五种不应见的脉象。如四时中，哪一时中见了，病都是不能治的。

五脏所藏：心藏神，肺藏魄，肝藏魂，脾藏意，肾藏志，是谓五脏所藏。

【白话解】

五脏各有所藏：心脏藏神，肺脏藏魄，肝脏藏魂，脾脏藏意，肾脏藏志，这就是所谓五脏所藏。

五脏所主❶：心主脉，肺主皮，肝主筋，脾主肉，肾主骨，是谓五主。

【注释】

❶ 主：主宰、关联。

【白话解】

五脏各有它所主宰的对象：心主血脉，肺主皮毛，肝主筋，脾主肉，肾主骨髓，这就是所谓五主。

五劳❶所伤：久视伤血，久卧伤气，久坐伤肉，久立伤骨，久行伤筋，是谓五劳所伤。

【注释】

❶ 劳：过度。

【白话解】

五种过度的疲劳，各有它所伤的对象：长久地目视，则劳心而伤血；长久地卧睡，则劳肺而伤气；长久地坐着，则劳脾而伤肉；长久地站着，则劳肾而伤骨；长久地行走，则劳肝而伤筋；这就是五劳所伤。

五脉应象：肝脉弦，心脉钩，脾脉代，肺脉毛，肾脉石，是谓五脏之脉。

【白话解】

五脏的脉与四时相对应的情况是：肝脉应春而弦，心脉应夏而钩，脾脉应长夏而代，肺脉应秋而毛，肾脉应冬而石，这就是五脏的脉象。

血气形志篇第二十四

提要：本篇有两个重点：一是说明六经气血多少，以为针刺补泻的依据；一是阐述形志苦乐所得的病证，从而施用不同的疗法。

夫人之常数❶，太阳常多血少气，少阳常少血多气，阳明常多气多血，少阴常少血多气，厥阴常多血少气，太阴常多气少血，此天之常数。

【注释】

❶常数：一定之数。

【白话解】

人体中气血的分布，是有一定之数的。太阳经常多血少气；少阳经常少血多气；阳明经常多气多血；少阴经常少血多气；厥阴经常多血少气；太阴经常多气少血；这就是先天禀赋的一定之数。

足太阳与少阴为表里❶，少阳与厥阴为表里，阳明与太阴为表里，是为足阴阳也。手太阳与少阴为表里，少阳与心主❷为表里，阳明与太阴为表里，是为手之阴阳❸也。（今知手足阴阳所苦），凡治病必先去其血，乃去其所苦，伺之❹所欲，然后泻有余，补不足。

【注释】

❶表里：指内外、阴阳之间的互相联系。

❷心主：指手厥阴心包经。

❸手之阴阳：指手三阴经、三阳经。

❹伺之：观察病人。

【白话解】

足太阳膀胱经和足少阴肾经为表里，足少阳胆经和足厥阴肝经为表里，足阳明胃经和足太阴脾经为表里，这是足三阴经和足三阳经之间的联系。手太阳小肠经和手少阴心经为表里，手少阳三焦经和手厥阴心包经为表里，手阳明大肠经和手太阴肺经为表里，这是手三阴经和手三阳经的联系。凡是治病，如血液盛满的，一定得先刺去其血，以减轻病人的痛苦；然后观察病人的意愿，摸清虚实，泻其有余，补其不足。

欲知背俞❶，先度❷其两乳间，中折之，更以他草度去半已，即以两隅❸相拄也。乃举以度其背，令其一隅居上，齐脊大椎，两隅在下，当其下隅者，肺之俞也；复下一度，心之俞也；复下一度，左角肝之俞也，右角脾之俞也；复下一度，肾之俞也；是谓五脏之俞，灸刺之度也❹。

【注释】

❶背俞：五脏的俞穴。

❷度：度量。

❸隅：角。

❹灸刺之度也：灸刺取穴的法度。度，此处指法则、法度。

【白话解】

要想了解五脏俞穴的部位，可先用草一根度量两乳间的距离，达到相等的长度后，从正中对折；再用别的草量至对折后草的正中，即四分之一处；折掉这四分之一，然后使草的两端相支撑，成为三角形。这时，叫病人举起臂来，就用它来量病人的背部，使一个角在上，和脊背大椎穴相齐，其余两个角在下，下面这两个角所在的地方，是肺俞。再把上角下移至左右肺俞连接线的中点，左右两角的位置是心俞。如上法将三角形下移之后，左角的位置是肝俞，右角的位置是脾俞。再如上法继续下移，左右两角的位置是肾俞。这就是五脏俞穴的部位，也是灸刺取穴的法度。

形乐志苦❶，病生于脉，治之以灸刺；形乐志乐，病生于肉，治之以针石；形苦志乐，病生于筋，治之以熨引❷；形苦志苦，病生于（咽嗌）〔噎喝〕，治之以（百）〔甘〕药；形数惊恐，经络不通，病生于不仁❸，治之以按摩醪药，是谓五形志也。

【注释】

❶ 形乐志苦：形，指形体。形乐，安逸、不劳形体。志，指心志。志苦，精神忧虑，抑郁不快。

❷ 熨引：熨，古代一种治疗方法，即用药物热敷。引，即导引法。

❸ 不仁：麻木。

【白话解】

形体并无劳顿而结虑深思的人，病生于脉络不通，治疗时应用灸刺。形体和心志方面都很安逸的人，病生于肌肉壅滞，治疗时应用针石。形体劳顿而心志逸乐的人，病生于筋伤，治疗时应用药熨导引。形体和心志方面都劳顿不堪的人，病生为食塞、肺喘，治疗时应用甘药。形志屡受惊恐的人，经络不能通畅，病生于麻木不仁，治疗时应用按摩和药酒。这就是所谓五种形志之病。

刺阳明出血气，刺太阳出血恶❶气，刺少阳出气恶血，刺太阴出气恶血，刺少阴出气恶血，刺厥阴出血恶气也。

【注释】

❶ 恶：有不宜的意思。

【白话解】

所以说，刺阳明经，可以出血出气；刺太阳经，只可出血，不宜伤气；刺少阳经只可出气，不宜伤血；刺太阴经，可以出气，不宜伤血；刺少阴经，只可出气，不宜伤血；刺厥阴经，只可出血，不宜伤气。

卷第八

宝命全形论篇第二十五

提要： 本篇说明气血虚实与四时阴阳相关之理，强调必须据此观察病情变化，然后运用针刺，才能取得疗效。篇中还详细讲述了针刺方法并着重指出了几个重要关键。

黄帝问曰：天覆地载，万物悉备，莫贵于人。人以天地之气生，四时之法成，君王众庶❶，尽欲全形，形之疾病，莫知其情，留淫❷日深，著❸于骨髓，心私虑之，余欲针除其疾病，为之奈何？

【注释】

❶ 众庶：老百姓。

❷ 留淫：积渐的意思。

❸ 著：潜藏。

【白话解】

黄帝问道：天地之间，万物俱全，可是没有什么东西比人更为宝贵的了。人是依靠天地之气来生存的，随着四时规律成长的，无论是君王，还是平民，都愿意保持形体的健康。但往往身体有了疾病，自己也不知其所以，因此病邪就积渐深入，潜藏骨髓之内，不易去掉了。这是我内心所忧虑的，我想用针刺来解除他们的疾病痛苦，应该怎样办呢？

岐伯对曰：夫盐之味咸者，其气令器津泄；弦绝者，其音嘶❶（败）；木敷者，其叶发；病深者，其声哕。人有此（三）

〔四〕者，是谓坏腑 ❷，毒药无治，短针无取，此皆绝皮伤肉，血气争（黑）〔矣〕。

【注释】

❶ 嘶：声破为嘶。

❷ 坏腑：脏腑损坏。

【白话解】

岐伯回答说：诊断疾病，应该注意观察它所表现的证候。比如盐贮藏在器具中，能够使器具渗出水来；琴弦将断的时候，会发出嘶破的声音；树木弊坏，叶子就要落下来；如疾病到了深重阶段，人的声音就要发哕。人有了这样四种现象，说明脏腑已有严重破坏，药物和针刺都已无效，这都是皮肉血气各不相得，所以病是不易治了。

帝曰：余念其痛，心为之乱惑 ❶，反甚其病，不可更代 ❷，百姓闻之，以为残贼 ❸，为之奈何?

【注释】

❶ 惑：惶惑，迷乱。

❷ 更代：是说以本身替代病者之身。

❸ 残贼：残忍不仁。

【白话解】

黄帝道：我很感念病人的苦痛，但心里有些惶惑，治疗疾病，弄得不好，反使病势加重，我又不能替代他们，百姓听了，将要认为我是残忍的人，怎么才好呢?

岐伯曰：夫人生于地，悬 ❶ 命于天，天地合气，命之曰人。人能应四时者，天地为之父母。知万物者，谓之天子。天有阴阳，人有十二节 ❷；天有寒暑，人有虚实。能经天地阴阳之化者 ❸，不失四时；知十二节之理者，圣智不能欺 ❹ 也。能存八动 ❺ 之变，五胜更立 ❻，能达虚实之数者，独出独入，呿吟 ❼

至微，秋毫❽在目。

【注释】

❶ 悬：关联的意思。

❷ 十二节：指上肢的肩、肘、腕和下肢的股、膝、踝关节。

❸ 能经天地阴阳之化者：能效法天地阴阳的变化。经，有法的意思。

❹ 欺：加的意思。

❺ 能存八动：能够观察八风的变动。存，有察的意思。

❻ 五胜更立：指五行相互衰旺。

❼ 呿吟：痛苦的意思。

❽ 秋毫：比喻事物的微细。

【白话解】

岐伯说：人虽然是生活在地上，但也丝毫离不开天，天地之气相合，才产生了人。人如果能适应四时的变化，那么自然界的一切，都会成为他生命的泉源。如果能够了解万物的话，那就是天子了。人与自然是相应的，天有阴阳，人有十二骨节，天有寒暑，人有虚实，所以能效法天地阴阳的变化，就不会违背四时的规律；了解十二骨节的道理，就是所谓圣智也不能超过他。能够观察八风的变动和五行的衰旺，又能够通达虚实的变化规律，就能洞晓病情。病人的痛苦，哪怕极其细微的像秋毫那样不易察觉，也逃不过他的眼睛。

帝曰：人生有形，不离阴阳，天地合气，别为九野，分为四时，月有小大，日有短长，万物并至，不可胜量，虚实呿吟，敢问其方？

【白话解】

黄帝道：人生而有形体，离不开阴阳；天地之气相合以后，才有了世界的一切。从地理上，可以分为九野；从气候上，可以分为四时。月份有大有小，白天有短有长，万物同时来到世界，实在是度量不尽的，我只希望解除病人的痛苦，请问应该用什么针法呢？

岐伯曰：木得金而伐，火得水而灭，土得木而达，金得火而缺，水得土而绝，万物尽然，不可胜竭。故针有悬布❶天下者五，黔首❷共余食，莫知之也。一曰治神，二曰知养身，三曰知毒药为真❸，四曰制砭石小大，五曰知腑脏血气之诊。五法俱立，各有所先。今末世之刺也，虚者实之，满者泄之，此皆众工所共知也。若夫法天则地，随应而动，和❹之者若响，随之者若影，道无鬼神，独来独往。

【注释】

❶ 悬布：张贴公布的意思。

❷ 黔首：秦代对百姓的称呼。

❸ 知毒药为真：了解药物的性能。

❹ 和：有应的意思。

【白话解】

岐伯说：针刺之法，可根据五行变化的道理分析一下。如木遇到金，就被折伐；火遇到水，就会熄灭；土遇到木，就要受克；金遇到火，就要熔化；水遇到土，就要遏绝；这种种变化，万物都是这样，例子举不胜举。有五种针法已向天下的众人公布了，但人们只顾饱食，而不从根本上了解它们。那五种针法是什么呢？第一要精神专一，第二要修养形体，第三要了解药物的真正性能，第四要制定大小砭石以适应不同的疾病，第五要懂得脏腑血气的诊断方法。这五种针法，各有所长，先运用哪个，要视具体情况而定。现在针刺的疗法，一般是用补治虚，用泻治满，而这是人所共知的。如果能够按照天地阴阳的道理，随其变化而施针治疗，就能取得如响应声、如影随形的疗效。这并没有什么神秘，只是真积力久，才有这样的独到之处。

帝曰：愿闻其道。岐伯曰：凡刺之真❶，必先治神，五脏已定，九候已备，后乃存针，众脉❷不见，众凶❸弗闻，外内❹相得，无以形先，可玩往来，乃施于人。人有虚实，五虚❺勿近，五实❻勿远，至其当发，间不容瞚❼。手动若务❽，针耀❾而匀，静意视（义）〔息〕，观适之变，是谓冥冥❿，莫知其形，见其乌乌，见其稷稷，（从）〔徒〕见其飞，不知其谁，伏如横弩，起如发机⓫。

【注释】

❶ 凡刺之真：针刺的正法。真，正的意思。

❷ 众脉：脉，有视的意思。众脉，有人旁观。

❸ 众凶：凶，喧嚣之声。众凶，有喧嚣的声音。

❹ 外内：指察色诊脉。

❺ 五虚：指脉细、皮寒、气少、泄利前后、饮食不入。

❻ 五实：指脉盛、皮热、腹胀、二便不通、闷瞀。

❼ 瞚：同"瞬"，一眨眼的时间。

❽ 手动若务：手捻针时，若无二事。

❾ 耀：光亮明净。

❿ 冥冥：无形无象的样子。

⓫ 机：弩上的机栝。

【白话解】

黄帝道：我愿意听一下用针的道理。岐伯说：针刺的正法，要先集中精神，待五脏虚实已定，脉的九候已备，然后下针。在针刺的时候，必须精神贯注，即使有人旁观，也像看不见一样，有人喧嚣，也像听不到一样。同时还要色脉相参，不能仅看外形，必须将症状吃透，达到纯熟的地步才能给人治病。虚实的关键是，见到五虚的症状，不能随意去泻，见到五实的症状，也不可远而不泻，在应该进针时，就是一眨眼的工夫也不能耽搁。在手捻针时，什么事也不想，针要光净匀称，针者需静下心来，注意病人的呼吸，并且观察针气所到的变化，这种无形无象的变化，几乎是无迹可寻的。气之往来，好像鸟之群杂而飞，雌雄相和，只看到它的起飞，看不见它为谁，当气未至的时候，正像张弓之待发；在气应的时候，却如扳动机钮之迅疾。

帝曰：何如而虚？何如而实？岐伯曰：刺虚者须其实，刺实者须其虚，经气已至，慎守勿失，深浅在志，远近若一 ❶，如临深渊，手如握虎 ❷，神无营 ❸ 于众物。

【注释】

❶ 远近若一：取穴无论远近，得气的道理是一样的。

❷ 握虎：虎，指虎符，古代调兵用的凭证。

❸ 营：此处有"惑"或"乱"的意思。

【白话解】

黄帝道：怎样刺虚？又怎样刺实？岐伯说：刺虚证，须用补法；刺实证，须用泻法。经气已经到了，是应慎重掌握，不失时机。无论针刺深浅，无论取穴远近，得气是一样的。在捻针的时候，像面临深渊时那样的谨慎，又像手握虎符那样的专一，总的来说，就是要神志集中，不为其他事物所干扰。

八正神明论篇第二十六

提要：本篇说明针刺治疗，必须结合四时八正的变化。指出针刺补泻，必须掌握"方""圆"的关键；并着重提出早期诊断、早期治疗的重要意义。

黄帝问曰：用针之服 ❶，必有法则焉，今何法何则？岐伯对曰：法天则地，合以天光。

【注释】

❶ 服：事，此指针刺技术。

【白话解】

黄帝问道：用针的技术，必然是有它的一定法则，那么究竟有怎样的法？怎样的则呢？岐伯答说：这要取法于天地阴阳，并结合日月星辰之光来研究体会它。

帝曰：愿卒闻之。岐伯曰：凡刺之法，必候日月星辰，四时八正 ❶ 之气，气定乃刺之。是故天温日明，则人血淖液而卫气浮，（故血易泻，气易行）；天寒日阴，则人血凝泣而卫气沉。月始生则血气始精，卫气始行；月郭 ❷ 满，则血气实，肌肉坚；月郭空，则肌肉减，经络虚，卫气去，形独居。是以因天时而调血气也。是以天寒无刺，天温无疑。月生无泻，月满无补，月郭空无治，是谓得时而调之。因天之序，盛虚之时，移光定位 ❸，正立而待之。故日月生而泻，是谓（脏）〔重〕虚；月满而补，血气（扬）〔盈〕溢，络有留血，命曰重实；月郭空而治，是谓乱经。阴阳相错，真邪不别，沉以留止，外虚内乱❹，淫邪乃起。

【注释】

❶ 八正：八节的正气。即二分（春分、秋分），二至（夏至、冬至），四立（立春、立夏、立秋、立冬）。

❷ 月郭：月亮的轮廓。

❸ 移光定位：光，日光。位，气之所在。用针当随日的长短，而定其气之所在。

❹ 外虚内乱：外虚，指络脉。内乱，指经脉。

【白话解】

黄帝道：希望能详尽地听你说一说。岐伯说：大凡针刺之法，必须察验日月星辰四时八正之气，气定了，才能进行针刺。如果气候温和，日光明亮，那么人体就血液濡润而卫气充盛；如果气候寒冷，日光阴翳，那么人体就血液滞涩而卫气沉伏。月亮初生的时候，人的血气随月新生，卫气亦随之畅行；月亮正圆的时候，人的血气强盛，肌肉坚实；月黑无光的时候，人的肌肉减瘦，经络空虚，卫气不足，形体茶然独居，所以强身是要顺着天气而调和血气的。因此说，气候太寒了，不要行针刺；气候暖了，不要错过针刺时机；月初生的时候，不要用泻法；月正圆的时候，不要用补法；月黑无光的时候，就干脆不要进行治疗；这就叫作能够顺应天时而调养血气。按照天时推移的次序结合人身血气的盛衰，来确定气的所在，并聚精会神地等待治疗的最好时机。所以说，月初生时用泻法，这叫作重虚；月正圆时用补法，使血气充溢，经脉中血液留滞，这叫作重实；月黑无光的时候而用针刺，就会扰乱经气，这叫作乱经。这些都是阴阳相错，正气邪气分不清楚，邪气沉伏留而不去，致使络脉外虚，经脉内乱，所以病邪就乘之而起。

帝曰：星辰八正〔四时〕何候？岐伯曰：星辰者，所以制日月之行❶也；八正者，所以候八风之虚邪以时至者也；四时者，所以分春秋冬夏之气所在，以时调之也，八正之虚邪，而避之勿犯也。以身之虚，而逢天之虚，两虚相感，其气至骨，入则伤五脏，工候救之，弗能伤也，故曰天忌 ❷ 不可不知也。

【注释】

❶ 行：运行的规律。

❷ 天忌：天时的宜忌。

【白话解】

黄帝曰：星辰、八正、四时都能够用来验证什么呢？岐伯说：察验星辰的方位，可以测定日月循行的规律；察验八节常气的交替，可以测出八风的病邪是什么时候来的；察验四时，可以分别春秋冬夏之气的所在；顺着时序度量八正的病邪，加以避免，就不至于受到它的侵犯。假如身体虚弱，又遭受自然界的虚邪，两虚相感，邪气就会侵犯至骨。医生如懂得气候变化的道理，可以及时挽救，病人不致受到更严重的伤害。否则，病邪就会深入五脏。所以说天时的宜忌，不可不了解。

帝曰：善。其法星辰者，余闻之矣，愿闻法往古者。岐伯曰：法往古者，先知《针经》也。验于来今者，先知日之寒温、月之虚盛，以候气之浮沉，而调之于身，观其立 ❶ 有验也。观其冥冥者，言形气荣卫之不形于外，而工独知之，以日之寒温，月之虚盛，四时气之浮沉，参伍相合而调之，工常先见之，然而不形于外，故曰观于冥冥焉。通于无穷者，可以传于后世也，是故工之所以异也，然而不形见于外，故俱不能见也。视之无形，尝之无味，故谓冥冥，若神仿佛 ❷。虚邪者，八正之虚邪气也。正邪 ❸ 者，身形若用力，汗出，腠理开，逢虚风，其中人也微，故莫知其情，莫见其形。上工救其萌芽 ❹，必先（见）〔知〕三部九候之气，尽调不败而救之，故曰上工。下工救其已成，救其已败。救其已成者，言不知三部九候之相失，因病而败之也。知其所在者，知诊三部九候之病脉处而治之，故曰守其门户焉。莫知其情而见邪形也。

【注释】

❶ 立：时间副词，有"即"的意思。

❷ 仿佛：看不清楚。

❸ 正邪：指虚邪之微见。

❹ 萌芽：指疾病刚刚发生。

【白话解】

黄帝道：讲得好。关于取法于星辰的道理，我已经听到了。希望再听听怎样效法往古。岐伯说：要效法往古，要先懂得《针经》。要想把古人的针术在现在加以验证，先要知道太阳的寒温，月亮的盛虚，借以测验气的浮沉，再结合病人的身体情况进行考察，就会看到它是立有效验的。所谓观于冥冥，就是说血气荣卫的变化并不显露于外，而医生却能懂得。这就是把太阳的寒温，月亮的盛虚，四时气候的浮沉等情况综合起来考察的结果。这样，医生就常能预见病情，然而疾病尚未显露于外，所以说这叫作"观于冥冥"。如果医生对疾病的认识非常透彻，他的经验就可以传流于后世，这就是医生与一般人不同的地方。不过是病情还没有显露出来，大家都不能发现罢了。看起来没有什么形象，尝起来没有什么味道，所以叫作"冥冥"，就像神仙一样若隐若现，难以捉摸。

虚邪，就是四时八节的病邪。正邪，就是身体因劳累出汗，腠理开，而遭受了虚风侵袭的结果。正邪伤人轻微，所以一般医生，既不了解它的病情，也看不到它的病象。高明的医生，注意疾病的开始，在三部九候之脉都还调和而未败坏的时候，就给以调治，所以病是容易痊愈的，所以叫高明的医生。而不高明的医生，却等病已形成或疾病已经败坏时才治疗，等到病已形成后才治疗就是不懂得三部九候之脉气的混乱是由疾病发展所导致的。他所谓知道疾病的所在，只不过是知道三部九候病脉的所在部位罢了，所以说这等于把守门户一样，已经陷入了被动地位。其原因就是不了解病理，而只会观察作为表面现象的病症。

帝曰：余闻补泻，未得其意。岐伯曰：泻必用方，方者，以气方盛❶也，以月方满也，以日方温也，以身方定也，以息方吸而内针❷，乃复候其方吸而转针❸，乃复候其方呼而徐引针❹，故曰泻必用方，其气而行焉。补必用员，员者行也，行者移也，刺必中其荣❺，复以吸排针❻也。故员与方，（非）〔排〕针也。故养神❼者，必知形之肥瘦，荣卫血气之盛衰。血气者，人之神，不可不谨养。

【注释】

❶ 方盛：正盛。

❷ 内（nà 纳）针：进针。

❸ 转针：捻转针。

❹ 引针：拔出针。

❺ 荣：指荣分、血脉。

❻ 排针：推移其针。

❼ 养神：善用针术。

【白话解】

黄帝道：我听说针法有补有泻，但不懂它的内在意义。岐伯说：泻法必须掌握一个"方"字。"方"，就是病人之气正盛，月亮正圆，天气正温和，身体尚安定的时候；要在病人吸气的时候进针，再等到他正吸气的时候转针，还要等他正呼气的时候慢慢地拔出针来。所以说"泻必用方"，这样，引出邪气之后，正气流畅，病就会好了。补法必须掌握一个"圆"字，"圆"就是使气通行的意思，行气就是导移其气以至病所，针刺时必须达到荣分，还要在病人吸气时推移其针。总起来说，圆与方的行针，都要用排针之法。所以善用针的人，必须观察病人形体的肥瘦，和荣卫血气的盛衰。因为血气是人的神气寄存之处，不可不谨慎调养。

帝曰：妙乎哉论也！合人形于阴阳四时，虚实之应，冥冥之期，其非夫子孰能通之。然夫子数言形与神，何谓形？何谓神？愿卒闻之。

【白话解】

黄帝说：你所讲的妙极了，它把人的形体与阴阳四时结合起来，虚实的感应，无形的病况，要不是先生你谁能讲得清呢？然而先生屡次说到形和神，究竟什么叫形神？希望更详尽地听你说一说。

岐伯曰：请言形，形乎形，目冥冥，问其所病，索之于经，慧然在前，按之不得，不知其情，故曰形。

【白话解】

岐伯说：请让我先讲形。所谓形，就是说还没有对疾病看得很清楚。问病人的病痛，再从经脉里去探索，病情才突然出现在眼前。要是按寻而不可得，便不知道病情了。因为靠诊察形体，才能知道病情，所以叫作形。

帝曰：何谓神？岐伯曰：请言神，神乎神，耳不闻，目明，心开而志先，慧然独悟，口弗能言❶，俱视独见❷，适❸若昏，昭然❹独❺明，若风吹云，故曰神。三部九候为之原，九针之论，不必存也。

【注释】

❶ 口弗能言：不可以用言语形容。

❷ 俱视独见：大家共同察看，唯有自己能看见。

❸ 适：有"才"的意思（时间副词）。

❹ 昭然：明显、显著。

❺ 独：又的意思。

【白话解】

黄帝道：那么什么叫神呢？岐伯说：所谓神，就是耳不闻杂声，目不见异物，心志开朗，非常清醒地领悟其中的道理，但这不是用言语所能表达的。有如观察一种东西，大家都在看，但只是自己看得真，刚才还好像很模糊的东西，突然昭然若揭，好像风吹云散，这就叫作神。这神的领会，是以三部九候脉法为本源的，真能达到这种地步，九针之论，就不必太拘了。

离合真邪论篇第二十七

提要：本篇讨论针刺的宜忌和操作方法，说明必须结合四时五行、三部九候等反复审察，才能达到治疗的目的。篇中提出的"诛伐无过，反乱大经"的警言，可为临诊时之箴戒。

黄帝问曰：余闻九针九篇，夫子乃因而九之，九九八十一篇，余尽通其意矣。经言气之盛衰，左右倾移❶，以上调下，以左调右❷，有余不足，补泻于荥输，余知之矣。此皆荣卫之倾移，虚实之所生，非邪气从外入于经也。余愿闻邪气之在经也；其病人何如？取之奈何？

【注释】

❶ 倾移：偏移。

❷ 以上调下以左调右：指针刺治疗的一种方法，即取上部穴位治疗下部的疾病，取左侧穴位治疗右侧的疾病。

【白话解】

黄帝问道：我听了九针九篇，而先生又从九篇上加以发挥，演绎为九九八十一篇，我明白它的意义了。经中所说的气有盛衰，左右偏移，取上以调下，取左以调右，有余和不足则在荥输里进行补泻，这些我全已知道了。这都是荣卫之气异常偏向，或虚或实所造成的，并不是邪气从外侵入经脉的结果。现在我希望听听邪气侵入经脉的时候，病人的症状怎样，以及怎样治疗的情况。

岐伯对曰：夫圣人之起度数❶，必应于天地，故天有宿度❷，地有经水❸，人有经脉，天地温和，则经水安静；天寒地冻，则经水凝泣；天暑地热，则经水沸溢；卒风暴起，则经水波涌而陇起❹。夫邪之入于脉也，寒则血凝泣，暑则气淖泽，虚邪❺因而入客，亦如经水之得风也，经之动（脉），其至也亦时陇起，其行于脉中循循然，其至寸口中手也，时大时小，大则邪至，小则平，其行无常处，在阴与阳，不可为度，从而察之，三部九候，卒然逢之，早遏❻其路，吸则内针，无令气忤❼；静以久留，无令邪布；吸则转针，以得气❽为故；候呼引针，呼尽乃去；大气❾皆出，故命曰泻。

【注释】

❶ 度数：法则。

❷ 宿度：宿，指二十八宿。度，指天之三百六十五度。

❸ 经水：指海水、泾水、渭水、湖水、沔水、汝水、江水、淮水、漯水、河水、漳水、济水等十二条水系。

❹ 陇起：垅起。

❺ 虚邪：风邪。

❻ 遏：阻止。

❼ 忤：有逆的意思。

❽ 得气：针感。

❾ 大气：针下所聚的气。

【白话解】

岐伯答说：圣人制定法则，必定要合乎自然。天有三百六十五度及二十八宿，地有十二经水，人有十二经脉。天地温和的时候，经水就安静；天寒地冻的时候，经水就凝涩；天气酷热的时候，经水就沸溢；狂风暴起的时候，经水起白波涛就会像丘垅一样。那病邪侵入到经脉里，如属寒邪，就会使血行滞涩，如属热邪就会使血气濡润，风邪侵入到经脉里，也像经水遭受到风一样，经脉的搏动，也时有丘垅突起的现象。病邪在脉循循然而行，至经脉寸口时，在指下的感觉，时大时小，大是表示病邪盛，小是表示病邪平静。邪气流行，并无一定之处，或在阴，或在阳，不可揣度。如要顺势做进一步的考察，那就得用三部九候的脉法。在考察时，如果触到病邪，就应遏绝病邪来路，早期治疗。治疗方法是：吸气时进针，进针时别让气逆，进针后要静候其气，留针要稍久一些，不使病邪散布。当吸气时捻转其针，以得气为目的。然后等到病人呼气时候，慢慢地拔针，呼气尽时，针也就拔出了。这样，针下所聚的气都出来了，所以叫作泻。

帝曰：不足者补之，奈何？岐伯曰：必先扪而循之，切而散之，推而按之，弹而怒之，抓而下之，通而取之，外引其门❶，以闭其神❷。呼尽内针，静以久留，以气至❸为故，如待所贵，不知日暮，其气以至，适而自护，候吸引针，气不得出，各在其处，推阖其门，令（神）〔真〕气存，大气留止，故命曰补。

【注释】

❶ 门：指孔穴。

❷ 以闭其神：让正气闭藏。神，正气。

❸ 气至：得气。

【白话解】

黄帝道：关于不足之证，怎样用补法？岐伯说：一定得先循着穴位，上下扪摸，再用指头揣切，使邪气散开，然后推按皮肤，弹动穴位，使气膜起，等到脉气流通，再行出针，出针已毕，引皮使针孔闭合，从而让正气闭藏。进针是在病人呼气将尽时进行，安静地稍久留针，以得气为目的。进针候气，要像等待贵宾，不知天晚似的。已经得气后，要谨慎地守护，等病人吸气时候，拔出针，这样，使针气不致外泄。出针以后，推合针孔，使真气内存，针下所聚之气不致外泄，这就叫作补。

帝曰：候气奈何？岐伯曰：夫邪去络入于经也，舍于血脉之中，其寒温未相得，如涌波❶之起也，时来时去，故不常在。故曰方其来也，必按而止之，止而取之，无逢其冲而泻之。真气者，经气也，经气太虚，故曰其来不可逢，此之谓也。故曰候邪不审❷，大气已过，泻之则真气脱，脱则不复，邪气复至，而病益蓄❸，故曰其往不可追，此之谓也。（不可挂以发者），待邪之至时而发针泻矣，若先若后者，血气已尽，其病不可下，故曰知其可取如发机，不知其取如扣锥，故曰知机道者不可挂以发，不知机者扣之不发，此之谓也。

【注释】

❶ 涌波：喻脉浮大。

❷ 不审：不详细。

❸ 蓄：蓄积。

【白话解】

黄帝道：进针以后，应该怎样候气呢？岐伯说：当邪气离开络脉而进入经脉以后，就停留在血脉之中，或寒或温，还未与正气相得，所以脉象浮大，时来时去，邪气不是留在一处。所以说，在邪气刚来时，必须按住并制止它，制止以后再克服它，但不要正当邪气冲突时，用泻法。所谓真气，就是经脉之气。真气虚了，反用泻法，就会使经气大虚，所以说气虚的时候，不可用泻，就是指这一点说的。如果察验邪气时不够详细，针下所聚之气已过，这时再用泻法，就会使真气虚脱，而虚脱后就不易恢复，这样，病邪就会再来，病就更加重了。所以说，邪气如已随经而去，就不能再追，就是指这个说的。总而言之，就是要等待邪气到的时候发针，或先或后地进针，血气已尽，病就不易减退。所以说，懂得用针的，像拨动机弩一样，不善于用针的，就像敲击木锥，毫无响应。所以说，懂得机宜的，是间不容发，不懂机宜的，就是扣机也不能发动，说的就是这个意思。

帝曰:（补泻）〔取血〕奈何？岐伯曰：此攻邪也，疾出以去盛血，而复其真气，此邪新客，（溶溶）未有定处也，推之则前，引之则止，（逆而刺之），温血也，刺出其血，其病立已。

【白话解】

黄帝道：应该怎样取血？岐伯说：这就是攻邪啊。应该及时刺出盛血，而恢复正气。因为病邪是刚侵入，没有固定下来，推之就前进，引之则留止，其血热，刺出其血，病就会好的。

帝曰：善。然真邪以合，波陇不起，候之奈何？

岐伯曰：审扪循三部九候之盛虚而调之，察其左右上下相失及相减者，审其病脏以期之。不知三部者，阴阳不别，天地不分，地以候地，天以候天，人以候人，调之中府❶，以定三部，故曰刺不知三部九候病脉之处，（虽有）大过且❷至，工不能禁也。诛罚无过❸，命曰大惑，反乱大经❹，真不可复，用实为虚，以邪为真，用针无义❺，反为气贼，夺人正气，以从为逆，荣卫散乱，真气已失，邪独内著，绝人长命，予人天殃，不知三部九候，故不能久长。（因）不知合之四时五行，因加相胜，释邪攻正❻，绝人长命。邪之新客来也，未有定处，推之则前，引之则止，逢而泻之，其病立已。

【注释】

❶ 中府：指胃。

❷ 且：将。

❸ 诛罚无过：指治的不当，不该用泻法而用了，伤了正气。

❹ 大经：五脏六腑的大经脉。

❺ 用针无义：用针不知理法。

❻ 释邪攻正：放过邪气，攻伐正气。

【白话解】

黄帝道：讲得好！假如病邪和真气并合了，脉气不见波动，那么怎样诊察？岐伯说：这就要细心地循按三部九候的虚实而去调治，再审察其左右上下等部位，有无不相称或减弱的地方，再进一步察明病在哪脏，等待气至，再行针刺。如果不懂得三部九候，在阴阳方面不能辨别，在上下方面不能分清，从下部脉来诊察下焦，从上部脉来诊察上焦，从中部脉来诊察中焦，而这三部九候之脉，都是以胃气来察验的。这就是说，不了解三部九候病脉的所在，率意针刺，这样，就会发生误治的情况。那么即便是好的医生，也是不能制止它的。不当泻而用泻法，这叫作"大惑"，会扰乱脏腑经脉，正气就不易恢复。把实证当作虚证，把邪气当作正气，用针没有法则，邪气就会为害，损伤病人正气，使顺证变成逆证，以致病人荣卫散乱，正气消耗，邪气旺盛，损害病人的性命，给病人带来灾祸。像这样不懂得三部九候的医生，是不能够长久的。不懂得配合四时五行，年加相胜的道理，不治邪气，攻伐正气，就能断绝病人的性命。最后需要重申的是，病邪刚侵入人体时，并没有定着一处，推它就向前，引它就向后，迎其气而泻之，其病是立刻可以安的。

通评虚实论篇第二十八

提要： 本篇主要是讨论虚实的问题，以"邪气盛则实，精气夺则虚"为要点，推论五脏、四时、气血、经络、脉搏等各种虚实，附带介绍对痈肿、霍乱、惊风等疾患施行针刺治疗的方法。

黄帝问曰：何谓虚实？岐伯对曰：邪气❶盛则实，精气夺❷则虚。

【注释】

❶ 邪气：指风寒暑湿之邪。

❷ 精气夺：正气损伤。

【白话解】

黄帝问道：什么叫作虚实呢？岐伯回答说：邪气盛，就是实证，正气被伤，就是虚证。

帝曰：虚实何如？岐伯曰：气虚者，肺虚也，气逆者，足寒也，非其时则生，当其时则死❶。余脏皆如此。

【注释】

❶ 非其时则生，当其时则死：指不是相克的时令则生，正当相克的时令则死。

【白话解】

黄帝问：那么虚实的情况各是怎样的呢？岐伯说：肺主气，气虚，就是肺虚，气逆两足必寒的症状。假如在不相克的时令就好治，如遇相克的时令，病人就会死的。其余各脏的虚实，也是一样。

帝曰：何谓重❶实？岐伯曰：所谓重实者，言大热病，气热脉满，是谓重实。

❶ 重实：证与脉俱实。

【白话解】

黄帝问：什么叫作重实？岐伯说：所谓重实，是说大热病人，邪气甚热，脉象又极盛满，这就叫作重实。

帝曰：经络俱实何如？何以治之？岐伯曰：经络皆实，是寸脉❶急而尺缓也，皆当治之，故曰滑则从❷，涩则逆也。夫虚实者，皆从其物类始，故五脏骨肉滑利，可以长久也。

【注释】

❶ 脉：指脉口。

❷ 从：顺。

【白话解】

黄帝说：经络俱实是怎样的情况？用什么方法治疗？岐伯说：所谓经络俱实，是指寸脉急而尺肤弛缓，经与络都应该治疗。所以说脉滑象征着气血畅盛，叫作顺；脉涩象征着气血虚滞，叫作逆。大凡人体虚实的情况和生物是一样的，就是说呈现滑利现象的都为生，呈现枯涩现象的都为死。若一个人五脏骨肉滑利，生命是可以久长的。

帝曰：络气不足，经气有余，何如？岐伯曰：络气不足，经气有余者，脉口热而尺寒也，秋冬为逆，春夏为从，治主病者。

【白话解】

黄帝曰：络气不足，经气有余的情况怎样？岐伯说：所谓络气不足，经气有余，是指寸口脉热而尺肤却寒的情况。秋冬之时见这种现象的，为逆；而在春夏之时，就为顺了。需要治疗的是那种主病的逆象。

帝曰：经虚络满，何如？岐伯曰：经虚络满❶者，尺热（满）脉（口）寒（涩）也，此春夏死秋冬生也。

【注释】

❶ 络满：络实。

【白话解】

黄帝曰：经虚络实的情况怎样？岐伯说：所谓经虚络实，是指尺肤热而脉寒，这种现象，在春夏则死，在秋冬则生。

帝曰：治此者奈何？岐伯曰：络满经虚，灸阴刺阳；经满络虚，刺阴灸阳。

【白话解】

黄帝说：怎样治疗这种病呢？岐伯说：络实经虚的，灸阴刺阳；经实络虚的，刺阴灸阳。

帝曰：何谓重虚？岐伯曰：脉气上虚尺虚，是谓重虚。帝曰：何以治之？岐伯曰：所谓气虚者，言无常❶也。尺虚❷者，行步恇然❸。脉虚者，不象阴也。如此者，滑则生，涩则死也。

【注释】

❶ 言无常：语言不能连续。

❷ 尺虚：尺肤脆弱。

❸ 行步恇（kuāng 匡）然：行走怯弱无力。

【白话解】

黄帝问：什么叫作重虚？岐伯说：脉虚、气虚、尺虚，这就叫重虚。黄帝问：怎样辨别呢？岐伯说：所谓气虚，是由于膻中之气不足，表现为语言不能连续；所谓尺虚，是尺肤脆弱，表现为行步怯弱无力；所谓脉虚，是气血都弱，脏阴不能应象。所有呈现上面这些现象的病人，脉象滑利的，可以生；如果脉象涩滞，就会死的。

帝曰：寒气暴上，脉满而实❶何如？岐伯曰：实而滑则生，实而逆则死。

【注释】

❶脉满而实：脉气盛满而实。实，指气实。

【白话解】

黄帝问：寒气突然上攻，脉气盛满而实，它的变化怎样呢？岐伯说：脉实而有滑利之象的主生；如果脉实而有逆涩之象的就主死。

帝曰：脉实满，手足寒，头热，何如？岐伯曰：春秋则生，冬夏则死。脉浮而涩，涩而身有热者死。

【白话解】

黄帝问：脉象实满，手足皆寒，头部热，它的变化怎样呢？岐伯说：这种病人，在春秋的时候可生，若在冬夏的时候就会死的。又一种脉象浮而涩，脉涩而身又发热的也会死的。

帝曰：其形尽满❶何如？岐伯曰：其形尽满者，脉急大坚，尺涩而不应也，如是者，故从则生，逆则死。帝曰：何谓从则生，逆则死？岐伯曰：所谓从者，手足温也；所谓逆者，手足寒也。

【注释】

❶形尽满：身形虚浮肿胀。

【白话解】

黄帝问：身形虚浮肿胀的情况怎样？岐伯说：所谓身形虚浮肿胀，是指脉口急大而坚，尺肤却反涩滞，和脉不相适应，像这样，顺就可生，逆就会死。黄帝问：怎么叫顺则生，逆则死？岐伯说：所谓顺，就是手足温和；所谓逆，就是手足寒冷。

帝曰：乳子❶而病热，脉悬小❷者何如？岐伯曰：手足温则生，寒则死。

【注释】

❶ 乳子：新产妇。

❷ 脉悬小：脉极小异于平常。

【白话解】

黄帝问：新产后而患热病，脉象悬小，它的变化怎样？岐伯说：手足温暖的可生，如手足寒冷，就会死的。

帝曰：乳子中风热，喘鸣肩息者，脉何如？岐伯曰：喘鸣肩息者，脉实大也，缓则生，急则死。

【白话解】

黄帝问：乳子中风热，出现喘息有声、张口抬肩的症状，它的脉象怎样？岐伯说：出现喘息有声、张口抬肩的症状，脉应实大，如果脉象浮缓，尚有胃气的，可生；如果脉见小急，是真脏脉现，就会死的。

帝曰：肠澼便血何如？岐伯曰：身热则死，寒则生。帝曰：肠澼下白沫何如？岐伯曰：脉沉则生，脉浮则死。帝曰：肠澼下脓血何如？岐伯曰：脉悬绝则死，滑大则生。帝曰：肠澼之属，身（不）热，脉不悬绝何如？岐伯曰：滑大者曰生，悬涩者曰死，以脏期❶之。

【注释】

❶ 脏期：指克胜之日。

【白话解】

黄帝问：肠澼中赤痢的变化怎样？岐伯说：痢兼发热的则死；身寒不发热的则生。黄帝问：肠澼而下白沫的，其变化怎样？岐伯说：脉沉则生，浮则死。黄帝问：肠澼而脓血俱下的，其变化又怎样呢？岐伯说：脉象小涩的则死；滑大的则生。黄帝问：如果身热，脉不小涩，又怎样呢？岐伯说：脉象滑大的可生；脉象涩小的则死。至于什么时候死，那要根据克胜之日来定。

帝曰：癫疾何如？岐伯曰：脉搏大滑，久自已❶；脉小坚急，死不治。帝曰：癫疾之脉，虚实何如？岐伯曰：虚则可治，实则死。

【注释】

❶已：治愈。

【白话解】

黄帝问：癫疾的情况怎样？岐伯说：脉象搏击，但大而且滑的，经过一段时间可以治好；如果脉象又小，而且坚急的，那是实结不通，就死不可治了。黄帝问：癫疾之脉，虚实情况怎样？岐伯说：脉象虚缓的可治，而坚实的就会死的。

帝曰：消瘅❶虚实何如？岐伯曰：脉实大，病久可治；脉悬小坚，病久不可治。

【注释】

❶消瘅：指消渴病。

【白话解】

黄帝问：消瘅病的虚实情况怎样？岐伯说：脉象实大的，病虽长久，可以治愈；假如脉象悬小而坚，病的时间又较长，那就不可治了。

（帝曰：形度、骨度、脉度、筋度，何以知其度也？）

帝曰：春亟❶治经络；夏亟治经输❷；秋亟治六腑❸；冬则闭塞。闭塞者，用药而少针石也。所谓少针石者，非痈疽之谓也，痈疽不得顷时回❹，痈不知所，按之不应（手），乍来乍已❺，刺手太阴傍三痏与缨脉❻各二，掖❼痈大热，刺足少阳五；刺而热不止，刺手心主三，刺手太阴经络者，大骨之会❽

各三。暴痈筋软 ❾，随分而痛 ❿，魄汗不尽，胞气不足 ⓫，治在
经俞。

【注释】

❶ 亟：则。

❷ 经输：各经的经穴和输穴。

❸ 六腑：指六腑的合穴。

❹ 不得顷时回：不得顷刻迟疑。回，迟疑不决的意思。

❺ 乍来乍已：痛无定处。

❻ 缨脉：足阳明脉。

❼ 掖：同"腋"。

❽ 大骨之会：肩贞穴，在肩髃穴后骨解间陷中。

❾ 筋软：筋缩。

❿ 随分而痛：随分肉间痛。

⓫ 胞气不足：膀胱经气不足。

【白话解】

黄帝道：春季治病就用络穴；夏季治病就用各经的输穴；秋季治病
就用六腑的合穴。冬季是闭塞的季节，在这个季节里，治病要多用药品，
少用针石。但少用针石，不是指痈疽等病说的，痈疽等病是顷刻也不许
迟疑不决的。痈毒初起，不知它发在何处，按之也找不到，痛的地方又
不固定，在这种情况下，可在手太阴之旁三刺，颈部左右各两刺。腋痈
的病人，全身大热，应刺足少阳五痏，针刺以后，如热仍不退，可刺手
心主三痏，刺手太阴经的络穴和肩贞穴各三痏。急性痈肿，筋缩，随着
痈肿的分肉而痛，痛得汗出不尽，这是由于膀胱经气不足，应该针刺其
经的输穴。

腹暴满，按之不下 ❶，取手太阳经络者，胃之募也 ❷，少
阴俞 ❸ 去脊椎三寸傍五，用员利针 ❹。霍乱，刺俞傍五，足阳
明及上傍三。刺痫惊脉五，针太手阴各五，刺经太阳五，刺手
少阴经络傍者一，足阳明一，上踝五寸刺三针。

【注释】

❶ 按之不下：按之胀满不减。

❷ 胃之募：指足阳明胃经的募穴中脘。

❸ 少阴俞：指肾俞穴。

❹ 员利针：九针之一，针尖微大而圆利。

【白话解】

腹部突然胀满，按之不减的，应该取手太阳经的络穴，就是胃的募穴和少阴肾俞穴五痏，用员利针。霍乱，应针肾俞两旁的志室穴五痏，足阳明胃俞及肾俞外两旁胃仓穴，刺三痏。惊痫的刺法有五点：针手太阴经的经渠穴五痏；刺手太阳小肠经的阳谷穴五痏；刺手少阴经络旁的支正穴一痏；刺足阳明经解溪穴一痏；刺足踝上五寸的筑宾穴三痏。

凡治消瘅仆击❶，偏枯痿厥、气满发逆，甘肥贵人，则高粱之疾也。隔塞闭绝，上下不通，则暴忧之病也。暴厥而聋，偏塞闭不通，内气暴薄也。不从内，外中风之病，故瘦留著❷也。蹠跛❸，寒风湿之病也。

【注释】

❶ 仆击：猝然仆倒。

❷ 瘦留著：病邪留滞，消瘦很明显。

❸ 蹠跛：行走偏跛。

【白话解】

凡诊治消瘅，突然仆倒、半身不遂、气逆、中满等病，那享受极丰的贵人患这些病，就是吃肉类精米太多所造成的。膈噎就会气闭不行，上下不通，那是暴怒或忧虑所引起的病。突然厥逆，不知人事，耳聋，大小便不通，那是内气上迫所引起的病。有的病，不从内发，外中风寒，因为风邪留滞，久而化热，肌肉消瘦，是极为明显的。有的人行走偏跛，那是由于着寒或是风湿而形成的病。

黄帝曰：黄疸暴痛，癫疾厥狂，久逆之所生也。五脏不

平 ❶，六腑闭塞之所生也。头痛耳鸣，九窍 ❷ 不利，肠胃之所
生也。

【注释】

❶ 不平：不和，不协调。

❷ 九窍：指七窍与前后二阴。

【白话解】

黄帝说：黄疸、骤然发生剧痛、癫狂、气逆等证，是由于经脉之气，
久逆于上所形成的。五脏不和，是由于六腑闭塞所形成的。头痛、耳鸣、
九窍不利，是由于肠胃病变所形成的。

太阴阳明论篇第二十九

提要： 本篇讨论太阴阳明两经表里等关系，文中侧重论脾，讨论了脾脏的主时、主四肢、为胃行其津液的问题。

黄帝问曰：太阴阳明 ❶ 为表里，脾胃脉也，生病而异者何也？岐伯对曰：阴阳异位，更虚更实，更逆更从 ❷，或从内，或从外，所从不同，故病异名也。

【注释】

❶ 太阴阳明：太阴，指足太阴脾经。阳明，指足阳明胃经。

❷ 更虚更实更逆更从：虚实逆从随脾胃之气的变化而更易。

【白话解】

黄帝问：太阴、阳明两经互为表里，即脾胃二脉而所生的疾病不同，这是什么道理呢？岐伯答道：脾属阴经，胃属阳经，二者经脉循行的部位不同，或虚或实或顺或逆也各不相同；或者从内，或者从外，发病的原因又不同，所以病名也就相异了。

帝曰：愿闻其异状也。岐伯曰：阳者，天气也，主外；阴者，地气也，主内。故阳道实，阴道虚。故犯贼风虚邪 ❶ 者，阳受之 ❷；食饮不节，起居不时者，阴受之 ❸。阳受之则入六腑，阴受之则入五脏。入六腑，则身热（不时卧）〔不得眠〕，上为喘呼；入五脏，则䐜满闭塞，下为飧泄，久为肠澼。故喉主天气，咽主地气。故阳受风气，阴受湿气。故阴气从足上行至头，而下行循臂至指端；阳气从手上行至头，而下行至足。故曰阳病者上行极而下，阴病者下行极而上。故伤于风者，上先受之；伤于湿者，下先受之。

【注释】

❶ 贼风虚邪：泛指四时不正之气。

❷ 阳受之：阳，指肌表阳气。

❸ 阴受之：阴，指内在阴气。

【白话解】

黄帝道：我希望你说说它不同的情况。岐伯说：阳像天，为人体的外卫；阴像地，为人体的内护。外邪多有余，所以阳道常实；内伤多不足，所以阴道常虚。所以贼风虚邪伤人时，阳分首当其冲；而饮食不慎，起居失调，阴分独受其害。外表受病，就传入六腑，内在受病，就传入五脏。如果邪入六腑，就会发烧，不能安眠，发喘；如果病在五脏，就会胀满发闷，飧泄，经过一段时间，会成为肠澼的病。喉是管呼吸的，所以主天气；咽是管纳食的，所以主地气。阳气易感风邪，阴气易感湿邪。三阴之经脉，是由足上行至头，由头而下循臂至手指的尖端。三阳之经脉，是由手上行至头，再下至足。所以阳经的病邪，先上行到极点，再向下行；阴经的病邪，先向下行到极点，再向上行。因此外感风邪，多在上部；外中湿气，多在下部。

帝曰：脾病而四支不用何也？岐伯曰：四支皆禀❶气于胃，而不得至经❷，必因于脾，乃得禀也。今脾病不能为胃行其津液，四支不得禀水谷气，气日以衰，脉道不利，筋骨肌肉，皆无气以生，故不用❸焉。

【注释】

❶ 禀：受的意思。

❷ 不得至经：胃气不能直接达到四肢。

❸ 不用：不能活动。

【白话解】

黄帝问：脾一有病四肢就不能正常活动，这是什么道理？岐伯说：四肢都受胃气的营养。但是胃气不能直达到四肢，必须经过脾的运化，水谷津液才能布达于四肢。现在脾有病了，不能把胃的水谷津液输送出去，四肢因得不到水谷精气，一天一天衰弱，经脉不利，筋骨肌肉也因无营养以充实它，所以四肢就不能活动了。

帝曰：脾不主时何也？岐伯曰：脾者土也，治中央❶，常以四时长四脏，各十八日寄治❷，不得独主于时也。脾脏者常著（胃）土之精也，土者生万物而法天地，故上下至头足❸，不得主时也。

【注释】

❶ 治中央：治，至的意思。中央，脾在五行中属土，位居中央。

❷ 寄治：每季末有十八日为脾寄旺时间，谓之寄治。

❸ 上下至头足：上至头，下至足，无所不到。

【白话解】

黄帝道：脾脏不能主一个时季，是什么原因？岐伯说：脾属土而位居中央，它从四时里分旺于四脏，就是在四季之末各十八日里，不得独主一个时季。因为脾脏的功用，是在土之精妙，土的意义相当于天地生养万物一样，从头至足，无处不到，所以不单主一个时季。

帝曰：脾与胃以膜相连耳，而能为之行其津液何也？岐伯曰：足太阴者三阴也❶，其脉贯胃属脾络嗌，故太阴为之行气于三阴。阳明者表也，五脏六腑之海也，亦为之行气于三阳。脏腑各因其经而受气于阳明，故为胃行其津液。（四支不得禀水谷气，日以益衰，阴道不利，筋骨肌肉无气以生，故不用焉）。

【注释】

❶ 足太阴者三阴也：三阴，即指太阴。厥阴为一阴，少阴为二阴，太阴为

三阴。

【白话解】

黄帝道：脾和胃仅有一膜相连，为什么能够给胃行津液呢？岐伯说：足太阴脾经，就是三阴，它的经脉环绕于胃，连属于脾，夹着咽喉，所以太阴经脉能够运阳明之气，入于手足三阴经。足阳明胃经，是足太阴脾经之表，是五脏六腑的营养之海，所以胃经也能运太阴之气，入于手足三阳经。五脏六腑都能借助脾经而接受阳明的水谷精气，因此说脾能为胃输送津液。

阳明脉解篇第三十

提要： 本篇主要解释阳明经脉的病变症状。十二经脉，之所以突出阳明，是因为胃受水谷，以养五脏六腑，气和则为益，受邪则病甚，故别解之。

黄帝问曰：足阳明之脉病，恶人与火，闻木音则惕然而惊，钟鼓不为动，闻木音而惊何也？愿闻其故。岐伯对曰：阳明者胃脉也，胃者土也，故闻木音而惊者，土恶木也。帝曰：善。其恶火何也？岐伯曰：阳明主肉，其脉血气盛，邪客之则热，热甚则恶火。

【白话解】

黄帝问道：足阳明经有病，恶见人和火，听到木音就惕然惊恐，而对钟鼓的声音却没有反应。为什么唯独听到木音就害怕呢？我希望听听其中的道理。岐伯答道：足阳明是胃的经脉，在五行里属土，所以听到木音就害怕起来，那是土恶木克的原因。黄帝说：讲得好。那么它恶火，又是为什么？岐伯说：阳明主宰肌肉，它的经脉多血多气，外邪伤之，就会发热，发热太甚，所以恶火。

帝曰：其恶人何也？岐伯曰：阳明厥则喘而悗，悗则恶人。帝曰：或喘而死者，或喘而生者，何也？岐伯曰：厥逆连❶脏则死，连经则生。

【注释】

❶ 连：及、到的意思。

【白话解】

黄帝问：病人讨厌人，又是为什么？岐伯说：阳明经厥逆，就会发生喘促，心中烦闷，由于烦闷，所以讨厌人。黄帝说：有的厥逆喘促而死，有的虽然厥逆喘促，却还能活着，这是为什么呢？岐伯说：厥逆而达到内脏，若喘促就可以死，如果厥逆仅及于经脉，就是喘促也可以生。

帝曰：善。病甚则弃衣而走、登高而歌，或至不食数日，逾垣❶上屋，所上之处，皆非其素❷所能也，病反能者何也？岐伯曰：四支者，诸阳之本也，阳盛则四支实，实则能登高也。

【注释】

❶ 逾垣：跳过墙。垣，为墙。

❷ 素：平素，往常。

【白话解】

黄帝道：讲得好。有的人在病重的时候，脱掉衣服乱跑，登高歌唱；或者几天不吃饭，跳墙上屋，所上的地方，不是他平素所能够做的，有病时，竟然能够做了，这是为什么？岐伯说：四肢是诸阳的根本，阳气盛则四肢实，四肢实，所以能够登高。

帝曰：其弃衣而走❶者何也？岐伯曰：热盛于身，故弃衣欲走也。

【注释】

❶ 走：跑。

【白话解】

黄帝问：病人脱掉衣服乱跑，是什么原因呢？岐伯说：身上热邪偏盛，就会脱掉衣服乱跑啊。

帝曰：其妄言骂詈 ❶，不避亲疏而歌者何也？岐伯曰：阳盛则使人妄言骂詈不避亲疏，而不欲食，不欲食，故妄走［歌］也。

【注释】

❶ 骂詈：骂人。

【白话解】

黄帝问：那妄言咒骂人时不避亲疏，有时又纵情歌唱，这是为什么呢？岐伯说：阳气偏盛，就要使人神志昏乱，所以会妄言骂人而不避亲疏，并且随意歌唱啊。

卷第九

热论篇第三十一

提要：本篇对热病的成因、症状、传变、治疗、预后、禁忌做了较详细的解释，是一篇最早而重要的热病文献。

黄帝问曰：今夫热病❶者。皆伤寒❷之类也。或愈或死。其死皆以六七日之间。其愈皆以十日以上者何也？不知其解，愿闻其故。

【注释】

❶ 热病：指一切外感发热性疾病，如温病、暑病、风病等。

❷ 伤寒：指广义的伤寒，即多种外感病的总称。

【白话解】

黄帝问道：（一般的）所谓热病，都属于伤寒一类，有的就痊愈了，有的就死亡了，那死亡的常在六七日之间，痊愈的大约在十日以上，这是什么道理？我不知如何理解，希望听一下其中的道理。

岐伯对曰：巨阳❶者，诸阳之属也，其脉连于风府❷，故为诸阳主气也。人之伤于寒也，则为病热，热虽甚不死；其两感于寒而病者❸，必不免于死。

【注释】

❶ 巨阳：太阳。

❷ 风府：穴名，在项后入发际一寸，属督脉。

❸ 其两感于寒而病者：其，若的意思。两感，表里俱受寒邪，也就是阴阳俱病。

【白话解】

岐伯答道：足太阳经，是诸阳所会合的地方，它的经脉连于风府，所以能够为诸阳主气。人在伤于寒邪的时候，就要发热（如果单是发热），即便热得很厉害，也不会死；但假如阳经、阴经同时感受寒邪为病，就必然死亡。

帝曰：愿闻其状。岐伯曰：伤寒一日，巨阳受之，故头项痛腰脊强；二日阳明受之，阳明主肉，其脉侠鼻络于目，故身热目疼而鼻干，不得卧也；三日少阳受之，少阳主胆，其脉循胁络于耳，故胸胁痛而耳聋，三阳经络皆受其病，而未入于脏者，故可汗而已；四日太阴受之，太阴脉布胃中络于嗌，故腹满而嗌干；五日少阴受之，少阴脉贯肾络于肺，系舌本，故口燥舌干而渴；六日厥阴受之，厥阴脉循阴器而络于肝，故烦满而囊缩❶。三阴三阳、五脏六腑皆受病，荣卫不行，五脏不通则死矣。

【注释】

❶ 烦满而囊缩：烦闷并且阴囊抽缩。

【白话解】

黄帝道：希望听听伤寒的症状。岐伯说：伤寒的第一天，太阳经感受寒邪，所以头项腰脊痛。第二天，病邪传到阳明。阳明经主肌肉，它的经脉夹鼻，络于目，所以身热、目疼、鼻干、不能安卧。第三天，病邪传到少阳。少阳主胆，它的经脉循行于两胁，络于两耳，所以胸胁痛、耳聋。如果三阳经都已受病，但还没有传入到脏腑里的，可以通过发汗来治好病。第四天，病邪传到太阴。太阴经脉分布于胃，络于咽嗌，所以腹胀满、咽嗌发干。第五天，病邪传入少阴。少阴经脉通肾、络肺、连系舌本，所以口燥、舌干而渴。第六天，病邪传入厥阴。厥阴经脉环绕阴器，络于肝，所以烦闷、阴囊抽缩。如果三阴三阳经、五脏六腑都受了病害，荣卫也不通行，腑脏也不畅达，那就要死了。

其不两感于寒者，七日巨阳病衰，头痛少愈；八日阳明病衰，身热少愈；九日少阳病衰，耳聋微闻；十日太阴病衰，腹减如故，则思饮食；十一日少阴病衰，渴止不满，舌干已而嚏；十二日厥阴病衰，囊纵❶少腹微下，大气❷皆去，病日已矣。帝曰：治之奈何？岐伯曰：治之各通其脏脉，病日衰已矣。其未满三日者，可汗而已；其满三日者，可泄而已。

【注释】

❶ 囊纵：阴囊松缓。

❷ 大气：邪气。

【白话解】

如果不是两感于寒邪的，到第七天，太阳病就会减轻，头痛也就会稍好一些。到第八天，阳明病会减轻，身热也会稍微消退。到第九天，少阳病会减轻，耳聋也会好转而能听到点声音。到第十天，太阴病会减轻，胀起的腹部也会消退得和往常一样，就想吃东西了。到第十一天，少阴病会减轻，口也不再渴了，也不胀满了，舌也不再干了，并且还会打喷嚏。到第十二天，厥阴病减轻了，阴囊也松缓下来，少腹部也觉得舒服，邪气全退了，病也就好了。黄帝又问：怎样治疗呢？岐伯回答说：治疗的方法，应根据脏腑的症状，随经分别施治，使其病日渐衰退。那受病未满三天的，可以通过发汗使其痊愈；病已超过三天的，可以通过泻下使其痊愈。

帝曰：热病已愈，时有所遗❶者何也？岐伯曰：诸遗者，热甚而强食之，（故有所遗也），若此者，皆病已衰，而热有所藏❷，因其谷气相薄，两热❸相合，故有所遗也。帝曰：善。治遗奈何？岐伯曰：视其虚实，调其逆从，可使必已矣。帝曰：病热当何禁之？岐伯曰：病热少愈，食肉则复，多食则遗，此其禁也。

【注释】

❶ 遗：指余热。

❷ 热有所藏：残余之热未尽。藏，有"残"的意思。

❸ 两热：指病的余热和新食谷气的热。

【白话解】

黄帝道：热病已经好了，常常有余热不清的情况，这是为什么？岐伯说：凡是余热不清的，都是因为发热重的时候，还勉强吃东西造成的。像这样，病虽然已经减轻，可是余热未尽，于是谷气与余热搏结在一起，所以就有余热不清的现象。黄帝说：讲得好。那么怎样治疗余热呢？岐伯说：只要根据病的或虚或实，而分别给以正治和反治，病就会好的。黄帝道：患了热病有什么禁忌呢？岐伯说：患热病的，如果稍好些，马上吃肉一类的东西，就会复发；如果多吃谷食，也会有余热，这就是热病的禁忌。

帝曰：其病两感于寒者，其脉应与其病形何如？岐伯曰：两感于寒者，病一日则巨阳与少阴俱病，则头痛口干而烦满；二日则阳明与太阴俱病，则腹满身热，不欲食，谵言❶；三日则少阳与厥阴俱病，则耳聋囊缩而厥，水浆不入，不知人，六日死。帝曰：五脏已伤，六腑不通，荣卫不行，如是之后，三日乃死何也？岐伯曰：阳明者，十二经脉之长也，其血气盛，故不知人，三日其气乃尽，故死矣。

【注释】

❶ 谵言：多言，语无伦次。

【白话解】

黄帝道：假如两感于寒的病人，他的脉象和症状是怎样的呢？岐伯说：两感于寒的病人，第一天太阳和少阴二经都染上病，就有头痛、口干、烦闷而渴的症状；第二天阳明与太阴二经都染上病，就有腹满、发烧、不想吃东西、语无伦次的症状；第三天少阳与厥阴二经都染上病，就有耳聋、阴囊抽缩、厥逆的症状。如果再发展到水浆不入口，神智昏迷的情况，到第六天就得死。黄帝说：病情发展到五脏都已损伤，六腑不通，荣卫不和的地步以后，有的三天之后就死亡了，这是为什么？岐伯说：阳明经是十二经脉中最重要的，这一经邪气盛，病人容易神志昏迷，三天以后阳明经气已尽，所以就死亡了。

凡病伤寒而成温者，先夏至日者为病温 ❶，后夏至日者为病暑，暑当与汗皆出，勿止。

【注释】

❶ 温：此指温热病。

【白话解】

凡伤于寒邪而变成温病的，在夏至以前发病的叫作温病，在夏至以后发病的叫作暑病，暑病应当发汗，使热从汗出，而不能予以收敛。

刺热篇第三十二

提要：本篇主要说明针刺热病的法则。

肝热病者，小便先黄，腹痛多卧身热，热争，则狂言及惊，胁满痛，手足躁，不得安卧，〔其逆则头痛员员〕；庚辛甚，甲乙大汗❶，气逆则庚辛死。刺足厥阴少阳。（其逆则头痛员员 ❷，脉引冲头也）。

【注释】

❶ 庚辛甚甲乙大汗：指肝热病逢庚辛日病会加重，逢甲乙日则出大汗。

❷ 员员：眩晕。

【白话解】

肝脏所发的热病，病人先见小便发黄，腹痛，喜卧，身体发热。热盛，就要狂言，惊惧，胁满痛，手足躁扰不安，不能卧，如再肝气上逆，则更头痛眩晕。逢庚辛之日，病会加重，逢甲乙之日，会出大汗。如果病人气已溃乱，则庚辛之日就可死去。治法当刺足厥阴和足少阳两经。

心热病者，先不乐，数日乃热，热争，则卒心（痛），烦闷善呕，头痛面赤无汗；壬癸甚，丙丁大汗，气逆则壬癸死。刺手少阴太阳。

【白话解】

心脏所发的热病，病人先感到不高兴，过几天才发热。热盛则突然心痛烦闷，恶心，头痛，面部发赤，无汗。逢壬癸之日，病就加重。逢

丙丁之日，就会出大汗。若病人气已溃乱，逢壬癸之日，就可死去。治
法刺手少阴和手太阳两经。

　　脾热病者，先头重（颊）〔颜〕痛，烦心颜青，欲呕，身
热，热争则腰痛不可用俯仰，腹满泄，两颔❶痛；甲乙甚，戊
己大汗，气逆则甲乙死。刺足太阴阳明。

【注释】

❶ 颔：腮下处。

【白话解】

　　脾脏所发的热病，病人先感到头重，眉目之间痛，心里烦闷，额部
发青想呕吐，身体发热。热盛，则感到腰痛以至不能俯仰，腹部胀满而
泄泻，两颔疼痛。逢甲乙之日，病当加重。逢戊己之日，就会出大汗。
若病人气已溃乱，逢甲子之日，就会死去。治法刺足太阴和足阳明两经。

　　肺热病者，先淅然❶厥，起毫毛❷，恶风寒，舌上黄身热，
热争则喘咳，痛走胸膺背，不得大息，头痛不堪，汗出而寒❸；
丙丁甚，庚辛大汗，气逆则丙丁死。刺手太阴阳明，出血如大
豆，立已。

【注释】

❶ 淅然：洒淅然，形容寒冷的样子。

❷ 起毫毛：皮肤因寒而起粟粒。

❸ 汗出而寒：出冷汗。

【白话解】

　　肺脏所发的热病，病人先感到寒冷，皮肤粟起，怕风，舌上发黄，
身体发热。热盛，就要发喘咳嗽，咳嗽会震得胸痛，牵连到背，不能喘
大气，并头痛得使人受不了，直出冷汗。逢丙丁之日，病会加重。逢庚
辛之日，就会出大汗。若病人气已溃乱，逢丙丁之日，就会死去。治法
当刺手太阴和手阳明两经，刺出豆大的血滴，病就好了。

肾热病者，先腰痛胻酸，苦渴数饮，身热，热争，则项痛而强，胻寒且酸，足下热，不欲言，其逆则项痛员员❶澹澹然；戊己甚，壬癸大汗，气逆则戊己死。刺足少阴太阳。（诸汗者，至其所胜日汗出也。）

【注释】

❶ 员（yún 匀）员：迫急的样子。

【白话解】

肾脏所发的热病，病人先感腰痛，小腿发酸，口渴，总想喝水，身体发热。热盛，则头项痛而又强直，小腿觉凉而酸，脚下热，不想说话。如肾气上逆，则会感到项痛迫急不安。逢戊己之日，病会加重。逢壬癸之日，便出大汗。如病人气已溃乱，逢戊己之日，就会死去。治法当刺足少阴和足太阳两经。

肝热病者，左颊先赤；心热病者，颜❶先赤；脾热病者，鼻先赤；肺热病者，右颊先赤；肾热病者，颐❷先赤。病虽未发，见赤色者刺之，名曰治未病。热病从部❸所起者，至期而已❹；其刺之反者❺，三周❻而已；重逆❼则死。诸当汗者，至其所胜日，汗大出也。

【注释】

❶ 颜：额。

❷ 颐：腮。

❸ 部：部位。如肝之左颊、肺之右颊、肾之颐等。

❹ 至期而已：指至其当旺之日而病愈。如肝至甲乙日、肺至庚辛日等。

❺ 刺之反者：刺法有误，如泻虚补实。

❻ 三周：三遇所胜之日。

❼ 重逆：治疗上一再失误。

【白话解】

肝热病人，左颊先见赤色；心热病人，额上先见赤色；脾热病人，鼻部先见赤色；肺热病人，右颊先见赤色；肾热病人，颐部先见赤色。大凡在疾病还没有发作的时候，见到面部的赤色，就给以针刺治疗，这叫作治未病。如果热病继一定部位的面色变红而发作，那么只要及时给以治疗。至其所胜之日，病就会好的。如果治反了，那就需要延至三周才好。如果再误治了，那就一定会造成死亡的后果。总而言之，热病应当发汗，如及时正确治疗，到了所胜之日，就能够汗出而愈。

诸治热病，以饮之寒水，乃刺之，必寒衣❶之，居止寒处，身寒而止也。

【注释】

❶ 寒衣：薄衣。

【白话解】

凡是治疗热病，应该给病人喝清凉的水，然后再用刺法；并且使病人穿单薄的衣服；住的地方也要凉爽。这样，等身上的热消退病就好了。

热病先胸胁痛，手足躁，刺足少阳，补足太阴。病甚者为五十九刺❶，热病始手臂痛者，刺手阳明太阴而汗出止。热病始于头首者，刺项太阳而汗出止。热病始于足胫者，刺足阳明而汗出止。热病先身重骨痛，耳聋好瞑，刺足少阴，病甚为之五十九刺。热病先眩冒而热，胸胁满，刺足（少阴）少阳。

【注释】

❶ 五十九刺：指治疗热病的五十九穴。

【白话解】

热病如果发现胸胁痛，手足躁扰不安的症状，就刺足少阳经、补足太阴经；若病较重的，用五十九刺的方法。热病起于手臂痛的，刺手阳明、太阴两经得汗则热止。热病起于头部的，刺足太阳经得汗。热病起于足胫的，刺足阳明经得汗。如果热病病人先觉身体重、骨节痛、耳聋、好睡，就刺足少阴经；如病较重，用五十九刺的方法。热病如先眩晕、胃热、胸胁胀闷的，就刺足少阳经。

太阳之脉，色荣颧❶骨，热病也，荣未交❷，日今且得汗，待时❸而已。与厥阴脉争见者，死期不过三日，其热病内连肾，少阳之脉色也。少阳之脉，色荣颊前，热病也，荣未交，日今且得汗，待时而已，与少阴脉争见者，死期不过三日。

【注释】

❶ 色荣颧：赤色显现在两颧上。

❷ 荣未交：荣色未坏。

❸ 待时：待到其脏所胜之时。

【白话解】

太阳经脉的病，赤色显在两颧上，这是骨热病的象征。如果荣色未坏，只要使他得汗，待到其所胜之时，病自然会好的。但如果同时又见厥阴经的脉证，那么死期就不会超过三天。这是因为热病已内连于肾，兼见了少阳脉色的缘故，少阳经脉之病，赤色显在面颊前部，这是热病的象征，如果荣色未坏，只要使他得汗，待到其所胜之时，病自然会好的。但如果同时又见少阴经的脉证，那么死期就不会超过三天。

热病气穴：三椎下间主胸中热❶，四椎下间主鬲中热❷，五椎下间主肝热，六椎下间主脾热，七椎下间主肾热，荣在骶也。项上三椎陷者中也。颊下逆颧为大瘕❸，下牙车❹为腹满，颧后为胁痛。颊上者，鬲上也。

【注释】

❶ 主胸中热：泻肺热。

❷ 主鬲中热：泻心热。

❸ 大瘕：大瘕泄。为泄泻病的一种，似属痢疾。

❹ 下牙车：颊车。

【白话解】

治疗热病的气穴，第三脊椎下面主泻肺热；第四脊椎下面主泻心热，第五脊椎下面主泻肝热；第六脊椎下面主泻脾热；第七脊椎下面主泻肾热。治疗营血的病，应刺尾骶骨处。颈项三椎以下凹陷的中央，是大椎穴。又诊察面部之色，可以推知腹部的病，如赤色从颊下上逆于颧，为痢疾之病；赤色见于颊车的，为腹部胀满之病；赤色见于颧骨后部的为胁痛之病。凡颜色见于颊上的，病都在膈上。

评热病论篇第三十三

提要：本篇阐述了热病中之阴阳交、风厥、劳风、肾风四种病证，并指出它的病源、症状、治法、预后等。

黄帝问曰：有病温者，汗出辄复热，而脉躁疾不为汗衰，狂言不能食，病名为何？岐伯对曰：病名阴阳交❶，交者死也。帝曰：愿闻其说。岐伯曰：人所以汗出者，皆生于谷，谷生于精。今邪气交争于骨肉而得汗者，是邪却而精胜也。精胜，则当能食而不复热，复热者邪气也，汗者精气也。今汗出而辄复热者，是邪胜也，不能食者，精无俾也，病而留者，其寿可立而倾❷也。且夫《热论》曰：汗出而脉尚躁盛者死。今脉不与汗相应，此不胜其病也，其死明矣。狂言者是失志，失志者死。今见三死❸，不见一生，虽愈必死也。

【注释】

❶ 阴阳交：阳分之邪与阴分之邪交合为一的病证。

❷ 倾：危。

❸ 三死：三种死的征象，即不能食、脉躁、狂言失志。

【白话解】

黄帝问道：患温病的人，在汗出以后，身体即发热，脉躁动，病情不因汗出而稍减，并且言语狂乱，不吃东西，这叫什么病呢？岐伯答道：病名叫阴阳交，阴阳交是一种死证。黄帝道：希望听到它的道理。岐伯说：人体所以出汗，是由于水谷入胃，化生精微。现在邪正在骨肉之间交争而能够出汗，这是由于邪气退而精气胜的原因，精气胜就应该吃东西，不再发热；复热是有邪气标志，汗出是精气胜的反映。现在汗出而又发热，说明邪气胜于正气。不吃东西，是精气缺乏，而精气缺乏，使热邪更盛。病邪滞留而不去，病人的寿命就危在旦夕了。《热论》里说过：汗出而脉仍躁动旺盛，是死证。现在脉象与出汗不相适应，这是精气不能胜其病邪，死的征象是很明显的。至于言语狂乱，那是神志失常的缘故，而神志失常，也是死的征象。现在死征有了三种，而不见一点生机，那么即使有好转的现象，也是必定要死的。

帝曰：有病身热汗出❶烦满，烦满不为汗解，此为何病？岐伯曰：汗出而身热者，风也；汗出而烦满不解者，厥也，病名曰风厥。帝曰：愿卒闻之。岐伯曰：巨阳主气，故先受邪；少阴与其为表里也，得热则上从之❷，从之则厥也。帝曰：治之奈何？岐伯曰：表里刺之❸，饮之服汤。

【注释】
❶ 汗出：汗自出。
❷ 上从之：少阴之气，随从太阳之气而上逆。
❸ 表里刺之：表里两经俱刺，即泻太阳、补少阴。

【白话解】
黄帝道：有人患身体发热，汗出烦闷，就是说烦闷不因汗出而解，这是什么病？岐伯说：汗出而身体发热的，是由于风邪；汗出而烦闷不解的，是由于气之上逆，这个病名叫作风厥。黄帝道：希望听到这其中的道理。岐伯说：太阳经主宰诸阳之气，是一身之表，所以容易先受病邪，而少阴和太阳为表里，如少阴受太阳发热的影响，从而随之上逆，便成为厥。黄帝说：怎样治疗呢？岐伯说：刺太阳和少阴两经的穴，并且内服汤药。

帝曰：劳风❶为病何如？岐伯曰：劳风（法）〔发〕在肺

下，其为病也，使人强上冥视❷，唾出若涕❸，恶风而振寒。（此为劳风之病。）帝曰：治之奈何？岐伯曰：以救俯仰❹。巨阳引。精者❺三日，中年者五日，不精者七日，咳出青黄涕，其状如脓，大如弹丸，从口中若鼻中出，不出则伤肺，伤肺则死也。

【注释】

❶ 劳风：病名。因劳而虚，受风邪而生病。

❷ 强上冥视：头项强直，视物不清。

❸ 唾出若涕：吐黏痰。

❹ 以救俯仰：注意休息，防止动作。

❺ 精者：指青壮年。

【白话解】

黄帝道：劳风这种病，是怎样的？岐伯说：劳风发病是在肺下，它的症状是头项强直，目视不明，吐黏痰，恶风又发寒战。黄帝说：怎样治疗呢？岐伯说：首先要节制动作，注意休息；其次是借助服药引太阳经的阳气，以解郁闭之邪。通过这样的治疗，青壮年三日可以见愈，中年人精气稍衰的，五日可见愈，老年或精气不足的，七日可见愈。这种病人，咳出青黄的痰，样子像稠脓，大小像弹丸。这种稠痰应从口中或鼻中排除，如果不能咳出，就要伤肺，伤肺就会死亡。

帝曰：有病肾风者，面胕疣然❶壅，害于言❷，可刺不？岐伯曰：虚不当刺，不当刺而刺，后五日其气必至❸。帝曰：其至何如？岐伯曰：至必少气时热，时热从胸背上至头，汗出，手热，口干苦渴，小便黄，目下肿，腹中鸣，身重难以行，月事不来，烦而不能食，不能正偃❹，正偃则咳，病名曰风水，论在《刺法》中。

【注释】

❶ 面胕疣（máng máng）然：面部、足背浮肿。胕，即足背。疣然，肿大的

样子。

❷ 害于言：妨碍说话。

❸ 其气必至：气，指病气。

❹ 正偃：仰卧。

【白话解】

黄帝道：有患肾风的病人，面部足背浮肿，目下壅起像卧蚕一样，言语也感不便，像这样的病人可以针刺吗？岐伯说：肾已重虚，不当用刺法，如已用了刺法，病气必然会来的。黄帝道：病气来了会怎样？岐伯说：如病气来了，一定感到气短，时时发热，从胸背上至头部，汗出，手热，口干苦而渴，小便色黄，眼睑浮肿，腹中响，身体觉沉，行动困难。若病人是妇女，月经就会停止，胸中烦闷，不能食，不能仰卧，仰卧就咳嗽。这病叫作风水，在《刺法》篇里有详细的论述。

帝曰：愿闻其说：岐伯曰：邪之所凑❶，其气必虚，阴虚者，阳必凑之，故少气时热而汗出也。小便黄者，少腹中有热也。不能正偃者，胃中不和也。正偃则咳甚，上迫肺也。诸有水气者，微肿先见于目下也。帝曰：何以言？岐伯曰：水者阴也，目下亦阴也，腹者至阴❷之所居，故水在腹者，必使目下肿也。真气上逆，故口苦舌干，卧不得正偃，正偃则咳出清水也。诸水病者，故不得卧，卧则惊，惊则咳甚也。腹中鸣者，病本于（胃）〔脾〕也。薄（脾）〔胃〕则烦不能食，食不下者，胃脘隔也。身重难以行者，胃脉在足也。月事不来者，胞脉❸闭也，胞脉者属心而络于胞中，今气上迫肺，心气不得下通，故月事不来也。帝曰：善。

【注释】

❶ 凑：聚集的意思。

❷ 至阴：指脾。脾为至阴，居于腹中，主下眼睑。

❸ 胞脉：胞，指胞宫，即子宫。胞脉，即子宫的络脉。

【白话解】

黄帝道：希望你说说这其中的缘由。岐伯说：邪气的聚集，这是因为正气的不足。肾阴不足，阳邪就乘虚聚合起来，所以短气、时时发热、汗出。小便色黄，是腹中有热。不能仰卧，是胃中不和。仰卧就咳嗽加重，是水气上迫肺脏。凡是有水气的病人，其预兆可在目下看出微肿。黄帝说：为什么？岐伯说：水属于阴，目下也是属于阴的部位，腹部为至阴之处，所以腹中有水，目下必然发现微肿。心气上逆，所以口苦舌干，不能仰卧，仰卧就会咳出清水。凡是水气的病人，都不能仰卧，因为卧后就会感到惊悸不安，而惊悸就会使咳嗽加重。腹中鸣响，是由于脾虚。水气迫胃，就烦闷不想吃东西。食物不能下咽，是胃中有阻隔。身体觉沉，难以行动，是胃的经脉下行于足的缘故。妇女月经不来，是因为胞脉闭塞。胞脉属于心脏，而下络于胞中，现在水气上逆逼迫肺脏，心气不得下通，所以月经就不来了。黄帝道：讲得好。

逆调论篇第三十四

提要：本篇讨论由于阴阳、营卫失于和调所形成的内热、里寒、肉烁、骨痹、肉苛诸证，从而阐明阴阳偏胜，营卫不调导致病变之理。

黄帝问曰：人身非常❶温也，非常热也，为之热而烦满者何也？岐伯对曰：阴气少而阳气胜，故热而烦满也。

【注释】

❶ 常：读如"裳"，指衣服。

【白话解】

黄帝问道：人体如果不是因为衣服温暖而有发热而烦闷的证象，这是因为什么？岐伯答道：由于阴气少，阳气胜，所以发热而又烦闷。

帝曰：人身非衣寒也，中非有寒气也，寒从中生者何？岐伯曰：是人多痹气也，阳气少，阴气多，故身寒如从水中出。

【白话解】

黄帝问道：有的人不是因为衣服单薄，身体内也没有寒气，可是寒的样子像从内部发出似的，这是什么原因呢？岐伯回答说：这种人多有痹证，阳气少而阴气多，所以感到身体寒冷，像从水里出来一样。

帝曰：人有四支热，逢风（寒）〔而〕如炙如火者何也？岐伯曰：是人者，阴气虚，阳气盛，四支者阳也，两阳相得❶，而阴气虚少，少水不能灭盛火，而阳独治，独治者，不能生长也，独胜而止耳，逢风而如炙如火者，是人当肉烁 ❷ 也。

【注释】

❶ 两阳相得：两阳相合。四肢属阳，其人阳气盛，叫作两阳相得。

❷ 肉烁：肌肉消瘦。

【白话解】

黄帝道：有人四肢发热，一遇到风，热得像炙于火上一样，这是什么缘故？岐伯说：这种人是阴气虚少，阳气偏盛，四肢属阳，两阳相合，以致阴气虚少，不能减少旺盛的阳火，形成阳气独旺于外的现象。如果阳气独旺于外，便不能生长，是因为阳气独盛而遏制了它的生机，所以一遇到风就像炙于火上的病人，肌肉必然会慢慢消瘦。

帝曰：人有身寒，汤火不能热，厚衣不能温，然不冻栗 ❶，是为何病？岐伯曰：是人者，素肾气胜，以水为事；太阳气衰，肾脂枯不长；（一水不能胜两火），肾者水也，而生于骨，肾不生，则髓不能满，故寒甚至骨也。所以不能冻栗者，（肝）〔胆〕一阳也，心二（阳）〔阴〕也，肾孤脏也，一水不能胜二火，故不能冻栗，病名曰骨痹，是人当挛节也。

【注释】

❶ 冻栗：寒冷而战栗。

【白话解】

黄帝道：有一种病人，身体寒冷，即便近汤问火，仍不觉热，穿厚衣服，也不能使他温暖，但却并不冻得打哆嗦，这是什么病呢？岐伯说：这种人，素来肾气偏胜，常在水湿环境中生活，致使太阳气衰，肾脂枯耗不长。肾是水脏而主骨，肾气不实，骨髓就不充满从而导致寒甚彻骨。它所以不战栗的原因，因为胆是一阳相火，心是二阴君火，肾是孤脏，一个肾水不能制胜心胆上下之火，所以虽然寒冷，还不战栗，病名叫作骨痹。这种病人必然骨节拘挛。

帝曰：人之肉苛者，虽近衣絮，犹尚苛也，是谓何疾？岐伯曰：（荣气虚卫气实也），荣气虚则不仁，卫气虚则不用，荣卫俱虚，则不仁且不用，肉如故也，人身与志不相有，曰死。

【白话解】

黄帝道：有一种病人，肌肉顽麻，就是肌肉接触到衣棉，也毫无所觉，这是什么病？岐伯说：荣气虚的，就会使皮肉麻木；卫气虚的，肢体就不能举动；荣卫都虚弱了，那就麻木不仁，而且不能举动，肌肉更加顽麻了。如人的形体与神志不相适应，那必然要死亡。

帝曰：人有逆气不得卧而息有音者；有不得卧而息无音者；有起居如故而息有音者；有得卧，行而喘者；有不得卧，不能行而喘者；有不得卧，卧而喘者；皆何脏使然？愿闻其故。岐伯曰：不得卧而息有音者，是阳明之逆也，足三阳者下行，今逆而上行，故息有音也。阳明者，胃脉也，胃者，六腑之海，其气亦下行，阳明逆不得从其道，故不得卧也。《下经》曰：胃不和则卧不安。此之谓也。夫起居如故而息有音者，此肺之络脉逆也；络脉不得随经上下，故留经而不行，络脉之病人也微，故起居如故而息有音也。夫不得卧，卧则喘者，是水气之客也；夫水者，循津液而流也，肾者，水脏，主津液，主卧与喘也。帝曰：善。

【白话解】

黄帝道：患逆气病的人，有不能卧下而呼吸有声音的；有不能卧下，而呼吸没有声音的；有起居如常，而呼吸有声音的；有能够卧下，而一旦行动就气喘的；有不能卧下，不能够行动而气喘的；有不能卧下，卧下去就气喘的。所有这些情况，是哪个脏的病所导致的呢？希望能了解它的缘故。岐伯说：不能卧下而呼吸有声音的，是阳明经脉之气上逆。足三阳经脉之气是下行的，现在逆而上行，所以就呼吸不利而有声音了。阳明是胃脉，胃是六腑之海，胃气也是下行的；如果阳明气逆，胃气就不能再从其道下行，所以就不能平卧了。《下经》里曾说："胃不和则卧不安。"就是这个意思。若起居如常，而呼吸有声音的，这是肺的络脉不顺，络脉之气不能随着经脉之气上下，其气留于经脉而不行于络脉，但络脉的病比较轻，所以起居如常，只是呼吸有声音而已。若不能卧，卧下去就喘起来，是水气侵肺的原因，水气是循着津液流行的道路而流走的，肾是水脏，主司津液，气喘不能卧下，这是肾脏的病变。黄帝道：讲得好。

卷第十

疟论篇第三十五

提要：本篇专论疟疾的发病原因、病理、症状及治疗等，是有关疟疾的最早文献。

黄帝问曰：夫痎疟皆生于风，其蓄作❶有时者何也？岐伯对曰：疟之始发也，先起于毫毛，伸欠❷乃作，寒栗❸鼓颔❹，腰脊（俱）痛，寒去则内外皆热，头痛如破，渴欲冷饮。

【注释】

❶ 蓄作：潜伏、发作。

❷ 伸欠：指身体和神志都感到疲倦。

❸ 寒栗：因恶寒而发抖。

❹ 鼓颔：发抖时颔部振动。

【白话解】

黄帝问道：疟疾的发生，都是由于感受风邪，它的潜伏或发作都有一定的时间，为什么？岐伯答道：疟疾开始发作的时候，寒先起于毫毛，继而身体神志都感到疲倦，随之寒战，两颔鼓动，腰脊疼痛；及至寒冷过去，内外又发起热来，头痛如裂，口渴，喜欢冷饮。

帝曰：何气使然？愿闻其道。岐伯曰：阴阳上下交争，虚实更作，阴阳相移也。阳并于阴，则阴实而阳虚，阳明虚，则寒栗鼓颔也；巨阳❶虚，则腰背头项痛；三阳俱虚，则阴气胜，阴气胜则骨寒而痛；寒生于内，故中外皆寒；阳盛则外热，阴虚则内热，外内皆热则喘❷而渴，故欲冷饮也。

【注释】

❶ 巨阳：指足太阳膀胱经。

❷ 喘：呼吸急迫。

【白话解】

黄帝道：是什么邪气，使病至于这样呢？岐伯说：这是阴阳上下相争，虚实更替相胜，阴阳相互转化的关系。阳气为阴所并，则阴气实而阳虚。阳明经气虚了，就会发生寒战，以至两颔为之鼓动；太阳经气虚了，就会腰背头项疼痛；三阳经气都虚了，则阴气胜，阴气胜，就会骨节寒冷而且疼痛。寒从内生，所以里外都觉得冷；阳盛的时候，要生外热，阴虚的时候，要生内热，如果内外都发热了，就要呼吸急迫、口渴、喜欢冷饮。

此（皆）得之夏伤于暑，热气盛，藏于皮肤之内，肠胃之外，此荣气之所舍也❶。此令人汗空疏，腠理开，因得秋气，汗出遇风，及得之以浴，水气舍于皮肤之内，与卫气并居。卫气者，昼日行于阳，夜行于阴，此气得阳而外出，得阴而内搏，内外相薄，是以日作❷。

【注释】

❶ 此荣气之所舍也：邪气居于营气之内。

❷ 日作：每天发作。

【白话解】

这种病是在夏天中病，是由于被暑气所伤。热气过盛，藏在皮肤之内，肠胃之外，也就是邪气居于营气之内。暑热，使人汗孔空疏，腠理开泄，一遇秋天的肃杀之气，汗出时就会感受风邪；水浴后病情就进一步发展。这样，风邪水气停留在皮肤之内，与卫气相合，疟疾就会发作。卫气白天行于阳分，夜间行于阴分，这种邪气并于阳就向外发散，并于阴则向内里侵袭，阴阳内外相通，因此每天都要发作一次。

帝曰：其间日而作者何也？岐伯曰：其气之舍深，内薄于阴，阳气独发，阴邪❶内著，阴与阳争不得出❷，是以间日而作也。

【注释】

❶ 阴邪：疟邪。

❷ 阴与阳争不得出：阴与阳相争，邪气不得发散。

【白话解】

黄帝道：疟病有隔日而发作的，这是为什么？岐伯说：这是因为邪气所在的地方较深，已经迫近阴分，致使阳气独行，而疟邪仍滞留于内。这样，阴与阳相争而邪气得不到发散，所以隔日才发作一次。

帝曰：善。其作日晏❶与其日早者，何气使然？岐伯曰：邪气客于风府❷，循膂❸而下，卫气一日一夜大会于风府，其明日日下一节，故其作也晏，此先客于脊背也。每至于风府，则腠理开，腠理开则邪气入，邪气入则病作，以此日作稍益晏也。其出于风府，日下一节，二十五日下至骶骨❹；二十六日入于脊内，注于伏膂之脉；其气上行，九日出于缺盆❺之中，其气日高，故作日益早也。其间日发者，由邪气内薄于五脏，横连募原❻也。其道远，其气深，其行迟，不能与卫气俱行，不得皆出，故间日乃作也。

【注释】

❶ 晏：晚。

❷ 风府：穴名，在颈项中央入发际一寸处。

❸ 膂（lǚ 吕）：脊椎骨。

❹ 骶骨：指尾骨。

❺ 缺盆：指任脉天突穴。

❻ 募原：膈膜之原，即脐下。

【白话解】

黄帝道：讲得好。那么有的疟疾在发作时间上，有一天早于一天的，有一天晚于一天的，这又是什么原因？岐伯说：邪气侵犯风府，沿着脊骨逐节下移，卫气经过一昼夜的时间与邪气在风府那儿交会，可是它每过一天向下移行一节。这样，卫气与邪气的交会一天比一天晚，发病的时间也就一天比一天晚。这是邪气客于脊背时所有的情况。卫气每当达到风府的时候，腠理开泄，腠理一开泄，则邪气侵入，邪气侵入，于是病就发作——这就是发病一天比一天晚的原因。卫气运行于风府，邪气逐日下移一椎，约经二十五日下至骶骨，二十六日又入脊内，注于太冲之脉，然后循太冲脉上行，至九日到达任脉的天突穴。因其气上行，所以病的发作就一天比一天早。（至于隔日一发的，是因邪气内迫五脏，横连膜原，距离较远，邪气较深，循行较迟，不能与当日卫气同时皆出，所以隔日才能发作。）

帝曰：夫子言卫气每至于风府，腠理乃发，发则邪气入，入则病作。今卫气日下一节，其气之发也，不当风府❶，其日作者奈何？岐伯曰：此邪气客于头项循膂而下者也，故虚实不同，邪中异所，则不得当其风府也。故邪中于头项者，气至❷头项而病；中于背者，气至背而病；中于腰脊者，气至腰脊而病；中于手足者，气至手足而病。卫气之所在，与邪气相合，则病作。故风无常府❸，卫气之所发，必开其腠理，邪气之所合，则其府也。

【注释】

❶ 不当风府：当，有遇到的意思。

❷ 气至：气，指卫气。

❸ 府：风邪集聚的地方。

【白话解】

黄帝道：你说卫气如果达到了风府，能使腠理开发，腠理开发，病邪因而袭入，而邪入病就会发作，现在卫气日下一节，邪气的发作并没遇到风府，疾病却每天发作，这是为什么？岐伯说：以上是指邪气侵入头项，沿着脊椎骨下行的情况。人体的组织，有虚实的不同，而病邪所中的地方也不一样，这样，就不一定遇到风府才能发病。所以邪中头项的，如卫气行至头项，与邪气合就能发病；邪中于背的，卫气行至背，与邪气合就能发病；邪中于腰脊的，卫气行至腰脊，与邪气合就能发病；邪中于手足的，卫气行至手足，与邪气合就能发病。总而言之，卫气所在之处，与邪气相合，就要发病。所以风邪所侵并没有一定的地方，只要卫气与之相应，腠理开泄，邪气停留的那个地方，就是风之府。

帝曰：善。夫风之与疟也，相似同类，而风独常在，疟得有时而休者何也？岐伯曰：风气留其处，故常在，疟气随经络，沉以内薄，故卫气应乃作。

【白话解】

黄帝道：以上讲得好。说起来，风气和疟病似乎是一样的。那为什么风邪常不间歇，而疟病却发作有时呢？岐伯说：风邪常留其处，所以可持续存在疟气随经络循行，是依次内传的，要到卫气和它相应时，病才能发作。

帝曰：疟先寒而后热者何也！岐伯曰：夏伤于大暑，其汗大出，腠理开发，因遇夏气凄沧 ❶ 之水寒，藏于腠理皮肤之中，秋伤于风，则病成矣。夫寒者，阴气也，风者，阳气也，先伤于寒而后伤于风，故先寒而后热也。病以时作，名曰寒疟。

【注释】

❶ 凄沧：寒凉的意思。

【白话解】

黄帝道：疟疾发作，有先感寒冷而后感发热的，这是为什么？岐伯说：夏天感受暑气，汗大出，腠理开泄，夏天的小寒乘机侵入，藏在皮肤里面，到秋天又伤了风邪，就成为疟疾了。寒属阴，风属阳，先伤于寒而后伤于风，所以先寒而后热。这种病的发作有一定的时间，病叫作寒疟。

帝曰：先热而后寒者何也？岐伯曰：此先伤于风，而后伤于寒，故先热而后寒也，亦以时作，名曰温疟。

【白话解】

黄帝道：那么，有一种疟病，是先热而后寒的，这又是为什么？岐伯说：这是先伤于风的阳邪，然后伤于寒的阴邪所造成的。这种病发作也有一定的时间，病叫作温疟。

其但热而不寒者，阴气先绝，阳气独发，则少气烦冤，手足热而欲呕，名曰瘅疟。

【白话解】

如只发热而不发寒的，这是病人阴气先不足了，阳气单独旺起来，所以在病发作时，就会感到气短烦闷，手足发热，想要呕吐，这病叫作瘅疟。

帝曰：夫经言❶有余者泻之，不足者补之。今热为有余，寒为不足。夫疟者之寒，汤火不能温也，及其热，冰水不能寒也，此皆有余不足之类。当此之时，良工不能止，必须其自衰乃刺之，其故何也？愿闻其说。

【注释】

❶ 经言：指《内经》以前古医经所言。

【白话解】

黄帝道：医经上说有余的应当泻，不足的应当补。现在说发热是有余，发冷是不足，像疟病的寒冷，就是热汤和火，也不能使之温暖，而

252

等到发热时，就是用冰水，也不能使之清凉，这种寒热都属有余不足之类。但当发热发冷的时候，就是良医也无法止住，必待冷热衰退时候，才可用针刺治疗，这是什么原因？希望听你讲讲这其中道理。

岐伯曰：经言无刺熇熇❶之热，无刺浑浑❷之脉，无刺漉漉❸之汗，故为其病逆，未可治也。夫疟之始发也，阳（气）并于阴，当是之时，阳虚而阴盛，外无气，故先寒栗也；阴气逆极，则复出之阳，阳与阴复并于外，则阴虚而阳实，故先热而渴。夫疟气者，并于阳则阳胜，并于于阴则阴胜，阴胜则寒，阳胜则热。疟者，风寒之气不常也，病极则复，至病之发也，如火之热，如风雨不可当也。故经言曰：方其盛时必毁，因其衰也，事必大昌，此之谓也。夫疟之未发也，阴未并阳，阳未并阴，因而调之，真气得安，邪气乃亡，故工不能治其已发，为其气逆也。

【注释】

❶ 熇熇：热盛的样子。

❷ 浑浑：形容脉来混乱。

❸ 漉漉：形容汗多。

【白话解】

岐伯说：医经上说，有高热时不能刺，脉搏混乱时不能刺，汗大出时不能刺，这是因为病在逆行，所以不能治疗。疟疾在开始发作时，外阳并于里阴，这时是阳分虚而阴分实，外无阳气之温煦，所以先感寒冷战栗。至阴气逆乱到了极点，那又外出于阳，因此阴阳又相并于外，这时是阴分虚而阳分实，所以先感到热而干渴。疟病并于阳分则阳气胜，并于阴分则阴气胜，阴气胜则发寒，阳气胜则发热。疟病是由于风寒之气的变化无常，热到极点，则阴邪之寒气至；寒到极点，则阳邪之热来。这疟疾发作的时候，热得像火的燃烧，寒得像风雨般不可抵御。所以医经上说，当邪气正盛的时候，不敢攻邪，待邪气衰退，治疗就可见效，就是这个意思。疟疾在未发作的时候，阴气未并于阳分，阳气未并于阴分，及时进行调治，那正气不伤，邪气也就完了。所以医工不能正在病发时候治疗，是因为正气和邪气逆乱的缘故。

帝曰：善。攻❶之奈何？早晏何如？岐伯曰：疟之且发也，阴阳之且移也，必从四末始也。阳已伤，阴从之，故先其时坚束其处，令邪气不得入，阴气不得出，审候见之，在孙络❷盛坚而血者皆取之，此真往而未得并者也。

【注释】

❶ 攻：治疗的意思。

❷ 在孙络：察看孙络。

【白话解】

黄帝道：讲得好！疟疾究竟怎样治疗？早晚应怎样掌握？岐伯说：疟疾将要发作，阴阳也将相互移转，它必定是从四肢开始。阳气已被邪伤，阴分随之受到影响，所以在阴阳之气还未相并的时候，以绳牢固地缚住四肢的末端，使邪气不能入，阴气不能出，经过精审的诊察，看到孙络充实的地方，察其瘀血所在，都刺出其血，这样就能去掉真邪，而不致使邪气并入体内。

帝曰：疟不发，其应何如？岐伯曰：疟气者，必更盛更虚，当气之所在也，病在阳，则热而脉躁；在阴，则寒而脉静；极则阴阳俱衰，卫气相离❶，故病得休；卫气集，则复病也。

【注释】

❶ 卫气相离：卫气和邪气相离。

【白话解】

黄帝道：疟疾在未发作的时候，它的情况是怎样的？岐伯说：疟气是盛虚更替的，它随同邪气的所在而发作。病在阳分，就发热而脉搏躁疾；病在阴分，就发冷而脉搏沉静；发病达到极点，则阴阳之气都已衰退，卫气和邪气相离，病就休止；但当卫气与邪气再合时，病就重新发作。

帝曰：时有间二日或至数日发❶，或渴或不渴，其故何也？岐伯曰：其间日者，邪气与卫气客于（六）〔风〕府，而有时相失，不能相得，故休数日乃作也。疟者，阴阳更胜❷也，或甚或不甚，故或渴或不渴。

【注释】

❶ 时有间二日或至数日发：指疟疾有的隔二日，有的隔数日而发作者。

❷ 阴阳更胜：阴阳更替相胜。

【白话解】

黄帝道：疟疾的发作，有的隔二日，有的隔至数日；发作时有的口渴，有的不口渴，这是什么缘故？岐伯说：它所以隔几天再发作，是因为邪气与卫气会于风府的时间，有时是相错的，不能相得俱出，所以停几天才再发作。疟疾是阴阳更替相胜，或重些，或轻些，所以有的口渴，有的不口渴。

帝曰：论言夏伤于暑，秋必病疟。今疟不必应者何也？岐伯曰：此应四时者也。其病异形者，反四时也❶。其以秋病者寒甚，以冬病者寒不甚，以春病者恶风，以夏病者多汗。

【注释】

❶ 其病异形者反四时也：那（形证不同的）疟疾，是因为与四时发病规律相反所导致的。

【白话解】

黄帝道：医经上说，夏天被暑气所伤，秋天就一定要得疟疾。可是现在有些疟疾，不一定这样，这是为什么？岐伯说：（夏天被暑气所伤，秋天就一定得疟疾。）这是指和四时发病规律相顺应而言的。那形证不同的疟疾是因为与四时发病规律相反所导致的。那发于秋天的，寒冷较重；发于冬天的，寒冷不重；发于春天的，怕风；发于夏天的，多汗。

帝曰：夫病温疟与寒疟而皆安舍，舍于何脏？岐伯曰：温疟者，得之冬中于风，寒气藏于骨髓之中，至春则阳气大发，邪气不能自出，因遇大暑，脑髓烁❶，肌肉消，腠理发泄，或有所用力，邪气与汗皆出，此病藏于肾，其气先从内出之于外也。如是者，阴虚而阳盛，阳盛则热矣，衰则气复反入❷，入则阳虚，阳虚则寒矣，故先热而后寒，名曰温疟。

【注释】

❶ 脑髓烁：指精神疲倦，头昏等症状。

❷ 衰则气复反入：偏盛到极点，邪气又回入到阴。

【白话解】

黄帝道：温疟和寒疟，各居何处？居留在哪一脏？岐伯说：温疟是在冬天中病感受风邪，寒气留在骨髓里面，到了春天阳气生发的时候，如邪气不能自行外出，遇到暑热，就会使人倦怠，头脑昏沉，肌肉消瘦，腠理发泄，这时用力劳动，邪气与汗就一齐出外。这种病是邪气先伏藏于肾，它发作的时候，是邪气从内而出外。这样的病，阴气先虚，而阳气偏盛，阳盛就会发热，及至偏盛到极点，邪气又回入于阴，邪入于阴，则阳气又虚，阳虚就又发冷。这种病是先热后寒，病名叫作温疟。

帝曰：瘅疟何如？岐伯曰：瘅疟者，肺素有热❶，气盛❷于身，厥逆上冲，中气实而不外泄，因有所用力，腠理开，风寒舍于皮肤之内，分肉之间而发，发则阳气盛，阳气盛而不衰则病矣。其气不及于阴，故但热而不寒，气内藏于心，而外舍于分肉之间，令人消烁脱肉，故命曰瘅疟。帝曰：善。

【注释】

❶ 肺素有热：肺平时有热。

❷ 气盛：肺气盛。

【白话解】

黄帝道：瘅疟是怎样的情况？岐伯说：瘅疟由于肺平时有热，肺气盛，气逆上冲，气实不能向外发泄，适逢劳力之后，腠理开泄，风寒侵袭于皮肤之间，肌肉之内，因而发病，发病则阳气偏盛，阳气盛而不衰退，就会发病。由于邪气不及时回入于阴，所以只是热而不恶寒，这种病是邪气内藏于心，而外留于肌肉之间，能使人肌肉消瘦，所以叫作瘅疟。黄帝道：讲得好！

刺疟篇第三十六

提要： 本篇介绍六经疟、五脏疟、胃疟十二种症状和刺法；并指出治疟大法，应"先其发时而刺之"，"病之所先发者，先刺之"，以及不同症状，应采用不同疗法等原则。

足太阳之疟，令人腰痛头重，寒从背起，先寒后热，熇熇暍暍然❶，热止汗出，难已，刺郄中出血。

【注释】

❶暍（yē掖）暍然：热盛的样子。

【白话解】

足太阳经的疟疾，使人腰痛、头重，寒冷从背部起，先寒后热，热势很盛，热止汗出。这种疟疾不易痊愈，治疗方法是刺委中出血。

足少阳之疟，令人身体解㑊，寒不甚，（热不甚），恶见人，见人心惕惕然，热多汗出甚，刺足少阳。

【白话解】

足少阳经的疟疾，使人身体倦怠，发冷不很厉害，怕见人，见人就感到恐惧，发热的时候比较长，汗出的也多。治疗方法是刺足少阳经。

足阳明之疟，令人先寒，洒淅洒淅，寒甚久乃热，热去汗出，喜见日月光火气，乃快然❶，刺足阳明跗上❷。

❶ 快然：舒适。

❷ 跗上：指足背上的冲阳穴。

【白话解】

足阳明经的疟疾，使人先感到冷，寒冷得厉害，经过一个时间又发热，热一退汗也就止了。这种病人喜欢见日月光、火焰，看到它才感到舒适。治疗方法是刺足阳明经足背上的冲阳穴。

足太阴之疟，令人不乐，好太息❶，不嗜食，多寒热汗出，病至则善呕，呕已乃衰，即取之。

【注释】

❶ 太息：深而长的呼吸。

【白话解】

足太阴经的疟疾，使人闷闷不乐，好叹气，不想吃东西，多寒热，汗出，病发作时就呕吐，呕吐后病势就衰减了。治疗方法是刺足太阴经的公孙穴。

足少阴之疟，令人呕吐甚，多寒热，热多寒少，欲闭户牖❶而处，其病难已。

【注释】

❶ 户牖：门窗。

【白话解】

足少阴经的疟疾，使人呕吐得很厉害，多发寒热，热多寒少，总想紧闭着门窗待在屋里。这种病不易痊愈。

足厥阴之疟，令人腰痛少腹满，小便不利，如癃状，（非癃也），数便，意恐惧，气不足，腹中悒悒❶，刺足厥阴❷。

【注释】

❶ 悒（yì 意）悒：不畅快。

❷ 足厥阴：指足厥阴经的太冲穴。

【白话解】

足厥阴经的疟疾，使人腰痛，少腹胀满，小便不利，似乎癃病，小便次数多，嗳气，害怕，气不足，腹中不畅快。治疗方法是刺足厥阴经的太冲穴。

肺疟者，令人心寒❶，寒甚热，热间善惊，如有所见者，刺手太阴阳明❷。

【注释】

❶ 心寒：心里感到寒冷。

❷ 手太阴阳明：指列缺、合谷两穴。

【白话解】

肺疟，使人心里感到发冷，冷极了就发热，发热的时候容易害怕，像看到什么东西一样。治疗方法是刺手太阴、手阳明两经的列缺、合谷两穴。

心疟者，令人烦心甚，欲得清水，反寒多，不甚热，刺手少阴❶。

【注释】

❶ 手少阴：指神门穴。

【白话解】

心疟，使人心里烦热得厉害，愿意喝冷水，反而感觉寒多，不太发热。治疗方法是刺手少阴经的神门穴。

肝疟者，令人色苍苍然❶，太息，其状若死者。刺足厥阴见血。

【注释】

❶ 苍苍然：深青色的样子。

【白话解】

肝疟，使人面色苍青，常太息，形状如同死人一般。治疗方法是刺足厥阴经太冲穴出血。

脾疟者，令人寒，腹中痛，热则肠中鸣，鸣已汗出，刺足太阴 ❶。

【注释】

❶ 足太阴：指商丘穴。

【白话解】

脾疟，使人冷得难受，肚腹疼痛，脾热下行又会使人感到肠鸣，鸣后汗出。治疗方法是刺足太阴经商丘穴。

肾疟者，令人洒洒然，腰脊痛，〔不能〕宛转 ❶，大便难，目眴眴 ❷ 然，手足寒，刺足太阳少阴。

【注释】

❶ 宛转：辗转、转动。

❷ 眴眴：眩晕的样子。

【白话解】

肾疟，使人感到有寒意，腰脊疼痛，不能转动，大便不通畅，目眩，手足发冷。治疗方法是刺足太阳、少阴两经。

胃疟者，令人（且）〔疸〕病也，善饥而不能食，食而支满 ❶ 腹大，刺足阳明太阴横脉 ❷ 出血。

【注释】

❶ 支满：支撑胀满，腹部膨大。

❷ 横脉：络脉。

【白话解】

胃疟，使人胃里发热，感到饥饿，不想吃东西，食后腹部膨大，支撑胀满。治疗方法是刺足阳明，太阴络脉出血。

疟发身方热，刺跗上动脉❶，开其空，出其血，立寒；疟方欲寒，刺手阳明太阴❷，足阳明太阴❸。疟脉满大急，刺背俞，用中针❹，傍伍胠俞❺各一，适肥瘦出其血也。疟脉小实急，灸胫少阴，刺指井❻。疟脉满大急，刺背俞，用五胠俞、背俞各一，适行至于血也。

【注释】

❶ 跗上动脉：指冲阳穴。

❷ 手阳明太阴：指合谷、列缺穴。

❸ 足阳明太阴：指陷谷、公孙穴。

❹ 中针：不大不小的针。

❺ 傍伍胠（qū 区）俞：靠近胠部的五个腧穴，即魄户、神堂、魂门、意舍、志室。胠，腋下、胁上空软部分。

❻ 井：指手足各指末端孔穴。此指至阴穴。

【白话解】

疟疾在发作后身体正热的时候，刺脚背上的动脉，开通经穴，放出一些血，立时热就退了。如疟疾是刚要发冷，那就应该刺手阳明太阴和足阳明太阴了。疟疾病人脉搏满大而急，刺背部的俞穴，用中等针，靠近五胠俞各取一穴，酌量病人的肥瘦刺出其血。如病人脉搏小实而急，灸胫部的少阴穴，并刺手足指末端的井穴。疟脉满大而急疾，应刺背部俞穴，刺五胠俞、背俞各一次，根据患者情况行针以至出血。

疟脉缓大虚，便（宜）用药，不宜用针。凡治疟，先发如食顷❶乃可以治，过之则失时也。诸疟而脉不见，刺十指间出血，血去必已，先视身之赤如小豆者尽取之❷。十二疟❸者，其发各不同时，察其病形，以知其何脉之病也。先其发时如食顷而刺之，一刺则衰，二刺则知❹，三刺则已；不已，刺舌下两脉❺出血；不已，刺郄中盛经❻出血，又刺项已下侠脊❼者，必已。舌下两脉者，廉泉也。

【注释】

❶ 食顷：约一餐饭的时间。

❷ 取之：刺之。

❸ 十二疟：指上文五脏疟、六经疟、胃疟。

❹ 知：愈。

❺ 舌下两脉：廉泉。

❻ 盛经：血盛的经络。

❼ 侠脊：指大杼、风门、热府穴。

【白话解】

疟疾病人的脉搏缓大而虚的，就要用药治疗，不应该用针刺。凡是治疗疟疾，应在病发作之前一顿饭的时候，给予治疗，过了这个时间，就失去时机了。各种疟疾，如脉伏而不见的，急刺十指之间出血，血去病邪就可止了；若先见皮肤上发出赤小豆般的红点，应该都用针刺去。上面的十二种疟疾，它们的发作各不相同，观察病人的症状，就可以了解病是属于哪一经脉。如果在发作前约一顿饭的时候就给以针刺，一次，邪气就可减退；两次，可大见疗效；刺到三次，病就可以好了。如果不好，可刺舌下两脉出血。如再不好，可取委中血盛的经络，刺出其血，并刺颈项以下夹脊的经穴，这样病是一定会好的。上面所说的舌下两脉，指的是足少阴廉泉穴。

刺疟者，必先问其病之所先发者，先刺之。先头痛及重者，先刺头上及两额两眉间出血。先项背痛者，先刺之。先腰脊痛者，先刺郄中出血。先手臂痛者，先刺手少阴阳明十指间。先足胫酸痛者，先刺足阳明十指间出血。风疟，疟发则汗出恶风，刺三阳经背俞之血者。骺酸痛甚，按之不可，名曰胕髓病，以镵针❶针绝骨出血，立已。身体小痛，刺至阴，诸阴之井无出血，间日一刺。疟不渴，间日而作，刺足太阳；渴而间日作，刺足少阳；温疟汗不出，为五十九刺。

【注释】

❶镵针：古代九针之一，长一寸六。针的头部膨大而末端锐利，用于浅刺。

【白话解】

凡刺疟疾，一定得先问明在病发作时最先感觉的部分，先行针刺。如先发是头痛、头重的，就先刺头上及两额两眉间出血。先发是项背痛的，就先刺项部背部。先发是腰脊痛的，就先刺委中出血。先发是手臂痛的，就先刺手少阴阳明十指间的孔穴。先发是足胫酸痛的，就先刺足阳明十趾间的孔穴。风疟，病发作时，汗出怕风，刺太阳经背部的俞穴出血。小腿酸痛，不能按触，这叫作胕髓病，可用镵针，刺绝骨穴出血，痛就可以止住。身体觉得微痛，刺至阴，诸阴经的井穴，不可出血，应隔一天刺一次。疟疾口不渴而隔日发作的，刺足太阳经；如口渴而隔日发作的，刺足少阳经。温疟而汗不出的，用五十九刺的方法。

气厥论篇第三十七

提要：本篇前半部分阐述五脏寒邪相移的病变，后半部分阐述脏腑热邪相移的病变，这说明了脏腑之间有着密切联系，一脏有病，可以影响到其他脏腑。

黄帝问曰：五脏六腑，寒热相移❶者何？岐伯曰：肾移寒于肝，痈肿少气。脾移寒于肝，痈肿筋挛。肝移寒于心，狂隔中❷。心移寒于肺，肺消❸，肺消者饮一溲❹二，死不治。肺移寒于肾，为涌水❺，涌水者，按腹不坚，水气客于大肠，疾行则鸣濯濯❻，如囊裹浆，水之病也。

【注释】

❶ 相移：相互传变、转移。

❷ 隔中：心气不通。

❸ 肺消：又称上消，属消渴病。

❹ 溲：小便。

❺ 涌水：病名。水自下而上，如泉之涌。

❻ 濯濯：水激荡的声音。

【白话解】

黄帝问道：五脏六腑的寒热互相转移的情况都是怎样的呢？岐伯说：肾移寒于肝，就会发为痈肿和少气的病。脾移寒于肝，就会发为痈肿和筋挛的病。肝移寒于心，就会发为狂证和心气不通的病。心移寒于肺，就会成为肺消，肺消病的症状，是饮水一分，小便要尿二分，这种病是死证，无法可治的。肺移寒于肾，成为涌水，涌水病的症状，是病人的腹下部，按之不坚硬，但水气侵犯大肠，走得快时，可以听到肠中濯濯的水声，像皮囊里裹着浆水一样，这种病是水气形成的。

脾移热于肝，则为惊衄❶。肝移热于心，则死。心移热于肺，传为鬲消❷。肺移热于肾，传为柔痓❸。肾移热于脾，传为虚，肠澼死，不可治。胞❹移热于膀胱，则癃溺血。膀胱移热于小肠，鬲肠不便，上为口糜。小肠移热于大肠，为虙瘕❺，为沉❻。大肠移热于胃，善食而瘦（入），谓之食亦❼。胃移热于胆，亦曰食亦。胆移热于脑，则辛頞❽鼻渊，（鼻渊者，浊涕下不止也），传为衄蔑❾瞑目，故得之气厥也。

【注释】

❶ 惊衄：惊恐和鼻出血。

❷ 鬲消：属消渴病。

❸ 柔痓（zhì 志）：属痓病的一种，表现为筋脉拘急，项背强直，发热汗出等。

❹ 胞：阴胞，在男子则为精室，在女子则为血室。

❺ 虙瘕：沉伏在腹中的积块。

❻ 沉：痔。

❼ 食亦：病名。消谷善食，倦怠无力为主要症状。

❽ 辛頞：鼻梁内有辛辣的感觉。

❾ 衄蔑：指鼻中出血。

【白话解】

脾移热于肝，就会成为惊恐和鼻出血的病。肝移热于心，就会死亡。心移热于肺，日久传变，就会成为膈消的病。肺移热于肾，日久传变，就会成为柔痓的病。肾移热于脾，日久传变，就会成为肠澼的病，是无法治疗的。胞移热于膀胱，就一定小便不利和尿血。膀胱移热于小肠，由于隔塞肠道则大便不通、热气上行，以致口疮糜烂。小肠移热于大肠，热结不散，成为伏瘕，或为痔疮。大肠移热于胃，会多吃饭而反消瘦，叫作食侎。胃移热于胆，也叫作食侎。胆移热于脑，则鼻梁内觉得辛辣而成为鼻渊，日久传变，就会鼻中出血，目暗不明。这是胆逆热气上行的缘故啊！

咳论篇第三十八

提要： 本篇专论咳嗽，对各种咳嗽的病因、症状、治疗等问题做了讨论。其中所提出的"五脏六腑皆能令人咳"一语，指示人们在治疗咳嗽时，应根据症状，分别施治，更有重要意义。

黄帝问曰：肺之令人咳何也？岐伯对曰：五脏六腑皆令人咳，非独肺也。帝曰：愿闻其状。岐伯曰：皮毛者肺之合也，皮毛先受邪气，邪气以从其合也❶。其寒饮食入胃，从肺脉上至于肺，则肺寒，肺寒则外内合邪❷，因而客之，则为肺咳。五脏各以其时受病❸，非其时，各传以与之。人与天地相参❹，故五脏各以治时❺，感于寒则受病，微则为咳，甚则为泄为痛。乘秋则肺先受邪，乘春则肝先受之，乘夏则心先受之，乘至阴❻则脾先受之，乘冬则肾先受之。

【注释】

❶ 邪气以从其合也：指风寒等邪气侵袭于皮毛，再深入于肺。

❷ 外内合邪：外，指皮毛感受风寒邪气。内，指胃有寒饮食在内。二者相合而伤肺，是为外内合邪。

❸ 五脏各以其时受病：五脏各有所主的时令，如肝主春，心主夏，脾主长夏，肺主秋，肾主冬。

❹ 相参：相合、相应。

❺ 治时：指五脏所主的时令，也叫旺时。

❻ 至阴：农历六月为至阴，也称季夏。

【白话解】

黄帝问道：肺脏能使人咳嗽，为什么？岐伯回答说：五脏六腑都能使人咳嗽，不单是肺脏能使人咳嗽。黄帝道：希望听你说一说其具体情况。岐伯说：皮毛主表，和肺是相配合的，皮毛感受了寒气，寒气就会侵入肺脏。设若喝了冷水，吃了冷东西，寒气入胃，从肺脉上注于肺，肺也会因此受寒，这样，内外的寒邪互相结合，留止在肺脏，就会成为肺咳。至于五脏六腑的咳嗽，是五脏各在所主的时令受病，并不是肺在它所主之时受病，是五脏之病传给它的。人是和天地相参合的，五脏各在它所主的时令中受了寒邪，便能得病，若轻微的，就是咳嗽；严重的，寒气入里，就成为泄泻、腹痛。一般来说，在秋天的时候，是肺先受邪，在春天的时候，是肝先受邪，当夏天的时候，是心先受邪，当季夏的时候，是脾先受邪，当冬天的时候，是肾先受邪。

帝曰：何以异❶之？岐伯曰：肺咳之状，咳而喘息有音，甚则唾血❷。心咳之状，咳则心痛，喉中介介❸如梗状，甚则咽肿喉痹。肝咳之状，咳则两胁下痛，甚则不可以转，转则两胠下满。脾咳之状，咳则右胁（下）痛，阴阴❹引肩背，甚则不可以动，动则咳剧。肾咳之状，咳则腰背相引而痛，甚则咳涎❺。

【注释】

❶ 异：分的意思。

❷ 唾血：血随咳唾而出。

❸ 介介：形容喉塞的样子。

❹ 阴阴：隐隐。

❺ 咳涎：咳出黏沫。

【白话解】

黄帝问道：那么这些咳嗽怎样来分别呢？岐伯说：肺咳的症状，咳嗽的时候，喘息有声音，严重了，还会唾血。心咳的症状，咳嗽的时候，感到心痛，喉头像有东西梗塞，严重了，咽喉肿痛闭塞。肝咳的症状，咳嗽的时候，两胁痛，严重了，不能行走，如行走，两脚就会肿的。脾咳的症状，咳嗽的时候，右胁痛，阴阴然痛牵髀背，严重了，不能动弹，一动弹，咳嗽更重了。肾咳的症状，咳嗽的时候，腰背互相牵扯作痛，严重了，就要咳出黏沫来。

帝曰：六腑之咳奈何？安所受病？岐伯曰：五脏之久咳，乃移于六腑。脾咳不已，则胃受之，胃咳之状，咳而呕，呕甚则长虫出。肝咳不已，则胆受之，胆咳之状，咳呕胆汁。肺咳不已，则大肠受之，大肠咳状，咳而遗矢❶。心咳不已，则小肠受之，小肠咳状，咳而失气❷，气与咳俱失。肾咳不已，则膀胱受之，膀胱咳状，咳而遗溺。久咳不已，则三焦受之，三焦咳状，咳而（腹）满，不欲食饮，此皆〔寒气〕聚于胃关于肺，使人多涕唾❸，而面浮肿气逆也。

【注释】

❶ 遗矢：大便失禁。

❷ 失气：放屁。

❸ 涕唾：稠痰。

【白话解】

黄帝道：六腑咳嗽的症状怎样？又是怎样受的病呢？岐伯说：五脏咳嗽，日久不愈，就要传移于六腑。例如脾咳久不见好，则胃就要受病；胃咳的症状，咳而呕吐，厉害的时候，可呕出蛔虫。肝咳久不见好，则胆就要受病；胆咳的症状，咳嗽起来，可吐出苦汁。肺咳久不见好，则大肠就要受病；大肠咳的症状，咳嗽的时候，大便可以失禁。心咳久不见好，则小肠就要受病；小肠咳的症状，咳嗽就要放屁，常常是咳嗽和放屁并作。肾咳久不见好，则膀胱就要受病；膀胱咳的症状，在咳嗽的时候，小便失禁。以上所说的各种咳嗽，如果经久不愈，那么三焦就要受病；三焦咳的症状，是咳嗽的时候，肚肠发满，不想吃东西。这些咳嗽，无论是由于那一脏腑的病变，其寒邪都是聚合于胃，联属于肺，使人多吐稠痰，面目浮肿，气逆。

帝曰：治之奈何？岐伯曰：治脏者治其俞 ❶，治腑者治其合 ❷，浮肿者治其经 ❸。帝曰：善。

【注释】

❶ 俞：输穴。

❷ 合：合穴。

❸ 经：经穴。

【白话解】

黄帝问道：治疗的方法怎样？岐伯说：治疗五脏的咳嗽，要取输穴；治疗六腑的咳嗽，要取合穴；凡是由于咳嗽而致浮肿的，要取经穴。黄帝说：讲得好！

卷第十一

举痛论篇第三十九

提要：本篇说明痛证的病因，主要是因于寒，但无论是因寒或因热，痛的病灶，总是在经脉里；痛的病变，总是在气和血方面，这是一定的。篇中另外叙述了九气之病的症状和病理。

黄帝问曰：余闻善言天者，必有验于人；善言古者，必有合于今；善言人者，必有厌❶于己。如此，则道不惑而要数❷极，所谓明也。今余问于夫子，令言而可知❸，视而可见❹，扪而可得❺，令验于己而发蒙解惑，可得而闻乎？岐伯再拜稽首对曰：何道之问也？帝曰：愿闻人之五脏卒痛❻，何气使然？岐伯对曰：经脉流行不止、环周不休，寒气入经而稽迟❼，泣而不行，客于脉外则血少，客于脉中则气不通，故卒然而痛。

【注释】

❶ 厌：合的意思。

❷ 要数：要理，最重要的道理。

❸ 言而可知：指问诊，即通过询问病人而知病情。

❹ 视而可见：指望诊，即通过望色而知病情。

❺ 扪而可得：指切诊，即通过触按而知病情。

❻ 卒痛：突然疼痛。

❼ 稽迟：留滞不行的意思。

【白话解】

黄帝问道：我听说善于谈论天道的，必能把天道验证于人；善于谈论往古的，必能把古事与现在联系起来；善于谈论别人的，必能结合于自己，这样，对于医学道理，才可无所疑惑，而得其真理，也才算是透彻地明白了。现在我要问你的是那言而可知，视而可见，扪而可得的诊法，使我有所体验，启发蒙昧，解除疑惑，能够听到你的见解吗？岐伯回答说：你要问哪些道理？黄帝说：我希望听到五脏突然作痛，是什么邪气使其这样呢？岐伯回答说：人身经脉中的气血，是周流全身，循环不息的，寒气侵入了经脉，经血就会留滞，凝涩而不畅通。假如寒邪侵袭在经脉之外，血液必然减少；若侵入脉中，则脉气不通，就会突然作痛。

帝曰：其痛或卒然而止者，或痛甚不休者，或痛甚不可按者，或按之而痛止者，或按之无益者，或喘动应手者，或心与背相引而痛者，或胁肋与少腹相引而痛者，或腹痛引阴股❶者，或痛宿昔❷而成积❸者，或卒然痛死不知人，有少间复生者，或痛而呕者，或腹痛而后泄者，或痛而闭不通者，凡此诸痛，各不同形，别之奈何？

【注释】

❶ 阴股：大腿内侧。

❷ 宿昔：经久的意思。

❸ 成积：指小肠气。

【白话解】

黄帝道：有的痛忽然自止；有的剧痛而不能止；有的痛得厉害，不可揉按；有的得到揉按痛就可止住；有的虽加揉按，亦无效果；有的痛处跳动应手；有的痛时心与背牵引作痛；有的胁肋和少腹牵引作痛；有的腹痛牵引大腿内侧；有疼痛日久不愈而成小肠气的；有忽然剧痛，如死不知人事，少停片刻，才苏醒的；有又痛又呕吐的；有腹痛而又泄泻的；有痛而胸闷不舒畅的。所有这些疼痛，表现各不相同，怎样加以区别呢？

岐伯曰：寒气客于脉外则脉寒，脉寒则缩踡❶，缩踡则脉绌急❷，绌急则外引小络，故卒然而痛，得炅❸则痛立止；因重中于寒，则痛久矣。

【注释】

❶ 缩踡：收缩不伸。

❷ 绌急：屈曲拘急的样子。

❸ 炅（jiǒng 炯）：热的意思。

【白话解】

岐伯说：寒气侵犯于脉外，则脉受寒，脉受寒就收缩，收缩则脉屈曲拘急不舒，因而牵引在外的细小脉络，就会忽然间发生疼痛，但只要得热，疼痛就会立止；假使再受寒气侵袭，则痛就短期不易好了。

寒气客于经脉之中，与炅气相薄❶则脉满，满则痛而不可按也。寒气稽留❷，炅气从上，则脉充大而血气乱，故痛甚不可按也。

【注释】

❶ 相薄：相互交迫。

❷ 稽留：停留。

【白话解】

寒气侵犯到经脉之中，与经脉里的热气相互交迫，那么就会经脉满盛，满盛则实，所以痛得厉害而不可按。寒气停留，热气跟随而来，冷热相搏，则经脉充溢满大，气血混乱于中，就会痛得厉害不能触按。

寒气客于肠胃之间，膜原❶之下，（血）〔而〕不得散，小络急引故痛，按之则血气散，故按之痛止。

【注释】

❶ 膜原：指胸膜与膈肌之间的部分。一说为肠胃之脂膜。

【白话解】

寒气侵入肠胃之间，膜原之下，不能散行，细小的脉络因之绷急牵引而痛，以手揉按，则血气可以散行，所以按之则痛就停止。

寒气客于侠脊之脉 ❶，则深按之不能及，故按之无益也。

【注释】

❶ 侠脊之脉：指督脉。

【白话解】

寒气侵入了督脉，即使重按，也不能达到病所，所以按之也无效益。

寒气客于冲脉 ❶，冲脉起于关元，随腹直上，寒气客则脉不通，脉不通则气因之，故喘动应手矣。

【注释】

❶ 冲脉：奇经八脉之一。

【白话解】

寒气侵入到冲脉，冲脉是从关元穴起，循腹上行的，所以冲脉的脉不得流通，那么气也就因之而不通畅，所以试探腹部就会应手而痛。

寒气客于背俞之脉 ❶ 则脉泣，脉泣 ❷ 则血虚，血虚则痛，其俞注于心，故相引而痛 ❸，按之则热气至，热气至则痛止矣。

【注释】

❶ 背俞之脉：指足太阳脉。

❷ 脉泣：血脉凝涩。

❸ 相引而痛：互相牵引作痛。

【白话解】

寒气侵入到背俞脉，则血脉流行凝涩，血脉凝涩则血虚，血虚则疼痛。因为背俞与心相连，所以互相牵引作痛，如以手按之则手热，热气到达病所，痛就可止。

寒气客于厥阴之脉，厥阴之脉者，络阴器系于肝，寒气客于脉中，则血泣 ❶ 脉急，故胁肋与少腹相引痛矣。

【注释】

❶ 血泣：血行滞涩不流畅。

【白话解】

寒气侵入到厥阴脉，厥阴脉环络阴器，并系于肝。寒气侵入脉中，血涩不得流畅，脉道迫急，所以胁肋与少腹互相牵引而作痛。

厥气客于阴股，（寒）〔厥〕气上及少腹，血泣在下相引，故腹痛引阴股。

【白话解】

逆行寒气侵入到阴股，气血不和累及少腹，阴股之血凝涩，在下相引，所以腹痛连于阴股。

寒气客于小肠膜原之间，络血之中，血泣不得注于大经，血气稽留不得行，故宿昔而成积矣。

【白话解】

寒气侵入到小肠膜原之间，络血之中，血脉凝涩，不能贯注到小肠经脉里去，因而血气留停、不得畅通，这样日久就成小肠气了。

寒气客于五脏，厥逆上泄 ❶，阴气竭，阳气未入，故卒然痛死不知人，气复反 ❷ 则生矣。

【注释】

❶ 厥逆上泄：脏气厥逆而上壅。

❷ 气复反：阳气恢复。

【白话解】

寒气侵入到五脏，则厥逆之气上壅，阴气太甚，阳气郁遏不通，所以忽然痛死，不知人事；如果阳气恢复，仍然是可以苏醒的。

寒气客于肠胃，厥逆上出 ❶，故痛而呕也。

【注释】

❶ 厥逆上出：肠胃之气上逆。

【白话解】

寒气侵入肠胃，厥逆之气上行，所以发生腹痛并且呕吐。

寒气客于小肠，小肠不得成聚 ❶，故后泄 ❷ 腹痛矣。

【注释】

❶ 成聚：指小肠受盛容留水谷的作用。

❷ 后泄：大便泄泻。

【白话解】

寒气侵入到小肠，小肠失其受盛作用，水谷不得停留，所以就后泄而腹痛了。

热气留于小肠，肠中痛，瘅热 ❶ 焦渴，则〔便〕坚（干）不得出，故痛而闭不通矣。

【注释】

❶ 瘅热：盛热。

【白话解】

热气蓄留于小肠，肠中要发生疼痛，并且发热干渴，大便坚硬不得出，所以就痛而大便闭结不通了。以上病情，是从问的当中可以了解的。

帝曰：所谓言而可知者也。视而可见奈何？岐伯曰：五脏六腑，固尽有部 ❶，视其五色，黄赤为热，白为寒，青黑为痛，此所谓视而可见者也。

【注释】

❶ 固尽有部：面部各有五脏六腑所属的部位。

【白话解】

黄帝道：通过目视就可以了解病情的情形是怎样的？岐伯说：五脏六腑，在面部各有所属的部位，观察面部的五色，黄色和赤色为热，白色为寒，青色和黑色为痛，这就是视而可见的。

帝曰：扪而可得奈何？岐伯曰：视其主病之脉，坚而血及陷下者，皆可扪而得也。

【白话解】

黄帝道：通过扪摸就可了解病情的情形是怎样的？岐伯说：这要看他主病的脉象。坚实的，是邪盛；陷下的，是不足，这些是可用手扪切而得知的。

帝曰：善。余知百病❶生于气也。怒则气上❷，喜则气缓❸，悲则气消❹，恐则气下❺，寒则气收❻，炅则气泄❼，惊则气乱❽，劳则气耗❾，思则气结❿，九气不同，何病之生？岐伯曰：怒则气逆，甚则呕血及飧泄，故气上矣。喜则气和志达，荣卫通利，故气缓矣。悲则心系急，肺布叶举，而上焦不通，荣卫不散，热气在中，故气消矣。恐则精却⓫，却则上焦闭，闭则气还，还则下焦胀，故气不行矣。寒则腠理闭，气不行，故气收矣。炅则腠理开，荣卫通，汗大泄，故气泄。惊则心无所倚，神无所归，虑无所定，故气乱矣。劳则喘息汗出，外内皆越⓬，故气耗矣。思则心有所存，神有所归，正气留而不行，故气结矣。

【注释】

❶ 百病：许多疾病。

❷ 气上：气上逆。

❸ 气缓：气缓散不收。

❹气消：气消沉。

❺气下：气下陷。

❻气收：气收聚。

❼气泄：气外泄。

❽气乱：气混乱。

❾气耗：气耗散。

❿气结：气郁结。

⓫精却：精气衰退。

⓬越：散发的意思。

【白话解】

黄帝道：讲得好！我听说许多疾病是由于气的影响而发生的。如暴怒则气上逆，大喜则气缓散，悲哀则气消散，恐惧则气下陷，遇寒则气收聚，受热则气外泄，过惊则气混乱，过劳则气耗损，思虑则气郁结，这九样气的变化各不相同，都能导致什么病呢？岐伯说：大怒则气上逆，严重的，可以引起呕血和飧泄，所以说是"气逆"。高兴气就和顺情志畅达，营卫之气通利，所以说是"气缓"。悲哀过甚则心系急，肺叶胀起，上焦不通营卫之气，不得布散，热气在内不散，所以说是"气消"。恐惧就会使精气衰退，精气下衰就要使上焦闭塞，上焦不通，还于下焦，气郁下焦，就会胀满，所以说是"气下"。寒冷之气，能使经络凝涩，营卫之气不得流行，所以说是"气收"。热则腠理开发，营卫之气过于疏泄，汗大出，所以说是"气泄"。过忧则心悸如无依靠，神气无所归宿，心中疑虑不定，所以说是"气乱"。过劳则喘息汗出，里外都发越消耗，所以说是"气耗"。思虑过多那么心有所存，精神呆滞，气就会滞而不能运行，所以说是"气结"。

腹中论篇第四十

提要： 本篇内容是讨论鼓胀、血枯、伏梁、热中、消中、厥逆等几个病例；文中并提出鸡矢醴及四乌鲗骨一藘茹丸两个古代处方。

黄帝问曰：有病心腹满❶，且食则不能暮食，此为何病？岐伯对曰：名为鼓胀。帝曰：治之奈何？岐伯曰：治之以鸡矢醴❷，一剂知，二剂已❸。帝曰：其时有复发者何也？岐伯曰：此饮食不节，故时有病也。虽然其病且已，时故当病，气聚于腹也。

【注释】

❶ 心腹满：指胸腹胀满。

❷ 鸡矢醴：古方名，类似药酒。

❸ 一剂知二剂已：一剂见效，二剂病愈。

【白话解】

黄帝问道：有一种患心腹胀满的病，早上吃东西，到晚上就不想再吃，这是什么病？岐伯答道：这种病叫作鼓胀。黄帝又问：怎样给予治疗？岐伯说：治疗用鸡矢醴，一剂就可见效，两剂病就好了。黄帝道：这种病有时又再发了，这是什么缘故？岐伯说：这是由于饮食不注意，所以有时病会复发。另一种情况是，病虽接近痊愈，又伤于饮食，邪气聚于腹中，也是要复发的。

帝曰：有病胸胁支满者，妨于食，病至则先闻腥臊，（臭）

〔鼻〕出清液❶，（先）唾血，四支清❷，目眩，时时前后血，病名为何？何以得之？岐伯曰：病名血枯，此得之年少时，有（所）大脱血；若醉入房中，气竭肝伤，故月事衰少不来也。帝曰：治之奈何？复❸以何术？岐伯曰：以四乌鲗骨一蘆茹❹二物并合之，丸以雀卵❺，大如小豆，以五丸为后饭❻，饮以鲍鱼汁❼，利（肠）〔胁〕中及伤肝也。

【注释】

❶ 出清液：鼻流清涕。

❷ 四支清：四肢寒冷。

❸ 复：恢复（气血）。

❹ 四乌鲗骨一蘆茹：四分乌贼骨，一分茹蘆（即茜草）。

❺ 雀卵：麻雀卵，有补精益血之功。

❻ 后饭：先吃药，后吃饭。

❼ 鲍鱼汁：治女子血枯病。

【白话解】

黄帝道：有一种患胸胁胀满的病，妨碍饮食，发病时先闻到有腥臊气味，鼻流清涕，吐血，四肢寒冷，目眩晕，大小便经常出血，这叫作什么病？因为什么得的？岐伯说：这种病叫作血枯，是在年少时有过大出血，或者大醉后犯房事，使精气耗竭，肝脏损伤，以致月经衰少，或停止不来。黄帝道：怎样治疗呢？用什么方法，使血气恢复呢？岐伯说：用四分乌鲗骨、一分茹蘆，两种药合并，用雀卵和为丸，制成如小豆大的丸药，先服药后吃饭，用鲍鱼汁送下，这样有益于胁胀，并能补益受伤的肝脏。

帝曰：病有少腹盛❶，上下左右皆有根❷，此为何病？可治不？岐伯曰：病名曰伏梁❸。帝曰：伏梁何因而得之？岐伯曰：裹大脓血，居肠胃之外❹，不可治，治之每切❺，按❻之致死。帝曰：何以然？岐伯曰：此下则（因）〔困〕阴，必下脓血，上则迫胃脘，（生）〔至〕鬲，侠胃脘内痛，此久病也，难治。居齐 ❼ 上为（逆）〔从〕，居齐下为（从）〔逆〕，勿动亟（夺），论在《刺法》中。

【注释】

❶ 少腹盛：少腹满。

❷ 有根：有根底。指病之所在。

❸ 伏梁：指脘腹部痞满一类疾病。

❹ 居肠胃之外：指少腹部皮肉之内面。

❺ 切：切痛，更加疼痛。

❻ 按：指重按。

❼ 齐：同"脐"。

【白话解】

黄帝道：有一种患少腹盛满的病，上下左右都有根底，这是什么病？可治疗否？岐伯说：这种病叫作伏梁。黄帝道：伏梁病是因为什么得的呢？岐伯说：少腹里裹着大脓血，生在肠胃外面，不易治疗，在治疗时，疼得厉害，如重按了，可以致死。黄帝道：怎会这样呢？岐伯说：这种病，重按了，向下就会伤二阴必便脓血，向上就会迫胃至膈，使胃脘内生痛。这是根深蒂固的久病，是难治的。这种病，生在脐上，算是顺证，生在脐下，就是逆证，注意别屡屡劳动，详细的论述和记载在《刺法》里。

帝曰：人有身体髀股箭皆肿，环齐而痛 ❶，是为何病？岐伯曰：病名伏梁，此风根 ❷ 也。其气溢于大肠而著于肓 ❸，肓之原在脐下 ❹，故环齐而痛也，不可动 ❺ 之，动之为水溺 ❻ 涩之病。

【注释】

❶ 环齐而痛：绕脐而痛。

❷ 风根：宿受风寒之邪。

❸ 肓：肠外的脂膜。

❹ 原在脐下：指根源在脐下气海穴。

❺ 动：攻下。

❻ 水溺：小便。

【白话解】

黄帝道：有人髀、股、䯒都发肿，而且环脐疼痛，这是什么病？岐伯说：病名叫作伏梁，这是因为宿受风寒而发病的。风寒之气由大肠外泄，滞留在肠外的脂膜上，肠外脂膜的根源在气海，所以要环脐疼痛。对这种病不可轻率攻下，如果攻下不当，就要发生小便涩滞的病。

帝曰：夫子数言热中、消中❶，不可服高粱芳草石药，石药发（瘨）〔疽〕，芳草❷发狂。夫热中消中者，皆富贵人也，今禁高粱，是不合其心，禁芳草石药，是病不愈，愿闻其说。岐伯曰：夫芳草之气（美）〔美〕，石药之气悍，二者其气急疾坚劲，故非缓心和人，不可以服此二者。帝曰：不可以服此二者，何以然？岐伯曰：夫热气慓悍❸，药气亦然，二者相遇，恐内伤脾，脾者土也而恶木，服此药者，至甲乙日更论。

【注释】

❶ 热中、消中：消渴证的上消和中消病，多饮数溲为热中，多食数溲为消中。

❷ 芳草：含有挥发性芳香气味的药物。

❸ 慓悍：轻急猛峻的意思。

【白话解】

黄帝道：你屡次说患热中、消中病的，不可吃厚味精粮，也不可以用芳草、石类药物，因为吃了石类药物容易发疽，吃了芳草药物容易发狂。但那患热中、消中之病的，多是富贵之人，禁忌吃厚味精粮，就不合他的心愿，不用芳草石药，病又不能治愈，希望能听到你的具体意见。岐伯说：芳香类药物的性质多有热，石类药物的性质多猛烈，这两类药物，都有急疾坚劲的性质，所以不能舒缓人的身心。黄帝说：为什么不可以服这两类药呢？岐伯说：热气本身是轻捷猛烈的，药物之气也是这样，两者遇在一起，恐怕就要损伤脾气，脾气属土，土恶木克，服用这类药物，逢到甲乙日，病会更加严重。

帝曰：善。有病膺肿颈痛胸满腹胀，此为何病？何以得之？岐伯曰：名厥逆❶。帝曰：治之奈何？岐伯曰：灸之则瘖，石之则狂，须其气并，乃可治也。帝曰：何以然？岐伯曰：阳气重（上），有余于上，灸之则阳气入阴，入则瘖；石之则阳气虚，虚则狂；须其气并而治之，可使全也。

【注释】

❶ 厥逆：病名。因阴并于阳，下逆于上故名。

【白话解】

黄帝道：讲得好！有一种患膺肿颈痛，胸满腹胀的，这是什么病？病是怎样得的？岐伯说：病名叫作厥逆。黄帝道：怎样治疗？岐伯说：用灸法就会失音，用砭法就会发狂，要等待它的上下之气交合，才可以进行治疗。黄帝道：为什么？岐伯说：阳气重，则上部有余，假如再用灸法，那是以火济火，阳盛入阴，就要发生失音的症状；若用砭石刺之，则阳气随刺外出，阳气外出，就会发生神志失常以致发狂的症状。所以对这种病的处理，必须等待上下之气交合，然后治疗，才可以达到痊愈的目的。

帝曰：善。何以知怀子之且生也？岐伯曰：身有病而无邪脉也。

【白话解】

黄帝道：讲得好！怎样可以知道妇女怀孕将要分娩呢？岐伯说：诊察的方法，是看她身上，似乎有病，但切不出来有病象的脉息。

帝曰：病热而有所痛者何也？岐伯曰：病热者，阳脉❶也，以三阳之动也，人迎 ❷ 一盛少阳，二盛太阳，三盛阳明，入阴也。夫阳入于阴，故病在头与腹，乃䐜胀而头痛也。帝曰：善。

【注释】

❶ 阳脉：指三阳经脉。

❷ 人迎：指结喉两旁一寸五分处动脉。

【白话解】

黄帝道：有一种病是发热并且身体有的地方觉得疼痛，这是什么原因？岐伯说：凡是发热的病，皆见阳脉。三阳经脉显然是动的。人迎比气口脉大一倍的，病在少阳；比气口脉大两倍的，病在太阳；比气口脉大三倍的，病在阳明。传入三阴，病邪由阳入阴，病在头部与腹部，就会发生腹胀和头痛。黄帝道：讲得好！

刺腰痛篇第四十一

提要： 本篇专述十二经、奇经的腰痛症状，并提示人们因证求经、随经取穴的针刺治疗法则。

足太阳脉令人腰痛，引项脊尻❶背如重状，刺其郄中。太阳正经出血，春无见血。

【注释】

❶尻（kāo）：臀部。

【白话解】

足太阳经脉发生病变，所引起的腰痛，牵引项、脊、尻、背像背着沉重的东西一样。治疗时应该刺足太阳经的委中穴，如果在春季，不要刺出血。

少阳令人腰痛，如以针刺其皮中，循循然❶不可以俯仰，不可以顾，刺少阳成骨❷之端出血，（成骨在膝外廉之骨独起者），夏无见血。

【注释】

❶循循然：顺着动的样子。

❷成骨：又名骭骨，即胫骨。

【白话解】

少阳经脉发生病变所引起的腰痛，疼的时候就好像用针刺皮肤一样，顺着经脉的动息，使人不能俯仰，也不能回头看。治疗时应该刺成骨的起点出血，如在夏季，不要刺出血。

阳明令人腰痛，不可以顾，顾如有见者，善悲，刺阳明于骱前❶三痏❷，上下和之出血，秋无见血。

【注释】

❶ 骱（háng 杭）前：足三里穴。

❷ 三痏（wěi 委）：针刺三次。痏，作次数解。

【白话解】

足阳明经脉发生病变，使人腰痛的时候，痛起来就不能回顾，假如回顾，好像看到什么似的，并且常常难过。治疗时应该刺阳明经的三里穴，为了调和上下，刺之出血。如在秋季，不要出血。

足少阴令人腰痛，痛引脊内廉，刺少阴于内踝上❶二痏，春无见血，出血太多，不可复也。

【注释】

❶ 内踝上：复溜穴。

【白话解】

足少阴经脉发生病变，使人腰痛，并牵引脊骨内廉痛。治疗时应当刺少阴经的复溜穴两次。若在春天，不要出血，假如出血太多，就会血虚，是不易恢复的。

厥阴之脉，令人腰痛，腰中如张弓弩弦，刺厥阴之脉，在腨踵鱼腹之外，循之累累然，乃刺之，（其病令人善言，默默然不慧❶，刺之三痏）。

【注释】

❶ 不慧：精神不清爽。

【白话解】

厥阴经脉发生病变，使人腰痛的时候，腰中就像弓弦张开时一样。治疗时应该刺厥阴络脉，在腿肚与足跟中间鱼腹突出处的外侧（蠡沟穴），循摸到那好似贯珠一样的地方，就可进行针刺。

解脉令人腰痛，痛引肩，目䀮䀮然，时遗溲，刺解脉，在膝筋肉分间郄外廉❶之横脉。出血，血变而止。

【注释】

❶ 郄外廉：指腘中横纹外廉。

【白话解】

病发生于解脉而导致人的腰痛，痛时会牵引到肩部，眼睛模糊，还常常遗尿。治疗时应针刺解脉，解脉在膝后两筋之间郄中外廉的横纹处。要刺到使它出血，待到血变了颜色才停止。

解脉令人腰痛如（引、带）〔裂〕，常如折腰状，善恐；刺解脉，在郄中结络如黍米，刺之血射以黑，见赤血而已。

【白话解】

病发生于解脉而导致的腰痛，痛时腰间像要裂开，而平常时候也像折了一样，时常有恐怖的感觉。治疗时，应针刺解脉，解脉在郄中部分，取络脉结如黍米大即是。刺的时候会有黑血射出，到血色变赤为止。

同阴之脉，令人腰痛，痛如小锤居其中，怫然肿❶，刺同阴之脉，在外踝上绝骨之端❷，为三痏。

【注释】

❶ 怫然肿：痛得厉害的样子。

❷ 外踝上绝骨之端：足少阳经的阳辅穴。

【白话解】

病发生于同阴之脉所引起的腰痛，痛起来好像小锤在里面，痛得非常厉害。治疗时，应针刺同阴之脉，同阴脉在外踝上绝骨尽处的阳辅穴，要刺三次。

阳维之脉，令人腰痛，痛上怫然肿，刺阳维之脉，脉与太阳合腨下间，去地一尺所。

【白话解】

病发生于阳维之脉所引起的腰痛，痛处会突然肿起。治疗时应当刺阳维之脉，因为阳维脉与太阳经相合，取穴应在腿肚下，即距离地面一尺许的部位。

衡络之脉❶，令人腰痛，不可以俯仰，仰则恐仆，得之举重伤腰，衡络绝，恶血（归）之，刺之在郄阳筋之间❷，上郄数寸，衡居为二痏出血。

【注释】

❶ 衡络之脉：衡，即"横"，指横络人身之周的带脉。

❷ 在郄阳筋之间：指委阳、殷门两穴。

【白话解】

病发生于衡络脉所引起的腰痛，痛起来不可以俯仰，仰就恐怕要跌倒。这种病的发生是由于用力举重，伤及腰部，因而横络阻绝，恶血灌注。治疗时应该刺委阳、殷门两穴，其部位离臀下横纹数寸，要刺两次，使之出血。

会阴之脉❶令人腰痛，痛上漯漯然汗出❷，汗干令人欲饮，饮已欲（走）［溲］，刺直阳之脉上三痏，在跷上郄下五寸横居，视其盛者出血。

【注释】

❶ 会阴之脉：指任、督二脉，会于前后二阴的会阴穴处，故名会阴之脉。

❷ 漯漯然汗出：（腰痛）汗出不断的样子。

【白话解】

病发生于会阴之脉所引起的腰痛，痛时，就不断地出汗，汗干了，使人想喝水，喝完水就想小便。治疗时应该刺直阳脉三次，在跷上郄下五寸处，左右有络脉横居，看起来血络盛满的刺其出血。

飞阳之脉❶，令人腰痛，痛上拂拂然❷，甚则悲以恐，刺飞阳之脉，在内踝上五寸，少阴之前，与阴维之会。

【注释】

❶ 飞阳之脉：此脉由阳经别出，故称飞阳之脉。

❷ 痛上拂拂然：痛时心里感到不安。

【白话解】

病发生于飞扬脉所引起的腰痛，痛起来心里就感到不安，甚至会发生悲哀和恐惧。治疗时，应该刺飞扬脉，在内踝上五寸，少阴之前，与阴维交会的地方。

昌阳之脉❶，令人腰痛，痛引膺，目䀮䀮然，甚则反折❷，舌卷不能言；刺内筋❸为二痏，在内踝上大筋前，太阴后❹，上踝二寸所。

【注释】

❶ 昌阳之脉：是少阴之别络。

❷ 反折：腰向后弯而不能向前曲。

❸ 内筋：指复溜穴。

❹ 太阴后：指交信穴。

【白话解】

病发生在昌阳脉所引起的腰痛，痛起来牵引胸部，眼睛也模糊，严重的，腰背反折，舌短卷缩，不能言语。治疗时应该刺筋内复溜穴两次，其穴在内踝上大筋之前的太阴后交信穴，即内踝上二寸处。

散脉❶，令人腰痛而热，热甚生烦，腰下如有横木居其中，甚则遗溲，刺散脉，在膝前骨肉分间，络外廉束脉，为三痏。

【注释】

❶ 散脉：足太阴经的别络。

【白话解】

病发生于散脉所引起的腰痛，使人发热，热极了，会使人烦躁不安，腰的下面就像有条横木在里面，甚至遗尿不禁。治疗时应该刺散脉，这条脉在膝前肉分间，络于外廉小筋，刺三次。

肉里之脉，令人腰痛，不可以咳，咳则筋缩急，刺肉里之脉为二痏，在太阳之外，少阳绝骨之后 ❶。

【注释】

❶ 少阳绝骨之后：指阳辅穴。

【白话解】

病发生于肉里之脉所引起的腰痛，痛得使人不能咳嗽，如果咳嗽，筋脉就发生缩急。治疗时应该刺肉里之脉二次，在太阳经外侧，少阳经绝骨之端。

腰痛侠脊而痛至〔顶〕，头几几然 ❶，目䀮䀮欲僵仆 ❷，刺足太阳郄中出血。腰痛上寒，刺足太阳阳明；上热，刺足厥阴；不可以俯仰，刺足少阳；中热而喘 ❸，刺足少阴，刺郄中（出）血〔络〕。

【注释】

❶ 几几然：沉重的样子。

❷ 僵仆：倒地。

❸ 中热而喘：内热气喘。

【白话解】

腰痛牵连到脊部而一直到颠顶的，头部也觉得沉重，眼睛惊视着，好像要跌倒。治疗时应该刺足太阳郄中出血。如果腰痛时有寒冷的感觉，应该刺足太阳阳明；如果腰痛时有热的感觉，应该刺足厥阴；如果腰痛时不可以俯仰，应该刺足少阳；如果腰痛并伴有内热气喘，应该刺足少阴，并刺郄中血络。

腰痛上寒，不可顾，刺足阳明；上热，刺足太阴；中热而喘，刺足少阴。大便难，刺足少阴。少腹满，刺足厥阴。如折，不可以俯仰，不可举，刺足太阳，引脊内廉，刺足少阴。

【白话解】

腰痛时感觉寒冷，不能四顾，应该刺足阳明；腰痛时感觉燥热，应该刺足太阴；腰痛并且内热气喘，应该刺足少阴。腰痛而又大便困难，应该刺足少阴。腰痛并少腹胀满，应该刺足厥阴。腰痛如折，不可以俯仰，不能举动，应该刺足太阳。腰痛牵引脊骨内侧，应该刺足少阴。

腰痛引少腹控眇，不可以仰。刺腰尻交 ❶ 者，两髁胂 ❷ 上，以月生死为痏数，发针立已。左取右，右取左。

【注释】

❶ 腰尻交：指下髎穴。

❷ 髁胂：胯骨上坚肉。

【白话解】

如果腰痛牵引少腹，抻得季胁也不好受，不能向后仰，应该刺腰尻处的下髎穴，其穴在腰下两旁胯骨上坚肉处。刺法以月亮盈亏计算针刺次数，针刺就见功效。用穴方法是，左部痛的，取右部穴，右部痛的，取左部穴。

卷第十二

风论篇第四十二

提要：本篇专论风之为病，说明它的症状和诊法，从而阐明"风者善行数变"和"风为百病之长"的道理。

黄帝问曰：风之伤人也，或为寒热，或为热中，或为寒中，或为疠风，或为偏枯，（或）〔咸〕为风也，其病各异，其名不同，或内至五脏六腑，不知其解，愿闻其说。

【白话解】

黄帝问道：风邪伤害人体，有的发为寒热，有的发为热中，有的发为寒中，有的成为疠风，有的成为偏枯，全由风邪引起，但病情不一样，病名也不相同，有的侵入内部，达到五脏六腑之间。我不了解这其中的道理，希望听你谈谈。

岐伯对曰：风气藏于皮肤之间，内不得通，外不得泄。风者善行而数变，腠理开则洒然❶寒，闭则热而闷，其寒也则衰食饮，其热也则消肌肉，故使人怢栗而不能食，名曰寒热。

【注释】

❶ 洒然：形容寒冷的样子。

【白话解】

岐伯回答说：风气侵入了人体的皮肤里面，既不能在内部得到流通，又不能向外部疏泄。风的行动最快，病变多端，腠理开的时候，会使人觉得寒冷，腠理闭的时候，会使人觉得发热烦闷。发寒就会饮食减退，发热就会肌肉消瘦，所以使人突然寒栗而不想吃东西，病名叫作寒热。

风气与阳明入胃❶，循脉而上至目内眦❷，其人肥则风气不得外泄，则为热中而目黄；人瘦则外泄而寒，则为寒中而泣出。

【注释】

❶ 风气与阳明入胃：风气从阳明经入胃。

❷ 眦：眼角。

【白话解】

风气从阳明经入胃，循着经脉上行一直到目内眦。假使这个人是肥胖的，风邪之气就不易向外发泄，稽留时间长了，成为热中，致使目珠发黄；如果是肌肉消瘦的人，阳气容易向外发泄而寒冷，就会成为寒中，而不时流泪。

风气与太阳俱入，行诸脉俞，散于分肉之间，与卫气相干，其道不利，故使肌肉愤䐜❶而有疡，卫气有所凝而不行，故其肉有不仁也。疡者，有荣气热胕，其气不清，故使其鼻柱坏而色败，皮肤疡溃，风寒客于脉而不去，名曰疠风，或名曰寒热。

【注释】

❶ 愤䐜：高起肿胀的样子。

【白话解】

风气从太阳经脉侵入人体，流行于各经腧穴，散布在肉分之间，和卫气纠结在一起，这样，气道就不能通畅，所以肌肉就会肿起而成为疮疡。如因卫气有所凝滞，影响运行，那么肌肉就会麻木不知痛痒。疠风，是荣气有热，血气不清，所以致使鼻茎损伤，面色变坏，皮肤破烂。因为风寒久留在经脉里而不能去，所以叫作疠风，有的又称寒热。

以春甲乙伤于风者为肝风，以夏丙丁伤于风者为心风，以季夏❶戊己伤于邪者为脾风，以秋庚辛中于邪者为肺风，以冬壬癸中于邪者为肾风。

【注释】

❶季夏：长夏，指农历六月。

【白话解】

在春季甲乙日伤于风的，是肝风；在夏季丙丁日伤于风的，是心风；在季夏戊己日伤于邪的，是脾风；在秋季庚辛日中于邪的，是肺风；在冬季壬癸日中于邪的，是肾风。

风中五脏六腑之俞，亦为脏腑之风，各入其门户❶所中，则为偏风❷。风气循风府而上，则为脑风❸。风入系头，则为目风❹，（眼）〔眠〕寒饮酒中风，则为漏风❺。入房汗出中风，则为内风❻。新沐❼中风，则为首风。久风入中❽，则为肠风飧泄。外在腠理，则为泄风。故风者百病之长也，至其变化，乃为他病也，无常方，然致有风气也。

【注释】

❶门户：指（风）入络、入经、入腑、入脏。

❷偏风：偏枯，即半身不遂。

❸脑风：风邪由风府上入于脑而成脑风。表现为剧烈头痛，甚至有发热及神昏抽搐等症状。

❹目风：风邪侵入目系，成为目风。表现目痛而有冷的感觉，畏风羞明。

❺漏风：又称酒风。不论冬夏，额上常有汗出，甚至全身大汗、喘息、口渴，不能操劳。

❻内风：房事后汗出，为风邪所伤，嗽而面赤。

❼新沐：刚刚洗过头。

❽入中：伤及脾胃。

【白话解】

风邪侵入到五脏六腑的俞穴，就变成了五脏六腑的风。无论是络、是经、是脏、是腑，只要被风所侵，就成为偏风。风邪侵入后，循着风府经脉上行至脑，就成为脑风；风入头中的目系，就成为目风；睡眠着凉，并且醉后感受风邪，就成为漏风；入房时汗出，感受风邪，就成为内风；刚洗完头，感受风邪，就成为首风；风邪久留肌腠，伤及脾胃，就成为肠风飧泄；至于外在腠理之间的，就成为泄风。说起来风是引起各种疾病的重要因素，它的变化极多，而且发为其他疾病时，没有一定的规律。但是致病的原因，归根到底来自风气的侵入。

帝曰：五脏风之形状不同者何？愿闻其诊及其病能 ❶。

【注释】

❶ 病能：病态。

【白话解】

黄帝说：五脏的风所表现的症状，都有哪些不同？希望听你谈谈诊察的要点和病态表现。

岐伯曰：肺风之状，多汗恶风，色皏然 ❶ 白，时咳短气，昼日则差 ❷，暮则甚，诊在眉上，其色白。

【注释】

❶ 皏然：白的样子。

❷ 差：病减轻。

【白话解】

岐伯说：肺风的症状是多汗怕风，面色白，时而咳嗽气短，白天较轻，傍晚较重，诊察时要注意眉的上部，色白即是。

心风之状，多汗恶风，焦（绝）〔胞〕，善怒吓，赤色，病甚则言不可快，诊在口，其色赤。

【白话解】

心风的症状是多汗怕风，形体干瘦，经常发怒，面有赤色。病重时，说话就不爽快。诊察要注意口舌，当见赤色。

肝风之状，多汗恶风，（善悲），色微苍，嗌干善怒，时憎女子❶，诊在目下，其色青。

【注释】

❶ 憎女子：厌恶女人。

【白话解】

肝风的症状是多汗怕风，面色微青，咽喉干燥，容易发怒，不时地厌恶女人。诊察时要注意目下，当见青色。

脾风之状，多汗恶风，身体怠堕，四支不欲动，色薄微黄，不嗜食，诊在鼻上，其色黄。

【白话解】

脾风的症状是多汗怕风，身体疲倦，四肢不愿意活动，面色微黄，不想吃东西。诊察时要注意鼻上，当见黄色。

肾风之状，多汗恶风，面疣然浮肿，脊痛不能正立，其色焰，隐曲不利❶，诊在肌上，其色黑。

【注释】

❶ 隐曲不利：小便不利。

【白话解】

肾风的症状是多汗怕风，面部浮肿，腰脊疼痛，不能长时间站立，面色黑得像烟煤，小便不通畅。诊察时要注意面颊，当见黑色。

胃风之状，颈多汗恶风，食饮不下，鬲塞不通，腹善满，失衣❶则䐜胀，食寒则泄，诊形瘦而腹大。

【注释】

❶ 失衣：少穿了衣服。

【白话解】

胃风的症状是颈部多汗怕风，食饮不下，膈部痞塞不通，腹满闷。如少穿衣服，腹部就容易䐜胀。吃了凉东西，就要泄泻。诊察时要注意病人形瘦腹大这一特点。

首风之状，头面多汗恶风，当先风一日❶，则病甚，头痛不可以出，至其风日，则病少愈。

【注释】

❶ 当先风一日：发风病的前一天。

【白话解】

头风的症状是头面部多汗怕风。在风气将发的前一天，就预先感到很痛苦，头痛得厉害，不愿到外面去。到了风胜那天，头痛的情况，就会减轻了。

漏风之状，或多汗，常不可单衣❶，食则汗出，甚则身汗，喘息恶风，衣常濡❷，口干善渴，不能❸劳事。

【注释】

❶ 常不可单衣：穿单衣也感到有汗出。

❷ 濡：湿。

❸ 不能：不耐。

【白话解】

漏风的症状是有的汗出得多，不能穿单薄的衣服，一吃饭就出汗，甚至全身汗出喘息，怕风，衣裳总是被汗水浸湿的，口干爱渴，禁受不了劳累。

泄风❶之状，多汗，汗出泄衣上，口中干，（上渍其风），不能劳事，身体尽痛则寒。帝曰：善。

【注释】

❶ 泄风：指内风。

【白话解】

内风的症状是多汗。汗出多了，湿沾衣裳，口中干燥，禁受不了劳累，周身疼痛并且发冷。黄帝说：讲得好。

痹论篇第四十三

提要： 本篇对于痹之病因、病理、分类、证候、治法等方面，进行了辩证的论述，指出了一定的规律。

黄帝问曰：痹❶之安生？岐伯对曰：风寒湿三气杂至，合而为痹也。其风气胜者为行痹❷，寒气胜者为痛痹❸，湿气胜者为著痹❹也。

【注释】

❶ 痹：闭阻不通的意思。

❷ 行痹：又称"风痹"。表现为肢节疼痛，游走不定。

❸ 痛痹：又称"寒痹"。表现为肢体疼痛较重，得暖则缓，遇冷加剧。

❹ 著痹：又称"湿痹"。表现为肢体疼痛重著，固定不移，或肌肉麻木不仁。

【白话解】

黄帝问道：痹病是怎样发生的？岐伯回答说：风、寒、湿三气一起袭来，错杂而形成了痹证。偏重于风的，叫作行痹；偏重于寒的，叫作痛痹；偏重于湿的，叫作著痹。

帝曰：其有五者何也？岐伯曰：以冬遇此者为骨痹❶，以春遇此者为筋痹❷，以夏遇此者为脉痹❸，以至阴遇此者为肌痹❹，以秋遇此者为皮痹❺。

【注释】

❶ 骨痹：病名。表现为骨痛，身重，四肢沉重难举。

❷筋痹：病名。表现为筋脉拘急，关节疼痛，难以屈伸。

❸脉痹：病名。表现为不规则的发热，肌肤有灼热感，疼痛，皮肤或见红斑。

❹肌痹：病名。表现为肌肉麻木，或酸痛无力，困倦、汗出等。

❺皮痹：病名。表现为皮肤枯槁麻木，微觉疼痒。

【白话解】

黄帝道：痹病又可分为五种，都是什么？岐伯说：在冬天得病的叫作骨痹，在春天得病的叫作筋痹，在夏天得病的叫作脉痹；在季夏得病的叫作肌痹；在秋天得病的叫作皮痹。

帝曰：内舍❶五脏六腑，何气使然？岐伯曰：五脏皆有合❷，病久而不去者，内舍于其合也。故骨痹不已，复感于邪，内舍于肾；筋痹不已，复感于邪，内舍于肝；脉痹不已，复感于邪，内舍于心；肌痹不已，复感于邪，内舍于脾；皮痹不已，复感于邪，内舍于肺。所谓痹者，各以其时❸重感于风寒湿之气。

【注释】

❶内舍：指病邪居留潜藏于内。

❷合：内外相应。

❸各以其时：指五脏所主的季节，如肝主春，心主夏，脾主长夏，肺主秋，肾主冬。

【白话解】

黄帝道：痹病的病邪有内藏于五脏六腑的，这是什么气使它这样的呢？岐伯说：五脏与筋、脉、肉、皮、骨是内外相应的。病邪久留在体表不去，就会侵入它所相应的内脏。所以骨痹不愈，又感受了邪气，就内藏于肾；筋痹不愈，又感受了邪气，就内藏于肝；脉痹不愈，又感受了邪气，就内藏于心；肌痹不愈，又感受了邪气，就内藏于脾；皮痹不愈，又感受了邪气，就内藏于肺。因此说痹病，是在所主季节里感受风、寒、湿三气所形成的。

凡痹之客五脏者，肺痹者，烦满喘而呕；心痹者，脉不通，烦则心下鼓❶，暴上气而喘❷，嗌干善噫，厥气上则恐；肝痹者，夜卧则惊，多饮数小便，上为引如怀；肾痹者，善胀❸，尻以代踵❹，脊以代头❺；脾痹者，四支解墯❻，发咳呕汁，上为大塞❼；肠痹者，数饮而出不得，中气喘争❽，时发飧泄；胞痹者，少腹膀胱，按之内痛，若沃以汤❾，涩于小便，上为清涕。

【注释】

❶ 心下鼓：心悸。

❷ 暴上气而喘：气逆急上而致喘。

❸ 善胀：肿胀、胀满。

❹ 尻以代踵：能坐不能行。

❺ 脊以代头：背曲头俯不能仰，脊骨高耸反过于头。

❻ 四支解墯：四肢困倦无力。

❼ 大塞：痞塞。

❽ 中气喘争：指肠胃之气上迫于肺以致喘息气急。

❾ 若沃以汤：好像浇了热水的样子。

【白话解】

凡痹病侵入到五脏，病变是不同的。肺痹的症状，是烦闷，喘息而呕。心痹的症状，是血脉不通，心烦而且心跳，暴气上冲而喘，咽喉干燥，经常嗳气，逆气上乘于心，就令人惊恐。肝痹的症状，是夜间睡眠多惊，好饮水，小便次数多，上引少腹，膨满的情况像怀孕时一样。肾痹的症状，是浑身肿胀，直胀得能坐而不能行，能低头而不能仰头，好像用尾骨着地，又好像颈骨下倾、脊骨上耸一样。脾痹的症状，是四肢倦怠无力，咳嗽，呕吐，胸部痞塞。肠痹的症状，常常喝水而小便困难，中气喘而急迫，有时要发生飧泄。胞痹的症状，少腹、膀胱手按之内有痛感，且腹中觉热，好像浇了热水一样，小便涩滞，上部鼻流清涕。

阴气❶者，静则神藏，躁则消亡，饮食自倍，肠胃乃伤❷。

淫 ❸ 气喘息，痹聚在肺；淫气忧思，痹聚在心；淫气遗溺，痹聚在肾；淫气乏竭 ❹，痹聚在肝；淫气肌绝，痹聚在脾。

【注释】

❶ 阴气：此处指五脏精气。

❷ 饮食自倍，肠胃乃伤：如果饮食过多了，肠胃就要受到损伤。自，有"若"的意思。

❸ 淫：过。

❹ 乏竭：疲乏口渴。

【白话解】

五脏的阴气，安静时就精神内藏，躁动时就易于耗散，假如饮食过多了，肠胃就要受伤。气失其平和而喘息迫促，那么风寒湿的痹气就容易凝聚在肺；气失其平和而忧愁思虑，那么风寒湿的痹气就容易凝聚在心；气失其平和而遗尿，那么风寒湿的痹气就容易凝聚在肾；气失其平和而疲乏口渴，那么风寒湿的痹气就容易凝聚在肝；气失其平和而过饥伤胃，那么风寒湿的痹气就容易凝聚在脾。

诸痹不已，亦益内也。其风气胜者，其人易已也。

【白话解】

各种痹病日久不愈，会越来越往人体的内部发展。如属于风气较胜的，那么病人就比较容易痊愈。

帝曰：痹，其时有死者，或疼久者，或易已者，其故何也？岐伯曰：其入脏者死，其留连 ❶ 筋骨间者疼久，其留皮肤间者易已。

【注释】

❶ 留连：流连。

【白话解】

黄帝问：痹病常常有死的，有疼痛长期不好的，有很快就好的，这是什么缘故？岐伯说：痹病如入于五脏，就会死亡；缠绵在筋骨里的，疼痛就会长期不好；如邪气只留在皮肤里的，那就容易好。

帝曰：其客于六腑者何也？岐伯曰：此亦其食饮居处❶，为其病本也。六腑亦各有俞❷，风寒湿气中其俞，而食饮应之，循俞而入，各舍其腑也。

【注释】

❶ 此亦其食饮居处：饮食不节，居处失宜，是腑痹致病的根本原因。

❷ 六腑亦各有俞：六腑各有俞穴。亦，语助词。

【白话解】

黄帝道：痹病有的侵入到六腑这是因为什么呢？岐伯说：这是由于饮食不节，居处失宜，成了导致腑痹的根本原因。六腑各有俞穴，风、寒、湿三气从外侵袭了一定的俞穴，而内更伤于饮食，外内相应，病邪就循着俞穴而入，各自潜留在本腑。

帝曰：以针治之奈何？岐伯曰：五脏有俞❶，六腑有合❷，循脉之分，各有所发，各随其过，则病瘳❸也。

【注释】

❶ 五脏有俞：五脏各有输穴。如肝之输太冲，心之输大陵，脾之输太白，肺之输太渊，肾之输太溪。

❷ 六腑有合：六腑各有合穴。如胃之合三里，胆之合阳陵泉，大肠之合曲池，小肠之合小海，三焦之合委阳，膀胱之合委中。

❸ 瘳（chōu 抽）：病愈。

【白话解】

黄帝道：用针刺治疗痹证应怎样？岐伯说：五脏有输穴，六腑有合穴，循着经脉所属的部分，各有发生疾病所在处，只要在各发生疾病的地方进行治疗，病就会痊愈的。

帝曰：荣卫之气，亦（令人）〔合为〕痹乎？岐伯曰：荣者❶，水谷之精气也，和调于五脏，洒陈❷于六腑，乃能入于脉也。故循脉上下，贯五脏，络六腑也。卫者，水谷之悍气❸也，其气慓疾滑利，不能入于脉也，故循皮肤之中，分肉之间，熏于肓膜❹，散于胸腹，逆其气则病，从其气则愈，不与风寒湿气合，故不为痹。

【注释】

❶ 荣者：指荣气，也称营气。

❷ 洒陈：散布的意思。

❸ 悍气：强悍之气。

❹ 肓膜：心下膈上之膜。

【白话解】

黄帝道：荣气、卫气也与风寒湿三气相合而成痹病吗？岐伯说：荣是水谷所化成的精气，它调和于五脏，散布在六腑，然后进入脉中，循着经脉的道路上下，起到贯通五脏、联络六腑的作用。卫是水谷所化成的悍气，悍气是急滑的，不能进入脉中，所以只循行皮肤之中，腠理之间，上熏蒸于肓膜，下散布于胸腹。如果卫气不顺着脉外循行，就会生病；但只要其气顺行，病就会好的。总之，卫气是不与风寒湿之气相合的，所以不能发生痹病。

帝曰：善。痹或痛，或不痛，或不仁，或寒，或热，（或燥），或湿，其故何也？岐伯曰：痛者，寒气多也，有寒故痛也。其不痛不仁者，病久入深，荣卫之行涩，经络时疏❶，故不通，皮肤不营，故为不仁。其寒者，阳气少，阴气多，与病相益，故寒（也）。其热者，阳气多，阴气少，病气胜，阳遭阴，故为痹热。其多汗而濡者，此其逢湿甚也，阳气少，阴气盛，两气❷相感，故汗出而濡也。

【注释】

❶ 疏：通的意思。

❷ 两气：指湿气与阴气。

【白话解】

黄帝道：讲得好！痹病有痛的，有不痛的，有麻木的，并有寒、热、湿等情况的不同，这是什么原因？岐伯说：痛是寒气偏多，加上衣着单薄，内外都寒，所以疼痛。如不痛而麻木不仁的，那是病的日子长了，病邪深入，荣卫运行迟滞。但经络有时还能疏通，所以不痛；皮肤得不到营养，所以麻木不仁。如寒多的，是阳气少、阴气多，阴气加剧了风寒湿的痹气，所以说是寒；如热多的，是阳气多，阴气少，病气过强阳凌于阴，所以说是痹热。如多汗出而沾湿的，那是感受湿气太甚，阳气不足，阴气有余，阴气和湿气相感，所以有多汗出而沾湿的情况。

帝曰：夫痹之为病，不痛何也？岐伯曰：痹在于骨则重，在于脉则血凝而不流，在于筋则屈不伸，在于肉则不仁，在于皮则寒，故具此五者则不痛也。凡痹之类，逢寒则（虫）〔急〕，逢热则纵❶。帝曰：善。

【注释】

❶ 纵：弛缓。

【白话解】

黄帝道：痹病有不痛的，这是什么缘故？岐伯说：痹在骨的则身重；痹在脉的则血凝滞而不流畅；痹在筋的则屈而不伸；痹在肌肉的则麻木不仁；痹在皮肤的则发寒；如果有这五种症状的，就不会有疼痛。大凡痹病之类，遇到寒气就挛急，遇到热气就弛缓。黄帝说：讲得好！

痿论篇第四十四

提要： 本篇专论痿证。文中阐述了痿躄、脉痿、筋痿、肉痿、骨痿等证的病因病理、辨证关系；并指出治疗大法，应以独取阳明为主。

黄帝问曰：五脏使人痿❶何也？岐伯对曰：肺主身之皮毛，心主身之血脉，肝主身之筋膜❷，脾主身之肌肉，肾主身之骨髓，故肺热叶焦，则皮毛虚弱急薄❸，著则生痿躄❹也；心气热，则下脉厥而上❺，上则下脉虚，虚则生脉痿，枢折〔不〕挈，胫纵❻而不任地也；肝气热，则胆泄口苦筋膜干，筋膜干则筋急而挛，发为筋痿；脾气热，则胃干而渴，肌肉不仁，发为肉痿；肾气热，则腰脊不举❼，骨枯而髓减，发为骨痿。

【注释】

❶ 痿：病名，指肢体筋脉弛缓，软弱无力以至肌肉萎缩而不能随意运动的一种病证。

❷ 筋膜：包于肌肉之肌腱外的叫筋膜。

❸ 薄：干枯萎缩。

❹ 著则生痿躄：著，有甚的意思。痿躄，不能行走。

❺ 下脉厥而上：下行之脉就会逆而上行。

❻ 胫纵：足胫无力。

❼ 不举：不能动作。

【白话解】

黄帝问道：五脏都能使人发生痿弱的病，这是什么原因？岐伯说：肺主管全身的皮毛，心主管全身的血脉，肝主管全身的筋膜，脾主管全身的肌肉，肾主管全身的骨髓。所以肺脏有热，肺叶就会枯萎，皮毛也呈现虚弱急薄的状态，严重的，就发生痿躄的病；心脏有热，下行之脉就会逆而上行，以致上盛下虚，虚就形成脉痿，关节像折了一样，不能互相联系，足胫弛缓不能走路；肝脏有热，可使胆汁上泛而见口苦，筋膜失却营养而干枯，筋膜一干枯，就会挛急，发生筋痿；脾脏有热，可使胃内津液干燥、口渴，肌肉麻痹不仁，发为肉痿；肾脏有热，则精液耗竭，腰脊不能活动，骨枯髓减，发为骨痿。

帝曰：何以得之？岐伯曰：肺者，脏之长也，为心之盖也；有所失亡❶，所求不得，则发肺鸣，鸣则肺热叶焦，故曰：五脏因肺热叶焦，发为痿躄，此之谓也。悲哀太甚，则胞络绝，胞络绝，则阳气内动，发则心下崩，数溲血也。故《本病》曰：大经空虚，发为（肌）〔脉〕痹，传为脉痿。思想无穷，所愿不得，意淫于外，入房太甚，宗筋❷弛纵，发为筋痿，及为白淫❸，故《下经》曰：筋痿者，生于肝，使内❹也。有渐于湿❺，以水为事❻，若❼有所留，居处相湿，肌肉濡渍❽，痹而不仁，发为肉痿。故《下经》曰：肉痿者，得之湿地也。有所远行劳倦，逢大热而渴，渴则阳气内伐❾，内伐则热舍于肾，肾者水脏也，今水不胜火，则骨枯而髓虚，故足不任身，发为骨痿。故《下经》曰：骨痿者，生于大热也。

【注释】

❶ 失亡：指不如心意的事。

❷ 宗筋：许多筋的总称。

❸ 白淫：指男子滑精，女子带下之类的疾病。

❹ 使内：指房事。

❺ 渐于湿：感受湿邪。

❻ 以水为事：指好饮酒浆。

❼ 若：或。

❽ 濡渍：肌肉为湿所困。

❾ 内伐：内乏。

【白话解】

黄帝道：痿证是怎样引起的呢？岐伯说：肺是各种脏器之长，又是心脏的华盖。遇有失意的事情，或欲望不能达到，心火烁肺，肺伤后喘喝有声，因此肺热液涸，所以说五脏是由于肺热叶焦，得不到充养，发为痿躄的病，就是这个道理。悲哀太过，就会损伤胞络，胞络受阻，致使心下崩损，而阳气乘机在内里扰动，致使常常尿血。所以《本病篇》说：大的经脉空虚，发为脉痹，最后变为脉痿。考虑得太多，而愿望又达不到，意志总浮游在外，或房劳过伤，致使众筋弛缓，就发为筋痿，以至导致遗精、白带等病。所以《下经》说：筋痿的病生于肝，是由于入房过度引起的。感受湿邪，好饮酒浆，内有湿热留连，外居潮湿之地，肌肉为湿所困，以致麻木不仁，就成为肉痿。所以《下经》说：肉痿的病，是久居湿地引起的。有的因为远行劳累，又遇到热天气，感到发渴，渴就是内部的阳明之气亏乏，于是虚热就侵入到肾脏。肾属水脏，现在水不能胜火热，就会骨枯髓空，以致两足不能支持身体，发为骨痿。所以《下经》说：骨痿的病，是由于大热所引起的。

帝曰：何以别之？岐伯曰：肺热者色白而毛败，心热者色赤而络脉溢，肝热者色苍而爪枯，脾热者色黄而肉蠕动，肾热者色黑而齿槁。

【白话解】

黄帝问：怎样分别五痿证呢？岐伯答道：肺脏有热的，面色白而毛发败坏；心脏有热的，面色红而孙络浮见；肝脏有热的，面色青而爪甲干燥；脾脏有热的，面色黄而肌肉软；肾脏有热的，面色黑而牙齿枯槁。

帝曰：如夫子言可矣，论言 ❶ 治痿者独取阳明，何也？岐伯曰：阳明者，五脏六腑之海，主润宗筋，宗筋主束骨而利机关 ❷ 也。冲脉者，经脉之海也，主渗灌 ❸ 谿谷，与阳明合于宗筋，阴阳摠❹宗筋之会，会于气街❺，而阳明为之长，皆属于带脉，而络于督脉。故阳明虚则宗筋纵，带脉不引❻，故足痿不用也。

【注释】

❶ 论言：指古代论述治病的书籍。

❷ 机关：指全身关节。

❸ 渗灌：渗透灌溉。

❹ 摠：总，聚合的意思。

❺ 气街：穴名，又名气冲，在横骨两端，鼠蹊上一寸。

❻ 引：收引，约束的意思。

【白话解】

黄帝道：像你以上所说是可取的。但古代医论上说：治疗痿证，应该独取阳明。这是什么道理？岐伯说：阳明是五脏六腑的源泉，能够润养众筋，众筋的功能，是约束骨肉并且使关节滑利。冲脉是经脉的源泉，它能渗透灌溉分肉肌腠，与阳明合于众筋。阴经阳经都在众筋处相聚，再复合于气街。阳明是它们的统领，都连属于带脉，而系络于督脉。所以阳明经脉不足，那么众筋就要弛缓，带脉也不能收引，就使足部痿弱不堪用了。

帝曰：治之奈何？岐伯曰：各补其荥而通其俞❶，调其虚实，和其逆顺，筋、脉、骨、肉，各以其时受月，则病已矣。帝曰：善。

【注释】

❶ 各补其荥而通其俞：荥、俞，都是十二经所主的腧穴，每经各有一个荥穴和输穴，所溜为荥，所注为输。

【白话解】

黄帝问：那么怎样治疗呢？岐伯答道：用补荥气和通输气的办法，调和虚实逆顺。无论筋、脉、骨、肉，各在其当旺的月份，进行治疗，病就会好的。黄帝说：讲得好！

厥论篇第四十五

提要： 本篇首先论述寒厥热厥的病因、病理、症状，总括地说明厥的形成是由于阴阳失调。次又说明六经和厥逆的症状和治法。

黄帝问曰：厥之寒热❶者何也？岐伯对曰：阳气衰于下❷，则为寒厥；阴气衰于下，则为热厥。

【注释】

❶ 厥之寒热：厥有寒热。之，有"有"的意思。

❷ 下：指足。

【白话解】

黄帝问道：厥病有寒有热，是怎么回事？岐伯答说：阳气从足部衰起的，就是寒厥；阴气从足部衰起的，就是热厥。

帝曰：热厥之为热也，必起于足下者何也？岐伯曰：阳气起于足五指之表❶，（阴脉者）集于足下，而聚于足心，故阳气胜则足下热也。

【注释】

❶ 表：指外侧。

【白话解】

黄帝问道：热厥的发热一定先从足下发生，这是什么道理？岐伯说：阳气走足五趾的外侧，集中在足下，而聚结在足心，所以阳胜了，足下就会发热。

帝曰：寒厥之为寒也，必从五指而上于膝者何也？岐伯曰：阴气起于五指之里❶，集于膝下而聚于膝上，故阴气胜，则从五指至膝上寒，其寒也，不从外，皆从内也。

【注释】

❶ 里：指内侧。

【白话解】

黄帝问道：寒厥的寒冷一定先从足五趾处发生，然后上行到膝，这是什么道理？岐伯说：阴气起于五趾里侧，而聚集在膝上。所以阴气胜，逆冷就先起于五趾，上行到膝上。这种逆冷，不是从外侵入人体的寒气，而是由于内部阳虚的寒冷。

帝曰：寒厥何失而然也？岐伯曰：前阴者，宗筋之所聚，太阴阳明之所合也。春夏则阳气多而阴气少，秋冬则阴气盛而阳气衰。此人者❶质壮，以秋冬夺于所用❷，下气上争不能复❸，精气溢下❹，邪气因从之而上也；气❺因于中，阳气衰，不能渗营其经络，阳气日损，阴气独在，故手足为之寒也。

【注释】

❶ 此人者：指寒厥于足逆冷的人。

❷ 夺于所用：劳倦太过，或房室过度。

❸ 复：内藏。

❹ 溢下：溢泄。

❺ 气：指寒邪之气。

【白话解】

黄帝问：寒厥是怎样形成的？岐伯答道：前阴是众筋聚集的地方，也是足太阴脾经和足阳明胃经的会合场所。一般来说，春夏是阳气多而阴气少，秋冬是阴气盛而阳气衰。患寒厥的人，往往是自恃形体壮实，在秋冬阳气已衰的季节，房事不节，在下的阴气，向上浮越，与阳相争，而阳气不能内藏，精气漏泄，阴寒之气得以从而上逆，成为寒厥。寒邪之气，潜居在里面，阳气就随着衰退，不能渗透营运于经络之中。这样，阳气天天受损害，只有阴气存在，所以手足就发冷。

帝曰：热厥何如而然也？岐伯曰：酒入于胃，则络脉满而经脉虚；脾主为胃行其津液者也，阴气虚则阳气入，阳气入则胃不和，胃不和则精气❶竭，精气竭则不营其四支也。此人必数醉若❷饱以入房，气聚于脾中不得散，酒气与谷气相薄，热盛于中，故热遍于身内热而溺赤也。夫酒气盛而慓悍，肾气有衰，阳气独胜，故手足为之热也。

【注释】

❶ 精气：指水谷精气。

❷ 若：有"与"的意思。

【白话解】

黄帝问：热厥是怎样形成的？岐伯答道：酒入胃里，能使络脉中血液充满，而经脉反见空虚。脾的功能，是帮助胃来输送津液的。如饮酒过度，脾无所输而阴气虚；阴气虚则阳气实，阳气实则胃气不和，胃气不和则水谷的精气衰减，而精气一旦衰减，就难以营养四肢了。这种病人一定是由于经常酒醉，饱食后行房，肾气太虚，命门无气以资脾，所以气聚而不宣散，酒气与谷气两相搏结，酝酿成热，热盛于中，所以全身发热。因为有内热，所以小便色赤。酒气盛而性烈，肾气衰退，而阳气独胜于内，所以手足就发热。

帝曰：厥或令人腹满，或令人暴不知人❶，或至半日远至一日乃知人者何也？岐伯曰：阴气盛于上则下虚，下虚则腹胀满；阳气盛于上，则下气重❷上，而邪气❸逆，逆则阳气乱，阳气乱则不知人也。

【注释】

❶ 暴不知人：突然不知人事。

❷ 重：并。

❸ 邪气：阴气。

【白话解】

黄帝说：厥病有的使人腹满，有的使人突然不知人事，或者半天，甚至一天才能认识人，这是什么道理？岐伯说：阴气偏盛于上，那么下部就虚，下部虚，那么腹部就容易胀满。阳气偏盛于上，阴气也会并行于上，而邪气是逆行的，邪气上逆，那么阳气就紊乱，而阳气一旦紊乱，就会突然不省人事。

帝曰：善。愿闻六经脉之厥状病能❶也。岐伯曰：巨阳之厥，则肿首头重，足不能行，发为眴仆❷；阳明之厥，则癫疾欲走呼，腹满不得卧，面赤而热，妄见而妄言；少阳之厥，则暴聋颊肿而热，胁痛，䯒不可以运；太阴之厥，则腹满䐜胀，后不利❸不欲食，食则呕，不得卧；少阴之厥，则口干溺赤，腹满心痛；厥阴之厥，则少腹肿痛，腹胀，泾溲不利，好卧屈膝❹，阴缩肿，䯒内热。盛则泻之，虚则补之，不盛不虚，以经取之。

【注释】

❶ 厥状病能：厥病症状。

❷ 眴仆：头晕眼花而忽然昏倒。

❸ 后不利：大便不爽快。

❹ 屈膝：踡卧。

【白话解】

黄帝道：讲得好！我希望听听六经厥病的症状。岐伯说：太阳经的厥病，头脚都觉沉重，在下是足不能行，在上是眼花昏倒。阳明经的厥病，就会发为癫疾，狂走叫呼，腹满，不能卧下，面红发热，看到的都是稀奇古怪的东西，说的都是胡言乱语。少阳经的厥病，突然耳聋，颊部肿而热，两胁疼痛，大腿不能行动。太阴经的厥病，肚腹胀满，大便不爽，不想吃东西，吃了就呕吐，不能安卧。少阴经的厥病，舌干，小便赤，腹满，心痛。厥阴经的厥病，少腹肿痛，腹胀，小便不利，睡眠喜欢蜷腿，前阴缩肿，足胫内侧发热。所有这些厥病，身体强壮的就用泻法，虚弱的就用补法，如既不强壮又不虚弱的，就刺所病的本经主穴。

〔足〕太阴厥逆，骱急挛，心痛引腹，治主病者❶；〔足〕少阴厥逆，虚满呕变❷，下泄清，治主病者；〔足〕厥阴厥逆，挛、腰痛，虚满前闭❸，谵言，治主病者；三阴俱逆，不得前后❹，使人手足寒，三日死。〔足〕太阳厥逆，僵仆，（呕血）善衄，治主病者；〔足〕少阳厥逆，机关不利，机关不利者，腰不可以行❺，项不可以顾❻，发肠痈（不）〔犹〕可治，惊者死；〔足〕阳明厥逆，喘咳身热，善惊，衄呕血。

【注释】

❶ 治主病者：治主病之经。

❷ 呕变：呕逆。

❸ 前闭：小便不利。

❹ 不得前后：大小便不通。

❺ 行：动。

❻ 项不可以顾：项强不可以向后回顾。

【白话解】

足太阴经厥逆，小腿拘挛，心痛连及腹部，这要治主病之经。足少阴经厥逆，腹部虚满，呕逆，下泄清水，这要治主病之经。足厥阴经厥逆，筋挛、腰痛，小便不通，胡言乱语，这要治主病之经。假如太阴、少阴、厥阴同时厥逆，大小便不通，并且手足逆冷，上至肘膝，三天就会死亡。足太阳经厥逆、昏倒、经常鼻出血，这要治主病之经。足少阳经厥逆，筋骨关节不灵活，腰部就难以动弹，脖项就难以回顾，如若兼发肠痈，还可治疗，如再发惊，就会死亡。足阳明经厥逆，喘促咳嗽，身发热，容易惊骇，鼻血、呕血。

手太阴厥逆，虚满而咳，善呕沫❶，治主病者；手心主少阴厥逆，心痛引喉，身热死，不可治；手太阳厥逆，耳聋泣出，项不可以顾，腰不可以俯仰，治主病者；手阳明、少阳厥逆，发喉痹、嗌肿，痉❷，治主病者。

【注释】

❶ 呕沫：呕出痰水。

❷ 痉：指颈项强直。

【白话解】

手太阴经的厥逆，胸腹虚满，咳嗽，常常呕出痰水，这要治主病之经。手心主包络和手少阴心经厥逆，心痛连及咽喉，如身体发热，就会死的，不可治。手太阳经厥逆，耳聋，眼流泪，头颈不能回顾，腰不能俯仰，这要治主病之经。手阳明经和少阳经厥逆，发为喉痹，咽肿，颈项强直，这要治主病之经。

卷第十三

病能论篇第四十六

提要： 本篇介绍胃脘痈、卧不安、不得偃卧、腰痛、颈痛、怒狂、酒风等病的病因、脉象、诊断、治法等，对于启发后世在临床上分析病情，有着重要意义。

黄帝问曰：人病胃脘痈❶者，诊当何如？岐伯对曰：诊此者当候胃脉❷，其脉当沉细，沉细者气逆，逆者人迎甚盛，甚盛则热；人迎者胃脉也，逆而盛，则热聚于胃口而不行，故胃脘为痈也。

【注释】

❶ 胃脘痈：病名，即胃脘部生痈肿痛。

❷ 候胃脉：检查趺阳脉。

【白话解】

黄帝问道：有人患了胃脘痈的病，用什么方法来诊断？岐伯答说：诊断这种病，应当先检查胃脉，其胃脉必然沉细，沉细就是胃气上逆，上逆则人迎部跳动过甚，跳动过甚就是有热。人迎是胃的动脉，由于胃脉沉涩，出现气逆现象，而人迎跳动又盛，这就说明是热聚结在胃口而不得散发，所以胃脘发生痈肿。

帝曰：善。人有卧而有所不安者何也？岐伯曰：脏有所伤，（精有所之寄则安）〔情有所倚〕，故人不能悬❶其病也，〔则卧不安〕。

【注释】

❶ 悬：消除的意思。

【白话解】

黄帝说：讲得好！又有人睡眠不安宁，这是什么缘故？岐伯说：这是因为五脏有所损伤，或情绪过于偏颇，如果不能消除这种原因，睡眠是不能安宁的。

帝曰：人之不得偃仰❶者何也？岐伯曰：肺者脏之盖也，肺气盛则脉大，脉大则不得偃卧，论在《奇恒阴阳》中。

【注释】

❶ 偃仰：仰卧。

【白话解】

黄帝说：又有人不能仰卧，这是什么缘故？岐伯说：肺脏位居最高，覆盖着各个器官，肺内邪气充盛，那么络脉就胀大，肺的络脉胀大，就不能仰卧，在古代《奇恒阴阳》篇里已有这样的论述。

帝曰：有病厥者，诊右脉沉而紧，左脉浮而迟，不然病主安在？岐伯曰：冬诊之，右脉固当沉紧，此应四时，左脉浮而迟，此逆四时，在左当主病在肾，颇关在肺，当腰痛也。帝曰：何以言之？岐伯曰：少阴脉贯肾络肺，今得肺脉❶，肾为之病，故肾为腰痛之病也。

【注释】

❶ 肺脉：指浮迟而言。

【白话解】

黄帝说：又有因气逆而病的，诊得右手脉搏沉而紧，左手浮而迟，不知道主要病变在哪里？岐伯说：在冬天诊察，右脉本应当沉紧，这是和四时相适应的；而左手脉搏浮而迟，这就与四时相违反了。左手见浮迟脉，应该是肾脏有病，脉象大约近于肺脉，腰部要感到疼痛。黄帝说：

为什么这样说呢？岐伯说：少阴脉贯串肾脏，并络肺脏，现在冬天诊得浮迟之脉，这说明肾气不足，肾脏有病，所以才有腰痛之苦。

帝曰：善。有病颈痈者，或石治之，或针灸治之，而皆已，其（真）〔治〕安在？岐伯曰：此同名异等 ❶ 者也。夫痈气之息 ❷ 者，宜以针开除去之，夫气盛血聚 ❸ 者，宜石而泻之，此所谓同病异治也。

【注释】

❶ 同名异等：病名一样，病的类型却不同。

❷ 息：留止、积滞的意思。

❸ 气盛血聚：指颈痈的脓已成。

【白话解】

黄帝说：讲得好！患有颈痈的病人，有的用砭石治疗，有的用针治疗，而都能痊愈，它的治法是怎样的？岐伯说：这是病名虽然一样，而病的类型却不同的缘故啊。如由于气结停聚而成的痈肿，应该用针刺开其穴，泻去其气；若气盛血聚，脓已成熟的痈肿，应该用砭石泻其瘀血，这就是所说的同病异治。

帝曰：有病怒狂者，此病安生？岐伯曰：生于阳也。帝曰：阳何以使人狂？岐伯曰：阳气者，因暴折而难决 ❶，故善怒也，病名曰阳厥 ❷。帝曰：何以知之？岐伯曰：阳明者常动 ❸，巨阳少阳不动 ❹，不动而动大疾，此其候也。帝曰：治之奈何？岐伯曰：夺其食即已，夫食入于阴，长气于阳，故夺其食即已。使之服以生铁洛 ❺ 为饮，夫生铁洛者，下气疾 ❻ 也。

【注释】

❶ 暴折而难决：突然有所挫折，而难以疏解。

❷ 阳厥：阳气冲逆于上而不下，称"阳厥"。

❸ 阳明者常动：阳明常多气多血，其经脉搏动明显，可以用手扪及为诊，

如人迎、气冲、跌阳等穴即是。

❹ 巨阳少阳不动：太阳、少阳经脉在正常情况下搏动不明显。

❺ 生铁洛：炉冶间锤落之铁屑。

❻ 下气疾：去癫狂一类的病。

【白话解】

黄帝问：有一种使人狂怒的病，是怎样产生的？岐伯答道：发生于阳气过盛。黄帝又问：阳气为什么能够使人发狂？岐伯答道：阳气因突然有所挫折，而难于疏解，所以容易发怒，病名叫作阳厥。黄帝说：怎么能知道要发病呢？岐伯说：正常人阳明经脉象人迎穴是跳动的，太阳经脉象天窗，少阳经脉象天容，其动是隐微的；如果本不甚搏动的，而突然搏动得太快，这就是阳厥善怒而狂的征候。黄帝又问：那么这样病，怎样治疗呢？岐伯答道：减少膳食，就可痊愈。因为食物入胃，能够助长阳气，所以减少食物，阳明气衰，病就能好，再给他服点生铁落饮，那铁落是能去癫狂一类病的。

帝曰：善。有病身热解㑊，汗出如浴，恶风少气，此为何病？岐伯曰：病名曰酒风 ❶。帝曰：治之奈何？岐伯曰：以泽泻、术各十分，麋衔 ❷ 五分，合，以三指撮 ❸，为后饭。

【注释】

❶ 酒风：漏风证。因酒得风而病，故名酒风。

❷ 麋衔：药名，又名鹿衔草。味苦平，微寒，主治风湿。

❸ 三指撮：用大指、食指、中指，三指撮合以取其药末，以计药量。

【白话解】

黄帝说：讲得好。有患周身发热的人，四肢倦怠，汗出多得像洗浴一样，怕风，感觉气不够用，这是什么病？岐伯答说：病名叫作酒风。黄帝又问：怎样治疗？岐伯说：用泽泻、白术各十分，麋衔五分，配合研末，每次服三指撮，在饭前服下。

所谓深之细 ❶ 者，其中手如针也，摩之切之 ❷，聚者坚也，博者大也。《上经》者，言气之通天也；《下经》者，言病之变化也；《金匮》者，决死生也；《揆度》者，切度之也；《奇恒》者，言奇病也。所谓奇者，使奇病不得以四时死也；恒者，得以四时死也；所谓揆者，方切求之也，（言切求其脉理也）；度者，得其病处，以四时度之也。

【注释】

❶ 深之细：脉的形状沉伏而细小。

❷ 摩之切之：推脉、按脉。

【白话解】

所谓沉伏而细小的脉，它应手像针一样；推之，按之，脉气聚而不散，是坚脉；阴阳搏结，是大脉。《上经》是讲自然界与人体活动关系的；《下经》是讲疾病变化的；《金匮》是讲诊断疾病，决定死生的；《揆度》是讲切按脉象以判断疾病的；《奇恒》是讲分析异常之病的。"奇"就是不受四时季节的影响而致死亡；"恒"就是随着四时气候变化而致死亡；"揆"就是切按其脉而求它的致病原因；"度"就是以诊断所得，结合四时逆顺，分析治法、死生。

奇病论篇第四十七

提要： 本篇介绍异于寻常的疾病，例如息积、疹筋等，并分析了这些疾病的病因、病理、症状、治法，是古代医家的经验结晶。

黄帝问曰：人有重身，九月而瘖，此为何也？岐伯对曰：胞（之）络脉绝也。帝曰：何以言之？岐伯曰：胞络者系于肾，少阴之脉，贯肾系舌本，故不能言。帝曰：治之奈何？岐伯曰：无治也，当十月复。《刺法》曰：无损不足，益有余，以成其疹❶（然后调之），所谓无损不足者，身羸瘦，无用镵石也；无益其有余者，腹中有形而（泄）〔补〕之，（泄）〔补〕之则精出而病独擅中❷，故曰疹成也。

【注释】

❶ 疹：病、肿的意思。

❷ 独擅中：独居腹中。

【白话解】

黄帝问道：妇人怀孕，九个月的时候，说话发不出声音，这是什么病？岐伯说：是因为胞中的络脉，受到了阻塞。黄帝又问：根据什么这样说呢？岐伯说：胞中络脉，连系于肾脏，而少阴肾脉，又是属于肾脏并属于舌本的，所以胞络受阻，说话就没有声音了。黄帝又问道：怎样治疗？岐伯说：不需要治疗，等到十个月满足后，自然会复原的。古代《刺法》篇说过，不要伤不足，补有余，使病邪成为固形的肿物。所谓不伤不足的意思，就是身体羸瘦的，不能用针石治疗。不能补有余的意思，就是用补以后，可能精神好些，但是固形之物，就会独居腹中，那就可能成为癥瘕一类疾病。

帝曰：病胁下满气逆，二三岁不已，是为何病？岐伯曰：病名曰息（积）〔贲〕，此不妨于食，不可灸刺，积为导引❶服药，药不能独治也。

【注释】

❶ 积为导引：长期用导引治疗。导引，为古人用以保健与治疗疾病的一种方法。其内容包括：气功、自我按摩、体育疗法等。

【白话解】

黄帝问道：有人患胁下胀满，气上逆，经过两三年不好，这是什么病？岐伯说：这种病，叫作息贲，饮食照常，不受妨碍。不要用灸法或针法治疗，应该长期用导引来疏通气血，并服用药物慢慢调治，是不能单纯依靠药物治疗的。

帝曰：人有身体髀股䯒皆肿，环齐而痛，是为何病？岐伯曰：病名曰伏梁。此风根也，其气溢于大肠，而著于肓，肓之原在脐下，故环齐而痛也。不可动之，动之为水溺涩之病也。

【白话解】

黄帝问道：有人身体的髀部、大腿、小腿都发肿，并环绕肚脐周围而痛，这是什么病？岐伯说：病名叫作伏梁。这种病，风邪是致病的主要原因：那邪气满布在大肠外面，留着在肓膜，而肓膜的根源在肚脐以下，所以环绕脐部作痛。这种病不可用药攻下。假如攻下，就会导致小便困难的病变。

帝曰：人有尺脉数甚，筋急而见，此为何病？岐伯曰：此所谓疹筋，是人腹必急，白色黑色见，则病甚。

【白话解】

黄帝问道：有人尺脉数急、筋拘挛，显然可以看到，这是什么病？岐伯说：这种病叫作疹筋。患这种病的人，肚腹一定痛。如果皮肤上出现白或黑的颜色，病就更重些。

帝曰：人有病头痛以数岁不已，此安得之？名为何病？岐伯曰：当有所犯大寒❶，内至骨髓，髓者以脑为主，脑逆❷故令头痛，齿亦痛，病名曰厥逆❸。帝曰：善。

【注释】

❶ 大寒：寒性峻烈之邪。

❷ 脑逆：大寒之邪，深入骨髓而上逆于脑。

❸ 厥逆：寒邪上逆于脑，故名厥逆。

【白话解】

黄帝说：有人患头痛，几年不好，这是怎么得的？叫什么病？岐伯说：一定有地方遭受了很厉害的寒气，寒气向内侵入骨髓，骨髓是以脑为主，寒邪之气向上侵犯到脑部，就会发生头痛和齿痛的症状，病名叫作厥逆头痛。黄帝说：讲得好！

帝曰：有病口甘者，病名为何？何以得之？岐伯曰：此五气之溢❶也，名曰脾瘅❷。夫五味入口，藏于胃，脾为之行其精气，津液在脾，故令人口甘也；此肥美之所发也，此人必数食❸甘美而多肥也，肥者令人内热，甘者令人中满，故其气上溢，转为消渴。治之以兰❹，除陈气❺也。

【注释】

❶ 溢：泛溢、上溢。

❷ 脾瘅：脾热。

❸ 数食：常食。

❹ 兰：指兰草，即佩兰。

❺ 陈气：陈积腐浊之气。

【白话解】

黄帝问道：有的病人嘴里发甜，是什么病？又是怎样得的？岐伯说：这是土气的泛溢，病名叫作脾瘅。一般说，食物进入嘴里，贮藏于胃，再由脾脏运化，输送所化精气于各个器官。现在脾脏失其正常功能，津液停留在脾，所以令人嘴里觉有甜味，这是饮食过于肥美所诱发的。产生这样病的人，大都是经常吃甘美厚味的。肥厚能够使人内里生热，甜味能够使人胸部满闷，所以脾气向上泛溢，并可以转为消渴的病。应该以佩兰治疗，佩兰的功能，能够排除陈积蓄热之气。

帝曰：有病口苦取阳陵泉，口苦者病名为何？何以得之？岐伯曰：病名曰胆瘅❶。夫肝者中之将也，取决于胆，咽为之使。此人者，数谋虑不决，故胆虚气上溢，而口为之苦。治之以胆募俞❷，治在《阴阳十二官相使》中。

【注释】

❶ 胆瘅：胆热病。

❷ 胆募俞：胸腹曰募，脊背曰俞。胆募，在期门穴下五分，即日月穴；胆俞，在第十椎骨下旁开一寸五分。

【白话解】

黄帝说：有的病人，嘴里发苦，应取足少阳胆经的阳陵泉治疗，口苦是什么病？怎么得的？岐伯说：病名叫作胆瘅。肝为将军之官，其功能取决于胆，咽喉受它的支配。患胆瘅的人，因为经常思虑不断，情绪苦闷，所以胆失却正常的功能，胆汁向上泛溢，因此嘴里发苦。治疗时，刺胆募、胆俞二穴，它的治疗原则载在《阴阳十二官相使》里。

帝曰：有癃❶者，一日数十溲，此不足也。身热如炭，颈膺如格❷，人迎躁盛，喘息气逆，此有余也。太阴脉❸微细如发者，此不足也，其病安在？名为何病？岐伯曰：病在太阴，其盛在胃，颇在肺，病名曰厥，死不治，此（所谓）得五有余二不足❹也。帝曰：何谓五有余二不足？岐伯曰：所谓五有余者，五病之气有余也，二不足者，亦病气之不足也。今外得五有余，内得二不足，此其身不表不里，亦正死明矣。

【注释】

❶ 癃：病名，小便淋漓不通畅。

❷ 颈膺如格：咽喉胸膺气不通畅。

❸ 太阴脉：指两手寸口脉。

❹ 五有余二不足：五有余，指身热如炭，颈膺如格，人迎躁盛，喘息，气逆等五种症状。二不足，指癃而一日数十溲，太阴脉细如发。

【白话解】

黄帝问道：有人小便涩，一天数十次，这是不足的现象；身上发热像炭火，颈项和胸膺之间，像有东西阻隔，人迎脉躁盛，发喘，气上逆，这是有余的病象。寸口脉微细的像头发，这又是不足的征象。这是哪里有病？叫什么病？岐伯说：这种病本在太阴，由于胃热过盛，症状却偏重在肺，病名叫作厥，是无法治疗的死证。这是得了五有余、二不足的病啊！黄帝说：怎样叫五有余、二不足呢？岐伯说：所谓五有余，就是病气有余的状态，所谓二不足，就是病气不足的状态。现在外表有五种有余的脉证，内里有两种不足的脉证，这种病人，既不能从表治，又不能从里治，所以是死证。

帝曰：人生而有病巅疾者，病名曰何？安所得之？岐伯曰：病名为胎病。此得之在（母）腹中时，其母有所大惊❶气上而不下，精气并（居），故令子发为巅疾也。

【注释】

❶ 其母有所大惊：（妊娠期间）母受大的惊恐。

【白话解】

黄帝说：人生下来就患有癫痫病的，病名叫什么？怎样得病的？岐伯说：病名叫作胎病。这是因为胎儿在腹中时，其母曾受到大的惊恐，气逆于上而不下，惊气聚在一起，所以使孩子生下来就患有癫痫病。

帝曰：有病庞然如有水状，切其脉大紧，身无痛者，形不瘦，不能食，食少，名为何病？岐伯曰：病生在肾，名为肾风，肾风而不能食，善惊，惊已，心气痿❶者死。帝曰：善。

【注释】

❶ 心气痿：心力衰竭。

【白话解】

黄帝说：有人患浮肿，像有水气的样子，按他的脉，大而紧，身体不疼痛，形体也不消瘦，但不能吃东西，或者吃得很少，这叫什么病？岐伯说：这种病的根本在肾，病名叫作肾风，肾风到了不能吃东西的阶段，多害怕，害怕后，就会因心脏衰竭而死。黄帝说：讲得好！

大奇论篇第四十八

提要：本篇介绍了较少见的病证和脉象，并从不同脉象中，对可治与不可治的病证做了分析，又对各种死脉做了说明。

肝满❶肾满肺满皆实❷，即为肿❸。肺之雍，喘而两胠满；肝雍，两胠满，卧则惊，不得小便；肾雍，脚下至少腹满，胫有大小❹，髀胻大跛，易偏枯。

【注释】

❶ 肝满：肝脉。满、脉，声近致误。

❷ 实：指邪气盛满。

❸ 即为肿：皆可以为痈肿。

❹ 胫有大小：两胫或肿或消，而有时大时小的变化。

【白话解】

肝脉、肾脉、肺脉都是实象的，都可以发生痈肿。肺痈，喘促、两胁胀满；肝痈，两胁胀满，睡眠会惊骇不安，小便不通；肾痈，从胁下至小腹胀满，两侧胫部大小不一样，髀部和胫部有变化，走路身体不平衡，容易发展成为偏枯的病。

心脉满大，痫瘛筋挛❶；肝脉小急，痫瘛筋挛；肝脉鹜❷，暴有所惊骇，脉不至若瘖，不治自已。

【注释】

❶ 痫瘛筋挛：惊痫、抽搐、筋脉拘挛。

❷ 肝脉鹜：肝脉迅急。

【白话解】

心脉满而大，是体内热甚，会出现癫痫、手足搐搦、筋脉拘挛的现象。肝脉小而紧，是肝脏虚寒，也会出现癫痫、手足搐搦、筋脉拘挛的现象。如肝脉迅急，突然受到惊骇，脉搏一时按不到，并且失音，这是受惊气逆的现象，不必治疗，气平会自然痊愈的。

肾脉小急，肝脉小急，心脉小急，不鼓皆为瘕❶。

【注释】

❶ 瘕：病名。因气聚而成，有忽聚忽散的特点。

【白话解】

肾脉小而紧，肝脉小而紧，心脉小而紧在指下不能鼓击，这是气血凝滞，都能够发为瘕病。

肾肝并沉为石水❶，并浮为风水❷，并虚为死，并小弦欲惊。

【注释】

❶ 石水：水肿证候类型之一，主要表现是腹满，引胁下胀痛，水肿偏于腹部。

❷ 风水：水肿证候类型之一，主要表现是骨节疼痛，发热恶风，浮肿以头面为甚。

【白话解】

肾脉、肝脉都见沉象的，会发生石水的病证。肾肝都见浮脉，便是风水的病证。如果肾肝二脉都呈现虚象，是为死证。若小而像弓弦状的，就会发为惊病。

肾脉大急沉，肝脉大急沉，皆为疝。

【白话解】

肾脉大而急沉，或肝脉大而急沉的，都会发为疝气病。

心脉搏滑急为心疝，肺脉沉搏为肺疝 ❶。

【注释】

❶ 肺疝：是邪气侵犯肺经的一种疝病，主要表现为少腹与睾丸胀痛，小便不通。

【白话解】

心脉之动，滑而且紧，是心疝；肺脉之动，见沉象，是肺疝。

三阳急为瘕，三阴急为疝，二阴急为痫厥 ❶，二阳急为惊。

【注释】

❶ 痫厥：昏厥不知人事。

【白话解】

膀胱和小肠脉来紧，说明是瘕病。脾肾脉来急紧，说明是疝病。心肾脉紧，说明是痫厥。胃和大肠脉紧，说明是惊病。

脾脉外鼓 ❶，沉为肠澼，久自已。肝脉小缓为肠澼，易治。肾脉小搏沉，为肠澼下血，血温身热者死。心肝（澼亦下血）〔脉小而沉涩为肠澼〕，二脏同病者可治，（其脉小沉涩为肠澼），其身热者死，热见七日死。

【注释】

❶ 外鼓：浮动之意。

【白话解】

脾脉浮动，而又见沉象的为痢疾，时间长了自然会好的。肝脉小而缓的痢疾容易治疗。肾脉小搏而沉又兼便血的痢疾，如血蓄于外，而身体发热，是死证。心脉、肝脉小而沉涩的痢疾，如果二脏同病，木火相生，可以治疗。假如身体发热，七天就会死亡。

胃脉沉（鼓）涩，胃外鼓大，心脉小（坚）急，皆鬲偏枯。男子发左，女子发右 ❶，不瘖舌转，可治，三十日起。其从者，痹，三岁起，年不满二十者，三岁死。

【注释】

❶ 男子发左，女子发右：男子发病在左侧，女子发病在右侧。

【白话解】

胃脉沉涩，或者浮动而大，以及心脉小急，全是气血不通的征象，都可发为偏枯的病。如果男子发病在左侧，女子发病在右侧，说话不失音，舌头动转灵活，就可以治疗，大约经过三十天就能恢复。如果男子发病在右侧，女子发病在左侧，说话发不出声音，大约需要三年才能恢复。如果年龄不满二十岁，正在发育的时候，大约三年就要死亡。

脉至而搏，血衄身热者死，脉来悬钩浮为常脉。

【白话解】

脉来搏指，大而有力，衄血身体发热的，就有死亡的危险。脉来如悬空无根，呈现微钩而浮之象的，这是衄血应有的脉。

脉至如喘❶，名曰暴厥。暴厥❷者，不知与人言。脉至如数，使人暴惊，三四日自已。

【注释】

❶ 脉至如喘：脉来如水之湍急。

❷ 暴厥：突然昏仆，不知人事之证。

【白话解】

脉来像水流般湍急的，病名叫作暴厥。得暴厥的病人，一时不省人事，不能言语。脉来有数象的，这是热邪冲及心脏，所以使人暴惊。热退自安，大约三四天就会好的。

脉至浮合，浮合如数，一息十至以上，是经气予不足也，微见❶九十日死；脉至如火薪然，是心精之予夺也，草干而死；脉至如散叶，是肝气予虚也，木叶落而死；脉至如省客❷，省客者，脉塞而鼓，是肾气予不足也，悬去枣华而死；脉至如丸泥❸，是胃精予不足也，榆荚落❹而死；脉至如横格❺，是胆气予不足也。禾熟❻而死；脉至如弦缕❼，是胞精予不足也，病善言❽，下霜❾而死，不言，可治；脉至如交（漆）〔荚〕，交（漆）〔荚〕者，左右傍至❿也，微见三十日死；脉至如涌泉，浮鼓肌中，太阳气予不足也，少气味，韭英而死；脉至如（颓）〔委〕土之状，按之不得，是肌气予不足也，五色先见，黑白垒发死；脉至如悬雍⓫，悬雍者，浮揣切之益大，是十二俞之予不足也，水凝⓬而死；脉至如偃刀⓭，偃刀者，浮之小急，按之坚大急，五脏菀熟，寒热独并于肾也，如此其人不得坐⓮，立春而死；脉至如丸滑不（直）〔著〕手，不（直）〔著〕手者，按之不可得也，是大肠气予不足也，枣叶生而死；脉至如华者，令人善恐，不欲坐卧，行立常听，是小肠气予不足也，季秋而死。

【注释】

❶ 微见：始见。

❷ 脉至如省客：脉来时像极充实的样子。

❸ 丸泥：形容脉如泥弹丸的样子，坚强而短涩。

❹ 榆荚落：榆叶落的时候，约在春末夏初之时。

❺ 横格：形容脉长而坚硬，如有物横格在指下。

❻ 禾熟：指稻谷成熟的深秋季节。

❼ 弦缕：形容脉象如弦如缕。

❽ 善言：多言。

❾ 下霜：指霜降的农历九月之时。

❿ 傍至：并至。

⓫ 悬雍：悬瓶。

⓬ 水凝：指结冰的冬天之时。

⓭ 偃刀：仰卧的刀。

⓮ 不得坐：不能坐着（因肾病，腰不能支持）。

【白话解】

脉来时像浮波之合，浮波之合，就是说太频数了。在一呼一吸之间，脉搏跳动十次以上，这是人身十二经气不足的现象。大约从开始见到这种脉象，经过九十天就会死亡。脉来时像火刚燃起来一样的旺盛，这是心脏的精气已经脱失的脉象，大约到冬初草枯的时候就要死亡。脉来时像散叶一样，这是肝气虚极的脉象，大约到树木叶落的时候，就要死亡。脉来时像极充实，所说的实，实际上是闭塞而弹指的脉象，这是肾脏精气已经不足，大约从枣树花开到花落的期间就会死亡。脉来时像泥弹一样，坚强短涩，是胃腑的精气已经不足，大约在夏初榆荚落的时候死亡。脉来像有东西横格在指下，这是胆气已经不足，大约到深秋禾谷成熟的时候，便要死亡。脉来如弦如缕，这是胞络的精气已经不足。如病人爱说话，大约到霜降季节便会死亡；如不爱说话，还可以治疗。脉来像豆荚交叉一样，左右相并，开始见到这种脉象，大约经过三十天就要死亡。脉来像泉水一样，浮动肌肤中，是太阳经脉的精气已经不足，小便清长，少气味到长夏尝到韭英的时候，就要死亡。脉来像废土一样，重按不足，是肌肉的精气已经不足。从面上五色看，黑白色屡现的，就要死亡。脉来时像悬甕一样，浮取揣摩就觉得愈摸愈大，这是十二俞穴的精气不足，到天寒水冻的时候，就要死亡。脉来像仰卧的刀口，浮取脉小而急，重按脉坚而大急，五脏菀藏郁热，寒热交并于肾脏，像这样的病人，不能坐着，到立春时，就要死亡。脉来像弹丸，滑不著手，按之不得，这是大肠的精气已经不足，到初夏枣树生叶的时候，就会死亡。脉来像草木之华一样，轻浮软弱。使人多恐惧，坐卧不安，行立经常听见声音，这是小肠精气的不足，大约到深秋的时候，就会死亡。

卷第十三　大奇论篇第四十八

339

脉解篇第四十九

提要：本篇主要说明三阴三阳经脉，在偏盛偏衰之时，所发生病变的原因和病理。

太阳所谓肿腰脽痛者❶，正月太阳寅，寅太阳也，正月阳气出在上，而阴气盛，阳未得自次也，故肿腰脽痛也。病偏虚为跛者，正月阳气冻解地气而出也，所谓偏虚者，冬寒颇有不足者，故偏虚为跛也。所谓强上❷引背者，阳气大上而争，故强上也。所谓耳鸣者，阳气万物盛上而跃，故耳鸣也。所谓甚则狂巅疾者，阳尽在上，而阴气从下，下虚上实，故狂巅疾也。所谓浮为聋者，皆在气也。所谓入中为瘖者，阳盛已衰，故为瘖也。内夺❸而厥，则为瘖（俳）〔痱〕❹，此肾虚也。少阴不至者，厥也。

【注释】

❶ 太阳所谓肿腰脽痛者：太阳经有腰部肿胀和臀部疼痛的病证。

❷ 强上：头项强痛。

❸ 内夺：房劳过度，阴精内耗。

❹ 瘖俳：即瘖痱，四肢萎软不能活动。

【白话解】

太阳经有腰部肿胀和臀部疼痛的病证，这是因为正月建寅，属于太阳。正月阳气升发到上面，而阴寒之气还盛，阳气不能畅达，所以腰椎部肿痛。所谓阳气偏虚为跛足，是因为正月阳气从东方来，解开地气之冻而上升，由于寒气的影响，体内阳气极感不足，所以阳气偏虚在一侧，从而发生跛足的症状。所谓头项强痛牵引背部，是因为阳气上升互相争扰而发生的。所谓患有耳鸣的，是因为阳气盛上活跃，所以发生耳鸣。所谓严重的发为狂癫，是因为阳气尽在上部，阴气却在下面，下虚上实，所以发生狂癫病。所谓阳脉浮的耳聋，是因为气火上炎，气上而不下。所谓阳气进入内部而瘖哑不言的，是因为阳气已虚，所以发生失音不语的症状。色欲过度，发为厥逆，发展成为失音不语和四肢软废的瘖痱病，这是因为肾脏衰弱，少阴经气达不到的缘故。少阴经气达不到，就成为厥逆的病。

少阳所谓心胁痛者，言少阳（盛）〔戌〕也，（盛）〔戌〕者心之所表也，九月阳气尽而阴气盛，故心胁痛也。所谓不可反侧❶者，〔九月〕阴气藏物也，物藏则不动，故不可反侧也。所谓甚则跃者，九月万物尽衰，草木毕落而堕，则气去阳而之阴，气盛而阳之下长，故谓跃。

【注释】

❶ 反侧：辗转。

【白话解】

少阳经所谓心胁痛的症状，是因为少阳属九月，月建在戌，戌是少阳脉，散络心包，发病时能够影响心经，而九月是阳气将尽，阴气方盛的时候，所以心胁部发生疼痛。所谓卧而不能辗转的，是九月阴气渐渐盛了，万物就要闭藏，一切都将呈现静而不动的状态，人体的少阳经气也受影响，所以不能转动。所谓甚则跃的，是因为九月的季节，万物都渐衰败，草木凋零，人身之气也由阳入阴，如果阳气旺盛，阳气就会向下活动，所以叫作跃。

阳明所谓洒洒振寒❶者，阳明者午也，五月盛阳之阴也，阳盛而阴气加之，故洒洒振寒也。所谓胫肿而股不收❷者，是五月盛阳之阴也，阳者衰于五月，而一阴气上，与阳始争，故胫肿而股不收也。所谓上喘而为水者❸，阴气下而复上，上则邪客于脏腑间，故为水也。所谓胸痛少气者，水气在脏腑也，水者阴气也，阴气在中，故胸痛少气也。所谓甚则厥，恶人与火，闻木音则惕然而惊者，阳气与阴气相薄，水火相恶，故惕然而惊也。所谓欲独闭户牖而处者，阴阳相薄也，阳尽而阴盛，故欲独闭户牖而居。所谓病至则欲乘高❹而歌，弃衣而走者，阴阳复争，而外并于阳，故使之弃衣而走也。所谓客孙脉则头痛鼻衄腹肿者，阳明并于上，上者则其孙络太阴也，故头痛鼻衄腹肿也。

【注释】

❶ 洒洒振寒：洒洒，寒冷的样子。振寒，发冷时，全身抖动。

❷ 股不收：股不能屈伸。

❸ 上喘而为水者：气逆喘息而又水肿。

❹ 乘高：登高。

【白话解】

阳明经有所谓洒洒振寒的症状，这是因为阳明经旺于五月，月建在午，是阳极而阴生的时候。阳明经病正像时令的阳极而有阴气相加，所以有洒洒然振寒的病态。所谓胫肿与两股不能屈伸的症状，这是五月里盛阳中阴气作祟的缘故。阳气在五月开始衰微，而一阴之气上升，阴与阳争，阳明经气不和，所以发生胫肿、两股不能屈伸的病证。所谓上气喘逆而为水肿的是由于阴气从下上逆，阴邪随着侵犯了脾胃，所以化水而成为喘逆病。所谓胸痛少气的，是由于水气停在脏腑之间，水液属阴气，潴留体内，所以出现胸痛少气的病。所谓病甚则厥逆，厌恶人和火的亮光，听见击木的声音，就显出害怕的样子的，这是由于阳气和阴气相互摩荡，水火不相协调，所以发生这类惊怕的症状。所谓有的病人欲关闭门窗，独自居处，这是由于什么呢？是因为阴气和阳气相摩，阳气衰了，阴气转盛，阴盛就喜静，所以病人就要关门窗，喜欢独居了。所谓病至就要登高歌唱，脱衣乱跑的是由于阴阳相争，结果阳气盛，邪气并于阳经，所以使病人有脱衣乱跑，神志失常的症状。所谓邪侵孙脉就发生头痛鼻塞、流涕、腹胀的，是由于阳明经的邪气，并行于上的细小络脉和太阴脉。邪入上部的细小络脉，所以发生头痛、鼻塞流涕；邪入太阴脉，所以腹部发胀。

太阴所谓病胀者，太阴子也，十一月万物气皆藏于中，故曰病胀；所谓上走心为噫者，阴盛而上走于阳明，阳明络属心，故曰上走心为噫也；所谓食则呕者，物盛满而上溢，故呕也；所谓得后与气❶则快然如衰者，十二月阴气下衰，而阳气且出，故曰得后与气则快然如衰也。

【注释】

❶ 得后与气：后，指大便。气，指放屁。

【白话解】

太阴经脉有所谓胀的症状，这是因为太阴经旺于十一月，月建在子，而十一月是万物收藏的季节，人体的阳气退藏在中，如果邪气也隐藏在内，所以就有腹部胀满的症状。所谓上走心而为噫的，是由于阴气旺盛向上侵犯足阳明胃经，阳明的络脉上属于心，所以阴气侵犯心经，就会发生嗳气的症状。所谓吃了食物而呕吐的，是因为食物不能消化，胃气盛满，向上溢出，所以就要呕吐。所谓病人得大便通，放了矢气，就极爽快的，是因为十二月阴气盛到极点，渐渐下衰，阳气自然发出，所以得大便或放了屁，就会感到很爽快。

少阴所谓腰痛者，少阴者（肾）〔申〕也，（十）〔七〕月万物阳气皆伤，故腰痛也。所谓呕咳上气喘者，阴气在下，阳气在上，诸阳气浮，无所依从，故呕咳上气喘也。所谓色色❶不能久立久坐，起则目𥉡𥉡无所见者，万物阴阳不定未有主也，秋气始至，微霜始下，而方杀万物，阴阳内夺，故目䀮䀮无所见也。所谓少气善怒者，阳气不治，阳气不治，则阳气不得出，肝气当治而未得，故善怒，善怒者，名曰煎厥。所谓恐如人将捕之者，秋气万物未有毕去❷，阴气少，阳气入，阴阳相薄，故恐也。所谓恶闻食臭❸者，胃无气，故恶闻食臭也。所谓面黑如（地）〔炱〕色者，秋气❹内夺，故变于色也。所谓咳则有血者，阳脉伤也，阳气（未）盛于上而脉满，满则咳，故血见于鼻也。

【注释】

❶ 色色：邑邑，忧郁不乐。

❷ 秋气万物未有毕去：秋天肃杀之气初降，万物的阳气还未尽去。

❸ 恶闻食臭：厌恶闻到食物气味。

❹ 秋气：此指肾气。

【白话解】

少阴经脉有所谓腰痛的病，这是因为少阴月建在申。七月的时候，三阴已起，万物阳气已衰，人体的阳气也随着季节衰弱了，所以发生腰痛。所谓呕吐咳嗽气逆而喘的，是由于阴气旺盛于下，阳气浮越于上，阳气无所依附，就发生呕吐咳嗽气逆而喘的证候。所谓忧虑怅望，不能久立，坐起则眼花缭乱，看不清东西的，是因为阴阳不能安定，万物未有所生，而秋天肃杀之气已来，微霜开始下降，万物因之凋零，人体阴阳之气在内相争，正和这种情况相同，所以眼睛模糊，什么也看不清了。所谓少气多怒的，是由于阳气失掉作用，少阳经气不能外出，肝气郁结不得疏泄，所以容易发怒，病名叫作煎厥。所谓经常害怕如有人捉捕的，是由于秋气初降，万物的阳气还未尽去，阴气未寒，阳气在内，阴阳相摩，所以经常害怕。所谓厌恶食物气味的，是由于胃腑失去了消化功能，所以就厌恶闻到食物的气味。所谓面黑如炭色的，是由于秋天之气耗散内藏精华，所以面色就变黑了。所谓咳则有血的，是由于上部的络脉受了损伤，阳气充盛于上，血液充满了脉管，而上部脉满就会咳嗽，所以就发生咳嗽以及鼻出血的症状。

厥阴所谓癞疝 **❶**，妇人少腹肿者，厥阴者辰 **❷** 也，三月阳中之阴，邪在中，故曰癞疝少腹肿也。所谓腰（脊）痛不可以俯仰者，三月一振荣华，万物一俯而不仰也。所谓癞癃疝肤胀 **❸** 者，曰阴亦盛而脉胀不通，故曰癞癃疝也。所谓甚则嗌干热中者，阴阳相薄而热，故嗌干也。

【注释】

❶ 癞疝：这里指妇人少腹肿的症状。

❷ 辰：指农历三月，季春。

❸ 肤胀：肌肤肿胀。

【白话解】

厥阴经脉有所谓癞疝，妇人少腹肿的症状，这是因为厥阴月建在辰。三月是阳气方虚，阴气将尽的季节，为阳中之阴。阴邪积聚于中，所以会发癞疝，少腹肿胀的病变。所谓腰痛不能俯仰的，是由于三月阳气鼓动，草木繁荣，枝叶下垂，呈现俯而不仰之势，人病应之，也就会腰痛不可俯仰。所谓癞癃疝肤胀的，是因为厥阴气盛，阴胀不通，因而发生阴器肿，小便不通的病变。所谓嗌干热中的，是因为阴阳相迫，产生内热，所以使咽喉发干。

卷第十四

刺要论篇第五十

提要：本篇说明针刺治疗，必须按照一定的规律和法则。否则，就会造成极大的危害。篇名"刺要"，就是提示人们高度注意。

黄帝问曰：愿闻刺要。岐伯对曰：病有浮沉❶，刺有浅深，各至其理❷，无过其道，过之则内伤，不及则（生）外壅，壅则邪从之，浅深不得❸，反为大贼❹，内动五脏，后生大病。故曰：病有在毫毛腠理❺者，有在皮肤者，有在肌肉者，有在脉者，有在筋者，有在骨者，有在髓者。

【注释】

❶ 病有浮沉：病有轻重。

❷ 各至其理：治病要达到应刺的深浅度。

❸ 不得：不当。

❹ 大贼：极大的危害。

❺ 毫毛腠理：指人体最表浅的部分。

【白话解】

黄帝说：希望听听针刺方面的要点。岐伯说：疾病有轻重的分别，刺法有浅深的不同，治病要达到应刺的深浅度，而不能超过应刺的准则。刺得过深了，就会内伤五脏；刺得过浅，又达不到病所，使外面气血壅滞，这样，邪气就会乘机侵入。所以针刺的深浅，如不恰当，反有很大的危害。在内里会伤害五脏，要生大病的。这是因为，疾病有病在毫毛和腠理的，有病在皮肤的，有病在肌肉的，有病在脉的，有病在筋的，有病在骨的，有病在髓的。

是故刺毫毛腠理无伤皮，皮伤则内动肺，肺动则秋病温疟，淅淅然寒栗。

【白话解】

所以刺毫毛腠理，不要损伤了皮肤，如皮肤受伤，就会影响内部的肺脏。肺脏功能受到影响后，到秋天就会患温疟，发为战栗怕冷的症状。

刺皮无伤肉，肉伤则内动脾，脾动则七十二日❶四季之月，病腹胀烦，不嗜食。

【注释】

❶脾动则七十二日：脾旺于四季，主每季最后十八天，四季共七十二天。

【白话解】

刺皮肤，不要损伤肌肉，如肌肉受伤，就会影响内部的脾脏。脾脏功能受到影响后，就会在每季最后十八天当中，发生腹胀烦满，不想吃东西的症状。

刺肉无伤脉，脉伤则内动心，心动则夏病心痛。

【白话解】

刺肌肉，不要损伤脉。如脉受伤，就会影响内部心脏。心脏功能受到影响后，到夏天就会发生心痛的病。

刺脉无伤筋，筋伤则内动肝，肝动则春病热而筋弛。

【白话解】

刺脉，不要损伤筋。如筋受伤，就会影响内部肝脏。肝脏功能受到影响后，到了春天就会发生热性疾病，筋也会松弛的。

刺筋无伤骨，骨伤则内动肾，肾动则冬病胀、腰痛。

刺筋，不要损伤骨。如骨受伤，就会影响内部的肾脏。肾脏功能受到影响后，到冬天就会发生腹胀腰痛的症状。

刺骨无伤髓，髓伤则销铄 ❶ 骺酸。体解㑊然不去矣。

【注释】

❶ 销铄：消枯、焦枯的意思。

【白话解】

刺骨，不要损伤髓。如髓受伤，髓便日渐消枯，以致胫胻发酸，身体倦怠无力，不愿行动了。

刺齐论篇第五十一

提要：本篇说明针刺的浅度深度是根据病的部位确定的，如果违反了刺法，就会损伤其他部位，给病人造成痛苦，这在临床上是必须注意的。

黄帝问曰：愿闻刺浅深之分。岐伯对曰：刺骨者无伤筋，刺筋者无伤肉，刺肉者无伤脉，刺脉者无伤皮，刺皮者无伤肉，刺肉者无伤筋，刺筋者无伤骨。

【白话解】

黄帝问道：希望听听刺法里浅深的分别。岐伯答说：应深刺的，是说针刺骨的，不要伤害筋；针刺筋的，不要伤害肌肉；针刺肉的，不要伤害脉；针刺脉的，不要伤害皮肤；应浅刺的，是说针刺皮肤，不要伤害肌肉；针刺肉的，不要伤害筋；针刺筋的，不要伤害骨。

帝曰：余未知其所谓，愿闻其解。岐伯曰：刺骨无伤筋者，针至筋而去，不及骨也；刺筋无伤肉者，至肉而去，不及筋也；刺肉无伤脉者，至脉而去，不及肉也；刺脉无伤皮者，至皮而去，不及脉也。

【白话解】

黄帝又道：我不明白你所说的意思，请你解释一下。岐伯说：所说针刺骨不要伤害筋，就是说要刺骨的，不能仅仅刺到筋的部位，还没有达到刺骨的深度，就停针或拔去；针刺筋不要损伤肌肉，就是说要刺筋的，不能仅仅刺到肌肉，还没有达到筋的深度，就停针或拔去；针刺肌肉不要伤害脉，就是说要刺肉的，不能仅仅刺到脉，还没有达到刺肉的深度，就停针或拔去；针刺脉不要伤害皮肤，就是说要刺脉的，不能仅仅刺到皮肤，还没有达到刺脉的深度，就停针或拔去。

　　所谓刺皮无伤肉者，病在皮中，针入皮中，无伤肉也；刺肉无伤筋者，过肉中筋❶也；刺筋无伤骨者，过筋中骨❶也，此之谓反也。

【注释】

❶ 中筋、中骨：伤筋、伤骨。

【白话解】

　　所谓针刺皮肤不要损伤肌肉，就是说病在皮肤里，就针入皮肤，不可针刺太过而伤害肌肉。所谓针刺肌肉不要去伤害筋，就是只可针入病变的肌肉里，太过就会伤害筋。所谓针刺筋不要去伤害骨，就是只可针入病变的筋上，太过就伤害骨。这些都是针刺不正常的情况。

刺禁论篇第五十二

提要：本篇主要指出人体禁刺的部位及误刺后引起的病变和危险，使施术者有所警惕。

黄帝问曰：愿闻禁数❶。岐伯对曰：脏有要害❷，不可不察，肝生于左，肺藏于右，心部于表，肾治于里，脾为之使，胃为之市，鬲肓之上，中有父母，七节之傍，中有小心，从之有福，逆之有咎❸。

【注释】

❶ 禁数：禁刺之处。

❷ 要害：容易致命的部位。

❸ 咎：过失。

【白话解】

黄帝道：希望听你讲讲禁刺之处有哪些。岐伯说：五脏都有其要害的地方，不可不注意。肝长在左边，肺生在右边；心脏主管着外表；肾脏治理着体内；脾脏输送水谷精华给各脏器，像个差役；胃腑容纳水谷，像个市集；膈肓上有维持生命的气海，第七椎旁，里有肾的精微，这些重要部位，在针刺时，遵循着法则就有疗效，违反了法则，就有误刺的过失。

刺〔若〕中心，一日死，其动为噫。刺〔若〕中肝，五日死，其动为（语）〔欠〕。刺〔若〕中肾，六日死，其动为嚏。

刺〔若〕中肺，（三）〔五〕日死，其动为咳。刺〔若〕中脾，十日死，其动为吞。刺〔若〕中胆，一日半死，其动为呕。

【白话解】

针刺如误中心脏，大约一日就死，其变态是出现嗳气的症状。如误中肝脏，大约五日就死，其变态是出现打哈欠的症状。如误中肾脏，大约六日就死，其变态是出现打喷嚏的症状。如误中肺脏，大约五日就死，其变态是出现咳嗽的症状。如误中脾脏，大约十日就死，其变态是出现吞咽的症状。如误中胆，大约一日半死，其变态是出现呕吐的症状。

刺跗上，中大脉 ❶，血出不止死。刺面，中溜脉 ❷，不幸为盲。刺头，中脑户 ❸，（入脑）立死。刺舌下 ❹，中脉太过，血出不止为喑。刺足下布络 ❺ 中脉，血不出为肿。刺郄中大脉，令人仆脱色 ❻。刺气街，中脉，血不出为肿，鼠仆 ❼。刺脊间 ❽，中髓，为伛 ❾。刺乳上 ❿，中乳房，为肿，根蚀 ⓫。刺缺盆中内陷 ⓬，气泄，令人喘（咳）逆。刺手鱼腹 ⓭ 内陷，为肿。

【注释】

❶ 大脉：冲阳穴之高骨间动脉。

❷ 溜脉：指与目相流通的经脉。

❸ 脑户：穴名，在枕骨上，通于脑中。

❹ 舌下：指任脉的廉泉穴。

❺ 布络：散布的络脉。

❻ 令人仆脱色：会使人突然晕倒，面色变白。

❼ 鼠仆：鼠蹊。

❽ 脊间：脊间禁刺穴，指灵台、神道二穴。

❾ 伛（yǔ 雨）：驼背。

❿ 乳上：乳中穴，在乳头中央。

⓫ 根蚀：生成蚀疮。

⓬ 内陷：刺得过深。

⓭ 手鱼腹：手太阴鱼际穴。

【白话解】

刺足面上，如误伤高骨间动脉，就会血出不止而死亡。刺面部，如误中溜脉，会使人遭受眼瞎的不幸。刺头部，如误伤脑户穴，很快就会死亡。刺舌下廉泉穴，如中经脉太深，就会血流不止，以致失音不能说话。误刺伤了足下散布的络脉，血流不出来，就会发肿。刺委中太深，误伤大脉，会使人晕倒，面色变白，刺气街穴，误伤血脉，血流不出来，就瘀结为肿，牵及鼠蹊也痛。刺脊骨间隙，误伤脊髓，会发生背曲的病变。刺乳中穴，伤及乳房，就会肿起来，生成蚀疮。刺缺盆穴太深，气外泄，会使人喘逆。刺手鱼腹太深，会使人体的局部发肿。

无刺大醉，令人气乱。无刺大怒，令人气逆。无刺大劳人 ❶，无刺新饱人，无刺大饥人，无刺大渴人，无刺大惊人。

【注释】

❶ 大劳人：极度疲劳的人。

【白话解】

不可针刺大醉的人，如果刺了，会使人脉气乱。不可针刺正在大怒时的病人，如果刺了，会使人气逆。不可针刺过于疲劳的人，不可针刺刚刚吃饱的人，不可针刺过于饥饿的人，不可针刺极度口渴的人，不可针刺受了极大惊吓的人。

刺阴股 ❶ 中大脉，血出不止死。刺客主人 ❷ 内陷中脉，为内漏 ❸、为聋。刺膝髌 ❹ 出液，为跛。刺臂太阴脉 ❺，出血多立死。刺足少阴脉，重虚 ❻ 出血，为舌难以言。刺膺中陷，中肺，为喘逆仰息。刺肘中 ❼ 内陷，气归之，为不屈伸。刺阴股下三寸内陷，令人遗溺。刺掖下 ❽ 胁间内陷，令人咳。刺少腹，中膀胱，溺出，令人少腹满。刺腨肠 ❾ 内陷为肿。刺匡上 ❿ 陷骨中脉，为漏 ⓫ 为盲。刺关节中液出不得屈伸。

【注释】

❶ 阴股：指箕门穴。

❷ 客主人：穴名，又名上关。在耳前上廉起骨端，属少阳经穴。

❸ 内漏：脓生耳底。

❹ 膝髌：膝盖骨。

❺ 臂太阴脉：指天府穴。

❻ 重虚：此指肾气已虚，再误刺，造成肾气更虚。

❼ 肘中：指尺泽、曲泽。

❽ 掖下：同腋下。

❾ 腨肠：指足鱼腹中承筋穴。

❿ 匡上：眼眶上。

⓫ 为漏：流泪不止。

【白话解】

　　针刺大腿内侧的穴位时，如误伤大脉，就会流血不止而死。刺客主人穴，如误伤络脉，会耳底生脓，使人耳聋。刺膝盖骨，如流出液体，会使人跛足。刺天府穴，误伤血脉，就会很快死亡。刺足少阴经脉，出血，会使肾气更虚，出现舌不灵活，难以说话的疾病。刺胸膺太深，伤了肺脉，会发为气喘上咳，仰面呼吸的疾病。刺尺泽、曲泽两穴太深，气便结聚于局部，会使臂部不能屈伸。刺大腿内侧下三寸的部位太深，会使人小便失禁，刺胁肋之间太深，会使人咳嗽。刺少腹部太深，伤了膀胱，小便就流入腹腔，使人少腹胀满。刺小腿肚太深，会使局部发肿。刺眼眶骨上，伤了脉络，就会流泪不止，甚至失明。刺腰脊或四肢的关节时，如体液流出，会使人失掉屈伸活动的功能。

刺志论篇第五十三

提要： 本篇说明虚实的正常和反常现象，并述及针刺治疗虚实之法。

黄帝问曰：愿闻虚实之要。岐伯对曰：气实形实❶，气虚形虚，此其常也，反此者病；谷盛气盛，谷虚气虚，此其常也，反此者病；脉实血实，脉虚血虚，此其常也，反此者病。

【注释】

❶ 气实形实：气，指人身之气。形，指形体。气充实，形体也充实。

【白话解】

黄帝道：希望听你讲讲虚实的要点。岐伯说：气充实的，形体也充实，气不足的，形体也衰弱，这是正常的现象；与此相反的，就是病态。纳谷多的，气就充盛，纳谷少的，气就不足，这是正常的现象；与此相反的，就是病态。脉充实的，血液也充实，脉虚弱的，血液也不足，这是正常的现象；与此相反的，就是病态。

帝曰：如何而反？岐伯曰：〔气盛身寒，此谓反也〕气虚身热，此谓反也；谷入多而气少，此谓反也；谷（不）入〔少〕而气多，此谓反也；脉盛血少，此谓反也；脉少血多，此谓反也。

【白话解】

黄帝问：怎样算是反常呢？岐伯说：正气足而身体反觉寒冷，这就是反常的现象，正气虚而身体反发热的，这就是反常的现象。吃东西多而正气不足，这是反常的现象；吃东西少而正气反足，这也是反常的现象。脉充实，血不足，这是反常现象；脉虚弱而血多，这也是反常现象。

气盛身寒，得之伤寒。气虚身热，得之伤暑。谷入多而气少者，得之有所脱血❶，湿居下也，谷入少而气多者，邪在胃及与肺也。脉小血多者，饮中热也。脉大血少者，脉有风气❷，水浆不入，此之谓也。

【注释】

❶ 脱血：失血。

❷ 脉有风气：风邪侵入脉中。

【白话解】

气旺盛而身上寒冷，这是受了寒邪的伤害。气不足而身体发热，这是受了暑热的伤害。吃东西多而气反少的，这是由于失血之后，湿邪聚于下部的原因。吃东西少而气反有余的，表明邪气在胃并达到了肺脏。脉小而血多，面有赤色，是饮酒多而中焦有热。脉大而血反少，面色㿠白，是感受风邪，水汤不进所造成的。就是这个原因。

夫实者，气入也。虚者，气出也。气实者，热也。气虚者，寒也。入实者，左手开针空也。入虚者，左手闭针空也。

【白话解】

所谓实，是说邪气侵入人体。所谓虚，是说正气耗散于内。邪气实，就会有热；正气虚，就会有寒。针刺治疗实证，应左手开针孔以泻之；治疗虚证，应左手闭合针孔以补之。

针解篇第五十四

提要：本篇说明针刺手法及九针与自然的关系，并提出施术者应"静志观病人，无左右视"，做到精神高度集中，同时还要"欲瞻病人"，使病人的精神毫不外越。

黄帝问曰：愿闻九针之解，虚实之道。岐伯对曰：刺虚则实之者，针下热也，气实乃热也；满而泄之者，针下寒也，气虚乃寒也；菀陈❶则除之者，出恶血也。邪胜则虚之者，出针勿按；徐而疾❷则实者，徐出针而疾按之；疾而徐则虚者，疾出针而徐按之；言实与虚者，寒温气多少也❸。若无若有者，疾不可知也。察后与先者，知病先后也❹。为虚与实者，工〔守〕勿失其法。若得若失者，离其法也，虚实之要，九针最妙者，为其各有所宜也。补泻之时者，与气开阖相合也。九针之名，各不同形者，针穷其所当补泻也。

【注释】

❶ 菀陈：郁积已久的瘀血。

❷ 徐而疾：指针刺手法。即缓慢出针，快速按闭针孔。

❸ 寒温气多少也：指气至时凉感和热感多少。

❹ 知病先后：先后，指病的标与本。

【白话解】

黄帝说道：希望听你讲讲对九针的解释和对虚实的不同治疗方法。岐伯说：针治虚证必须用补的手法，如针下有热感，那正气就算实和了。

针刺实证必须用泻的手法，如针下有凉感，那邪气就算虚和了。血分有郁积已久的邪气，应该放出恶血。针刺邪盛的病人，出针以后，不要按闭针孔而应使邪气外泄。所谓"徐而疾则实"，就是说慢慢地出针，出针后，迅速按闭针孔，这样正气就不致外泄。所谓"疾而徐则虚"就是说迅速地出针，出针后，不按闭针孔，这样就可使邪气得以外散。这里所说的虚实，是指气至时凉感和热感的多少而言，如果凉感或热感似有似无，那么疾病的虚实就难以断定了。审察疾病的先后，是要认识病的标与本。掌握病的虚实，医工应该确守针法，不发生错误。假如得失无定（应补而用泻法，应泻而用补法），那就是离开治疗法则了。运用虚实的主要关键，是要灵活运用九针，因为九针能适应各种不同的病证。掌握补泻的时候，用针应该与气的开阖相配合。所谓九针，是说针有九种名称，形状各不相同，这九针是根据或补或泻而发挥其作用的。

刺实须其虚者，留针阴气隆 ❶ 至〔针下塞〕乃去针也；刺虚须其实者 ❷，阳气隆至，针下热乃去针也。经气已至，慎守勿失 ❸ 者，勿变更也。深浅在志者，知病之内外也；近远如一 ❹ 者，深浅其候等也。如临深渊者，不敢堕也；手如握虎者，欲其壮 ❺ 也；神无营于众物者，静志观病人，无左右视也；义无邪 ❻ 下者，欲端以正也；必正其神者，欲瞻病人目制其神，令气易行也。所谓三里者，下膝三寸 ❼ 也；所谓跗（之）〔上〕者，举，（膝分）〔脉则〕易见也；巨虚 ❽ 者，跷足胻独陷者；下廉 ❾ 者，陷下者也。

【注释】

❶ 隆：盛的意思。

❷ 刺虚须其实者：刺虚证，要用补法。

❸ 慎守勿失：指针刺（得经气后）要小心谨慎守候，勿失时机。

❹ 近远如一：病变深浅不一样，但候气的方法是相同的。

❺ 壮：持针坚定的意思。

❻ 邪：音义同"斜"。

❼ 下膝三寸：膝眼下三寸。

❽ 巨虚：穴名。即上巨虚，又名上廉，在足三里直下三寸。

❾ 下廉：穴名。即下巨虚，在上廉下直下三寸。

【白话解】

刺实证，要用泻法，留针以待阴气盛来，针下有凉的感觉，然后去针。刺虚证，要用补法，应该待阳气盛来，针下有热的感觉，然后去针。所谓得经气后应该谨慎守候，是说不要轻率地改变手法。所谓应做到针刺的深浅，都装在心里，是要求搞清楚疾病的或内或外。所谓针刺的远近都一样，是说不论病变深浅，候气之法是相同的。所谓行针时，要像临近深渊似的，是说不要怠惰大意。所谓持针像手握虎符一样，是说行针需要坚定有力。所谓精神不要注意外界的事物，是说应平心静气地观察病人，不左右张望。所谓下针时，不能倾斜，是说一定要使针保持端正直下。所谓施术时，一定要正病人的神志。是说需要注视病人的眼睛，来控制其精神活动，使经气容易运行。"三里"，是膝下外侧三寸处的穴名，"跗上"，是冲阳穴，取动脉是容易看清的。上巨虚穴，当举足取之，在胫骨外侧独自下陷处。下巨虚穴，则在陷中的下部。

帝曰：余闻九针，上应天地四时阴阳，愿闻其方，令可传于后世以为常也。岐伯曰：夫一天、二地、三人、四时、五音、六律、七星、八风、九野，身形亦应之，针各有所宜，故曰九针。人皮应天，人肉应地，人脉应人，人筋应时，人声应音，人阴阳合气应律，人齿面目应星，人出入气应风，人九窍三百六十五络应野，故一针皮，二针肉，三针脉，四针筋，五针骨，六针调阴阳，七针益精，八针除风，九针通九窍，（除）〔应〕三百六十五节气，此之谓各有所主也。人心意应八风，人气应天，人发齿耳目五声应五音六律，人阴阳脉血气应地，人肝目应之九。

（九窍三百六十五。人一以观动静天二以候五色七星应之以候发母泽五音一以候宫商角徵羽六律有余不足应之二地一以候高下有余九野一节俞应之以候闭节三人变一分人候齿泄多血少十分角之变五分以候缓急六分不足三分寒关节第九分四时人寒温燥湿四时一应之以候相反一四方各作解。）

【白话解】

黄帝说：我听说九针与天地四时阴阳，是相应合的，希望听你讲讲其中的道理，使其流传后世，而做为治病的常规。岐伯说：一天、二地、三人、四时、五音、六律、七星、八风、九野，人的形体的各部分与这些是相对应的。而针各有与其相适应的疾病，所以有九针之名。具体地来讲，人的皮肤，如同覆盖万物的天；人的肌肉，如同敦厚的地；脉的盛衰，如同人的壮老；筋在各部功用不同，如同四时气候各异；人的声音与自然界的五音相应合；人的脏腑阴阳，与六律各有调节的情况相类似；人的牙齿面目的排列，像天上的星辰一样；人的呼吸，像自然界的风一样；人的九窍、三百六十五络分布全身，像九野一样。所以第一种针刺皮，第二种针刺肌肉，第三种针刺脉，第四种针刺筋，第五种针刺骨，第六种针调和阴阳，第七种针补益精气，第八种针驱除风邪，第九种针疏通九窍，以应三百六十五节之气，这就是说九针各有它的功能。人的心意，像八风一样变化无常；人的正气，像天一样运行不息；人的发齿耳目，像五音六律一样有条不紊；人的血气阴阳经脉，如同生化万物的大地；人的肝气通目，与九之数相应。

长刺节论篇第五十五

提要： 本篇对头痛、寒热、痛肿、少腹有积、寒疝、筋痹、肌痹、骨痹、狂癫、大风等病的针刺手法、进针穴位、针后反应等分别做了说明。因为本篇补充了"刺节"的道理，所以名为长刺节论。

刺家不诊，听病者言，在头，头疾痛，为（藏）针之，刺至骨 ❶，病已，（上）〔止〕，无伤骨肉及皮，皮者道也 ❷。

【注释】

❶ 至骨：头之大骨。

❷ 皮者道也：皮是针刺的出入必经之路。

【白话解】

精于针术的医生不用诊病，只听病人自诉病在头部，痛得很厉害，就给他针刺，刺头部的大骨，头不痛了，才止针，不伤及骨肉和皮。皮是针的出入道路，更要注意别损伤。

阴刺，入一傍四 ❶ 处，治寒热。深专 ❷ 者，刺大脏 ❸，迫脏刺背，背俞也。刺之迫脏，脏会 ❹，腹中寒热去而止。与刺之要，发针而浅出血 ❺。

【注释】

❶ 入一傍四：中间直刺一次，左右斜刺四次。

❷ 深专：病邪深入体内专攻内脏。

❸ 大脏：五脏。

❹ 脏会：脏气聚会的地方。

❺ 浅出血：微出血。

【白话解】

阴刺的手法，即中间直刺一次，左右斜针四次，可以治寒热的疾患。病邪深入，而专攻于脏的，可针刺五脏。邪气迫近五脏的，应该刺背俞。迫脏所以应刺背俞，是因为背俞为脏气聚会的所在，针刺时，以腹中寒热已去为止。针刺的要点是，拔针时稍微出点血。

治腐肿者刺腐上，视痈小大深浅刺，（刺大者多血，小者深之），必端内针为故止 ❶。

【注释】

❶ 必端内针为故止：一定要以端直进针为准则。故，有法、准则的意思。

【白话解】

治疗痈肿时，就针刺痈上，察看痈的大小深浅（以取其脓），一定要以端直进针为准则。

病在少腹有积，刺皮𩩲以下，至少腹而止；刺侠脊两傍四椎间，刺两髂髎 ❶ 季胁肋间，导腹中气热下已。

【注释】

❶ 两髂髎：指髂骨两侧的居髎穴。

【白话解】

少腹有积聚的疾病，应针刺从腹以下的部位，向下直到少腹为止；然后再针刺第四椎间两旁的孔穴和髂骨两侧的居髎穴，以及季胁肋间等处的穴位，引导腹中热气下行，病就会好的。

病在少腹，腹痛不得大小便，病名曰疝 ❶，得之寒，刺少腹两股间，刺腰髁骨间，刺而（多）〔灸〕之，尽炅病已。

【注释】

❶ 疝：此指腹中痛。

【白话解】

小腹有病，疼痛并不得大小便，病名叫作疝。这种病，受了寒凉，就感到少腹胀满，两股间发冷。应针刺腰部和髁骨之间，刺后并加灸治，待少腹全部发热，病就痊愈了。

病在筋，筋挛节痛，不可以行，名曰筋痹。刺筋上为故，刺分（肉）间，不可中骨也；病起筋炅，病已止。

【白话解】

病在筋，筋拘挛，关节都痛，不能行动，病名叫作筋痹。刺的准则，是在筋上，刺筋要刺在肌肉相合的地方，不可刺伤骨，刺后如筋有热感，表示病向痊愈，就可停针。

病在肌肤，肌肤尽痛，名曰肌痹，伤于寒湿。刺大分、小分❶、多发针而深之，以热为故；无伤筋骨，伤筋骨，痛发若变；诸分尽热，病已止。

【注释】

❶ 大分、小分：指肌肉的会合处。

【白话解】

病在肌肤，皮肤和肌肉全部疼痛的，叫作肌痹，这种病是受了寒湿的侵犯所引起。应针刺大分、小分的穴道，针刺要深，要多针几处，以产生热感为准则。不要损伤筋骨，若伤害了筋骨，痛疮发作而出现病变。假如针刺时大小分肉处都有热感，说明病趋痊愈，就应停针。

病在骨，骨重不可举，骨髓酸痛，寒气至，名曰骨痹，深者刺，无伤脉肉为故，其道大分小分，骨热病已止。

【白话解】

骨部有病，便感到沉重，举动不便。如感到骨髓里酸痛，寒气很大，病名叫作骨痹。应该深刺，以不刺伤脉和肌肉为准则。刺至大分小分之间骨部感觉发热，病向痊愈，就可止针。

病在诸阳脉 ❶，（且寒且热），诸分且寒且热，名曰狂。刺之虚脉 ❷，视分尽热，病已止。病初发，岁一发，不治，月一发，不治，月四五发，名曰癫病。刺诸分诸脉，其无寒者以针调之，病已止。

【注释】

❶ 诸阳脉：手足太阳、少阳、阳明等经脉。

❷ 刺之虚脉：针刺（用泻法）使在阳经的病邪泄散。

【白话解】

病从诸阳经脉发生，大小分肉处有时寒时热的感觉，这叫作狂病。针刺应该用泻法，以泄散阳脉的病邪，观察各处分肉，都有了热感，说明病趋痊愈，即可停针。狂病在初得的时候，每年发一次。如不及时治疗，就会发展到每月发作一次。再不治疗，就会发展到每月发作四五次了。这叫作癫病，应针刺大小分肉。如果无异常寒冷的征象，需要用补法。病见好，就可停针。

病风且寒且热，炅汗出，一日数过，先刺诸分理络脉；汗出且寒且热，三日一刺，百日而已。

【白话解】

因受风得病，出现时寒时热的证象，热则汗出，一日发作数次。应先刺分肉皮肤和络脉。若依旧汗出，时寒时热，应该三天针治一次，治疗到一百天，病就会好的。

病大风 ❶，骨节重，须眉堕，名曰大风，刺肌肉为故 ❷，汗出百日，刺骨髓，汗出百日，凡二百日，须眉生而止针。

【注释】

❶ 大风：疠风病，今称麻风病。

❷ 刺肌肉为故：以针刺肌肉为原则。

【白话解】

患疠风病，周身骨节沉重，须眉脱落，这就叫作疠风病。治疗时应以针刺肌肉为原则，使之出汗，治疗一百天后，再针刺骨髓，仍应使之出汗，也治疗一百天，前后共二百天，直到须眉从新生长，才可止针。

卷第十五

皮部论篇第五十六

提要：本篇说明十二经脉在皮部的分属部位，以及如何从皮部上所见的络脉色泽来了解邪气侵入人体的程序，从而认识各经疾病，掌握早期治疗。

黄帝问曰：余闻皮有分部，脉有经纪❶，筋有结络❷，骨有度量❸。其所生病各异，别其分部，左右上下，阴阳所在，病之始终，愿闻其道。

【注释】

❶ 经纪：脉络，直行为经，横行为络。

❷ 结络：筋的系结为结，连络为络。

❸ 骨有度量：指骨有大小长短。

【白话解】

黄帝说道：我听说皮肤上有十二经脉分属的部位，脉的分布有横有纵，筋的分布有结有络，骨的分布有大小长短。它们所生的疾病各不相同，这就要靠十二经脉在皮肤上所分属的部位来区别，同时要照顾到左右上下阴阳的部位以及疾病的发展过程。希望听你具体地讲一讲。

岐伯对曰：欲知皮部以经脉为纪者❶，诸经皆然。阳明之阳，名曰害蜚❷，上下同法❸。视其部中有浮络❹者，皆阳明之络也。其色多青则痛，多黑则痹，黄赤则热，多白则寒，五色皆见，则寒热也。络盛则入客于经，阳主外，阴主内。

【注释】

❶ 欲知皮部以经脉为纪者：要知道皮肤上的分区，是以经脉循行的部位作为联系的。

❷ 害蜚：门扇。

❸ 上下同法：上指手阴明大肠经，下指足阳明胃经。

❹ 浮络：指浅在的络脉。

【白话解】

岐伯答道：要知道皮肤上的分区，是以经脉循行的部位作为联系的，各经都是这样。阳明经的阳络，叫作"害蜚"，手足阳明经是一样的。看到那分部中有浮络的都属阳明的络脉。这些浮络如果大多是青色的，就说明有痛；大多是黑色的，就说明有痹；大多是黄赤色的，就说明有热；大多是白色的，就说明有寒，倘使五种颜色都存在，就是寒热相兼的病。络脉中的邪气盛了，就会向内侵入本经，络属阳主外，经属阴主内。

少阳之阳，名曰枢持❶，上下同法❷。视其部中有浮络者，皆少阳之络也。络盛则入客于经。（故在阳者主内，在阴者主出，以渗于内，诸经皆然。）

【注释】

❶ 枢持：枢轴。

❷ 上下同法：上指手少阳三焦经，下指足少阳胆经。

【白话解】

少阳经的阳络，叫作"枢持"，手足少阳经是一样的。看到那分部中有浮络的，都属少阳经的络脉。络脉中的邪气盛了，就会向内侵入本经。

太阳之阳，名曰关枢，上下同法❶。视其部中有浮络者，皆太阳之络也。络盛则入客于经。

【注释】

❶ 上下同法：上指手太阳小肠经，下指足太阳膀胱经。

【白话解】

太阳经的阳络，叫作"关枢"，手足太阳经是一样的。看到那分部中有浮络的，都属太阳经的络脉。络脉中的邪气盛了，就会向内侵入本经。

少阴之阴，名曰枢儒，上下同法❶。视其部中有浮络者，皆少阴之络也。络盛则入客于经，其入经也，从阳部❷注于经；其出者，从阴内注于骨。

【注释】

❶ 上下同法：上指手少阴心经，下指足少阴肾经。

❷ 阳部：指络脉。

【白话解】

少阴经的阴络，叫作"枢儒"，手足少阴经是一样的。看到那分部有浮络的，都属少阴经的络脉。络脉中的邪气盛了，就会向内侵入本经。如果邪气侵入本经时，从络脉注入于筋；如不侵入经，就要从脉注入于骨。

（心主）〔厥阴〕之阴，名曰害肩，上下同法❶。视其部中有浮络者，皆（心主）〔厥阴〕之络也。络盛则入客于经。

【注释】

❶ 上下同法：上指手厥阴心包经，下指足厥阴肝经。

【白话解】

厥阴经的阴络，叫作"害肩"，手足厥阴经是一样的。看到那分部中有浮络的，都属厥阴经的络脉。络脉的邪气盛了，就会向内侵入本经。

太阴之阴，名曰关蛰，上下同法❶。视其部中有浮络者，皆太阴之络也，络盛则入客于经。凡十二经络脉者，皮之部也。

【注释】

❶ 上下同法：上指手太阴肺经，下指足太阴脾经。

【白话解】

太阴经的阴络，叫作"关蛰"，手足太阴经是一样的。看到那分部中有浮络的，都属于太阴经的络脉。络脉中的邪气盛了，就要向内侵入本经。总之，十二经络脉，都是分属于皮肤各个部分的。

是故百病之始生也，必先于皮毛，邪中之则腠理开，开则入客于络脉，留而不去，传入于经，留而不去，传入于腑，廪于肠胃。邪之始入于皮也，泝然起毫毛，开腠理；其入于络也，则络脉盛色变；其入客于经也，则感虚乃陷下。其留于筋骨之间，寒多则筋挛骨痛；热多则筋弛❶骨消，肉烁䐃破，毛直而败。

【注释】

❶ 筋弛：筋松缓。

【白话解】

因此说：百病的发生，一定是先从皮部开始。病邪中于皮就使腠理开泄，邪气因而侵入络脉，停留不去，就会向内传到经脉，再停留不去，就会传入腑，积聚于肠胃。当病邪开始侵入皮的时候，会使人寒栗，毫毛粟起，腠理开泄。病邪侵入络脉时，会使络脉盛满、颜色改变。病邪侵入于经脉的时候，会使人感到虚衰而进一步导致陷下的症状。若病邪留滞在筋骨之间，寒气盛了，就会筋挛骨痛；热气盛了，就会筋骨痿缓，肩、肘等处肌肉败坏，皮毛焦枯。

帝曰：夫子言皮之十二部，其生病皆何如？岐伯曰：皮者脉之部也，邪客于皮则腠理开，开则邪入客于络脉，络脉满则注于经脉，经脉满则入舍于腑脏也，故皮者有分部，不与❶而生大病也。帝曰：善！

【注释】

❶ 不与：不治疗。

【白话解】

黄帝说：你所说皮的十二部，它发生的病变都是怎样的？岐伯说：皮上是络脉遍布的部分，邪气侵入于皮，则腠理开泄；而腠理开泄，邪气就会侵入络脉；络脉盛满，就会贯注于经脉；经脉盛满，则进而留于腑脏。所以皮有十二经的分布，在络浅病轻的时候，不及时治疗，就会发展为大病。黄帝道：讲得好！

经络论篇第五十七

提要：本篇说明如何从络脉的色泽变化来测知脏腑经络的病变，是色诊部分中的重要文献。

黄帝问曰：夫络脉之见也，其五色各异，青黄赤白黑不同，其故何也？岐伯对曰：经有常色而络无常变也。

【白话解】

黄帝问道：络脉表现于外，它的五色各不相同，这是什么缘故？岐伯答说：经脉的颜色是不变的，而络脉却没有常色，是变化着的。

帝曰：经之常色何如？岐伯曰：心赤、肺白、肝青、脾黄、肾黑，皆亦应其经脉之色也。

【白话解】

黄帝说：经脉的常色都是怎样的？岐伯说：心主赤，肺主白，肝主青，脾主黄，肾主黑，这些都是与经脉主色相应的。

帝曰：络之阴阳❶，亦应其经乎？岐伯曰：阴络之色应其经，阳络之色变无常，随四时而行也。寒多则凝泣，凝泣则青黑；热多则淖泽❷，淖泽则黄赤；此皆常色，谓之无病，五色具见❸者，谓之寒热。帝曰：善。

【注释】

❶ 络之阴阳：指络脉中的阴络、阳络。深在的络为阴络；浅在的络为阳络。

❷淖泽：湿润。

❸见：显露。

【白话解】

黄帝问：阴络和阳络，也与其经脉的主色相应吗？岐伯说：阴络的颜色，与其经脉相应，而阳络的颜色就变化无常，它是随着季节的改变而变化的：寒冷过甚，血液就迟滞，因此呈现青黑的颜色；湿热过甚，血液就润泽，因此呈现黄赤的颜色。这都是正常的色泽，是无疾病的。假如五色都显露了，那是过寒或过热所引起的。黄帝说：讲得好！

气穴论篇第五十八

提要： 本篇主要介绍人体三百六十五个穴位的分布概况，并说明气穴与孙脉、络脉、经脉、溪谷、荣卫等的关系。

黄帝问曰：余闻气穴 **❶** 三百六十五，以应一岁，未知其所，愿卒闻之。岐伯稽首再拜对曰：窘乎哉问也！其 **❷** 非圣帝，孰能穷 **❸** 其道焉！因请溢意 **❹** 尽言其处。帝捧手逡巡 **❺** 而却曰：夫子之开 **❻** 余道也，目未见其处，耳未闻其数，而目以明，耳以聪矣。岐伯曰：此所谓圣人易语，良马易御也。帝曰：余非圣人之易语也，世言真数 **❼** 开人意，今余所访问者真数，发蒙解惑，未足以论也。然余愿闻夫子溢志尽言其处，令解其意，请藏之金匮，不敢复出。

【注释】

❶ 气穴：腧穴，又称孔穴，十二经脉之气输注之处，故名气穴。

❷ 其：如果。

❸ 穷：推究。

❹ 溢意：尽情的意思。

❺ 逡巡：谦逊退让地意思。

❻ 开：启发。

❼ 真数：脉络的穴数。

【白话解】

黄帝说道：我听说人身有三百六十五个孔穴，它们与一年的天数相应，但不知道它们的位置，希望听你讲解一下。岐伯叩头再拜回答说：

这个问题是很令人为难的。如果不是圣帝，谁肯推究这些道理？既然您提出来了，那就让我尽情地说明一下这些气穴的所在吧！黄帝拱手谦逊地说：先生讲的，对我很有启发，我的眼睛虽还没有看见所讲的穴位，耳朵虽还没有听到所讲的穴数，但是已经使我耳聪目明地领会了。岐伯说：这就是所谓"圣人容易告语，良马容易驾驭"啊！黄帝说：我并不是你所说的易语的圣人。一般人说，懂得脉络穴数，能够开拓人的思想，现在我所询问的就是这个，不过是希望启发我的蒙昧，解除我的疑惑，还谈不上讨论微妙的道理。然而我听你说要尽情地把气穴部位都讲出来，使我了解它的精髓，那么我一定把所记的藏在金匮里，决不失掉它。

岐伯再拜而起曰：臣请言之。背与心相控而痛❶，所治天突❷与十椎❸及上纪，上纪者，胃脘❹也，下纪者，关元❺也，背胸邪系阴阳左右，如此其病前后痛涩，胸胁痛而不得息，不得卧，上气短气偏痛，脉满起，斜出尻脉，络胸（胁）支心贯鬲，上肩加天突，斜下肩交十椎下。

【注释】

❶ 相控而痛：相互牵扯而痛。

❷ 天突：在胸骨上窝正中，阴维、任脉之会，低头取之。

❸ 十椎：指第十胸椎棘突下的中枢穴。

❹ 胃脘：指中脘穴，胃经的募穴。

❺ 关元：指关元穴，小肠的募穴。

【白话解】

岐伯再拜回答说：那么我就说一下吧！背部与胸部互相牵扯而痛，它的治疗方法是，取任脉经的天突穴，督脉经的中枢穴，以及中脘穴、关元穴。由于病邪触及阴阳左右，所以背部胸部才感到涩痛，胸胁痛使人不得呼吸，不能平卧，上气喘息、呼吸短促，或者满闷作痛。这是因为经脉满起以后，就从大络开始，斜出于尻脉，络胸部，支心贯膈，上肩胛，与任脉交会于天突穴，再斜下至肩，而交会于背部十椎下的肾脏。

脏俞五十穴❶，腑俞七十二穴❷，热俞五十九穴❸，水俞五十七穴❹，头上五行行五，五五二十五穴❺，中（胭）〔侣〕两傍各五，凡十穴，大椎（上）〔下〕两傍各一，凡二穴，目瞳子浮白〔各〕二穴，两髀厌（分）中二穴，犊鼻二穴，耳中多所闻❻二穴，眉本❼二穴，完骨❽二穴，项中央一穴，枕骨❾二穴，上关二穴，大迎二穴，下关二穴，天柱二穴，巨虚上下（廉）四穴，曲牙❿二穴，天突一穴，天府二穴，天牖二穴，扶突二穴，天窗二穴，肩解⓫二穴，关元一穴，委阳二穴，肩贞二穴，痦门⓬一穴，齐一穴⓭，胸俞十二穴⓮，背俞⓯二穴，膺俞十二穴⓰，分肉⓱二穴，踝上横二穴，阴阳跻⓲四穴，水俞在诸分，热俞在气穴，寒热俞在两骸厌中⓳二穴，大禁二十五⓴，在天府下五寸，凡三百六十五穴，针之所由行也。

【注释】

❶ 脏俞五十穴：脏，指五脏。俞，即井、荥、输、经、合。每脏有五穴，五脏共二十五穴，左右共计五十穴。

❷ 腑俞七十二穴：腑，指六腑。俞，即井、荥、输、经、合，每腑有六穴，六腑共三十六穴，左右共计七十二穴。

❸ 热俞五十九穴：指可以治热病的五十九个腧穴。

❹ 水俞五十七穴：指治水病的五十七个腧穴。

❺ 头上五行行五五五二十五穴：热俞五十九穴中的头部二十五穴。行，行列。

❻ 耳中多所闻：听宫穴。

❼ 眉本：攒竹穴。

❽ 完骨：耳后入发际同身寸之四分处。

❾ 枕骨：窍阴穴。

❿ 曲牙：颊车穴。

⓫ 肩解：肩井穴。

⓬ 痦门：哑门穴。

⓭ 齐一穴：神阙穴。

⓮ 胸俞十二穴：指俞府、彧中、神藏、灵墟、神封、步廊，左右共十二穴。

⓯ 背俞：膈俞穴。

⓰ 膺俞十二穴：指云门、中府、周荣、胸乡、天溪、食窦，左右共十二穴。

⓱ 分肉：穴名。绝骨之端，外踝上筋肉分间。

⓲ 阴阳跻：阴跻指照海穴，阳跻指申脉穴，左右共四穴。

⓳ 两骸厌中：阳关穴。

⓴ 大禁二十五：手阳明五里穴，为禁穴。

【白话解】

脏俞有五十个穴位，腑俞有七十二个穴位，热俞有五十九个穴位，水俞有五十七个穴位。另外头上有五行，每行五穴，五五共二十五穴；中脊（脊椎骨两侧）两旁各有五穴，左右共十穴；大椎下两旁大杼二穴，目瞳子浮白各二穴，两侧髀枢中环跳二穴，犊鼻二穴，听宫二穴，攒竹二穴，完骨二穴，项中央风府一穴，窍阴二穴，上关二穴，大迎二穴，下关二穴，天柱二穴，上下巨虚四穴，颊车二穴，天突一穴，天府二穴，天牖二穴，扶突二穴，天窗二穴，肩井二穴，关元一穴，委阳二穴，肩贞二穴，哑门一穴，神阙一穴，胸俞十二穴，膈俞二穴，膺俞十二穴，分肉二穴；踝上横骨、内踝上之交信、外踝上之跗阳，左右共四穴；阴跻阳跻四穴；治水之俞穴在诸分；治热之俞穴在气分；治寒之俞穴在两骸厌中处；禁穴是五里。以上总共是三百六十五穴，是针刺的重要部位。

帝曰：余已知气穴之处，游针之居，愿闻孙络❶豁谷，亦有所应乎？岐伯曰：孙络三百六十五穴会❷，亦以应一岁，以溢❸奇邪，以通荣卫，荣卫稽留❹（卫散荣溢），气竭血著❺，外为发热，内为少气，疾泻无怠，以通荣卫，见而泻之，无问所会。

【注释】

❶ 孙络：络脉别出极多分支的小络。

❷ 穴会：穴深在内，络浅在外，内外相会故曰"穴会"。

❸ 溢：去的意思。

❹ 稽留：停滞的意思。

❺ 血著：血凝结而不流。

【白话解】

黄帝问道：我已经知道气穴的部位和要穴的所在，还希望听听孙络和谿谷，也各有所应吗？岐伯答道：孙络与三百六十五穴内外相会，也和一岁相应。孙络的作用，是可以去邪气。如果邪侵入人体，造成荣卫停滞，气粗浊，血凝结，就会在外发热，在内短气，得赶快用针泻其邪气，不能够怠缓，以使荣卫流畅。只要见到以上情况，就用泻法，是不必考虑其穴会的。

帝曰：善。愿闻谿谷之会也。岐伯曰：肉之大会为谷，肉之小会为谿，肉分之间，谿谷之会，以行荣卫，以会大气，邪溢气壅，脉热肉败，荣卫不行，必将为脓，内销骨髓，外破大腘，留于节（湊），必将为败。积寒留舍，荣卫不居，卷肉缩筋，肋肘不得伸，内为骨痹，外为不仁，命曰不足，大寒留于谿谷也。谿谷三百六十五穴会，亦应一岁，其小（痹）〔寒〕淫溢❶，循脉往来，微针所及，与法相同。

【注释】

❶ 淫溢：积渐的意思。

【白话解】

黄帝说：好，我希望再听听溪谷交会的情况。岐伯说：肌肉的大会合处叫"谷"，小会合处叫"溪"。肌肉纹理之间，那是溪谷的会合之处，可以畅通荣卫，也可以舍止病气。如果外邪亢进，正气壅塞，脉热肉坏，荣卫不能通行，肌肉必定要肿胀，内部可使骨髓销烁，外表可使大腘破损。如果邪气留连在骨肉之间，必将成为败证。寒邪长久聚留而不去，荣卫不能正常循行，就会由于内部过寒，筋络为之卷缩，经常不能伸展，这样，在内可以成为骨痹，在外可以成为不仁，这是大寒留于溪谷所造成的。溪谷与三百六十五穴相会，也和一岁相应。如果属于小寒，积渐长了，也能随脉往来为病，微针可以治疗，治法和一般刺法相同。

帝乃辟左右而起，再拜曰：今日发蒙解惑，藏之金匮，不敢复出，乃藏之金兰之室❶，署曰气穴所在。岐伯曰：孙络之脉别经者，其血盛而当泻者，亦三百六十五脉，并注于络，传注十二络脉，非独十四络脉也，内解泻于中者十脉。

【注释】

❶ 金兰之室：藏书的地方。

【白话解】

黄帝遣开左右，起身再拜说：今天听到你的讲话，启发了我的愚昧，解决了我的疑惑，我把它藏在金匮里，决不丢掉它。随即藏于金兰之室，署名为"气穴所在"。岐伯说：孙络之脉与经脉的分别，在于其血盛就能够泻注，所以虽也有三百六十五脉，但都贯注于络脉，再转注于十二经脉，它不仅与十四经络相贯通，就是骨解之中经络受邪，也能够内注泻于五脏之脉的。

气府论篇第五十九

提要：本篇主要是讨论"气穴"，其所举俞穴，有属本经的，也有属他经的，这与现代针灸循行路线有所不同。全文共划分了手足三阳经、督脉、任脉、冲脉等脉气所发的几个系统。

足太阳脉气所发 ❶者七十八穴：两眉头 ❷各一，入发至项三寸半，傍五 ❸，相去三寸，其浮气 ❹在皮中者凡五行，行五，五五二十五，项中大筋两傍各一 ❺，风府两傍各一 ❻，侠背以下至尻尾二十一节 ❼，十五间各一 ❽，五脏之俞各五 ❾，六腑之俞各六 ❿，委中以下至足小指傍各六俞 ⓫。

【注释】

❶ 所发：指与本经密切相关之穴，但不一定全属本经的穴位。

❷ 两眉头：攒竹穴。

❸ 入发至项三寸半傍五：指自攒竹入发际，至前顶，其中有神庭、上星、囟会，共长三寸半。前顶在中行，次两行，外两行，故曰傍五。

❹ 浮气：浮于颠顶的脉气。

❺ 项中大筋两傍各一：指颈项两侧发际处的天柱穴。

❻ 风府两傍各一：风池二穴。

❼ 侠背以下至尻尾二十一节：由大椎至尾骶计二十一节。

❽ 十五间各一：二十一节中有十三椎间，左右各一穴，计附分、魄户、神堂、譩譆、膈关、魂门、阳纲、意舍、胃仓、肓门、志室、胞肓、秩边。

❾ 五脏之俞各五：肺俞、心俞、肝俞、脾俞、肾俞五穴，左右共十穴。

❿ 六腑之俞各六：胃俞、三焦俞、胆俞、大肠俞、小肠俞、膀胱俞六穴，左右共十二穴。

⓫委中以下至足小指傍各六俞：指委中、昆仑、京骨、束骨、通谷、至阴六穴，左右共十二穴。

【白话解】

足太阳经脉气所发的有七十八个穴位：两眉陷中各一穴，自眉头上行入发至前顶穴，其中有神庭、上星、囟会，共长三寸半，前顶居中行，其左右分次两行和外两行，是从中至两旁，共五行，中行至外行相距三寸。其上浮于头部的经脉之气，共有五行，五五计二十五个穴位。下行至项中大筋两侧左右各有一穴，即天柱穴、风府穴两旁各有一穴，即风池穴。自此下行至脊两旁，从大椎往下至尾骶，有二十一节，其中有十五个椎间，左右各有一个穴位。五脏的俞穴左右各有五个，六腑的俞穴左右各有六个，从委中穴下到足小趾左右各有六穴。

足少阳脉气所发者六十二穴：两角上各二❶，直目上发际内各五❷，耳前角上各一❸，耳前角下各一❹，锐发下各一❺，客主人各一，耳后陷中各一❻，下关各一，耳下牙车之后各一❼，缺盆各一，掖下三寸❽，胁下至胠，八间各一❾，髀枢中（傍）各一，膝以下至足小指次指各六俞❿。

【注释】

❶ 两角上各二：指两侧头角上的天冲、曲鬓二穴。

❷ 直目上发际内各五：自瞳孔直上发际内，即临泣、目窗、正营、承灵、脑空左右各五穴。

❸ 耳前角上各一：指颔厌二穴。

❹ 耳前角下各一：指悬厘二穴。

❺ 锐发下各一：指和髎二穴。锐发，即耳前鬓发，俗称鬓角。

❻ 耳后陷中各一：指翳风二穴。

❼ 耳下牙车之后各一：指颊车二穴。

❽ 掖下三寸：指渊腋、辄筋、天池三穴。

❾ 胁下至胠八间各一：胁下至胠是日月、章门、带脉、五枢、维道、居髎六穴。间，指肋骨与肋骨之间。

❿ 膝以下至足小指次指各六俞：指阳陵泉、阳辅、丘墟、临泣、侠溪、窍

阴六穴。

【白话解】

足少阳经脉气所发的有六十二穴：两头角上各有一穴；自瞳孔直上发际内各有五穴；耳前角上各有一穴；耳前角下各有一穴；锐发下各有一穴；客主人穴左右各一；耳后陷中各有一穴；下关穴左右各一；耳下牙车之后各有一穴；髀枢中左右各有一穴；膝以下到足小趾侧次趾，左右足各有六个腧穴。

足阳明脉气所发者六十八穴：额颅发际傍各三❶，面鼽骨空各一❷，大迎之骨空各一❸，人迎各一，缺盆外骨空各一❹，膺中骨间各一❺，侠鸠尾之外，当乳下三寸，侠胃脘各五❻，侠脐广三寸各三❼，下脐二寸侠之各三❽，气街动脉各一，伏兔上各一❾，三里以下至足中指各八俞❿，分之所在穴空。

【注释】

❶ 额颅发际傍各三：指悬颅、阳白、头维左右各三穴。

❷ 面鼽骨空各一：指四白穴。面鼽，即颧骨。

❸ 大迎之骨空各一：大迎在颊车下，承浆旁，穴在骨间。

❹ 缺盆外骨空各一：指天髎二穴。

❺ 膺中骨间各一：指气户、库房、屋翳、膺窗、乳中、乳根，左右共十二穴。

❻ 侠胃脘各五：指不容、承满、梁门、关门、太乙五穴，左右共十穴。

❼ 侠脐广三寸各三：指滑肉门、天枢、外陵左右各三穴。

❽ 下脐二寸侠之各三：指大巨、水道、归来左右共六穴。

❾ 伏兔上各一：指髀关穴，左右各一。

❿ 三里以下至足中指各八俞：指足三里、上廉、下廉、解溪、冲阳、陷谷、内庭、厉兑左右各八个腧穴。

【白话解】

足阳明经脉气所发的有六十八穴：额颅发际旁各有三穴；颧骨骨空中间各有一穴；大迎穴在骨空陷中左右各一穴；人迎穴左右各一；缺盆外骨空陷中各有一穴；膺中骨中间各有一穴；夹鸠尾穴之外，正当乳下三寸，夹胃脘左右各有五穴；夹脐横开三寸左右各有三穴；下脐二寸，左右各有三穴；气街穴在动脉跳动处左右各一；伏兔上各有一穴；三里以下到足中趾，左右各有八个腧穴，它们分而去往趾间的空窍处。

手太阳脉气所发者三十六穴；目内眦各一❶，目外各一❷，颧骨下各一❸，耳郭上各一❹，耳中各一❺，巨骨穴各一，曲掖上骨穴各一❻，柱骨上陷者各一❼，上天窗四寸各一❽，肩解各一❾，肩解下三寸各一❿，肘以下至手小指本各六俞⓫。

【注释】

❶ 目内眦各一：指睛明二穴。

❷ 目外各一：指瞳子髎二穴。

❸ 颧骨下各一：指颧髎二穴。

❹ 耳郭上各一：指耳壳上角的陷凹处，即二角孙穴。

❺ 耳中各一：听宫二穴。

❻ 曲掖上骨穴各一：臑俞二穴。

❼ 柱骨上陷者各一：肩井二穴。

❽ 上天窗四寸各一：天窗穴上四寸，当耳后肌部，浮白下一寸，为窍阴穴，左右二穴。

❾ 肩解各一：秉风二穴。

❿ 肩解下三寸各一：天宗二穴。

⓫ 肘以下至手小指本各六俞：小海、阳谷、腕骨、后溪、前谷、少泽左右共十二俞。本，脉起于指端。

【白话解】

手太阳经脉气所发的有三十六穴：目内眦各有一穴；目外眦各有一穴；耳廓上各有一穴；巨骨穴左右各一；曲掖上各有一穴；柱骨上陷者中各有一穴；天窗上四寸处各有一穴；肩解部各有一穴；肩解下三寸处各有一穴；肘部以下至手小指端处，各有六个腧穴。

手阳明脉气所发者二十二穴：鼻空外廉，项上各二❶，大迎骨空各一❷，柱骨之会各一❸，髃骨之会各一❹，肘以下至手大指次指本各六俞❺。

【注释】

❶ 鼻空外廉，项上各二：鼻孔外廉，指迎香穴；项上，指扶突穴，左右各二穴。

❷ 大迎骨空各一：指大迎二穴。

❸ 柱骨之会各一：指天鼎二穴。

❹ 髃骨之会各一：指肩髃二穴。

❺ 肘以下至手大指次指本各六俞：指曲池、阳溪、合谷、三间、二间、商阳六穴。

【白话解】

手阳明经脉气所发的有二十二穴：鼻孔外侧和项上各有二穴；大迎穴在骨空中各有一穴；项肩相会之处各有一穴；肩臂相会之处各有一穴；肘部以下至手大指侧的次指间，左右手各有六个腧穴。

手少阳脉气所发者三十二穴：鼽骨下各一❶，眉后各一❷，角上各一❸，下完骨后各一❹，项中足太阳之前各一❺，侠扶突各一❻，肩贞各一，肩贞下三寸分间各一❼，肘以下至手小指次指本各六俞❽。

【注释】

❶ 鼽骨下各一：指颧髎二穴。

❷ 眉后各一：指丝竹空二穴。

❸ 角上各一：指颔厌二穴。

❹ 下完骨后各一：指天牖二穴。

❺ 项中足太阳之前各一：指风池二穴。

❻ 扶突各一：指天窗二穴。

❼ 肩贞下三寸分间各一：指肩髎、臑会、消烁，左右各三穴。

❽ 肘以下至手小指次指本各六俞：从肘以下至小指，次指端，有天井、支沟、阳池、中渚、液门、关冲左右各六个腧穴。

【白话解】

手少阳经脉气所发的有三十二穴：骶骨下面各有一穴；眉后各有一穴；角上各有一穴；下完骨后各有一穴；项中足太阳之前各有一穴；扶突穴左右各一；肩贞穴左右各一；肩贞穴下三寸，其间左右各有一穴；肘以下到手小指侧的次指端，左右各有六个腧穴。

督脉气所发者二十八穴：项中央二❶，发际后中八❷，面中三❸，大椎以下至尻尾及傍十五穴❹，至骶下凡二十一节，脊椎法也。

【注释】

❶ 项中央二：指风府、哑门二穴。

❷ 发际后中八：指神庭、上星、囟会、前顶、百会、后顶、强间、脑户八穴。

❸ 面中三：面中央，从鼻至唇，有素髎、水沟、兑端三穴。

❹ 大椎以下至尻尾及傍十五穴：指大椎、陶道、身柱、神道、灵台、至阳、筋缩、中枢、脊中、悬枢、命门、阳关、腰俞、长强、会阳十五穴。其中会阳穴在尻尾两旁，故曰及傍。

【白话解】

督脉经气所发的有二十八穴：项中央有二穴；前发际中行向后有八穴；面部中央有三穴；大椎以下至尻尾及傍有十五个穴；从大椎至尾骶共二十一节，这是根据脊椎骨来寻找穴位的方法。

任脉之气所发者二十八穴：喉中央二❶，膺中骨陷中各一❷，鸠尾下三寸❸，胃脘五寸❹，胃脘以下至横骨六寸半一❺，腹脉法也。下阴别一❻，目下各一❼，下唇一，龈交一❽。

【注释】

❶ 喉中央二：指廉泉、天突二穴。

❷ 膺中骨陷中各一：指璇玑、华盖、紫宫、玉堂、膻中、中庭六穴。

❸ 鸠尾下三寸：鸠尾骨以下至胃之上脘，计三寸，有鸠尾、巨阙二穴。

❹ 胃脘五寸：自胃的上脘至脐中神阙五寸间，有上脘、中脘、建里、下脘、水分五穴。

❺ 胃脘以下至横骨六寸半一：自神阙穴至横骨毛际计六寸半，有阴交、气海、石门、关元、中极、曲骨六穴。

❻ 下阴别一：指会阴穴。

❼ 目下各一：指承泣二穴。

❽ 龈交一：指督脉的龈交穴，为任脉之会。

【白话解】

任脉经气所发的有二十八穴：喉中央有二穴；膺中骨陷中各有一穴；鸠尾下三寸是上脘穴；上脘穴至脐中是五寸，脐中至横骨毛际是六寸半，每寸各有一穴，共计十四穴；这是腹部取穴的方法。下部前后二阴的中间，有会阴穴；目下各有一穴；唇下有一穴；外加龈交一穴。

冲脉气所发者二十二穴：侠鸠尾外各半寸至脐寸一❶，侠脐下傍各五分至横骨寸一❷，腹脉法也。

【注释】

❶ 侠鸠尾外各半寸至脐寸一：腹中线左右旁开半寸，每寸一穴。指幽门、通谷、阴都、石关、商曲、肓俞六穴。

❷ 侠脐下傍各五分至横骨寸一：脐下腹中线旁开五分，每寸一穴。即中注、四满、气穴、大赫、横骨。

【白话解】

冲脉经气所发的有二十二穴：夹鸠尾外两旁各横开半寸到脐部共有六穴，每穴各相距一寸，夹脐两旁各横开五分，而下至横骨部各有五穴，每穴各相距一寸，这是取腹部经脉穴位的方法。

足少阴舌下，厥阴毛中急脉各一❶，手少阴各一❷，阴阳跻各一❸，手足诸鱼际脉气所发者，凡三百六十五穴也。

【注释】

❶ 厥阴毛中急脉各一：厥阴在阴毛中有急脉穴，左右各一。

❷ 手少阴各一：指阴郄穴。

❸ 阴阳跻各一：阴跻指交信穴，阳跻指跗阳穴。

【白话解】

足少阴经脉气所发的在舌下有二穴；厥阴在毛际中各有一急脉穴；阴跻、阳跻各有一穴。手足的鱼际穴也是脉气所发的。以上共计三百六十五穴。

卷第十六

骨空论篇第六十

提要：本篇主要介绍某些疾病的针灸疗法及所应取的穴位。

黄帝问曰：余闻风者百病之始也，以针治之奈何？岐伯对曰：风从外入❶，令人振寒，汗出头痛，身重恶寒，治在风府，调其阴阳，不足则补，有余则泻。大风颈项痛，刺风府，风府在上椎。大风汗出，灸谚譆❷，谚譆在背下侠脊傍三寸所❸，厌之❹，令病者呼谚譆，谚譆应手❺。

【注释】

❶ 风从外入：风邪从外侵入人体。

❷ 谚譆：穴名，在第六椎下两旁距脊各三寸。

❸ 三寸所：三寸处。

❹ 厌之：用手压其穴位。

❺ 谚譆应手：指病痛声与手相应。

【白话解】

黄帝问道：我听说风邪是引起多种疾病的根由，如用针刺来治疗，应采取怎样的方法？岐伯答道：风邪从外侵入人体，使人寒战、出汗、头痛、身重、怕寒，治疗应取风府穴，以调和阴阳。若是正气不足的，就用补法；若是邪气有余的，就用泻法。假如感受了大的风邪，就会颈项痛，应刺风府穴。风府在颈椎第一椎上面。若因受大风而汗出，应灸谚譆穴。谚譆穴在背部下第六脊椎旁开三寸，用手指压其穴位，病人就会感觉疼痛而呼出谚譆的声音，此时医者的手指下会觉得跳动。

从风憎风 ❶，刺眉头。失枕 ❷，在肩上横骨间。折 ❸，使榆臂，齐肘正，灸脊中。

【注释】

❶ 从风憎风：从风，即迎风。憎风，即恶风。

❷ 失枕：颈项疼痛，不能着枕。

❸ 折：（臂痛）如折。

【白话解】

迎风怕风的病人，应刺眉头攒竹穴。颈项强痛，不能着枕的疾患，应取肩上横骨之间的穴位治疗。臂痛如折的，可使病人伸臂，然后引两肘尖相合寻找正当脊部中央的部位，给以灸治。

肕络季胁引少腹而痛胀，刺谚谚。

【白话解】

肕少季胁牵引脐下而痛胀，刺谚谚穴。

腰痛不可以转摇，急引阴卵，刺八髎 ❶ 与痛上，八髎在腰尻分间。

【注释】

❶ 八髎：指上髎、次髎、中髎、下髎，左右共八穴，故称八髎。

【白话解】

腰痛不能转侧摇动的，痛极了，牵引睾丸也不舒服，刺八髎穴和疼痛部位。八髎在腰尻骨间孔隙中。

鼠瘘 ❶，寒热〔往〕还，刺寒府，寒府在附膝外解营 ❷。取膝上外者使之拜 ❸，取足心者使之跪 ❹。

【注释】

❶ 鼠瘘：病名，生于颈腋之间。

❷ 解营：骨缝中间之穴。

❸ 拜：一种取穴的体位。

❹ 跪：一种取穴的体位。

【白话解】

得了鼠瘘病，寒热往来，应刺寒府穴，寒府在膝膑外旁的骨缝中。取膝上外侧的孔穴时，要使病人做揖拜的姿势；若取足的涌泉穴则应使病人做跪的姿势。

任脉者，起于中极之下❶，以上毛际，循腹里上关元，至咽喉，上颐循面入目。冲脉者，起于气街，并少阴之经，侠脐上行，至胸中而散。任脉为病，男子内结七疝❷，女子带下瘕聚。冲脉为病，逆气里急❸。

【注释】

❶ 中极之下：指曲骨之下会阴穴。中极，穴名，在少腹聚毛处之上毛际。

❷ 内结七疝：腹内结为七疝。七疝，泛指各种疝病。

❸ 里急：指腹痛。

【白话解】

任脉起源于中极穴的下面，上行至毛际，再循腹部中行上行通过关元穴，至咽喉，再上颐，循面，最后进入目的承泣穴。冲脉起源于气街穴，与少阴经相并，夹脐左右上行，到胸中就分散了。任脉发生病变，在男子为腹部的七种疝病，在女子为瘕聚病。冲脉发生病变，就会气逆上冲，腹内疼痛的。

督脉为病，脊强反折。督脉者，起于少腹以下骨中央。女子入❶系廷孔❷，其孔，溺孔之端也。其络循阴器合篡间，绕篡后，别❸绕臀，至少阴与巨阳中络者合，少阴上股内后廉，贯脊属肾，与太阳起于目内眦，上额交巅，上入络脑，还出别下项，循肩髆，内侠脊抵腰中，入循膂络肾；其男子循茎下至篡，与女子等。其少腹直上者，贯脐中央，上贯心入喉，上颐环唇，上系两目之下（中央）。此生病，从少腹上冲心而痛，不得前后，为冲疝❹；其女子不孕，癃痔遗溺嗌干。督脉生病治督脉，治在骨上，甚者在脐下营❺。

【注释】

❶ 入：经脉循行由外到内称之为入。

❷ 廷孔：尿道。

❸ 别：经络分歧而行。

❹ 冲疝：因督脉受病而成之疝。

❺ 脐下营：指脐下一寸的阴交穴。

【白话解】

督脉发生病变，会使脊柱强硬反张。督脉的循行，是起于少腹下髎髀大骨的中间。在女子督脉循行入阴孔，阴孔就是溺道的外端。然后从这里分出一支别络，循着阴户会合于会阴部，绕行于肛门外面；再分支别行绕臀部到少阴，与太阳经的中络相合。少阴经从股内后廉而上，穿过脊柱而连属于肾脏，与足太阳经起于目内眦，上行至额，在颠顶交会，又向里联络于脑，复还出，下项，循着肩髆，内行夹脊，抵达腰中，入内，循膂络于肾而止。在男子，督脉则循阴茎，下至会阴，这与女子是相同的。不同的是，此后它从少腹直上，穿过脐中央，再向上通过心进入喉，又上行到颐，并环绕口唇，再上行系于两目之下。督脉发生病变，气从少腹直上冲心而痛，不能大小便，称为冲疝，如在女子，就有不能怀孕，或小便不利、遗尿、嗌干等症。总而言之，督脉生了病，还是应从督脉治疗，病轻的话从脊骨或横骨的各穴去治；病重的话就取脐下阴交穴治疗。

其上气有音者❶，治其喉中央❷，在缺盆中者❸，其病上冲喉者治其渐❹，渐者，（上）侠颐也。

【注释】

❶ 上气有音者：气逆喘鸣有声的病人。

❷ 喉中央：指廉泉穴。

❸ 在缺盆中者：指两缺盆间的天突穴。

❹ 治其渐：取夹颐处的大迎穴治疗。

【白话解】

对于那气逆喘鸣有声的病人，治疗时，应取廉泉穴和天突穴。如逆气上冲喉部，治疗时取夹颐处大迎穴。

蹇❶，膝伸不屈，治其楗❷。坐而膝痛，治其机❸。立而（暑解）〔骨解〕，治其骸关❹。膝痛，痛及拇指❺治其腘❺。坐而膝痛如物隐❻者，治其关❼。膝痛不可屈伸，治其背内❽，连䯒若折❾，治阳明中俞髎❿。若别⓫，治巨阳少阴荥。淫泺⓬胫酸，不能久立，治少阳之维，在外上五寸。

【注释】

❶ 蹇：跛，行走困难。

❷ 楗：指股骨。

❸ 机：夹臀两旁，骨缝之动处曰机。即环跳穴。

❹ 骸关：膝关节部。

❺ 拇指、腘：手足大指称之拇。腘，即膝弯处。

❻ 膝痛如物隐：膝痛如其中藏有东西。

❼ 关：指髀枢穴。

❽ 背内：足太阳经在背部的腧穴。

❾ 连䯒若折：（膝痛）牵连小腿像折断似的。

❿ 中俞髎：足中趾间，即陷谷穴。

⓫ 若别：指膝痛如离股似的。

⓬ 淫泺：指膝、胫部酸痛而无力。

【白话解】

对于行走困难，膝关节能伸不能屈的病人，治疗时，可取股部经穴；坐下而膝痛的，治疗时，可取环跳穴；站立时，感到骨散坠如分开一样的，治疗时可取膝关节经穴；膝痛，痛而牵引到足大趾的，刺其膝弯处委中穴；坐下来，膝痛像有东西藏在里面似的疾患，治疗时可取髀枢穴；膝痛不可屈伸的，治疗时可取背部足太阳经的腧穴；如疼痛牵连小腿部像折断似的疾患，治疗时可取阳明中俞的陷谷穴；膝痛像离股一样的，治疗时可取太阳经、少阴经的荥穴；膝部酸痛无力，不能久立的，治疗时可取少阳之络，穴在外踝上五寸处。

辅骨上，横骨下为楗，侠髋为机，膝解为骸关，侠膝之骨为连骸 ❶，骸下为辅，辅上为腘，腘上为关，头横骨为枕。

【注释】

❶ 连骸：膝盖骨，又名髌骨。

【白话解】

辅骨之上，横骨之下叫"楗"；夹髋骨相接的地方叫"机"；膝部关节叫"骸关"；夹膝两旁的高骨叫"连骸"；连骸下面叫"辅骨"；辅骨上面是膝弯，膝弯上骨节动处叫"关"；项后部的横骨叫"枕骨"。

水俞五十七穴者，尻上五行，行五；伏兔上两行，行五，左右各一行，行五；踝上各一行，行六穴，髓空 ❶ 在脑后三分，在颅际锐骨之下 ❷，一在龈基 ❸ 下，一在项后中复骨下 ❹，一在脊骨上空在风府上；脊骨下空，在尻骨下空 ❺，数髓空在面侠鼻 ❻，或骨空在口下当两肩；两髀骨空，在髀中之阳 ❼，臂骨空在臂阳，去踝四寸两骨空之间；股骨上空在股阳 ❽，出上膝四寸；䯒骨空在辅骨之上端，股际骨空在毛中动下，尻骨空在髀骨之后，相去四寸 ❾。扁骨 ❿ 有渗理凑，无髓孔，易髓无孔。

【注释】

❶ 髓空：头颅及脊椎的骨空之处。

❷ 锐骨之下：枕骨之下，指风府穴。

❸ 龈基：下颌骨正中骨缝。

❹ 复骨下：伏骨下。

❺ 尻骨下空：指长强穴。

❻ 数髓空在面侠鼻：许多髓孔在面部夹鼻两旁的部位。

❼ 阳：指外侧。

❽ 股阳：骨面。

❾ 尻骨空在髀骨之后相去四寸：尻骨八髎。

❿ 扁骨：指肋骨之类的扁形骨。

【白话解】

治水之俞有五十七个孔穴：尻骨上有五行，每行各五穴；伏兔上有两行，每行各五穴；又左右各一行，每行各五穴；足内踝上各一行，每行各六穴。髓穴在脑后三分，颅骨边际锐骨下面，有一孔在龈基的下面，有一孔在项后伏骨的下面，有一孔在脊骨上孔的风府上面；脊骨下端之空，在尻骨下面的髓孔；在面部夹鼻两旁有数处髓孔，域骨在口颊下，恰当两肩，两肩髃骨空在肩髃中的外侧；臂骨的骨空在外侧，离手踝四寸处两骨的中间；股骨上面的骨孔在股面上至膝四寸的地方；骺骨的骨孔在辅骨的上端；股际的骨孔在阴毛中的动脉下面；尻骨的骨孔在髀骨的后面相去四寸处。扁骨有血脉渗灌的纹理，没有髓孔。

灸寒热之法，先灸项大椎，以年为壮数❶，次灸橛骨❷，以年为壮数。视背俞陷者灸之，举臂肩上陷者❸灸之，两季胁之间❹灸之，外踝上绝骨之端❺灸之，足小指次指间❻灸之，腨下陷脉❼灸之，外踝后❽灸之，缺盆骨上切之坚痛如筋者灸之，膺中陷骨间❾灸之，掌束骨下❿灸之，（脐下关元三寸）〔脐下三寸关元〕灸之，毛际动脉⓫灸之，膝下三寸分间⓬灸之，足阳明跗上动脉⓭灸之，巅上⓮一灸之。犬所（啮）〔齧〕之处灸之三壮，即以犬伤病法灸之。凡当灸二十九处。伤食灸之，不已者，必视其经之过于阳者，数刺其俞而药之。

【注释】

❶ 以年为壮数：以年龄大小决定施灸壮数。壮，每艾条一炷为一壮。

❷ 橛骨：尾骶骨。

❸ 举臂肩上陷者：指肩髃穴。

❹ 两季胁之间：指京门穴。

❺ 外踝上绝骨之端：指辅阳穴。

❻ 足小指次指间：指侠溪穴。

❼ 腨下陷脉：指承山穴。

❽ 外踝后：指昆仑穴。

❾ 膺中陷骨间：指天突穴。

❿ 掌束骨下：掌横骨下的阳池穴。

⓫ 毛际动脉：阴毛处的边缘两旁有动脉的部位，指气冲穴。

⓬ 膝下三寸分间：指足三里穴。

⓭ 足阳明跗上动脉：指冲阳穴。

⓮ 巅上：指百会穴。

【白话解】

　　灸寒热证的方法是，先灸项后的大椎穴，根据病人年龄来决定艾灸的壮数。次灸尾骶骨的尾闾穴，也是以年龄为艾灸的壮数。察看背俞有凹陷的地方用灸法，举臂肩上有凹陷的地方（肩髃穴）用灸法，两季胁间的京门穴用灸法，足外踝上绝骨的阳辅穴用灸法，足小趾次趾间的侠溪穴用灸法，腨下凹陷处的承山穴用灸法，外踝后的昆仑穴用灸法，缺盆骨上切按坚动如筋的用灸法，膺中陷骨间的天突穴用灸法，掌横骨下的阳池穴用灸法，脐下三寸的关元穴用灸法，毛际边缘有动脉跳动处的气冲穴用灸法，膝下三寸的三里穴用灸法，足阳明经用灸法，足跗上动脉处的冲阳穴用灸法，头顶上的百会穴用灸法。被犬咬的，可就犬所咬处灸三壮，按着犬伤病法灸治。以上灸寒热的部位共有二十九处，因伤食而发寒热的，如用灸法还不见好，一定要细察经脉过盛的地方，多刺其腧穴，同时配合药物治疗。

水热穴论篇第六十一

提要：本篇主要介绍治疗水病和热病的俞穴，并论述了它的机理。另外，还说明了针刺深浅，必须结合四时的问题。

黄帝问曰：少阴何以主肾？肾何以主水？岐伯对曰：肾者，至阴❶也，至阴者，盛水也❷；（肺）〔肾〕者，（太）〔少〕阴也，少阴者，冬脉也，故其本在肾，其末在肺，皆积水也。帝曰：肾何以能聚水而生病？岐伯曰：肾者，胃之关也，关门不利，故聚水而从其类也。上下溢于皮肤，故为胕肿❸。胕肿者，聚水而生病也。

【注释】

❶ 至阴：至，极的意思。

❷ 盛水：主水。

❸ 胕肿：腹肿，腹水。

【白话解】

黄帝问道：少阴为什么主肾？肾又为什么主水？岐伯答道：肾是至阴之脏，而阴属水，所以说肾是主水的脏器。肾属少阴，这是因为少阴在冬季最旺，而冬季正是与水相应的。因此水肿的病，它的根本在肾，它的标末在肺，肺肾两脏如不健全，都能够积水为病。黄帝又问道：肾为什么能够积水而生病呢？岐伯说：肾就好比胃的闸门，闸门不灵活了，就会积聚水液并使邪气猖獗，水液上下泛滥于皮肤，其内会发生腹水，发生腹水的原因，就是水液的不断积聚。

帝曰：诸水皆生于肾乎？岐伯曰：肾者，牝脏❶也，地气上者属于肾，而生水液也，故曰至阴。勇而劳甚则肾汗出，肾汗出逢于风，内不得入于脏腑，外不得越于皮肤，客于玄府，行于皮里，传为胕肿❷，本之于肾，名曰风水。所谓玄府者，汗空也。

【注释】

❶ 牝（pìn 聘）脏：指阴性的脏器。

❷ 胕肿：此指浮肿。

【白话解】

黄帝问道：一切水病，都是由肾脏导致的吗？岐伯答道：肾是阴脏，地气与肾相通而生为水液，所以叫作至阴。假如有人自恃其勇，入房或劳力过甚，就会汗出，当汗出的时候，遇到风邪，汗孔骤闭，余汗未尽，向内不得回到其脏，向外不能泄于皮肤，就会滞留在玄府，流走于皮肤，最后形成浮肿。这种病是由肾的病变所导致的，又因感风而成，所以叫作风水。

帝曰：水俞五十七处者，是何主也？岐伯曰：肾俞五十七穴，积阴之所聚也❶，水所从出入也。尻上五行行五者❷，此肾俞。故水病下为胕肿大腹，上为喘呼❸，不得卧者，标本俱病❹，故肺为喘呼，肾为水肿，肺为逆不得卧，分为相输❺俱受者，水气之所留也。伏兔上各二行行五者❻，此肾之街❼也，三阴之所交结于脚❽也。踝上各一行行六❾者，此肾脉之下行也，名曰太冲。凡五十七穴者，皆脏之阴络，水之所客也❿。

【注释】

❶ 积阴之所聚也：（治水五十七穴）是阴气积聚的地方。

❷ 尻上五行行五者：从尻骨向上，共分五行，每行五穴。

❸ 喘呼：喘息急促。

❹ 标本俱病：标，指肺。本，指肾。标本俱病，指肺肾都有病变。

⑤ 分为相输：肺肾之间是互相输应的。

⑥ 伏兔上各二行行五者：伏兔，为足阳明胃经穴位，伸腿时，股部有肉隆起，状如伏兔，故名之。在伏兔上，每侧各二行，每一行各有五穴。

⑦ 街：通道。

⑧ 三阴之所交结于脚：肝、脾、肾三阴经相交于足、胫之意。脚，指胫，是从膝盖到脚跟的一段。

⑨ 踝上各一行行六：足踝上左右各一行，每行六穴。指足少阴肾经的大钟、照海、复溜、交信、筑宾、阴谷。两侧各六穴，共计十二穴。

⑩ 皆脏之阴络水之所客也：以上五十七个穴，都是脏的阴络，也是水液停留的地方。

【白话解】

黄帝问道：治疗水病的俞穴有五十七处，它们究竟和什么相关联呢？岐伯说：肾俞五十七穴，是阴气积聚的地方，也是水液从此出入的地方。尻上有五行，每行有五个穴，五五二十五穴，这是督脉和足太阳经脉所主的俞穴。所以有了水病，就会下见浮肿与腹部膨大，在上部则出现喘息急促，不能平卧，这是标本同病：喘呼属肺，水肿属肾。肺被上逆的水气所迫，就不能平卧，肺肾本是互相输应的，现在同时受病了，这就是由于水气稽留的关系。伏兔上各有两行，每行五个穴，这是肾气通行的道路，而和肝脾二经交结在小腿下；足内踝上各有一行，每行有六个穴，这是肾脉下行的部分，叫作太冲。以上五十七个穴，都是脏的阴络，也是水液所停留的地方。

帝曰：春取络脉分肉 ❶ 何也？岐伯曰：春者木始治，肝气始生，肝气急，其风疾，经脉常深，其气少 ❷，不能深入，故取络脉分肉间。

【注释】

❶ 春取络脉分肉：春天针刺，要取络脉分肉。

❷ 经脉常深，其气少：经脉深藏（在春之时，风气刚发生），经气发于外的还少。

【白话解】

黄帝道：春天针刺，要取络脉分肉，为什么？岐伯说：春天是草木开始生发的季节，与之相应的肝脏之气自然也呈现出生意。肝气的性能很急，它的变动像风一般的迅速。因为经脉深藏，而在春时，其气还少，不能深入到经脉，所以只能浅刺，取络脉分肉之间。

帝曰：夏取盛经分腠何也？岐伯曰：夏者火始治，心气始长，脉瘦气弱❶，阳气留溢，热熏分腠，内至于经，故取盛经分腠，绝肤❷而病去者，邪居浅也。所谓盛经者，阳脉也。

【注释】

❶ 脉瘦气弱：脉气尚未充盛。

❷ 绝肤：透过皮肤的意思。

【白话解】

黄帝问道：夏天针刺，要取盛经分腠，为什么？岐伯说：夏天是火当令，人体内与之相应的心气也开始旺盛起来，因此虽然脉瘦气弱，却充满了阳气，热气熏蒸于分腠之间，向内进入经脉，所以应取盛经分腠。针刺只透过皮肤，病邪就会外出，这是由为病邪处于浅表的关系。所谓的"盛经"，就是阳脉。

帝曰：秋取经俞❶何也？岐伯曰：秋者金始治，肺将收杀，金将胜火❷，阳气在合，阴气初胜，湿气及体❸，阴气未盛，未能深入，故取俞以泻阴邪，取合以虚阳邪，阳气始衰，故取于合。

【注释】

❶ 经俞：各经的经穴和输穴。

❷ 金将胜火：金气渐盛，反要胜火（火气渐衰）。

❸ 湿气及体：（初秋）湿土主气，容易侵入人体。

黄帝问道：秋天刺法，要取经输，为什么？岐伯说：秋天是金当令，人体与之相应的肺脏，表现了收敛之象。金气旺了，反要胜火，阳气在经脉的合穴，阴气只是刚旺起来，它侵犯人体，但不是太盛，还不能深入，所以应取输穴以泻阴邪，取合穴以泻阳邪，因阳气初衰，所以要取合穴。

帝曰：冬取井（荣）〔荥〕何也？岐伯曰：冬者水始治，肾方闭，阳气衰少，阴气坚盛，巨阳伏沉❶，阳脉乃去，故取井以下阴逆，取（荣）〔荥〕以实阳气。故曰：冬取井（荣）〔荥〕，春不鼽衄，此之谓也。

【注释】

❶ 巨阳伏沉：足太阳之气伏沉在内。

【白话解】

黄帝问道：冬天刺法，要取井荥，为什么？岐伯答道：冬天是水当令，人体内与之相应的肾脏就呈现出阳衰阴盛的气象。足太阳经气伏沉在骨，阳脉随之下行，故取井穴以抑制阴逆的太过，取荥穴以充实阳气的不足。所以说"冬取井荥，春不鼽衄"，就是这个道理。

帝曰：夫子言治热病五十九俞，余论其意，未能领别其处，愿闻其处，因闻其意。岐伯曰：头上五行行五者，以越诸阳之热逆也；大杼、膺俞❶、缺盆、背俞❷，此八者，以泻胸中之热也；气街、三里、巨虚上下廉，此八者，以泻胃中之热也；云门、髃骨、委中、髓空，此八者，以泻四肢之热也；五脏俞傍五❸，此十者，以泻五脏之热也。凡此五十九穴者，皆热之左右❹也。

【注释】

❶ 膺俞：中府穴。

❷ 背俞：风门穴。

❸ 五脏俞傍五：每一脏俞之旁，各有一穴，两侧共有十穴。即肺俞、心俞、肝俞、脾俞、肾俞。

❹ 皆热之左右：都是热邪所经过的。

【白话解】

黄帝道：夫子所说治疗热病的五十九个俞穴，我已经明白了它们的大概，但还不能分清俞穴的部位，现在希望听一下其部位的所在和它们的作用。岐伯说：头上五行，每行五穴，能够泄越诸阳经上逆的热邪。大杼、膺俞、缺盆、背俞这八个穴，可以泄除胸中的热邪。气街、三里、上巨虚、下巨虚这八个穴，可以泄除胃中的热邪。云门、髃骨、委中、髓空这八个穴，可以泄除四肢的热邪。以上五十九个穴位，都是热邪所经过的，可以刺而泻之。

帝曰：人伤于寒而传为热，何也？岐伯曰：夫寒盛则生热也。

【白话解】

黄帝问道：人感受了寒邪，会转为发热，这是什么缘故？岐伯说：寒邪太甚，就会郁而发热。

卷第十七

调经论篇第六十二

提要： 本篇主要说明外邪侵袭人体，由经络传入脏腑，而引起阴阳失调之病理变化；并指出神、气、血、形、志之各种虚实症状及治疗方法。

黄帝问曰：余闻刺法言，有余泻之，不足补之，何谓有余？何谓不足？岐伯对曰：有余有五，不足亦有五，帝欲何问？帝曰：愿尽闻之。岐伯曰：神有余有不足，气有余有不足，血有余有不足，形有余有不足，志有余有不足，凡此十者，其气不等也。

【白话解】

黄帝问道：我听到《刺法》上说，病属有余的用泻法，病属不足的用补法。但是怎样是有余，怎样是不足呢？岐伯答说：有余的有五种，不足的也有五种，你要问哪一种呢？黄帝道：希望全都听听！岐伯说：神有有余和不足，气有有余和不足，血有有余和不足，形有有余和不足，志有有余和不足。这十种情况随气漫衍，变化无穷。

帝曰：人有精气津液，四支、九窍、五脏、十六部❶，三百六十五节❷，乃生百病，百病之生，皆有虚实。今夫子乃言有余有五，不足亦有五，何以生之乎？岐伯曰：皆生于五脏也。夫心藏神，肺藏气，肝藏血，脾藏肉，肾藏志，而此成形。志意通，内连骨髓，而成身形五脏。五脏之道，皆出于经隧❸，以行血气，血气不和，百病乃变化而生，是故守经隧焉。

【注释】

❶ 十六部：指手足十二经脉，二跻脉，一督脉，一任脉。

❷ 三百六十五节：指人的全身关节。

❸ 经隧：指经脉流行之道。

【白话解】

黄帝问道：人有精气津液，四肢、九窍、五脏、十六部、三百六十五节，能够发生各种疾病，而各种疾病的发生，各有虚实的不同。现在，先生只说有余的有五种，不足的也有五种，它们究竟是怎样发生的呢？岐伯说：都是由于五脏发生的。心藏神，肺藏气，肝藏血，脾藏肉，肾藏志，因而成了五脏的形态。而志意通达，与内部骨髓互相连系，这就成了人的整个形体五脏，五脏之间相互联系的通道，都是出自经穴之间，从而使血气得以运行。假如血气不能调和，各种疾病就会因而发生。所以诊断治疗，是要以经脉作为依据的。

帝曰：神有余不足何如？岐伯曰：神有余则笑不休，神不足则悲，血气未并❶，五脏安定，邪客于形，洒淅起于毫毛，未入于经络也，故命曰神之微。帝曰：补泻奈何？岐伯曰：神有余，则泻其小络之（血）〔脉〕，出血，勿之深斥❷，无中其大经，神气乃平。神不足者，视其虚络❸，按而致之，刺而利之，无出其血，无泄其气，以通其经，神气乃平。帝曰：刺微奈何？岐伯曰：按摩勿释，著针勿斥，移气于（不）足，神气乃得复。

【注释】

❶ 血气未并：血气未有偏聚。

❷ 深斥：推针深刺。

❸ 虚络：指虚而陷下的络脉。

黄帝问道：神有余和不足的情况是怎样的？岐伯说：神有余就大笑不止，神不足就悲忧。如果病邪尚未与血气相混杂，那么，五脏还是安定的。这时病邪只是滞留在形体中，恶寒只是起于肌表毫毛，尚未入于经络，这叫作微邪的神病。黄帝又道：治疗时怎样使用补泻之法呢？岐伯说：神有余的就刺它的小络之脉，使之出血，但不要推针深刺，更不要刺伤大的经脉，这样，神气就自然平调了。神不足的要用补法，看准那虚络，按摩以达病所，再配合以针刺，不使出血，也不使其气外泄，只是疏通它的经脉，神气就平调了。黄帝又问道：针刺微邪应该怎样？岐伯说：按摩病处，不要松歇，针刺时不向深推，只是导移病人之气，使之充足，神气就可得到恢复。

帝曰：善！〔气〕有余不足奈何？岐伯曰：气有余则喘咳上气，不足则息〔不〕利少气。血气未并，五脏安定皮肤微病，命曰白气微泄。帝曰：补泻奈何？岐伯曰：气有余，则泻其经隧，无伤其经，无出其血，无泄其气；不足，则补其经隧，无出其气。帝曰：刺微奈何？岐伯曰：按摩勿释，出针视之，曰（我）〔故〕将深之，适（人）〔入〕必革，精气自伏，邪气散乱❶，无所休息，气泄腠理，真气乃相得。

【注释】

❶ 精气自伏，邪气散乱：精气贯注于内，邪气散乱于浅表。

【白话解】

黄帝道：很好！气有余和不足的情况是怎样的？岐伯说：气有余就喘咳、上逆；气不足就鼻息不利、气短。如果邪气尚未与气血相混杂，那么五脏还是安定的。这时皮肤只是微病，其势尚轻，这叫作肺气微虚。黄帝又问道：补泻的方法怎样？岐伯说：气有余就泻它的经隧，但不要伤了它的经脉，不能使它出血，不能使它气泄。如气不足的，就要补它的经隧，不能使它出气。黄帝又问道：针刺微病时应怎样？岐伯说：应按摩病处，不要松歇，同时拿针来看着说：本来应该深刺的，但刚进针时一定得改而浅刺，这样病人的精气自然贯注于内，而邪气就散乱于浅表，无处留止，邪气从腠理发泄了，真气自然就能恢复正常。

帝曰：善！血有余不足奈何？岐伯曰：血有余则怒，不足则（恐）〔悲〕；血气未并，五脏安定，孙络（水）〔外〕溢，则（经）〔络〕有留血❶。帝曰：补泻奈何？岐伯曰：血有余，则（泻其盛经）出其血；不足，则（视）〔补〕其虚经内针其脉中，久留而视；脉大，疾出其针，无令血泄。帝曰：刺留血奈何？岐伯曰：视其血络，刺出其血，无令恶血得入于经，以成其疾。

【注释】

❶ 络有留血：络内血行不畅，有留滞现象。

【白话解】

黄帝说：很好！血不足和有余的情况是怎样的？岐伯说：血有余就易发怒，血不足就易悲忧。如果邪气尚未与血气相混杂，五脏还安定。只是孙络邪盛外溢，络内就会有留血现象。黄帝又问道：补泻的方法是怎样的？岐伯说：血有余，使之出血；血不足，就补其气虚弱的经脉。在进针后，如病人脉搏不大不小，留针时间就要稍长，并注意病人的目光；如脉见洪大，就要立刻拔针，不能使它出血。黄帝又问道：刺留血的方法是怎样的？岐伯说：看准那有留血的络脉，刺出其血，但注意不要让恶血流入经脉，而引起其他疾病。

帝曰：善！形有余不足奈何？岐伯曰：形有余则腹胀，泾溲不利，不足则四支不用。血气未并，五脏安定，肌肉蠕动，命曰微风。帝曰：补泻奈何？岐伯曰：形有余则泻其阳经❶，不足则补其阳络❶。帝曰：刺微奈何？岐伯曰：取分肉间，无中其经，无伤其络，卫气得复，邪气乃索❷。

❶ 阳经、阳络：指足阳明经脉、足阳明络脉。

❷ 索：消散。

【白话解】

黄帝道：很好！形有余和不足的情况是怎样的？岐伯说：形有余就腹部发胀，小便不利；形不足则手足不灵活。如果邪气尚未与血气相混杂，五脏还安定，仅是肌肉有些蠕蠕微动感觉，这叫作"微风"。黄帝又问道：补泻的方法怎样？岐伯说：形有余就泻足阳明胃经之气，形不足就补足阳明胃经的络脉之气。黄帝又问道：针刺微风之病应怎样？岐伯说：刺其分肉间以散其邪，不要刺中经脉，也不要伤它的络脉，使卫气能够恢复，那么邪气就消散了。

帝曰：善！志有余不足奈何？岐伯曰：志有余则腹胀飧泄，不足则厥。血气未并，五脏安定，骨节有动❶。帝曰：补泻奈何？岐伯曰：志有余则泻然筋血者，不足则补其复溜❷。帝曰：刺未并奈何？岐伯曰：即取之，无中其经，邪所乃能立虚。

【注释】

❶ 骨节有动：骨节间有微动的感觉。

❷ 复溜：穴名。在足内踝上二寸处，属足少阴肾经。

【白话解】

黄帝道：很好！志有余和不足的情形是怎样的呢？岐伯说：志有余就要腹胀飧泄，志不足就足厥冷。如果邪气尚未与气血相混杂，那么五脏还是安定的，只是骨节里有微动的感觉。黄帝又道：补泻的方法是怎样的？岐伯说：志有余就刺泻然谷出血，志不足就在复溜穴采取补法。黄帝又问道：在邪气与血气尚未相并的时候，怎样刺呢？岐伯说：就刺骨节微动的地方，不要中它的经脉，只刺邪所留止处，病邪就可马上除去了。

帝曰：善！余已闻虚实之形，不知其何以生？岐伯曰：气血以并，阴阳相倾❶，气乱于卫，血逆于经，血气离居❷，一实一虚。血并于阴，气并于阳，故为惊狂；血并于阳，气并于阴，乃为炅中❸；血并于上，气并于下，心烦惋善怒；血并于下，气并于上，乱而喜忘。帝曰：血并于阴，气并于阳，如是血气离居，何者为实？何者为虚？岐伯曰：血气者，喜温而恶寒，寒则泣不能流，温则消而去之❹，是故气之所并❺为血虚，血之所并❺为气虚。

【注释】

❶ 阴阳相倾：阴阳失去平衡。

❷ 血气离居：血气失去正常状态。

❸ 炅中：内热。

❹ 温则消而去之：温暖使气血不凝滞而易于运行。

❺ 并：偏胜。

【白话解】

黄帝道：很好！我已经听到关于虚实的各种表现，但还不知道它们是怎样产生的？岐伯说：虚实的发生，是由于邪气与血气相混杂，以致阴阳相互间失去平衡。这样，气窜乱于卫分，血逆行于经络，血气都离了本位，就形成了一虚一实的情况。如果血与阴邪相混，气与阳邪相混，就会发生惊狂的病证。如果血与阳邪相混，气与阴邪相混，就会发生内热的病证。如果血与邪气在人体上部相混杂，气与邪气在人体下部相混杂，就会使人心中烦闷、多怒。如果血与邪气在下部相混杂，气与邪气在人体上部相混杂，就会使人气乱、健忘。黄帝道：血与阴邪相混，气与阳邪相混，像这样血气离了本位的情况，怎样才算是实，怎样才算是虚呢？岐伯说：血和气都是喜温暖而恶寒冷的，寒冷会使血气涩滞不能畅通，温暖就能使血气消释而易于运行，所以气若偏胜，就有血虚的现象；而血若偏胜了，就有气虚的现象。

帝曰：人之所有者，血与气耳。今夫子乃言血并为虚，气并为虚，是无实乎？岐伯曰：有者为实，无者为虚，故气并则无血，血并则无气，（今）血与气相失❶，故为虚焉。络之与孙脉俱输于经，血与气并，则为实焉。血之与气并走于上，则为大厥❷，厥则暴死，气复反则生，不反则死。

【注释】

❶ 血与气相失：血和气失去了相互联系。

❷ 大厥：指突然昏倒的中风之类疾病。

【白话解】

黄帝道：人体最重要的，就是血和气了，现在您却说血偏胜，气偏胜都是虚，那么就没有实了吗？岐伯说：多余的就叫作实，不足的就叫作虚。因为，气偏胜，血就显得不足，血偏胜，气就显得不足。加之血和气失掉了正常的相互联系，所以就成为虚了。大络和孙络里的血气，那是流注到经脉去的，如果血与气相混杂，那就成为实了。如血和气混杂后，循着经络上逆，就会发生大厥的病证，得了大厥病，就会突然昏死过去，如手足还暖就能活，否则就会死去。

帝曰：实者何道从来？虚者何道从去？虚实之要，愿闻其故。岐伯曰：夫阴与阳❶，皆有俞会，阳注于阴，阴满之外，阴阳匀平，以充其形，九候若一，命曰平人。夫邪之生也，或生于阴，或生于阳，其生于阳者，得之风雨寒暑；其生于阴者，得之饮食居处，阴阳❷喜怒。

【注释】

❶ 阴与阳：阴经和阳经。

❷ 阴阳：指男女。

【白话解】

黄帝道：实是从什么渠道来的？虚又是从什么渠道去的？关于虚实的关键，我希望听你讲一讲这其中的缘故。岐伯说：阴经和阳经，都有输入和会合的腧穴。阳经的气血，灌注到阴经，阴经气血充满了，就流走于他处，这样阴阳得以平衡，从而充实人的形体，使九候的脉象也表现一致，就称为正常的人。凡邪气产生的病变，有生于阴的内伤，有生于阳的外因。生于阳的，是受了风雨寒暑的侵袭；生于阴的，是由于饮食不节，起居失常，情欲过度，喜怒无恒等缘故。

帝曰：风雨之伤人奈何？岐伯曰：风雨之伤人也，先客于皮肤，传入于孙脉，孙脉满则传入于络脉，络脉满则输于大经脉，血气与邪并客于分腠之间，其脉坚大，故曰实。实者外坚充满，不可按之，按之则痛。帝曰：寒湿之伤人奈何？岐伯曰：寒湿之中人也，皮肤（不）收❶，肌肉坚紧，荣血泣，卫气去，故曰虚。虚者聂辟❷，气不足，按之则气足以温之，故快然而不痛。

【注释】

❶ 收：急而聚的意思。

❷ 聂辟：慑辟、怯弱而恐惧。

【白话解】

黄帝道：风雨伤害人的情况是怎样的呢？岐伯说：风雨的伤人是先侵入皮肤，然后传入孙脉，孙脉满再传到络脉，络脉满就注入到大经脉，血气和邪气相混杂侵袭分肉腠理之间，其脉象呈坚大，所以说是实证。实证外表有坚实充满的样子，肌肤上不能够按触，按触就会发生疼痛。黄帝又问：寒湿伤害人的情况是怎样的呢？岐伯说：寒湿的伤人，会使皮肤急聚，肌肉坚紧，营血凝涩，卫气耗散，所以说是虚证。病虚的人，常有恐怯的感觉，气不够用。如经按触，就会血脉流畅，而气也就足了，像有温暖似的，所以就觉得舒服而不痛了。

帝曰：善！阴之生实奈何？岐伯曰：喜怒❶不节，则阴气上逆，上逆则下虚，下虚则阳气走之❷，故曰实矣。帝曰：阴之生虚奈何？岐伯曰：喜〔恐〕则气下，悲则气消，消则脉虚空，因寒饮食，寒气熏满，则血泣气去，故曰虚矣。

【注释】

❶ 喜怒：此侧重指怒。

❷ 下虚则阳气走之：下部阴气不足，阳气就来凑合。

【白话解】

黄帝道：很好！阴分发生的实证是怎样的？岐伯说：多怒不加节制，就会使阴气上逆。如果阴气上逆，下部的阴气就要不足，阳气就来凑合，所以说是实证。黄帝又道：阴分发生的虚证是怎样的？岐伯说：如恐惧太过，就会使气下陷；悲哀太过，就会使气消散；气消耗，血脉就虚了，若再吃了寒冷的饮食，寒气伤了脏气，就会使血涩滞而气耗散，所以说是虚证。

帝曰：经言阳虚则外寒，阴虚则内热，阳盛则外热，阴盛则内寒，余已闻之矣，不知其所由然也。岐伯曰：阳受气于上焦，以温皮肤分肉之间，令寒气在外，则上焦不通，上焦不通，则寒气独留于外，故寒栗。帝曰：阴虚生内热奈何？岐伯曰：有所劳倦，形气衰少，谷气不盛，上焦不行，下脘不通，胃气热，（热气）熏胸中，故内热。帝曰：阳盛生外热奈何？岐伯曰：（上焦不通利）则皮肤致密，腠理闭塞，（玄府）不通，卫气不得泄越，故外热。帝曰：阴盛生内寒奈何？岐伯曰：厥气上逆，寒气积于胸中而不泻，（不泻）则温气❶去，寒独留，则血凝泣，凝则脉不通，其脉盛大以涩，故（中）寒〔中〕。

【注释】

❶ 温气：阳气。

【白话解】

黄帝道：古经上所说的阳虚就产生外寒，阴虚就产生内热，阳盛就产生外热，阴盛就产生内寒。我已听到了这种说法，但不知其所以然。岐伯说：诸阳都是受气于上焦的，它的功用是温养腠理之间。现在寒气侵袭于外，就会使上焦之气不能达于肤腠之间，以致寒气独留在外表，所以发生恶寒战栗的症状。黄帝又道：阴虚产生内热是怎么回事？岐伯说：假如劳倦过度，形体气力就会衰疲，脾胃之气也会不足，结果上焦不能宣五谷之味，下脘不能化谷之精，胃气郁遏而生热，上熏胸中，所以阴虚会发生内热。黄帝又问：阳盛产生外热是怎样的？岐伯说：皮肤紧密，腠理闭塞不通，卫气不能发泄外越，所以就发生外热。黄帝又问道：阴盛产生内寒是怎样的？岐伯说：由于厥逆之气向上，寒气积在胸中而不得下泄，就使阳气散去，而寒独留，因而血液凝涩，血液凝涩就使脉不通畅，其脉盛大而兼涩象，所以成为寒中。

帝曰：阴与阳（并）血气以并，病形以成，刺之奈何？岐伯曰：刺此者，取之经隧，取血于营，取气于卫，用形哉，因四时多少高下。帝曰：血气以并，病形以成，阴阳相倾，补泻奈何？岐伯曰：泻实者气盛乃内针❶，针与气俱内，以开其门，如❷利其户；针与气俱出，精气不伤，邪气乃下❸，外门❹不闭，以出其疾；摇大其道，如利其路，是谓大泻，必切而出，大气乃屈。帝曰：补虚奈何？岐伯曰：持针勿置❺，以定其意，候呼内针，气出针入❻，针空四塞，精无从去，方❼实而疾出针，气入针出，热不得还，闭塞其门，邪气布散，精气乃得存，（动气候时）〔动无后时〕，近气不失，远气乃来，是谓追之❽。

【注释】

❶ 气盛乃内针：邪气盛才进针。

❷ 如：而。

❸ 邪气乃下：邪气才退。

❹ 外门：针孔。

❺ 持针勿置：拿针不立即刺入。

❻ 气出针入：在呼气时将针刺入。

❼ 方：正。

❽ 追之：针刺中的补法。

【白话解】

黄帝道：阴与阳相混杂，同时又与血气相混杂，病已经形成，刺治的方法应怎样？岐伯说：刺治这样的病证，取其经隧刺之，并刺脉中营血和脉外卫气，同时还要观察病人形体的长短肥瘦和四时气候的不同，而采取或多或少或高或下的刺法。黄帝又道：邪气已经和血气相混杂，病形已成，阴阳失去了平衡，这时补法和泻法怎样运用呢？岐伯说：泻实的方法是在邪气盛时进针，使针与气一起入内，从而开放邪气外泄的门户。拔针时，要使气和针一同出来，人的精气不受伤，邪气就会消退。针孔不能闭塞，以让邪气都出尽，这就要摇大针孔，从而通利邪气外出的道路，这就叫作大泻。拔针时一定要急出其针，邪气就会退的。黄帝又问：补虚的方法又是怎样的？岐伯说：拿着针先不要忙着刺入病人肉里，必须定神定志，等待病人呼气之时下针，呼气出而针入。这样，针孔四围紧密，使精气没有地方泄去。待气正实的时候迅速把针拔出，气入而针出。这样，针下的热气不能随针而出，等于堵住了其散失之路，而邪气就会散去，人的精气就得以保存了。总而言之，在针刺时，不论入针还是出针都要不失时机，使已得之气不致从针孔外泄散失，使未至之气能够引导而来，这就叫作补法。

帝曰：夫子言虚实者有十❶，生于五脏，五脏五脉耳。夫十二经脉皆生其病，今夫子独言五脏，夫十二经脉者，皆络三百六十五节，节有病必被❷经脉，经脉之病，皆有虚实，何以合❸之？岐伯曰：五脏者，故❹得六腑与为表里，经络支节，各生虚实，其病所居，随而调之。病在脉，调之血；病在血，调之络；病在气，调之卫；病在肉，调之分肉；病在筋，调之筋；病在骨，调之骨；燔针劫刺❺其下及与急者；病在骨，焠针药熨；病不知所痛，两跷❻为上；身形有痛，九候莫病，则缪刺之；痛在于左而右脉病者，巨刺之。必谨察其九候，针道备矣。

【注释】

❶ 虚实者有十：神、气、血、肉、志各有虚实，计有十种情况。

❷ 被：及。

❸ 合：应。

❹ 故：固，本来的意思。

❺ 燔针劫刺：针刺入后，用微火烧其针。

❻ 两跷：阴阳跷脉。

【白话解】

黄帝道：你说虚实有十种，只是产生于五脏的五脉。可是人身有十二经脉，能够产生各种病变，你仅仅谈了五脏，那十二经脉，联络人体的三百六十五个气穴，每个气穴有病，必定波及经脉，经脉的病，又都有虚实，它们与五脏的虚实怎样能相应呢？岐伯说：五脏本来和六腑有表里的关系，其经络和肢节，各有虚实的病证，这要审视病变的所在，随即进行调治。如病在脉，可以调治其血；病在血，可以调治其络；病在气，可以调治其卫气；病在肌肉，可以调治其分肉间；病在筋，调治筋，这要用火针劫刺病处和拘急的地方；如病在骨，可用针深刺，出针后，用药温熨病处；如病人不知疼痛，针刺阳跷阴跷二脉是最好了；如有疼痛，而九候的脉象没有变化，就用缪刺法治疗；如疼痛在左侧，而右脉见了病象，就要用巨刺方法治疗。所以必定要谨慎审察病人九候的脉象，然后进行针治，这样，针刺的道理就算完备了。

卷第十八

缪刺论篇第六十三

提要：本篇主要论述各经络脉发病时所采用的缪刺方法。

黄帝问曰：余闻缪刺，未得其意，何谓缪刺？岐伯对曰：夫邪之客于形也，必先舍于皮毛，留而不去入舍于孙脉，留而不去入舍于络脉，留而不去入舍于经脉，内连五脏，散于肠胃，阴阳俱感，五脏乃伤，此邪之从皮毛而入，极 ❶ 于五脏之次也，如此则治其经焉 ❷。今邪客于皮毛，入舍于孙络，留而不去，闭塞不通，不得入于经，流溢于大络 ❸，而生奇病 ❹ 也。夫邪客大络者，左注右，右注左，上下左右，与经相干，而布于四末。其气无常处，不入于经俞，命曰缪刺。

【注释】

❶ 极：至、达到的意思。

❷ 治其经焉：正刺经穴。

❸ 大络：指十五络脉。

❹ 奇病：指络脉的病，在左在右，只病一侧。

【白话解】

黄帝问道：我听说有一种缪刺，但不知道它的意义，究竟什么叫作缪刺？岐伯回答说：邪气在侵袭人体时，必定先侵入皮毛，如果逗留不去，就会进入孙络；再逗留不去，那就进入络脉；如果还逗留不去，就要进入经脉，内与五脏相连，分散到肠胃。这样一来，阴阳交互偏盛，五脏就要受伤，这是邪气先从皮毛进来，到达五脏的顺序。像这样，应当治其经穴。假如邪气侵入皮毛，并且到了孙络，邪气逗留不去；而络脉闭塞，流行不通，邪气不能传入经脉，于是流到大络，就会发生一侧的病变。当邪气进入大络以后，从左进到右边，又从右进到左边，上下左右与经脉相关连，而流布到四肢。邪气流窜，没有一定的地方，也不流入经俞，这就需要进行缪刺。

帝曰：愿闻缪刺以左取右以右取左奈何？其与巨刺 ❶ 何以别之？岐伯曰：邪客于经，左盛则右病，右盛则左病，亦有移易 ❷ 者，左痛未已而右脉先病，如此者，必巨刺之，必中其经，非络脉也。故络病者，其痛与经脉缪处 ❸，故命曰缪刺。

【注释】

❶ 巨刺：是直刺经脉，左病取右，右病取左的一种针刺方法。

❷ 移易：改变。

❸ 缪处：不同的部位。

【白话解】

黄帝道：我希望听听缪刺，左病取右，右病取左是什么道理，它和巨刺又是根据什么分别的？岐伯说：邪气侵袭到经脉，左侧邪气盛，影响到右边发病，右侧邪气盛，影响到左边发病，但是也有改变的时候，左边疼痛没好，而右脉已经开始有病，像这样的情况就必须用巨刺法。但使用巨刺必定要邪气中于经脉，绝不是络脉。因为络病疼痛的部位与经脉疼痛的部位不同，所以叫作缪刺。

帝曰：愿闻缪刺奈何？取之何如？岐伯曰：邪客于足少阴之络，令人卒心痛，暴胀，胸胁支满，无积者，刺然骨之前 ❶ 出血，如食顷而已。不已，左取右，右取左。病新发者，取五日，已。

【注释】

❶ 然骨之前：指然谷穴，在内踝前下方的舟骨结节处。

【白话解】

黄帝道：希望听听怎样是缪刺，运用的方法怎样？岐伯说：邪气侵入足少阴的络脉以后，使人突然发生心痛、腹胀、胸胁部撑满。如果病人没有积聚，刺然谷穴出血，大约一顿饭的时间，病就好了，这就需要采用左病取右，右病取左的方法。如果属于复发，针刺要过五天，才可痊愈。

邪客于手少阳之络，令人喉痹舌卷，口干心烦，臂外廉痛，手不及头❶，刺手中指次指爪甲上，去端如韭叶各一痏，壮者立已，老者有顷❷已，左取右，右取左。此新病数日已。

【注释】

❶ 手不及头：手臂不能上举到头部。

❷ 有顷：时间不久的意思。

【白话解】

邪气侵入手少阳的络脉，会使人发生喉痹、舌卷、口干、心中烦闷、手臂外侧疼痛，不能高举到头部等症状。应当刺手中指旁次指上，距离爪甲约韭菜叶那样宽处的关冲穴，左右各刺一次。壮年人立刻就好，老年人稍等一刻就好了。病在左，刺右边，病在右，刺左边。假使是宿疾新发，几天的时间，也就好了。

邪客于足厥阴之络，令人卒疝暴痛，刺足大指爪甲上，与肉交者❶各一痏，男子立已，女子有顷已，左取右，右取左。

【注释】

❶ 足大指爪甲上，与肉交者：指大敦穴。肉交，即爪甲与皮肉交界之处。

【白话解】

邪气侵袭足厥阴经络脉以后，使人发生突然疼痛的疝气。这应当刺足大趾爪甲上和肉相接处的大敦穴，左右各一次。男子立刻见好，女子稍等一刻就好了。刺的方法，就是病在左边取右边，病在右边取左边。

邪客于足太阳之络，令人头项肩痛，刺足小指爪甲上，与肉交者❶各一痏，立已，不已，刺外踝下❷三痏，左取右，右取左，如食顷已。

【注释】

❶ 足小指爪甲上，与肉交者：指至阴穴。

❷ 外踝下：指足外踝下的金门穴。

【白话解】

邪气侵入足太阳经络脉以后，使人发生头项痛、肩痛。这应当刺足小趾爪甲上和肉相交接处的至阴穴。左右各一次，立刻就好，改刺外踝下的金门穴各三次，左病刺右边，右病刺左边。

邪客于手阳明之络，令人气满胸中，喘息而支胠，胸中热，刺手大指、次指爪甲上，去端如韭叶❶各一痏，左取右，右取左，如食顷已。

【注释】

❶ 手大指、次指爪甲上，去端如韭叶：指商阳穴。

【白话解】

邪气侵入手阳明经络脉以后，使人胸中气满，喘息、胸内发热。这应当刺手大指旁边次指的爪甲上，距离顶端如韭菜叶宽处的商阳穴。左右各一次，左病取右边，右病取左边。约一顿饭的时间，就可痊愈了。

邪客于臂掌之间，不可得屈，刺其踝后，先以指按之痛，乃刺之，以月死生为数，月生一日一痏，二日二痏，〔渐多之〕十五日十五痏，十六日十四痏〔渐少之〕。

【白话解】

邪气侵入臂掌络脉，腕关节不能弯曲，这应当刺腕关节后。先用手指按住压痛之处，然后进针。要根据月亮的圆缺来决定用针的次数：月亮向圆时，初一是一针，初二是两针，逐日增加一针。如下半月月亮向缺，就十五日十五针，十六日十四针，逐日减少一针。

邪气客于（足）阳跷之脉，令人目痛从内眦❶始，刺外踝之下半寸所❷各二痏，左刺右，右刺左，如行十里顷而已。

【注释】

❶ 内眦：内眼角。

❷ 外踝之下半寸所：申脉穴。

【白话解】

邪气侵入阳跷脉，会使人发生眼痛，这种疼痛是从眼内角开始。这应当刺外踝下面半寸处的申脉穴。左右各二次，左病刺右边，右病刺左边，约摸有走十里路的时间就可以好了。

人有所堕坠，恶血留内，腹中满胀，不得前后❶，先饮利药❷，此上伤厥阴之脉，下伤少阴之络，刺足内踝之下，然骨之前，血脉出血，刺足跗上动脉❸，不已，刺三毛❹上各一痏，见血立已，左刺右，右刺左。善悲惊不乐，刺如右方。

【注释】

❶ 不得前后：指大小便不利。

❷ 利药：指祛瘀通便一类药物。

❸ 足跗上动脉：指冲阳穴。

❹ 三毛：指大敦穴。

【白话解】

人由于跌伤，瘀血留在体内，就会腹中满胀，大小便不通。这时要先服用逐瘀的药物。这种病，属于上面伤了厥阴的经脉，下面伤了少阴的络脉，应当刺足内踝下面，然骨之前的血脉使它出血，并刺足背上动脉处的冲阳穴。如果不见效，就再刺足大趾三毛上面的大敦穴，左右各一次，出血后，立刻就好。也是左病刺右边，右病刺左边。假如有好悲好惊和不乐的现象，和上述的刺法是一样的。

邪客于手阳明之络，令人耳聋，时不闻音，刺手大指次指爪甲上，去端如韭叶各一痏，立闻，不已，刺中指爪甲上与肉交者❶，立闻，其不时闻❷者，不可刺也。耳中生风❸者，亦刺之如此数，左刺右，右刺左。

【注释】

❶ 刺中指爪甲上与肉交者：指中冲穴。

❷ 不时闻：不能即时听见。

❸ 耳中生风：耳鸣如同听到风声。

【白话解】

邪气侵入手阳明经络脉以后，会使人耳聋，常常失掉听觉。这应当刺手大指侧，次指端距离爪甲上如韭菜叶宽处的商阳穴，左右各一次，立时可以恢复听觉。如不见效，改刺中指爪甲上和肌肉相交处的中冲穴，病人立刻就能听见声音；如果不能即时听见，说明络气已绝，不可用针刺治疗了。至于那时刻都好像听到风声的耳鸣，也可采取与上述刺法同等的次数，左病刺右，右病刺左。

凡痹往来行无常处者，在分肉间痛而刺之，以月死生为数，（用针者随气盛衰，以为痏数），针过其日数则脱气❶，不及日数则气不泻，左刺右，右刺左，病已止，不已，复刺之如法，月生一日一痏，二日二痏，渐多之；十五日十五痏，十六日十四痏，渐少之。

【注释】

❶ 脱气：伤耗正气。

【白话解】

凡是痹证的疼痛往来，并无固定地方的，就在疼痛的分肉部分进行针刺。以月亏月盈的日期作为次数标准，倘使针刺超过了应刺的日数，就会伤耗正气，如达不到应刺的日数，那么病气就不会去掉。左病刺右，右病刺左。病好了，就停止。倘若还没有好，仍要采用上面的刺法。月亮开始向圆的初一刺一针，初二日刺两针，以后逐日增加一针；到十五日刺十五针，十六日则刺十四针，以后就逐日减少一针。

邪客于足阳明之经，令人鼽衄上齿寒，刺足中指次指爪甲上，与肉交者❶各一痏，左刺右，右刺左。

【注释】

❶ 足中指次指爪甲上与肉交者：指厉兑穴。

【白话解】

邪气侵入足阳明经脉，会使人发生流涕流鼻血，上齿寒冷等症状。这应当刺足中趾爪甲与肌肉交界处的厉兑穴，左右各一次。左病刺右边，右病刺左边。

邪客于足少阳之络，令人胁痛不得息，咳而汗出，刺足小指次指爪甲上，与肉交者❶各一痏，不得息立已，汗出立止，咳者温衣饮食，一日已。左刺右，右刺左，病立已。不已，复刺如法。

【注释】

❶ 足小指次指爪甲上与肉交者：指窍阴穴。

【白话解】

邪气侵入足少阳经络脉以后，会使人产生胁痛，呼吸不畅快、咳嗽、出汗等症状。这应当刺足小趾次趾爪甲上趾甲和肌肉交界处的窍阴穴，左右各一次。这样，呼吸不畅的症状就会去掉，出汗也会立刻停止。如有咳嗽的要注意衣服饮食的温暖，大约一天就好了。左病刺右，右病刺左，病就可以立刻见好。如还没有好，按照上述的方法再行针刺。

邪客于足少阴之络，令人嗌痛，不可内食❶，无故善怒，气上走贲❷上，刺足下中央之脉❸，各三痏，凡六刺，立已，左刺右，右刺左。

【注释】

❶ 内食：进食。

❷ 贲：膈。

❸ 足下中央之脉：指涌泉穴。

【白话解】

邪气侵入足少阴经络脉以后，会使人发生咽痛，不能进食，无故发怒，气上逆至胸膈等症状。这应当刺足心的涌泉穴，左右各三次，共六针，立刻就可见效。刺法是左病刺右，右病刺左。

嗌中肿，不能内唾❶，时不能出唾者，缪刺然骨之前，出血立已，左刺右，右刺左。

【注释】

❶ 内唾：咽唾液。

【白话解】

咽喉肿得到了不能咽唾液，口有涎沫也不能吐出的时候，应该刺然骨前面的然谷穴，使它出血，会立即见效。刺法是左病刺右，右病刺左。

邪客于足太阴之络，令人腰痛，引少腹控眇，不可以仰息，刺腰尻之解❶，两胂❷之上，是腰俞，以月死生为痏数，发针立已，左刺右，右刺左。

【注释】

❶ 解：骨缝中。

❷ 胂（shèn 甚）：夹脊之肉。

【白话解】

邪气侵入足太阴经络脉以后，会使人腰痛连及少腹，一直波及到季肋下面，并且使人不能挺胸呼吸。这应当刺腰尻部的骨缝当中脊两旁之肌肉上的下髎穴。以月的盈亏日数决定针刺的多少。刺完出针以后，会立即见效。刺法是左病刺右，右病刺左。

邪客于足太阳之络，令人拘挛背急，引胁而痛，刺之从项始，数脊椎侠脊，疾按之应手如痛，刺之傍❶三痏，立已。

【注释】

❶刺之傍：刺脊椎两旁。

【白话解】

邪气侵入足太阳经络脉以后，会使人的背部拘急，牵引胁肋疼痛。进行针刺时，应当从项后数着脊椎，循脊骨两旁，突然按到病人感到疼痛的地方，针刺脊骨旁三针，会立即见效。

邪客于足少阳之络，令人留于枢中❶痛，髀不可举，刺枢中以毫针，寒则久留针，以月死生为〔痏〕数，立已。

【注释】

❶枢中：髀枢，指环跳穴部位。

【白话解】

邪气侵入足少阳经的络脉以后，会使人环跳部疼痛，大腿不能举动。这应当用极细的毫针，刺环跳穴。如寒太重，留针时间要长些。以月的盈亏日数决定针刺的次数，立刻就会见好。

治诸经刺之，所过者不病，则缪刺之。

【白话解】

治疗各经的疾病，用针刺的方法，经脉所过的部位并不疼痛，那是病变发生在络的地方，就要用缪刺法。

耳聋，刺手阳明❶，不已，刺其通脉出耳前者❷。

【注释】

❶手阳明：此指商阳穴。

❷通脉出耳前者：指听宫穴。

【白话解】

耳聋证，刺手阳明经的商阳穴。如不见效，就要改刺手阳明经脉走向耳前的听宫穴。

齿龋❶，刺手阳明，不已，刺其脉入齿中，立已。

【注释】

❶ 齿龋：龋齿，牙齿被腐蚀所形成的孔洞。

【白话解】

龋齿病，刺手阳明的商阳穴。如不见好，就刺入齿中取其恶血，可立即收到效果。

邪客于五脏之间，其病也，脉引而痛，时来时止，视其病，缪刺之于手足爪甲上，视其脉，出其血，间日一刺，一刺不已，五刺已。

【白话解】

邪气侵入到五脏之间，它的病变，是经脉络脉相引而痛，有时来于络脉，有时止于经脉。这需要看准病处，刺之使其出血，隔日针刺一次，如一次不见好，连刺五次就好了。

缪传引上齿，齿唇寒痛，视其手背脉血者去之，足阳明中指爪甲上一痏，手大指次指爪甲上各一痏，立已，左取右，右取左。

【白话解】

手阳明经有病而邪气缪传牵引上齿，发生齿唇痛的症状。这要看病人手背上的络脉有瘀血的地方，刺出其血，然后刺足阳明经的中趾，爪甲上的内庭穴和手大指侧次指爪甲上的商阳穴，各刺一次，立刻就好。左病取右，右病取左。

邪客于手足少阴太阴足阳明之络，此五络皆会于耳中，上络左角，五络俱竭，令人身脉皆动，而形无知也，其状若尸，或曰尸厥❶。刺其足大指内侧爪甲上，去端如韭叶，后刺足心，后刺足（中指）〔次指〕爪甲上各一痏，后刺手大指内侧，去端如韭叶，后刺手心主，少阴锐骨之端❷各一痏，立已。不已，以竹管吹其两耳〔立已，不已〕，鬄其左角之发一寸，燔治❸，饮以美酒一杯，不能饮者灌之，立已。

【注释】

❶ 尸厥：突然昏倒不省人事，状如昏死的病证。

❷ 少阴锐骨之端：神门穴。

❸ 燔治：烧治。

【白话解】

邪气侵入到手少阴、足少阴、手太阴、足太阴、足阳明等经的络脉。这五经的络脉都聚集在耳中，并上绕至左耳上面的额角。假使五种络脉的脉气全都衰竭，就会使人全身经脉虽运转如常，形体却失去知觉，像死尸一样，有的人就把这叫作尸厥。这时应当刺病人的足大趾内侧爪甲上距离顶端有一个韭菜叶宽处的隐白穴，然后刺足心的涌泉穴，再刺足次趾的厉兑穴各一针，而后再刺手大指内侧距离顶端一个韭菜叶宽处的少商穴和掌后锐骨端少阴的神门穴各一针，会立刻见效。如不效，再用竹管吹病人的两耳，可立刻见效。如仍不效，把病人左边头角上的头发，剃下一方寸来，用火烧燔，研末，用好酒一杯冲服。如病人因失去知觉而不能饮服，就把酒灌入病人口中，立时可以挽救过来。

凡刺之数❶，先视其经脉，切而从之，审其虚实而调之，不调者，经刺❷之，有痛而经不病者缪刺之，因视其皮部有血络❸者尽取之，此缪刺之数也。

【注释】

❶ 刺之数：针刺的方法。

❷ 经刺：巨刺。

❸ 血络：络脉结有瘀血者。

【白话解】

大凡针刺之法，要首先观察病人的经脉，用手细加按摩，详审它的虚实，而调其气血。如有偏虚偏实的现象，就用巨刺法。如果有疼痛而经脉没有病变的，就用缪刺法。并且要看看皮部，如有血络，就得把瘀血都刺出来，这就是缪刺的原则。

四时刺逆从论篇第六十四

提要：本篇说明脏腑经络之气与四时相应的道理，并指出针刺治疗也须与四时气候相结合；最后指出了误刺伤及五脏的危险，以引起人们的高度警惕。

厥阴有余，病阴痹；不足，病生热痹；滑则病狐疝风；涩则病少腹积气。

【白话解】

厥阴之气太过，会发为阴痹；而不足则会发为热痹。见滑脉就要发生狐风疝；而见涩脉则主少腹里有积气。

少阴有余，病皮痹隐轸❶；不足，病肺痹；滑则病肺风疝❷，涩则病积溲血❸。

【注释】

❶ 隐轸：隐疹，皮肤上出现的风疹。

❷ 肺风疝：病名，因疝气由于外感风邪所致，故名。

❸ 溲血：尿血。

【白话解】

少阴之气太过，会发生皮痹和隐疹；而不足则会发生肺痹。见滑脉就要患肺风疝病；而见涩脉则会患积聚和尿血。

太阴有余，病肉痹寒中；不足，病脾痹；滑则病脾风疝；

涩则病积心腹时满。

【白话解】

太阴之气太过，会发生肉痹和寒中；而不足，则会发生脾痹。见滑脉就要患脾风疝；而见涩脉则主患积聚，使人心腹经常胀满。

阳明有余，病脉痹，身时热；不足，病心痹；滑则病心风疝；涩则病积时善惊。

【白话解】

阳明之气太过，可以发生脉痹，身体常发热；而不足则会发生心痹。见滑脉就要患心风疝；而见涩脉则会患积聚，使人时常惊恐。

太阳有余，病骨痹身重；不足病肾痹；滑则病肾风疝；涩则病积善时巅疾。

【白话解】

太阳之气太过，会发生骨痹，身体沉重；而不足则会发生肾痹。见滑脉就要患肾风疝；而见涩脉则主有积聚，或使人经常发生头部疾患。

少阳有余，病筋痹胁满；不足病肝痹；滑则病肝风疝；涩则病积时筋急目痛。

【白话解】

少阳之气有余，会发生筋痹，胁部满闷；而不足则会发生肝痹。见滑脉就要患肝风疝；而见涩脉则主积聚，使人时常感到筋脉拘急和眼痛。

是故春气在经脉，夏气在孙络，长夏气在肌肉，秋气在皮肤，冬气在骨髓中。帝曰：余愿闻其故。岐伯曰：春者，天气始开，地气始泄，冻解冰释，水行经通，故人气在脉。夏者，经满气溢，（入）孙络受血，皮肤充实。长夏者，经络皆盛，内溢肌中。秋者，天气始收，腠理闭塞，皮肤引急❶。冬者盖藏，血气在中，内著骨髓，通于五脏。是故邪气者，常随四时之气血而入客也，至其变化不可为度，然必从其经气，辟除❷其邪，除其邪则乱气不生。

【注释】

❶ 皮肤引急：皮肤毛孔收缩的意思。

❷ 辟除：排除、祛除。

【白话解】

这是因为春天风木之气在经脉，夏天君火之气在孙络，长夏湿土之气在肌肉，秋天燥金之气在皮肤，冬天寒水之气在骨髓中。黄帝道：我希望听听这其中的缘故。岐伯说：春天，天气刚刚升发，地气也刚刚泄露，冻土已解，冰也融化，水流行而河道通，所以与这相应，人身之气也在经脉。夏天，经脉满，气充盛，孙络得到了血的滋养，皮肤也就充实了。长夏，经脉与络脉都很旺盛，能够充分地润泽着肌肉。秋天，天气开始收敛，人身的腠理闭塞，皮肤也随着收缩。冬天主闭藏，人身的血气收藏在内，附着于骨髓，贯通着五脏，所以邪气常常随着四时气血的不同情况而入侵人体。至于它们的具体变化，那是不可揣度的。但是，在治疗方面，所有的病都必须顺着四时的经气来排除病邪。这样，逆乱之气就不会产生了。

帝曰：逆四时而生乱气奈何？岐伯曰：春刺络脉，血气外溢，令人少气；春刺肌肉，血气环逆❶，令人上气；春刺筋骨，血气内著，令人腹胀。夏刺经脉，血气乃竭，令人解㑊；夏刺肌肉，血气内却❷，令人善恐；夏刺筋骨，血气上逆，令人善怒。秋刺经脉，血气上逆，令人善忘；秋刺络脉，气不外行，令人卧不欲动；秋刺筋骨，血气内散，令人寒栗。冬刺经脉，血气皆脱，令人目不明；冬刺络脉，（内）〔血〕气外泄，留为大痹；冬刺肌肉，阳气竭绝，令人善忘。凡此四时刺者，大逆之病，不可不从也，反之，则生乱气相淫病焉。故刺不知四时之经，病之所生，以从为逆，正气内乱，与精相薄❸。必审九候，正气不乱，精气不转❹。帝曰：善。

【注释】

❶ 血气环逆：血气循环逆乱。

❷ 血气内却：血气内闭。

❸ 与精相薄：（邪气）与真气相搏击。

❹ 精气不转：真气不受（邪气）的搏击。

【白话解】

黄帝道：在治疗时，违反了四时气候变迁规律，因而产生血气逆乱的情况，是怎样的？岐伯说：春气在经脉，如果刺了络脉，血气就会向外散溢，使人发生气短；如刺肌肉，血气就会循环逆乱，使人发生气喘；如刺筋骨，血气就会留着在内，使人发生腹胀。夏气在孙络，如果刺了经脉，血气就会衰竭，使人发生倦惰，如刺肌肉，血气就会内闭，阳气不通，使人容易惊恐；如刺筋骨，血气就会逆行而上，使人容易发怒。秋气在皮肤，如果刺了经脉，就会气血上逆，使人健忘；如刺络脉，气就会虚损而不能卫外，使人嗜睡，不想活动；如刺筋骨，就会气血散乱于内，使人发生寒战。冬气在骨髓，如果刺了经脉，就会气血虚脱，使人目视不明；如刺络脉，就会血气向外泄出，使人发生大痹；如刺肌肉，就会阳气竭绝，使人记忆力减退。以上结合四时的各种刺法，凡是气血逆乱之病，治疗时都必须遵从。如果违反了，必定会产生逆乱之气，而逆乱之气的泛滥就要导致病变的扩大。所以说，针刺不懂得四时经气的所在和疾病发生的情况，以顺为逆，就会使正气内乱，邪气和真气相搏击。因此在诊断时，必须审察三部九候之脉，使正气不致紊乱，真气不受邪气的搏击。黄帝道：讲得好。

刺五脏，中心一日死，其动为噫；中肝五日死，其动为语；中肺三日死，其动为咳；中肾六日死，其动为嚏欠；中脾十日死，其动为吞。刺伤人五脏必死，其动则依其脏之所变候知其死也 ❶ 。

【注释】

❶ 依其脏之所变候知其死也：依据误刺某脏所发生病变，可以测知是伤某脏，并预测死亡的日期。

【白话解】

针刺五脏时，如刺中心脏，一天就要死亡，其病变的症状是噫气；如刺中肝脏，五天就要死亡，其病变的症状是多语；如刺中肺脏，三天就要死亡，其病变的症状是咳嗽；如刺中肾脏，六天就要死亡，其病变的症状是多喷嚏；如刺中脾脏，十天就要死亡，其病变的症状是吞咽之态。总之，刺伤了人的五脏必死。刺中后所发生的病变，就是某脏所伤的依据，并可以此测知病人死亡的日期。

标本病传论篇第六十五

提要： 本篇说明疾病有标有本，针刺有逆有从，必须注意，不得妄行。另外还论述了疾病转变的次序以及判断生死的方法。

黄帝问曰：病有标本，刺有逆从❶奈何？岐伯对曰：凡刺之方，必别阴阳❷，前后相应❸，逆从得施❹，标本相移❺，故曰：有其在标而求之于标，有其在本而求之于本，有其在本而求之于标，有其在标而求之于本。故治有取标而得者，有取本而得者，有逆取而得者，有从取而得者，故知逆与从，正行无问，知标本者，万举万当，不知标本，是谓妄行。

【注释】

❶ 病有标本，刺有逆从：疾病有标病、本病，刺法有逆治、从治。

❷ 必别阴阳：必须区别属阴属阳。

❸ 前后相应：先病后病相互联系。

❹ 逆从得施：施行逆治、从治。

❺ 标本相移：标病与本病的治疗，（可根据具体情况）相互转移。

【白话解】

黄帝问道：病有标病本病，刺法有逆治从治，这是怎么回事？岐伯回答说：大凡针刺的原则，必定要先辨别病情属阴还是属阳，并将病的前期和后期联系起来看。然后确定施行逆治还是施行从治，治标还是治本。所以说有的标病而治标，有的本病而治本，有的本病而治标，有的标病而治本。因此在治法方面，有治标而奏效的，有治本而奏效的，有反治而奏效的，有正治而奏效的。所以懂得了逆治与从治的法则，那么就可以放手治疗而无所疑虑；懂得了治标和治本的法则，就能屡治屡愈，万无一失。如果不懂得标本，那就是胡乱治疗。

夫阴阳逆从，标本之为道也，小而大，言一而知百病之害。少而多，浅而博，可以言一而知百也。以浅而知深，察近而知远，言标与本，易而勿及❶。

【注释】

❶ 言标与本易而勿及：讲标与本的道理是容易理解，而掌握应用就不容易做到了。

【白话解】

阴阳逆从和标本做为一种原则，可以使人们对疾病的认识由小到大，从某一点出发，就可以了解各种疾病的害处。又可以引少入多，由浅到博，从一种疾病而推知各种疾病。从浅便能知深，察近便能知远。讲标与本的道理，是容易理解，但（真正掌握与运用）是不容易做到的。

治反为逆，治得为从❶。先病而后逆❷者治其本；先逆而后病者治其本；先寒而后生病者治其本；先病而后生寒者治其本；先热而后生病者治其本；先热而后生中满者治其标；先病而后泄者治其本；先泄而后生他病者治其本；必且调之，乃治其他病；先病而后生中满者治其标；先中满而后烦心者治其本。人有客气❸，有同气。小大不利治其标；小大利治其本；病发而有余❹，本而标之，先治其本，后治其标；病发而不足，标而本之，先治其标，后治其本。谨察间甚❺，以意调之，间者并行❻，甚者独行❼。先小大不利而后生病者治其本。

【注释】

❶ 治反为逆治得为从：逆其病情而治为逆治，顺其病情而治为从治。

❷ 逆：指气血不和。

❸ 客气：所受的邪气。

❹ 有余：指邪气有余。

❺ 间甚：间，病轻浅。甚，病深重。

❻ 并行：标本兼治的意思。

❼ 独行：单独用治标或治本的一种方法。

【白话解】

相反而治的为逆治，相顺而治的为从治。例如先患某病，然后才气血不和的，要治它的本病；若先因气血不和，然后才患病的，也应先治其本。先因寒邪致病而后发生其他病变的，应当先治其本；先患病而后生寒变的，也当先治其本病。先患热病而后发生其他病变的，应当治其本病，先患热病而后生中满的，就应治它的标病。先患病而后发生泄泻的，应先治其本病；先患泄泻而后又生其他病的，当先治疗泄泻。一定得先把泄泻调治好，才可治疗其他病证。先患病而后发生中满的，应当先治它的标病；先患中满证，而后又增加了心烦不舒的，应当治其本病。人体内有邪气，也有真气。大小便不利的，应当先治其标病；大小便通利的应当先治其本病。如病发而表现为有余的实证，应当用本而标之的治法，即先治其本，后治其标；如病发而表现为不足的虚证，应当用标而本之的治法，即先治其标，后治其本。要谨慎地观察病情的轻重，根据具体情况而进行适当的治疗。病轻的可以标本兼治，病重的就要从实际出发，或治本或治标。先大小便不通利，而后并发其他疾病的，应当先治其本病。

夫病传❶者，心病先心痛，一日而咳；三日胁支痛；五日闭塞不通，身痛体重；三日不已，死。冬夜半，夏日中。

【注释】

❶ 病传：疾病的转变。

【白话解】

关于疾病的转变，心病是先发心痛，大约一天时间，病转到肺，就会发生咳嗽；大约三天时间，病转到肝，就要胁部撑痛；大约五天时间，病转到脾，就会大便闭塞不通，身体痛且沉重；如果再过三天时间不好，就会死亡。冬天是死在半夜，夏天是死在中午。

肺病喘咳，三日而胁支满痛；一日身重体痛；五日而胀；十日不已，死。冬日入，夏日出。

【白话解】

肺病先是喘咳，大约三天时间，病转到肝，就会胁肋胀满疼痛；大约一天时间，病转到脾，就会发生身重疼痛；大约五天时间，病转到肾，就会发生肿胀；如果再过十天不好，就会死亡。冬天是死在日落的时候，夏天是死在日出的时候。

肝病头目眩，胁支满，三日体重身痛；五日而胀；三日腰脊少腹痛，胫酸；三日不已，死。冬日入，夏早食。

【白话解】

肝病先是头目眩晕，胁肋撑胀，大约三天时间，病转到脾，就产生体重身痛；大约五天时间，病转到胃，就产生腹胀；大约三天时间，病转到肾，就产生腰脊少腹疼痛，腿胫发酸；如果再过三天不好，就会死亡。冬天是死在日落的时候，夏天是死在早餐的时候。

脾病身痛体重，一日而胀；二日少腹腰脊痛胫酸；三日背胛筋❶痛，小便闭；十日不已，死。冬人定，夏晏食❷。

【注释】

❶ 背胛筋：指脊椎两侧背部的竖筋。

❷ 晏食：晚饭时。

【白话解】

脾病先是身体疼痛沉重，大约一天时间，病转到胃，发生胀闷；大约两天时间，病转到肾，发生少腹腰脊疼痛，腿胫发酸；大约三天时间，病转到膀胱，发生背脊筋痛，小便不通；如果再过十天不好，就会死亡。

冬天是死在戌时，夏天是死在吃晚饭的时候。

肾病少腹腰脊痛，骱酸，三日背胎筋痛，小便闭；三日腹胀❶；三日两胁支痛，三日不已，死。冬大晨❷，夏晏晡。

【注释】

❶ 腹胀：此指小肠胀。

❷ 大晨：天亮的时候。

【白话解】

肾病则少腹腰脊疼痛，胫部发酸，大约三天时间，病转到膀胱，发生背脊筋痛，小便不通；大约三天时间，病转到小肠，产生少腹膜胀；大约三天时间，病转到心，发生两胁撑痛；如果再过三天不好，就会死亡。冬天死在天亮之时，夏天死在晚饭之时。

胃病胀满，五日少腹腰脊痛，骱酸；三日背胎筋痛，小便闭；五日身体重；六日不已，死。冬夜半后❶，夏日昳。

【注释】

❶ 夜半后：子时（24时）以后。

【白话解】

胃病先是胀满，大约五天时间，病转到肾，发生少腹腰脊疼痛，胫部发酸；大约三天时间，病转到膀胱，发生背脊筋痛，小便不通；大约五天时间，病转到脾，就会身体沉重；如再过六天不好，就会死亡。冬天是死在半夜以后，夏天是死在午后。

膀胱病小便闭，五日少腹胀，腰脊痛，骱酸；一日腹胀；一日身体痛；二日不已，死。冬鸡鸣❶，夏下晡。

【注释】

❶ 鸡鸣：丑时，相当于凌晨 1 ～ 3 时。

【白话解】

膀胱病先是小便不通，大约五天时间，病转到肾，发生少腹胀满，腰脊疼痛，胫部发酸；大约一天时间，病转到小肠，发生腹部膜胀；大约一天时间，病转到心，发生身体重痛；如果再过两天不好，就会死亡。冬天是死在半夜后，夏天是死在午后。

诸病以次相传，如是者，皆有死期，不可刺。间一脏止，及至三四脏者，乃可刺也。

【白话解】

各种病症，按次序相互转变，像上述次序相传的，都有一定的死期，不可用刺法。如果是间脏相传或三四脏相传，方可进行针刺治疗。

卷第十九

天元纪大论篇第六十六

提要：本篇说明了五运六气的一些基本法则，并指出五运六气是四时气候变化的根据。

黄帝问曰：天有五行，御五位❶，以生寒、暑、燥、湿、风。人有五脏，化五气，以生喜、怒、思、忧、恐。论言❷五运相袭而皆治之，终期❸之日，周而复始，余已知之矣，愿闻其与三阴三阳之候奈何合之？

【注释】

❶ 御五位：御，有主、统属的意思。五位，指东、南、中央、西、北五方。

❷ 论言：指《素问·六节藏象论》。

❸ 期：一年。

【白话解】

黄帝问道：天有五行，主五方之位，因而产生寒、暑、燥、湿、风的气候变化。人有五脏化生五气，因而产生喜、怒、思、忧、恐。本书《六节藏象论》说道：五运之气相承袭，都有其固定的顺序，到岁终的那一天是一个周期，然后重新开始环转。这些道理，我已经了解了，希望再听听五运与三阴三阳这六气是怎样结合的？

鬼臾区❶稽首再拜对曰：昭乎哉问也。夫五运阴阳者，天地之道也，万物之纲纪，变化之父母，生杀之本始，神明之府也，可不通乎！故物生谓之化❷，物极谓之变❸，阴阳不测谓之神❹，神用无方谓之圣❺。夫变化之为用也，在天为玄，在人为道，在地为化，化生五味，道生智，玄生神。神在天为风，在地为木；在天为热，在地为火；在天为湿，在地为土；在天为燥，在地为金；在天为寒，在地为水。故在天为气，在地成形，形气相感而化生万物矣❻。然天地者，万物之上下也，左右者，阴阳之道路也，水火者，阴阳之征兆也，金木者，生成之终始也❼。气有多少，形有盛衰，上下相召而损益彰矣。

【注释】

❶ 鬼臾区：人名，黄帝的大臣。

❷ 物生谓之化：万物的生长（是五运阴阳变化而成的）称为"化"。

❸ 物极谓之变：万物生长发展到极端称之为"变"。

❹ 阴阳不测谓之神：阴阳变化不可揣测称为"神"。

❺ 神用无方谓之圣：神的作用（阴阳运动）变化无穷叫作"圣"。方，边的意思。

❻ 形气相感而化生万物矣：在天无形之气与在地有形的质（五行）相互感应，从而化生万物了。

❼ 金木者生成之终始也：金，代表秋，木，代表春。万物生发于春，收成于秋，一生一成，而成为万物的终始。

【白话解】

鬼臾区恭敬行礼回答说：你问得很明确啊！五运阴阳是天地间的规律，是一切事物的纲领，是千变万化的起源，是生长、毁灭的根本，是人的精神活动所聚之处，难道可以不通晓它吗？凡是万物的生长称为"化"，生长发展到极端就叫作"变"，阴阳的变化不可揣测叫作"神"，这个神的作用变化无穷叫作"圣"。神明变化的作用，在天就是深奥不测的宇宙，在人就是深刻的道理，在地就是万物的化生。地能够化生，就产生了万物的五味；人明白了道理，就产生了智慧；天的深奥不测，就产生了神明。而神明变化，在天为风，在地为木；在天为热，在地为火；在天为湿，在地为土；在天为燥，在地为金；在天为寒，在地为水。总之在天为无形的六气，在地为有形的五行，形气相互感应，就能化生万物了。这样说来，天地是一切事物的上下范围，左右是阴阳升降的道路，水火是阴阳的表现，秋春是生长收成的终了与开始。大气有多少的不同，五行有盛衰的分别，形气相互感召，于是不足和有余的现象，也就很明显了。

帝曰：愿闻五运之主时也何如？鬼臾区曰：五气运行，各终期日❶，非独主时也。帝曰：请闻其所谓也。鬼臾区曰：臣积考《太始天元册》❷文曰：太虚寥廓❸，肇基化元❹，万物资❺始，五运终天，布气真灵，揔统坤元❻，九星❼悬朗，七曜周旋❽，曰阴曰阳，曰柔曰刚，幽显既位❾，寒暑弛张，生生化化❿，品物⓫咸章。臣斯十世，此之谓也。

【注释】

❶ 期日：三百六十五日。

❷《太始天元册》：古代占候之书，已佚。

❸ 太虚寥廓：太空苍茫辽阔，无边无际。

❹ 肇基化元：化生万物的基础。肇，开始的意思。元，根源、本始。

❺ 资：依靠。

❻ 揔统坤元：揔，总的意思。统，统摄、统领。坤元，大地。揔统坤元，谓天之气统摄着生化万物的大地。

❼ 九星：指天蓬、天芮、天冲、天辅、天禽、天心、任、天柱、天英九星。

❽ 七曜周旋：七曜环绕旋转。七曜，古时指日、月、土、火、木、金、水七星。

❾ 幽显既位：幽，暗。显，明。昼夜的明暗有固定的规律。

❿ 生生化化：指万物不断地生长变化。

⓫ 品物：万物。

【白话解】

黄帝道：我希望听听五运主四时的情况是怎样的。鬼臾区说：五气运行，每气冬尽一年的三百六十五日，并不是仅仅主四时的。黄帝又问道：希望听您说说这其中的缘由。鬼臾区说：我查考了《太始天元册》，上面说，广阔无垠的天空，是化生的基础，万物依靠它开始成长，五运在那儿找到自己的归宿。它还敷布真灵之气，统摄着作为万物生长之根本的坤元。九星在那儿悬挂辉耀，七曜在它那儿环绕旋转。于是就有了阴阳的变化，也有了柔刚的分别。昼夜的明暗既已有了固定的规律，四时寒暑也就更替有常了；这样生化不息，万物自然就都会明显地繁荣昌盛了。我家已经十世相传，就是前面所讲这些道理。

帝曰：善。何谓气有多少❶，形有盛衰❷？鬼臾区曰：阴阳之气各有多少，故曰三阴三阳也。形有盛衰，谓五行之治❸，各有太过不及也❹。故其始也，有余而往，不足随之，不足而往，有余从之，知迎知随，气可与期。应天为天符❺，承岁为岁直❻，三合❼为治。

【注释】

❶ 气有多少：指阴阳之气各有多少。

❷ 形有盛衰：指五行各有盛衰。

❸ 治：指当旺、主令之时。

❹ 太过不及：阳年为太过，阴年为不及。

❺ 天符：运气与司天之气相应而符合的叫作"天符"。

❻ 岁直：又叫"岁会"。主运与年支之气相同，叫"岁直"。

❼ 三合：指主运、司天、年支三者相会合。

【白话解】

黄帝道：讲得好！什么叫作气有多少，形有盛衰呢？鬼臾区说：阴气和阳气，各有多少的不同，所以说有三阴三阳之别。形有盛衰，是说五行主岁运，各有太过与不及。所以在开始的时候，如太过了，随之下一运便是不足；如开始是不足的，随之下一年便是太过。懂得有余不足的道理，也就可以推知气的来至。凡运气与司天之气相应而符合的叫作"天符"，与该岁的年支相符的叫作"岁直"，若运气与天气、年支相会合，那么就可以算作"治"了。

帝曰：上下相召❶奈何？鬼臾区曰：寒暑燥湿风火，天之阴阳也❷，三阴三阳上奉之。木火土金水火，地之阴阳❸也，生长化收藏下应之，天以阳生阴长，地以阳杀阴藏。天有阴阳，地亦有阴阳。（木火土金水火，地之阴阳也，生长化收藏）。故阳中有阴，阴中有阳。所以欲知天地之阴阳者。应天之气，动而不息，故五岁而右迁❹，应地之气，静而守位，故六期而环会❺，动静相召，上下相临，阴阳相错，而变由生也。

【注释】

❶ 上下相召：指天地之气相互感召。上下，指天地。

❷ 天之阴阳：是说风寒暑湿燥火分属三阴和三阳。

❸ 地之阴阳：是说主时之气的三阴三阳。

❹ 五岁而右迁：每五年五运自东向西转换一次。

❺ 六期而环会：指六年运气循环一周。

【白话解】

黄帝道：天地阴阳相互感召是怎么一回事呢？鬼臾区说：寒、暑、燥、湿、风、火是天的阴阳，而人身的三阴三阳与它相应。木、火、土、金、水、火是地的阴阳，而生长化收藏的变化与它相应。天是以阳生阴长的，地是以阳杀阴藏的，天有阴阳，地也有阴阳，天地相合，则阳中有阴，阴中有阳。这就是我们要了解天地之阴阳的根本原因。与六气相应的五运，是运动不息的，经过五年就右迁一步。与五运相应的六气，是比较静止的，所以经过六年才循环一周。天地动静上下相互影响，阴阳相互交错，于是变化就产生了。

帝曰：上下周纪❶，其有数乎？鬼臾区曰：天以六为节，地以五为制。周天气者，六期为一备❷，终地纪者，五岁为一周。（君火以明，相火以位），五六相合，而七百二十气为一纪❸，凡三十岁；千四百四十气，凡六十岁而为一周❹，不及太过，斯皆见矣。

【注释】

❶ 上下周纪：天干在上，五年为一周，地支在下，七百二十气为一纪。

❷ 一备：一周。

❸ 七百二十气为一纪：气指节气，一年共二十四个节气，三十年为一纪，共七百二十个节气。

❹ 凡六十岁而为一周：天干与地支相配纪年，从甲子开始，经过六十年甲子相会，称之"一周"，又叫"一甲子"。

【白话解】

黄帝道：天地运转，周而复始，也有定数吗？鬼臾区说：天以六气为节，地以五行为制。六气司天，需要六年方能循环一周，五运制地，需要五年才能循环一周。君火有名而不主令，相火代君以宣火令。五运和六气相合计三十年中共有七百二十个节气，是为一纪。经过一千四百四十个节气，是为六十年甲子一周，而不及与太过就都可以显现出来了。

帝曰：夫子之言，上终天气，下毕地纪，可谓悉矣。余愿闻而藏之 ❶，上以治民，下以治身 ❷，使百姓昭著，上下和亲，德泽下流，子孙无忧，传之后世，无有终时，可得闻乎？鬼臾区曰：至数之机 ❸，迫迮 ❹ 以微，其来可见，其往可追，敬之者昌，慢之者亡 ❺，无道行私，必得夭殃，谨奉天道，请言真要。

【注释】

❶ 闻而藏之：听到并藏在心里（记住五运六气的道理）。

❷ 上以治民下以治身：大的方面，可以解除老百姓的疾苦，小的方面，可以指导自己养生防病。

❸ 至数之机：五运六气相合的常数是有一定规律。

❹ 迫迮（zuò 作）：近的意思。

❺ 敬之者昌慢之者亡：敬，遵从、重视。之，指运气运动的规律。昌，昌盛（减少疾病）。慢，不顺从、忽视。全句意思是：重视这些变化规律，就可以昌盛（避免疾病），忽视些变化规律，就要得病，甚至于死亡。

【白话解】

黄帝道：你以上所讲的，上说完了天气，下说完了地纪，可以说是极为详细了。我要把听到的藏在心里，上以治人民的疾苦，下以维护自己的健康，使百姓也明白这些道理，上下和睦，德泽下施，子孙没有病苦之忧，并把它传于后世，使其没有终止的时候，能不能再跟我讲一讲呢？鬼臾区说：五运六气相合的规律，可以说是近于微妙的，它的变化，其未来是可察见的，其以往是可寻求的；重视这些变化规律，就可以避免疾病，忽视了它，就要得病，甚至于死亡。违背了自然规律，放纵私意，必然会遭到灾祸。所以必须要谨慎地适应运气的自然规律，请允许我讲讲它的真正要旨吧！

帝曰：善言始者，必会于终。善言近者，必知其远，是则至数极而道不惑，所谓明矣。愿夫子推而次之，令有条理，简而不匮 ❶，久而不绝，易用难忘，为之纲纪。至数之要，愿尽闻之。鬼臾区曰：昭乎哉问！明乎哉道！如鼓之应桴，响之应声也。臣闻之，甲己之岁，土运统之 ❷；乙庚之岁，金运统之；丙辛之岁，水运统之；丁壬之岁，木运统之，戊癸之岁，火运统之。

【注释】

❶ 简而不匮：简明扼要而不遗漏。匮，贫乏。

❷ 甲己之岁土运统之：甲年和己年，是土运通纪它的全年。

【白话解】

黄帝道：善讲事物起始的，必然会领悟到事物发展的结果；善讲浅近的，必然也了解那深远的地方。只有这样，五运六气相合的道理，才能算达到深刻而不至于迷惑了。希望你推进一步，使其有条理，内容简要而不贫乏，并能久传不绝，容易理解运用，不会忘记，而且要有纲目。关于这运气的要道，我希望听到它的全部道理。鬼臾区说：你问得是多么高明啊，而运气的道理又是多么清楚啊！就像鼓槌敲在鼓上，又像发出的声音得到了回响。我曾听说：甲年和己年是土运通纪它的全年，乙年和庚年是金运通纪它的全年，丙年和辛年是水运通纪它的全年，丁年和壬年是木运通纪它的全年，戊年和癸年是火运通纪它的全年。

帝曰：其于三阴三阳，合之奈何？鬼臾区曰：子午之岁，上见少阴；丑未之岁，上见太阴；寅申之岁，上见少阳；卯酉之岁，上见阳明；辰戌之岁，上见太阳；巳亥之岁，上见厥阴，少阴所谓标也，厥阴所谓终也。厥阴之上，风气主之；少阴之上，热气主之；太阴之上，湿气主之；少阳之上，相火主之；阳明之上，燥气主之；太阳之上，寒气主之。所谓本也，是谓六元。帝曰：光乎哉道！明乎哉论！请著之玉版，藏之金匮，署曰《天元纪》。

【白话解】

黄帝道：五运六气与三阴三阳怎样相合的呢？鬼臾区说：子年午年都是少阴司天，丑年未年都是太阴司天，寅年申年都是少阳司天，卯年酉年都是阳明司天，辰年戌年都是太阳司天，巳年亥年都是厥阴司天。年支阴阳的次序以子年为始，亥年为终。厥阴是以风气为主，少阴是以热气为主，太阴是以湿气为主，少阳是以相火为主，阳明是以燥气为主，太阳是以寒气为主，因为风热湿火燥寒是三阴三阳的本气，所以称为"六元"。黄帝又道：你讲得太明白了，请记载在玉版上，藏在金匮里，题上一个名称，叫作《天元纪》。

黄帝内经素问白话解

458

五运行大论篇第六十七

提要： 本篇说明五运学说的基本规律，以及它的变化对人体的影响。

黄帝坐明堂❶，始正天纲❷，临观八极❸，考建五常❹，请天师而问之曰：论❺言天地之动静，神明❻为之纪。阴阳之升降，寒暑彰其兆。余闻五运❼之数于夫子，夫子之所言，正五气之各主岁❽尔，首甲❾定运，余因论之。鬼臾区曰：土主甲己，金主乙庚，水主丙辛，木主丁壬，火主戊癸。子午之上，少阴主之；丑未之上，太阴主之；寅申之上，少阳主之；卯酉之上，阳明主之；辰戌之上，太阳主之；巳亥之上，厥阴主之。不合阴阳❿，其故何也？

岐伯曰：是明道也，此天地之阴阳也。夫数之可数者，人中之阴阳也，然所合，数之可得者也。夫阴阳者，数之可十，推之可百，数之可千，推之可万。天地阴阳者，不以数推，以象之谓也。

【注释】

❶ 明堂：黄帝处理事务和宣布政令的地方。

❷ 天纲：指天之纲纪。如日月轨道、二十八宿、四时方位等。

❸ 八极：八方，即东、南、西、北、东南、东北、西南、西北八方。

❹ 五常：五气运行的变化规律。

❺ 论：指《阴阳应象大论》及《气交变大论》。

❻ 神明：此指日月星辰。

❼ 五运：土运、金运、水运、木运、火运的合称。土、金、水、木、火在地为五行，五行之气在天地阴阳中的运行变化称为五运。

❽ 主岁：每年都有一个主持全年的气，这个气所主之年，称主岁。

❾ 首甲：五运之中以甲子为第一运，称"首甲"。

❿ 不合阴阳：指三阴三阳六气与五运的阴阳属性，与一般所说阴阳概念有不相符合之处。

【白话解】

黄帝坐在明堂里，开始校正天文，观看八方地形，研究五行运气阴阳变化的道理，请岐伯来，向他问道：有的书上说天地的动静，是由日月为之纪度。阴阳的升降，是由寒暑显出其征兆。我曾听你讲过五运的规律，你所讲的仅仅是五运主岁，应以甲为首。我曾与鬼臾区商讨这个说法，鬼臾区认为：土运统率甲己，金运统率乙庚，水运统率丙辛，木运统率丁壬，火运统率戊癸；子午两年是少阴司天，丑未两年是太阴司天，寅申两年是少阳司天，卯酉两年是阳明司天，辰戌两年是太阳司天，巳亥两年是厥阴司天。这与你所讲的阴阳之例不相符合，这是什么缘故？

岐伯说：这个道理是很明显的，因为五运六气是天地的阴阳啊！那能够数得清的是人体内的阴阳，但它与天地的阴阳相合并可用类推的方法求得。如由十可以推到百，由千可以推到万。但是天地间阴阳，是不能够以数来推算，而只能够进行估计的。

帝曰：愿闻其所始也。岐伯曰：昭乎哉问也！臣览《太始天元册》文，丹天❶之气，经于❷牛女❸戊分；黅天❶之气，经于心尾❸己分；苍天❶之气，经于危室柳鬼❸；素天❶之气，经于亢氐昴毕❸；玄天❶之气，经于张翼娄胃❸。所谓戊己分者，奎壁角轸❸，则天地之门户❹也。夫候之所始，道之所生，不可不通也。

【注释】

❶ 丹天、黅（jīn 今）天、苍天、素天、玄天：丹是赤，黅是黄，苍是青，

素是白，玄是黑。传说上古观天时，见五色天气，横于太空，所以有丹、黅、苍、素、玄五天之气的说法。

❷ 经于：横直，布列于天体。

❸ 牛、女、心、尾、室、柳、鬼；亢、氐、昴、毕、张、翼、娄；胃、奎、壁、角、轸、参：皆为天体上二十八宿名称。

❹ 天地之门户：太阳之视运动，位于奎壁二宿时正当由春入夏之时，位于角轸二宿时正当由秋入冬之时，夏为阳中之阳，冬为阴中阴，所以古人称奎壁角轸为天地之门户。

【白话解】

黄帝道：我希望听到它是怎样开始的。岐伯说：您问得高明啊！我曾在《太始天元册》文里看到，古人测天时看见天空当中有赤色的气，横亘在牛女二宿与西北方戊位之间；黄色的气横亘在心尾二宿与东南方己位之间；青色的气横亘在危室二宿与柳鬼二宿之间；白色的气横亘在亢氐二宿与昴毕二宿之间；黑色的气横亘在张翼二宿与娄胃二宿之间。所谓戊位，就是奎壁二宿的所在，己位是角轸二宿的所在，奎壁是在立秋到立冬的节气之间，角轸是在立春到立夏的节气之间，所以是天地的门户。时节的开始，也就是天地阴阳之道的发端，这是不可不通晓的。

帝曰：善。论言天地者，万物之上下，左右❶者，阴阳之道路，未知其所谓也。岐伯曰：所谓上下者，岁上下见阴阳之所在也❷。左右者，诸上❸见厥阴，左少阴，右太阳；见少阴，左太阴，右厥阴；见太阴，左少阳，右少阴；见少阳，左阳明，右太阴；见阳明，左太阳，右少阳；见太阳，左厥阴，右阳明。所谓面北而命其位❹，言其见也。

【注释】

❶ 上下左右：上，指司天。下，指在泉。左右，指司天之左右。

❷ 阴阳之所在也：指三阴三阳之所在。

❸ 诸上：指司天。

❹ 面北而命其位：面北，与下"面南"相对，面向不同，其左右亦相反。

此是说司天左右，为面向北方所定的左右。

【白话解】

黄帝道：讲得好！《天元纪大论》上说过，天地是万物的上下，左右是阴阳运行的道路，我不明白它的意义。岐伯说：所谓上下，是该年的司天、在泉位置上的阴阳。而左右，是司天的左右。凡是司天的位置上出现厥阴时，左面便是少阴，右面是太阳；出现少阴时，左面是太阴，右面是厥阴；出现太阴时，左面是少阳，右面是少阴；出现少阳时，左面是阳明，右面是太阴；出现阳明时，左面是太阳，右面是少阳；出现太阳时，左面是厥阴，右面是阳明。所谓面向北方来确定阴阳的位置，说的就是阴阳在司天位置上的各种显现。

帝曰：何谓下？岐伯曰：厥阴在上，则少阳在下，左阳明，右太阴❶；少阴在上，则阳明在下，左太阳，右少阳；太阴在上，则太阳在下，左厥阴，右阳明；少阳在上，则厥阴在下，左少阴，右太阳；阳明在上，则少阴在下，左太阴，右厥阴；太阳在上，则太阴在下，左少阳，右少阴；所谓面南而命其位，言其见也。上下相遘❷，寒暑相临❸，气相得❹则和，不相得❺则病。

【注释】

❶ 左阳明右太阴：左右，指在泉的左右。

❷ 上下相遘：上下气相遇而交合的意思。

❸ 寒暑相临：指客气加临于主时之六气。

❹ 相得：客主之气彼此相生，或客主之气相同便为相得。

❺ 不相得：彼此相克。

【白话解】

黄帝道：怎样叫作下（在泉）呢？岐伯说：厥阴在司天的位置，那么少阳就在在泉的位置，左是阳明，右是太阴；少阴在司天的位置，那么阳明就在在泉的位置，左是太阳，右是少阳；太阴在司天的位置，那么太阳就在在泉的位置，左是厥阴，右是阳明；少阳在司天的位置，那么厥阴就在在泉的位置，左是少阴，右是太阳；阳明在司天的位置，那么少阴就在在泉的位置，左是太阴，右是厥阴；太阳在司天的位置，那么太阴就在在泉的位置，左是少阳，右是少阴。这里所说面向南方而确定阴阳的位置，说的是阴阳在在泉位置上的不同显现。上下相互交合，寒暑相互加临，其气相生的就是和平，其气彼此相克的就会使人生病。

帝曰：气相得而病者何也？岐伯曰：以下临上❶，不当位也。

【注释】

❶ 以下临上：土临火，火临木，木临水，水临金，金临土，都是以下临上。

【白话解】

黄帝又道：有气彼此相生而使人生病的，这又是什么缘故呢？岐伯说：这是由于以下加临于上，位置不当啊！

帝曰：动静何如？岐伯曰：上者右行，下者左行❶，左右周天，余而复会也。帝曰：余闻鬼臾区曰：应地者静。今夫子乃言下者左行，不知其所谓也，愿闻何以生之乎？岐伯曰：天地动静，五行迁复，虽鬼臾区其上候❷而已，犹不能遍明❸。夫变化之用，天垂象，地成形❹，七曜纬虚❺，五行丽❻地。地者，所以载生成之形类❼也。虚者❽，所以列应天之精气❾也。形精之动，犹根本之与枝叶也。仰观其象，虽远可知也。

【注释】

❶ 上者右行下者左行：在上的司天之气由东向西右行（古人认为左为东，右为西），在下的在泉之气向东左行。

❷ 上候：指天运之候（情况）。

❸ 遍明：是说对左右尚未彻底了解。

❹ 天垂象地成形：天创造了星象，地生成万物形体。

❺ 纬虚：纬，循行。虚，太虚。（日月五星）循行在太虚。

❻ 丽：附着的意思。

❼ 形类：有形物类（如动植物、矿物）。

❽ 虚者：指天空。

❾ 应天之精气：指日月五星等。应，有受的意思。

【白话解】

黄帝道：司天、在泉运转的动静怎样？岐伯说：司天之气向右转，在泉之气向左转，左右旋转一周年，又回归到原来的位置。黄帝又道：我听得鬼臾区说，与地相应的气多主静，现在你说在下者向左转，不知道是什么道理，希望听你讲一讲怎么会动呢？岐伯说：天地是运动而又静止的，五行是循环流转的。鬼臾区虽然知道天运之候，却不了解左右的道理。在自然的变化作用中，天创造了星象，地生成了万物的形体，日月五星循行于天空，五行之气附着于大地，大地是负载它所生成的有形物类的，天空是分布日月五星的。大地上的物类与天空上日月五星的运动，好像根本与枝叶一样地密切，我们抬头观看天象，哪怕很远的天体也是可以了解的。

帝曰：地之为下否乎？岐伯曰：地为人之下，太虚之中者也。帝曰：冯❶乎？岐伯曰：大气举之也。燥以干之，暑以蒸之，风以动之，湿以润之，寒以坚之，火以温之。故风寒在下，燥热在上，湿气在中，火游行其间，寒暑六入❷，故令虚而生化也。故燥胜则地干，暑胜则地热，风胜则地动，湿胜则地泥，寒胜则地裂，火胜则地固矣。

【注释】

❶ 冯：凭，依托的意思。

❷ 寒暑六入：寒暑，指一年。六，指六气。一年之中，六气下临大地。

【白话解】

黄帝问道：大地是不是在下面？岐伯说：大地是在人的下面，太虚之中的。黄帝又问：那么大地有作为凭依的地方吗？岐伯说：是太虚的大气托浮着它（大气中包含着有风、寒、暑、湿、燥、火六气）。燥气使它干燥，暑气使它蒸发，风气使它运动、湿气使它润泽，寒气使它坚实，火气使它温和。风寒在下，燥热在上，湿气位于中央，火气游行于上下。一年之中，六气分别侵入地面，地面受其影响而化生万物。所以燥气太过，大地就干燥；暑气太过，大地就发热；风气太过，大地就万物皆动；湿气太过，大地就湿润；寒气太过，大地就冻裂；火气太过，大地就坚实固密。

帝曰：天地之气❶，何以候之？岐伯曰：天地之气，胜复❷之作，不形于诊也。《脉法》曰：天地之变，无以脉诊，此之谓也。

【注释】

❶ 天地之气：司天、在泉之气。

❷ 胜复：胜，指克贼侵犯。复，就是报复的意思。

【白话解】

黄帝道：司天、在泉之气在脉搏上怎样诊察呢？岐伯说：天地间的六气，胜复变化，并不表现在人的脉搏上。《脉法》上说：天地的变化，不能根据脉来诊察，就是这个意思。

帝曰：间气❶何如？岐伯曰：随气所在，期于左右❷。帝曰：期之奈何？岐伯曰：从其气则和，违其气则病，不当其位❸者病，迭移其位❹者病，失守其位❺者危，尺寸反者死，阴阳交者死。先立其年，以知其气，左右应见，然后乃可（以）言死生之逆顺。

【注释】

❶ 间气：间隔于司天在泉中的气。

❷ 左右：指左手和右手的寸尺脉。

❸ 不当其位：间气与脉不相应，如气在左而见于右脉，气在右而见于左脉。

❹ 迭移其位：气与脉互相更移相反。

❺失守其位：指当应之脉位，不见当应之脉，而反见克贼之脉。

【白话解】

黄帝道：间气怎样在脉搏上检查？岐伯说：随着间气的位置，可以诊察左右的脉搏。黄帝又道：脉与气相应的情况怎样？岐伯说：脉与气相应的为和平，脉与气相违的就会生病。不当其位的会生病，左右相反的会生病，见到相克之脉病就危险，尺寸俱反的就会死亡，阴阳交错而现的也会死亡。首先要确定该年的司天、在泉，从而知道它的左右间气，然后才可推测病的或死或生或逆或顺。

帝曰：寒暑燥湿风火，在人合之奈何？其于万物何以生化？岐伯曰：（东方生风，风生木，木生酸，酸生肝、肝生筋、筋生心）。其在天为玄，在人为道，在地为化。化生五味，道生智，玄生神，化生气。〔东方生风，风生木，木生酸，酸生肝，肝生筋，筋生心〕（神）在天为风，在地为木，在体为筋，在气为柔，在脏为肝。其性为暄❶，其德为和，其用为动，其色为苍，其化为荣，其虫❷毛，其政为散，其令宣发，其变摧拉，其眚❸为陨，其味为酸，其志为怒。怒伤肝，悲胜怒；风伤肝，燥胜风；酸伤筋，辛胜酸。

【注释】

❶暄：温暖。

❷虫：泛指动物而言。

❸眚（shěng 省）：灾害。

【白话解】

黄帝道：天的寒、暑、燥、湿、风、火六气，在人体怎样与之相合呢？它们对于万物又是怎样孕育生化的呢？岐伯说：六气的变化，其在天为玄冥之象，在人为适应变化之道，在地为生养之化。化能生五味，道能出智慧，玄能生神明。地有化生作用，从而产生了六气。东方是产生风的方位，风能使木气生长，木气能生酸味，酸味能够养肝，肝血能够养筋，而由于筋生于肝，肝属木，木能生火，所以筋又能养心。它在天，是为风，在五行是为木，在人体中是为筋，在物体生化是柔软，在五脏中是为肝。它的性质温暖，它的本质属于平和，它的功能属于运动，它的颜色属于苍青，它的变化属于荣美，它在动物中属于兽类，它在作用上属于发散，它在时令上属于宣布阳和，它在变动上易受摧折，它的危害表现为陨坠，它在气味上属于酸类，它在情志上属于忿怒。发怒会损伤肝，悲哀的情绪能够抑制忿怒；风气能够伤肝，燥气能够克制风气；酸味太过会伤害筋，辛味能克制酸味。

　　南方生热，热生火，火生苦，苦生心，心生血，血生脾。其在天为热，在地为火，在体为脉，在气为息❶，在脏为心，其性为暑，其德为显，其用为躁，其色为赤，其化为茂，其虫羽，其政为明，其令郁蒸，其变炎烁，其眚燔焫❷，其味为苦，其志为喜。喜伤心，恐胜喜；热伤气，寒胜热；苦伤气，咸胜苦。

【注释】

❶ 息：生长。

❷ 燔焫：大火燃烧之意。

【白话解】

　　南方生热，热能使火气兴旺，火气能生苦味，苦味能够养心，心能够生血，血足能够养脾。它在天的六气中是为热，在地的五行中是为火，在人体是为血脉，在功用能使物体生长，在内脏是为心。它的性质属于暑热，它的本质属于显明，它的功能属于躁急，它的颜色属于赤，它的变化属于繁茂，它在动物中属于鸟类，它在作用上属于明达，它在时令上属于盛热蒸腾，它在变动上易发燃烧，它的为害是发生火灾，它在气味上属于苦类，它在情志上属于喜乐。喜乐太过会损害心，恐惧的情绪能够克制喜乐；过热会伤气，寒气能够克制热气；苦味太过也能伤气，咸味能够克制苦味。

中央生湿，湿生土，土生甘，甘生脾，脾生肉，肉生肺。其在天为湿，在地为土，在体为肉，在气为充❶，在脏为脾。其性静兼❷，其德为濡，其用为化，其色为黄，其化为盈❸，其虫倮❹，其政为谧，其令云雨，其变动注❺，其眚淫溃❻，其味为甘，其志为思。思伤脾，怒胜思；湿伤肉，风胜湿；甘伤脾，酸胜甘。

【注释】

❶ 充：充实、饱满。

❷ 兼：二物相并叫兼，这里有包容万物之义。

❸ 盈：充盈丰满。

❹ 倮：无毛无甲无羽无鳞的裸体动物。

❺ 注：雨久下。

❻ 淫溃：泛滥。

【白话解】

中央属土而生湿，湿能使土气增长，土气能产生农作物的甘味，甘味能够滋养脾气，脾气能够滋养肌肉，肌肉强壮，能使肺气充实。所以它在六气中是为湿，在五行中是为土，在人体是为肌肉，在功用能使形体充实，在内脏是为脾。它的性质属于安静并能兼容，它的本质属于润泽，它的功能属于化生万物，它的颜色属于黄，它的变化属于盈满，它在动物中属于倮虫一类，它的作用属于安静的，它在时令上属于云行雨施，它在变动上易发暴雨或霪雨连绵，它的为害是雨久下大水泛滥。它在气味上属于甘类，它在情志上属于思虑。思虑太过会损伤脾，忿怒的情绪能够克制思虑；湿气会伤害肌肉，风气能够克制湿气；甘味太过，也会伤害脾，酸味能够克制甘味。

西方生燥，燥生金，金生辛，辛生肺，肺生皮毛，皮毛生肾。其在天为燥，在地为金，在体为皮毛，在气为成❶，在脏为肺。其性为凉，其德为清，其用为固，其色为白，其化为敛，其虫介❷，其政为劲❸，其令雾露，其变肃杀❹，其眚苍落❺，其味为辛，其志为忧。忧伤肺，喜胜忧；热伤皮毛，寒胜热；辛伤皮毛，苦胜辛。

【注释】

❶ 成：成熟、成就的意思。

❷ 虫介：指有甲、壳的动物，俗称介虫。

❸ 劲：强劲有力。

❹ 肃杀：萧条寂寥的意思。

❺ 苍落：色变苍干凋落。

【白话解】

西方生燥，燥气能使金气旺起，金气能生辛味，辛味能够滋养肺气，肺气能够滋养皮毛，皮毛润泽又能滋生肾水。它在六气里是为燥，在五行里是为金，在人体是为皮毛，在功用方面能使物体成就，在内脏里是为肺。它的性质属于清凉，它的本质属于清静，它的功能是加固，它的颜色属于白，它的变化属于收敛，它在动物中属于介虫一类。它的作用属于强劲有力，它在时令上属于雾生露降，它的变动能使万物肃杀，它为灾害，是使草木青干凋落，它在气味上属于辛，它在情志上属于忧愁。忧愁太过会伤害肺，喜乐的情绪能够克制忧愁；热气太过会伤害皮毛，寒气能克制热气；辛味太过，也能伤害皮毛，苦味能克制辛味。

北方生寒，寒生水，水生咸，咸生肾，肾生骨髓，髓生肝。其在天为寒，在地为水，在体为骨，在气为坚❶，在脏为肾。其性为凛❷，其德为寒，其用为藏，其色为黑，其化为肃，其虫鳞❸，其政为静，其令霰雪❹，其变凝冽❺，其眚冰雹，其味为咸，其志为恐。恐伤肾，思胜恐；寒伤血，燥胜寒；咸伤血，甘胜咸。五气更立❻，各有所先，非其位则邪，当其位则正。

【注释】

❶ 坚：坚固。

❷ 凛：寒、冷。

❸ 鳞：指鳞虫，即有鳞一类动物。

❹ 霰雪：本阙。

❺ 凝冽：水结冰为凝，冷极为冽。

❻ 五气更立：五方之气，交替更换。

【白话解】

北方生寒，寒能使水气生旺，水气能产生咸味，咸味能滋养肾气，肾气能滋养骨髓，骨髓充实，又能养肝。它在六气里是为寒，在五行里是为水，在人体是为骨，在功用方面能使物体坚固，在内脏是为肾。它的性质属于冷，它的本质属于寒，它的功能属于收藏，它的颜色属于黑，它的变化属于万物肃静，它在动物中属于有鳞片的一类。它的作用属于静止，它在时令上属于霰撒雪飞，它的变动是冰冻寒甚，它为灾害是冰雹非时而降，它在气味上属于咸类，它在情绪上属于恐惧。恐惧太过会伤害肾，思虑能够克制恐惧；寒气太过会伤害血脉，燥气能够克制寒气；咸味能伤害血脉，甘味能够克制咸味。五方之气，交替更换，各有先期而至的气候，与四时的定位相反的是为邪气，于四时定位相合的是为正气。

帝曰：病生之变何如？岐伯曰：气相得则微，不相得则甚。帝曰：主岁何如？岐伯曰：气有余，则制己所胜❶而侮所不胜❶；其不及则己所不胜侮而乘之，己所胜轻而侮之。侮反受邪，（侮而受邪），寡于畏也。帝曰：善。

【注释】

❶ 己所胜、所不胜：己所胜，自己所能胜者，即我克它。所不胜，自己所不能胜者，即它克我。

【白话解】

黄帝道：生病的变化怎样？岐伯回答说：运气相得病就轻微，不相得就会厉害。黄帝道：五气主岁怎样？岐伯说：气太过就克制自己所能克制的它气，而一方面还要欺侮克制自己的它气。假如不及就会被胜过自己的乘机欺侮，另一方面还要受到为自己所克制之气的轻易来犯。凡是侮人而受到邪气的侵袭，是因为无所畏惮而招致来的。黄帝说：讲得好！

六微旨大论篇第六十八

提要： 本篇说明六气之间，具有标本中气的相互联系，应有互相承制作用。另外，对于自然界的升降出入运动的生机，也给予了精微的阐明。

黄帝问曰：呜呼！远哉！天之道❶也，如迎浮云，若视深渊，视深渊尚可测，迎浮云莫知其极。夫子数言谨奉天道❷，余闻而藏之，心私异之，不知其所谓也。愿夫子溢志尽言❸其事，令终不灭，久而不绝，天之道可得闻乎？岐伯稽首再拜对曰：明乎哉问，天之道也！此因天之序，盛衰之时也。

【注释】

❶ 天之道：天体运行变化的道理。

❷ 夫子数言谨奉天道：夫子，这里指岐伯。数言，多次地讲。谨奉，谨慎奉行。

❸ 溢志尽言：尽情详细地讲。

【白话解】

黄帝问道：哎呀，关于天的道理，真是太深远了，就好像仰接浮云，又好像俯视深渊，但深渊还可以测量，而迎浮云却不可能知道它的极点何在。你屡次说，天道是应该谨慎奉行的，我听了以后，记在心里，但又充满了疑惑，不知其所以然。希望你尽情地讲一讲，使它永不泯灭，长久流传。像这样的天道，可以讲给我听吗？岐伯行礼回答说：你问得很高明啊。所谓天之道，就是自然的变化所显示出来的时序和盛衰。

帝曰：愿闻天道六六之节盛衰何也？岐伯曰：上下有位，

左右有纪❶。故少阳之右，阳明治之；阳明之右，太阳治之；太阳之右，厥阴治之；厥阴之右，少阴治之；少阴之右，太阴治之；太阴之右，少阳治之。此所谓气之标❷，盖南面而待也。故曰：因天之序，盛衰之时，移光定位，正立而待之❸，此之谓也。

【注释】

❶ 上下有位左右有纪：上，指司天之气。下，指在泉之气。位，指位置。左右，指左右间气。纪，次序、范围。

❷ 气之标：此指三阴三阳。

❸ 移光定位正立而待之：光，指日光。移光定位，是古人根据日影的变化来确定节气的一种方法。正立而待，是说观察日影时，一般是在中午时刻面向南而立。

【白话解】

黄帝道：我希望听听天道六六之节和时序的盛衰是怎样的。岐伯说：上下六步有一定的位置，左右升降有一定的范围，所以少阳的右面由阳明所司，阳明的右面由太阳所司，太阳的右面由厥阴所司，厥阴的右面由少阴所司，少阴的右面由太阴所司，太阴的右面由少阳所司。这都是六气之标，要面向南方而等待它。所以说自然界的时序及盛衰，要靠观看日光移影来确定，说的就是这个道理。

少阳之上，火气治之，中见厥阴；阳明之上，燥气治之，中见太阴；太阳之上，寒气治之，中见少阴；厥阴之上，风气治之，中见少阳；少阴之上，热气治之，中见太阳；太阴之上，湿气治之，中见阳明。所谓本也❶，本之下，中之见❷也，见之下，气之标也，本标不同，气应异象。

【注释】

❶ 所谓本也：本，本气。风寒暑湿燥火六气。

❷ 中之见：中气。指在天的六气之下，与在地的三阴三阳的标气相表里的气。

【白话解】

少阳的上面是火气所司，所以中气是厥阴；阳明的上面是燥气所司，所以中气是太阴；太阳的上面是寒气所司，所以中气是少阴；厥阴的上面是风气所司，所以中气是少阳；少阴的上面是热气所司，所以中气是太阳；太阴的上面是湿气所司，所以中气是阳明。以上所说的"上面"是三阴三阳的本气，本气的下面是中气，中气之下，是六气之标。由于本标不同，所以六气所反映的现象也是不同的。

帝曰：其有至而至❶，有至而不至，有至而太过，何也？岐伯曰：至而至者和❷；至而不至❸，来气不及也；未至而至，来气有余也。帝曰：至而不至，未至而至如何？岐伯曰：应则顺，否则逆❹，逆则变生，变则病。帝曰：善。请言其应。岐伯曰：物生其应也，气脉其应也。

【注释】

❶ 其有至而至：前一个"至"指时令、季节。后一"至"指六气。

❷ 至而至者和：时至而六气至是和平之气。

❸ 至而不至：时已至而应至的气还未至。

❹ 应则顺否则逆：时令与六气相应到来，为顺。时令与六气不能相应而来，为逆。

【白话解】

黄帝道：就时与气的关系来说，有时至而六气至的，有时至而六气不至的，有六气先时而至的，这是什么原因？岐伯说：时至而六气至的是和平之气，时至而六气不至的是来气尚未到达，时未至而六气先至的是来气有余。黄帝又道：时至而气不至，时未至而气先至的怎样呢？岐伯说：时与气相应而来的，这叫作顺。时与气不能相应而来的，这叫作逆，逆就产生变化，产生变化就能致病。黄帝道：讲得好！希望你再讲一下什么叫作相应？岐伯说：万物与生长是相应的，大气与脉象是相应的。

帝曰：善。愿闻地理之应六节气位❶何如？岐伯曰：显明❷之右，君火之位也；君火之右，退行一步❸，相火治之；复行一步，土气治之；复行一步，金气治之；复行一步，水气治之；复行一步，木气治之；复行一步，君火治之。相火之下，水气承❹之；水位之下，土气承之；土位之下，风气承之；风位之下，金气承之；金位之下，火气承之；君火之下，阴精承之。帝曰：何也？岐伯曰：亢则害，承乃制❺，制则生化，外列盛衰，害则败乱，生化大病。

【注释】

❶ 地理之应六节气位：六节气位，是指主时的六气，有固定的"六节"步位。地理之应，指主时之六气，年年相同，静而守位。

❷ 显明：日出之所，卯正之中，即春分节。

❸ 退行一步：主气六步运转的方向是自右向左，所以向右行为退行，此处指退于君火的右步。即从卯到巳的东南方，"一步"，为六十日又八十七刻半，包括四个节气，即由春分而清明、谷雨、立夏、小满。（见下图）

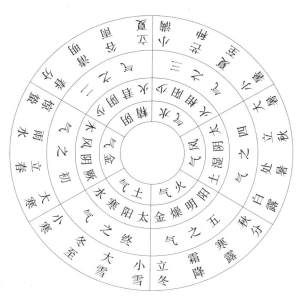

主气六步、六气主治承制图

❹ 承：有克制、制约的意思。

❺ 亢则害承乃制：过盛为"亢"，凡事物亢极就要产生亢害的作用，"承制"承其下的，要克制它。

【白话解】

黄帝道：好！希望听你讲讲关于六气主时的位置是怎样的。岐伯说：春分节以后是少阴君火的位置；君火的右边，后退一步是少阳相火主治的位置，再后退一步是太阴土气主治的位置，再后退一步是阳明金气主治的位置，再后退一步是太阳水气主治位置，再后退一步是厥阴木气主治的位置，再后退一步是少阴君火主治的位置。相火主治之位的下面，有水气来制约它，水气主治之位的下面，有土气来制约它，土气主治之位的下面，有风气来制约它，风气主治之位的下面，有金气来制约它，金气主治之位的下面，有火气来制约它，君火主治之位的下面，有阴精来制约它。黄帝又道：这是为什么？岐伯说：六气亢盛就产生伤害作用，随之要有克制它的，只有加以克制，才能生化。六气要是有太过或不及的情况就会为害，从而败坏生化之机出现极大的病变。

帝曰：盛衰何如？岐伯曰：非其位❶则邪，当其位❶则正，邪则变甚，正则微。帝曰：何谓当位？岐伯曰：木运临卯，火运临午，土运临四季❷，金运临酉，水运临子，所谓岁会❸，气之平❹也。帝曰：非位何如？岐伯曰：岁不与会也。

【注释】

❶ 非其位、当其位：位，是指十二地支在方位上的位置，即午属南方，子属北方，酉属西方，卯属东方，辰戌丑未属于中央。当其位，指子午卯酉四方之正位以及辰戌丑未兼属中央的土位的位置。非其位，指寅申巳亥不当于四方正位。（图见下页）

❷ 四季：指辰戌丑未四个方位。

❸ 岁会：通主一年的中运之气与地支五行，方位所属相同者，谓之"岁会"。

❹ 气之平：平气。

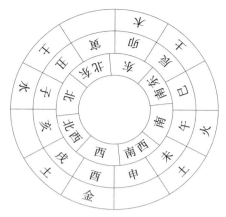

十二地支及五行方位图

【白话解】

黄帝道：那么，自然界的盛衰又是怎样的呢？岐伯说：不合其位的是邪气，恰当其位的是正气，邪气致病变化多，正气致病是轻微的。黄帝又道：怎样叫作当位？岐伯说：例如木运遇卯年，火运遇午年，土运遇辰戌丑未年，金运遇酉年，水运遇子年，这就称为岁会，也就是平气。黄帝又道：不当其位怎样？岐伯说：那就是主岁的天干与地支不能相会于五方正位啊。

帝曰：土运之岁，上见太阴；火运之岁，上见少阳、少阴；金运之岁，上见阳明；木运之岁，上见厥阴；水运之岁，上见太阳，奈何？岐伯曰：天之与会❶也，故《天元册》曰天符。

【注释】

❶ 天之与会：指司天之气与运气相会合。

【白话解】

黄帝道：土运主岁而司天是太阴，火运主岁而司天是少阳或少阴，金运主岁而司天是阳明，木运主岁而司天是厥阴，水运主岁而司天是太阳，这些都是怎样分的？岐伯说：这是司天之气与主岁的运气相合，所以《天元册》里叫作天符。

天符岁会何如？岐伯曰：太一天符❶之会也。

【注释】

❶ 太一天符：指司天，中运与地支方位五行所属完全相同。

【白话解】

黄帝又道：既是天符又是岁会的怎样？岐伯说：这叫作太乙天符的会合。

帝曰：其贵贱何如？岐伯曰：天符为执法❶，岁位为行令❶，太一天符为贵人❶。帝曰：邪之中也奈何？岐伯曰：中执法者，其病速而危；中行令者，其病徐而特❷；中贵人者，其病暴而死。帝曰：位之易也何如？岐伯曰：君位臣则顺，臣位君则逆❸，逆则其病近，其害速；顺则其病远，其害微。所谓二火也。

【注释】

❶ 执法、行令、贵人：古人利用官职、地位的高低，来说明岁会、天符、太一天符三者对气候变化影响的大小，以及中邪后病情轻重。执法，比喻天符之邪气在上，如法执于上之意。行令，比喻岁会之邪在下，如下奉令而行之意。贵人，比喻天符岁会之邪气盛于上下，如贵人的意思。

❷ 特：持之误，即相持。

❸ 君位臣则顺臣位君则逆：君位，指少阴君火在上的位置。臣位，是指少阳相火在下的位置。

【白话解】

黄帝又道：它们之间有什么贵贱的分别呢？岐伯说：天符如同执法，岁会如同行令，太乙天符如同贵人。黄帝又问道：如属感受邪气而发病，这三者有什么区别呢？岐伯说：感受执法之邪的，发病急而比较危险；感受行令之邪的，发病较缓而邪正呈相持状态；感贵人之邪的，发病急骤并容易死亡。黄帝道：六气的位置相互变换会怎样？岐伯说：君居臣位是顺的，臣居君位是逆的，逆则发病就会很急，它的危害大；顺则发病就会较慢，它的危害也小。所谓六气位置的变换，是指君火与相火说的。

帝曰：善。愿闻其步 ❶ 何如？岐伯曰：所谓步者，六十度
而有奇 ❷，故二十四步积盈百刻而成日 ❸ 也。

【注释】

❶ 步：这里指六气的步位。

❷ 六十度而有奇：一日为一度，一年为三百六十五日又二十五刻，以六步
去分，则每步是六十日又八十七刻半。故称"六十度而有奇"。这里的"奇"指
零头，即八十七刻半。

❸ 二十四步积盈百刻而成日：六气的运行，每年六步，四年共计二十四步。
每年为三百六十五日二十五刻。盈，指每年余数二十五刻，四年即一百刻，为
一日。

【白话解】

黄帝道：讲得好！我希望听听步是怎样的。岐伯说：一步就是六十
日有零，所以二十四步以后，其奇零之数积满一百刻，就成为一日。

帝曰：六气应五行之变何如？岐伯曰：位有终始 ❶，气有
初中 ❷，上下 ❸ 不同，求之亦异也。帝曰：求之奈何？岐伯曰：
天气始于甲，地气始于子，子甲相合，命曰岁立，谨候其时，
气可与期 ❹。帝曰：愿闻其岁，六气始终，早晏 ❺ 何如？岐伯
曰：明乎哉问也！甲子之岁，初之气，天数始于水下一刻 ❻，
终于八十七刻半；二之气，始于八十七刻六分，终于七十五
刻；三之气，始于七十六刻，终于六十二刻半；四之气，始
于六十二刻六分，终于五十刻；五之气，始于五十一刻，终于
三十七刻半；六之气，始于三十七刻六分，终于二十五刻。所
谓初六，天之数 ❼ 也。

【注释】

❶ 位有终始：主时之六气的每一气位有始有终。

❷初中：初，指初气。中，指中气。

❸上下：上，指天气。下，指地气。

❹期：会的意思。

❺六气始终早晏：每年六气开始和终止的时刻早晚。

❻水下一刻：古人以漏壶计时，壶水一昼夜漏尽，其容量标为一百刻。水下一刻，指壶水开始下降的位置。

❼初六天之数：初六，甲子年开始六气的第一周。天之数，指六气开始和终止的刻分数。

【白话解】

黄帝道：六气与五行相应的变化怎样？岐伯说：主时之六气的每一气位都有始有终，每一气有初气，有中气，又有天气和地气的分别。所以推求起来也就不能一律了。黄帝又道：怎样推求呢？岐伯说：天气以甲为开始，地气以子为开始，子与甲相互组合，称为岁立。只要认真地推测四时的变化，就可以求得六气终始的会合。黄帝又道：我希望听听每年六气始终的早晚怎样？岐伯说：问得高明啊！甲子的年份，初气开始于水下一刻，终止于八十七刻半；第二气开始于八十七刻六分，终止于七十五刻；第三气开始于七十六刻，终止于六十二刻半；第四气开始于六十二刻六分，终止于五十刻；第五气开始于五十一刻，终止于三十七刻半；第六气开始于三十七刻六分，终止于二十五刻。这就是六气第一周的始终刻分数。

乙丑岁，初之气，天数始于二十六刻，终于一十二刻半；二之气，始于一十二刻六分，终于水下百刻；三之气，始于一刻，终于八十七刻半；四之气，始于八十七刻六分，终于七十五刻；五之气，始于七十六刻，终于六十二刻半；六之气，始于六十二刻六分，终于五十刻；所谓六二，天之数也。

【白话解】

乙丑的年份，初气开始于二十六刻，终止于十二刻半；第二气开始于十二刻六分，终止于水下百刻；第三气开始于一刻，终于八十七刻半；

第四气开始于八十七刻六分，终止于七十五刻；第五气开始于七十六刻，终止于六十二刻半；第六气开始于六十二刻六分，终止于五十刻。这是六气二周的始终刻分数。

丙寅岁，初之气，天数始于五十一刻，终于三十七刻半；二之气，始于三十七刻六分，终于二十五刻；三之气，始于二十六刻，终于一十二刻半；四之气，始于一十二刻六分，终于水下百刻；五之气，始于一刻，终于八十七刻半；六之气，始于八十七刻六分，终于七十五刻，所谓六三，天之数也。

【白话解】

丙寅的年份，初开始于五十一刻，终止于三十七刻半；第二气开始于三十七刻六分，终止于二十五刻；第三气开始于二十六刻，终止于十二刻半；第四气开始于十二刻六分，终止于水下百刻；第五气开始于一刻，终止于八十七刻半；第六气开始于八十七刻六分，终止于七十五刻。这是六气第三周的始终刻分数。

丁卯岁，初之气，天数始于七十六刻，终于六十二刻半；二之气，始于六十二刻六分，终于五十刻；三之气，始于五十一刻，终于三十七刻半；四之气，始于三十七刻六分，终于二十五刻；五之气，始于二十六刻，终于一十二刻半；六之气，始于一十二刻六分，终于水下百刻，所谓六四，天之数也。次戊辰岁，初之气复始于一刻，常如是无已，周而复始❶。

【注释】

❶ 周而复始：一次又一次地循环。

【白话解】

丁卯的年份，初气开始于七十六刻，终止于六十二刻半；第二气开始于六十二刻六分，终止于五十刻；第三气开始于五十一刻，终止于三十七刻半；第四气开始于三十七刻六分，终止于二十五刻；第五气开始于二十六刻，终止于十二刻半；第六气开始于十二刻六分，终止于水下百刻。这是六气第四周的始终刻分数。再次是戊辰年初气，重新从水下一刻开始，时时循着上述次序，周而复始地循环不已。

帝曰：愿闻其岁候❶何如？岐伯曰：悉乎哉问也！日行一周❷，天气始于一刻，日行再周，天气始于二十六刻，日行三周，天气始于五十一刻，日行四周，天气始于七十六刻，日行五周，天气复始于一刻，所谓一纪❸也。是故寅午戌岁气❹会同，卯未亥岁气会同，辰申子岁气会同，巳酉丑岁气会同，终而复始。

【注释】

❶ 岁候：这里指一年之六气运行始终总刻分数，以一年来计算。

❷ 日行一周：太阳在天体黄道（视运动轨道）上循行一周，就是一年。从甲子年算起，日行一周，即指甲子年。

❸ 一纪：四年为一纪。

❹ 岁气：指一年中六气始终的刻分数。

【白话解】

黄帝问道：希望听听以年来计算又该怎样。岐伯说：问得真详细啊！太阳循行第一周，六气开始于一刻，太阳循行第二周，六气开始于二十六刻，太阳循行第三周，六气开始于五十一刻，太阳循行第四周，六气开始于七十六刻，太阳循行第五周，六气又从一刻开始。这是六气四周的循环，叫作一纪。所以寅年、午年、戌年，六气始终的时刻相同；卯年、未年、亥年，六气始终的时刻相同；辰年、申年、子年，六气始终的时刻相同；巳年、酉年、丑年，六气始终的时刻相同。总之，六气是循环不已，终而复始的。

帝曰：愿闻其用❶也。岐伯曰：言天者求之本❷，言地者求之位❸，言人者求之气交。帝曰：何谓气交❹？岐伯曰：上下之位，气交之中，人之居也。故曰：天枢❺之上，天气主之；天枢之下，地气主之；气交之分，人气从之，万物由之。此之谓也。帝曰：何谓初中？岐伯曰：初凡三十度而有奇❻，中气同法。帝曰：初中何也？岐伯曰：所以分天地也。帝曰：愿卒闻之。岐伯曰：初者地气也，中者天气也。

【注释】

❶ 用：指六气变化动静升降出入的作用。

❷ 本：天之六气。

❸ 位：指金、木、火、土、水、君火。

❹ 气交：天地之气上下交互为气交。

❺ 天枢：天地之交的交点。

❻ 初凡三十度而有奇：度，即日。一气为六十日八十七刻半，一气又分初、中二气，每气各占一半，即三十日四十三刻四分之三刻。

【白话解】

黄帝道：我希望听你讲一讲六气的作用。岐伯说：说到天，天当推求于六气，说到地，当推求于主时之六位，说到人体，当推求于天地气交之中。黄帝又道：什么叫作气交？岐伯说：天气降于下，地气升于上，天地气交之处，就是人类生活的地方。所以说中枢的上面，是属于天气所主，中枢的下面，是属于地气所主，而气交的部分，人气随之而来，万物也由之化生。黄帝又道：什么叫作初气、中气呢？岐伯说：初气三十度有零，中气也是这样。黄帝又道：有初气又有中气，这是为什么？岐伯说：这是分别天气与地气的根据。黄帝又道：我希望听你讲个究竟。岐伯说：初就是地气，中就是天气。

帝曰：其升降何如？岐伯曰：气之升降，天地之更用❶也。帝曰：愿闻其用何如？岐伯曰：升已而降，降者谓天❷；降已而升，升者谓地。天气下降，气流于地；地气上升，气腾于天。故高下相召 ❸，升降相因 ❹，而变作矣。帝曰：善。寒湿相遭 ❺，燥热相临 ❻，风火相值 ❼，其有间乎？岐伯曰：气有胜复，胜复之作，有德有化 ❽，有用有变，变则邪气居之。

【注释】

❶ 更用：相互交替作用。

❷ 升已而降降者谓天：地气上升后而下降，是天的作用。

❸ 相召：相互感应。

❹ 相因：互为因果。

❺ 相遭：相互遇合。

❻ 相临：相守。

❼ 相值：相当。

❽ 有德有化：德，是本质。化，是生化。

【白话解】

黄帝道：气的升降是怎样的？岐伯说：地气上升，天气下降，这是天地之气的相互作用。黄帝又道：希望听听它的作用怎样？岐伯说：升后而降，这是天的作用；降后又升，这是地的作用。天气下降，气就下流于大地；地气上升，气就蒸腾于天空。所以上下交相呼应，升降互为因果，因而就发生变化了。黄帝道：讲得好！寒与湿相遇，燥与热相守，风与火相当，其中有什么间隙吗？岐伯说：六气里有胜有复，而胜复的变化中，有根本与生化，有原因与变异，一旦有了变异，就会招致邪气的留连。

帝曰：何谓邪乎？岐伯曰：夫物之生从于化 ❶，物之极 ❷ 由乎变，变化之相薄，成败之所由也。故气有往复 ❸，用有迟速，四者之有，而化而变，风之来也。帝曰：迟速往复，风所由生，而化而变，故因盛衰之变耳。成败倚伏 ❹ 游乎中何也？岐伯曰：成败倚伏生乎动，动而不已，则变作矣。

【注释】

❶ 夫物之生从于化：万物的生长，是由于六气生化作用。

❷ 极：终。

❸ 往复：往返。

❹ 成败倚伏：成功与失败是互为因果的。

【白话解】

黄帝道：什么是邪呢？岐伯说：万物的生长都由于化，万物的终结都由于变。变与化的斗争，是成长与毁败的根源。所以气有往有返，作用有慢有快，从往返快慢里，就会出现化与变的过程，这就是风气的由来。黄帝道：慢快往返，是风气产生的原因，由化至变的过程，是随着盛衰的变化而进行的。但是无论成败，其潜伏的因素都是从变化中来，这是为什么？岐伯说：成败因素相互蕴伏是由于六气的运动，运动不止，就会发生变化。

帝曰：有期乎？岐伯曰：不生不化，静之期也。帝曰：不生化乎？岐伯曰：出入废❶则神机❷化灭，升降息则气立❸孤危。故非出入，则无以生长壮老已；非升降，则无以生长化收藏。是以升降出入，无器不有。故器❹者生化之宇，器散则分之，生化息矣。故无不出入，无不升降，化有小大，期有近远，四者之有，而贵常守，反常则灾害至矣。故曰：无形无患。此之谓也。帝曰：善。有不生不化乎。岐伯曰：悉乎哉问也！与道合同，惟真人也。帝曰：善。

【注释】

❶ 出入废：出入，指人类和动物呼吸空气，饮食水谷，排泄废物。废，即不出不入的意思。

❷ 神机：精神和一切功能活动。

❸ 气立：古人认为金石草木之类的物体，生气根于外，借气以成立，故曰气立。

❹ 器：泛指有形的东西。

【白话解】

黄帝道：变化一出现，有停止的时候吗？岐伯说：没有生，没有化，就是停止的时候。黄帝道：也有不生不化的时候吗？岐伯说：凡动物之类，如果其呼吸停止，那么生命就会立即消灭；凡植矿物类，如果其阴阳升降停止，那么则其活力也就立即颓萎。因此说没有出入，就不可能由生、而长、而壮、而老、而死亡；没有升降，也就不能由生、而长、而开花、而结实、而收藏。所以有形之物，都具有升降出入之气。因此有形之物，是生化的所在。如果形体解散，生化也就熄灭了。因此任何具有形体的东西，没有不出不入不升不降的，其间仅仅有生化的大小，和时间早晚的分别而已。升降出入的存在重要的是要保持正常，假如违反了正常，就会遭到灾害。所以说，除非是无形体的东西，才能免于灾患。黄帝道：讲得好！那么有没有不生不化的人呢？岐伯说：问得真详细啊！能与自然规律相融合，而同其变化的，只有真人。黄帝道：讲得好。

卷第二十

气交变大论篇第六十九

提要：本篇说明气交变化，是由于五运的太过与不及，并从五运的德、化、政、令正常功能中，阐述它对自然界的影响，以及与人体发病的关系。

黄帝问曰：五运更治❶，上应天期，阴阳往复，寒暑迎随，真邪相薄❷，内外分离，六经波荡❸，五气倾移❹，太过不及，专胜兼并❺，愿言其始，而有常名，可得闻乎？岐伯稽首再拜对曰：昭乎哉问也！是明道也。此上帝所贵，先师传之，臣虽不敏，往闻其旨。帝曰：余闻得其人不教，是谓失道，传非其人，慢泄天宝。余诚菲德❻未足以受至道；然而众子❼哀其不终❽，愿夫子保于无穷，流于无极，余司其事，则而行之奈何？岐伯曰：请遂言之也。《上经》曰：夫道者上知天文，下知地理，中知人事，可以长久，此之谓也。帝曰：何谓也？岐伯曰：本气位也。位天者，天文也。位地者，地理也。通于人气❾之变化者，人事也。故太过者先天，不及者后天，所谓治化❿而人应之也。

【注释】

❶ 五运更治：五运交替。

❷ 真邪相薄：正气与邪气相互争斗。

❸ 六经波荡：六经，指三阴三阳经脉。波荡，动荡、波动的意思。

❹ 五气倾移：五气，指五脏之气。倾移，偏斜、偏倾、不平衡的意思。

❺ 专胜兼并：专胜，为一气太过独盛，侵犯他气（五运主岁太过）。兼并，指一气独衰，被两气相兼并（主岁不及）。

❻ 菲德：自谦语，指德才浅薄。

❼ 众子：百姓。

❽ 不终：不能终其天年。

❾ 通于人气：五运居于天地气交之中，影响人体气血的变化，称"通于人气"。

❿ 治化：指六气的变化。

【白话解】

黄帝问道：五运交替，与在天之六气相应；阴阳往来，与寒暑变化相随；真气与邪气相搏争，因而使人体的表里分离，六经的血气为之波动，五脏之气也失去了平衡而互相倾移，出现了太过不及，专胜以及互相兼并现象，我希望你谈谈它起始的原理和反映于人身的病证，能讲给我听吗？岐伯行礼后回答说：您问得很明达，这是应该讲明的道理，它是往古所珍贵的，也是从前医师传授下来的，我虽不聪敏，但过去却听说过其中的意义。黄帝道：我听说遇到了适当的人而不教，就会失去传道的机会，如传授给不适当的人，则等于不重视宝贵的大道。我固然是才德菲薄，不一定能够推行医学要道，但是我悲悯许多人因疾病死亡，因此希望你能为了保护人们的生命，为了医道的永远流传，而把这些道理传授出来，由我来主管其事，按照规矩去做，你看怎样呢？岐伯说：我尽量谈一下。《上经》说：所谓道，可以上知天文，下知地理，中知人事，并能保持长久，说的就是这个。黄帝又道：这又怎么讲呢？岐伯说：这里的根本就在于推求天地人三气的位置啊。位天，就是司天的气象；位地，就是司地的六节；通晓人气的变化的是人事。所以太过的气先天时而至，不及的气后天时而至，所以说，岁运的变化有常有变，而人体也随之而起变化。

帝曰：五运之化，太过何如？岐伯曰：岁木太过，风气流行，脾土受邪。民病飧泄，食减，体重，烦冤，肠鸣腹支满，上应岁星。甚则忽忽❶善怒，眩冒巅疾。化气❷不政，生气❷独治，云物飞动，草木不宁，甚而摇落，反胁痛而吐甚，冲阳❸绝者死不治，上应太白星。

【注释】

❶ 忽忽：骤然的意思。

❷ 化气、生气：化气，指土气。生气，指木气。

❸ 冲阳：胃脉。

【白话解】

黄帝道：五运的气化，在太过的时候，是什么情况呢？岐伯说：岁木之气太过，就会风气流行，脾土受到它的侵害，人们因脾土失运多患飧泄，饮食减少，肢体沉重，烦闷，肠鸣，肚腹胀满等病。由于木气太过，所以上应天的木星，就显得光明。如果风气过度的旺盛，在人体就会产生骤然发怒，头眩，眼发黑花及头部疾病。这是土气不能行其政令，木气独胜的现象。因此，风气就更猖獗起来，使天上的云物飞扬，地上的草木动摇不定，甚至枝叶摇落，在人就会发生胁痛，呕吐不止。冲阳脉绝的，大多死亡，无法治疗。木弱则金胜之，所以上应天的金星就分外明亮。

岁火太过❶，炎暑流行，肺金受邪。民病疟，少气咳喘，血溢血泄注下，嗌燥耳聋，中热肩背热，上应荧惑星❷。甚则胸中痛，胁支满（胁痛），膺背肩胛间痛，两臂内痛，身热骨痛而为浸淫。收气❸不行，长气❹独明，雨水霜寒，上应辰星。上临少阴少阳❺，火燔焫，冰泉涸，物焦槁，病反谵妄狂越，咳喘息鸣，下甚血溢泄不已，太渊❻绝者死不治，上应荧惑星。

【注释】

❶ 岁火太过：火运太过之年。

❷ 荧惑星：火星。

❸ 收气：金气。

④ 长气：火气。

⑤ 少阴少阳：戊子、戊午、少阴司天之年和戊寅、戊申、少阳司天之年。

⑥ 太渊：指肺脉。

【白话解】

岁火之气太过，就会暑热流行，肺金就要受到侵害，人们多患疟疾，呼吸少气，咳嗽气喘，吐血衄血，便血，水泻如注，喉干，耳聋，胸中发热，肩背发热等病。由于火气太过，所以上应天的火星，就显得光明。如果火气过度旺盛，在人体就会有胸中疼痛。胁下胀满，胸膺部、背部、肩胛之间均感到疼痛，两臂内侧疼痛，身热，皮肤痛，因而发生浸淫疮。这是金气不行，火气独旺的现象，由于物极必反，水气乘之，因而出现雨冰霜寒的变化。所以上应水星，就显得光明。假如遇到少阴、少阳司天、火热之气就会更加亢盛，好像火烧一样，以致水泉干涸，植物焦枯，人们的病，多见谵语狂乱，咳嗽气喘，呼吸有声，二便下血不止。肺脉绝的，大多死亡，无法治疗，这种病上应火星。

岁土太过 ❶，雨湿流行，肾水受邪。民病腹痛，清厥意不乐，体重烦冤，上应镇星 ❷。甚则肌肉萎，足痿不收，行善瘛，脚下痛，饮发中满食减，四支不举。变生得位 ❸，脏气 ❹ 伏，化气独治之，泉涌河衍 ❺，涸泽生鱼，风雨大至，土崩溃，鳞见于陆，病腹满溏泄肠鸣，反下甚而太溪绝者，死不治，上应岁星。

【注释】

❶ 岁土太过：土运太过之年。

❷ 镇星：土星。

❸ 变生得位：（土运太过的变化发生日）土气得位之时。

❹ 脏气：水气、肾气的代称。

❺ 衍：溢的意思。

【白话解】

岁土之气太过，雨湿之气就会流行，肾水就要受到侵害，人们多患腹痛，手足逆冷，情志抑郁，身体不轻快，烦闷等病。由于土气太过，所以上应天的土星，就显得光明。如果土气过度旺盛，在人体就会肌肉萎缩，两足痿弱不能行走，经常抽掣拘挛，脚跟痛，水邪蓄积于中，而生胀满，吃东西减少，以至四肢不能举动。这是土气得位，水气无权，土气独旺的现象。因此泉水涌出，河水满溢，甚至干涸的池塘也滋生了鱼类，甚则会发生急风暴雨，使堤岸崩溃，河水泛滥，陆地出现鱼类，在人就会患肚腹胀满、大便溏泻、肠鸣、泄泻不止等症。如果太溪脉绝止的，大多死亡，无法治疗。水气受伤以后，木气就要来复，所以天的木星就分外地光明。

岁金太过❶，燥气流行，肝木受邪。民病两胁下少腹痛，目赤痛眦疡，耳无所闻。肃杀❷而甚，则体重烦冤，胸痛引背，两胁满且痛引少腹，上应太白星。甚则喘咳逆气，肩背痛，尻阴股膝髀腨胻足皆病，上应荧惑星。收气峻，生气❸下，草木敛，苍干凋陨❹，病反暴痛，胠胁不可反侧，咳逆甚而血溢，太冲❺绝者死不治，上应太白星。

【注释】

❶ 岁金太过：指金运太过之年。

❷ 肃杀：燥金之气。

❸ 生气：木气。

❹ 苍干凋陨：绿叶干枯，凋谢零落。

❺ 太冲：指肝脉。

【白话解】

岁金之气太过，燥气就会流行，肝木就要受到侵害，人们多患两胁下面少腹疼痛、目赤痛、眼角痒、耳聋等病。燥金之气过于亢盛，就会身体觉重、烦闷、胸痛牵引到背部，两胁胀满。而痛势下连少腹，由于金气太过，所以上应天的金星，就显得光明。如果金气过度旺盛，在人体就会有喘息咳嗽、逆气，肩背疼痛，下连股、膝、髀、腨、胻、足等处疼痛的病症，由于火气来复，所以上应火星，就显得光明。若是金气过于严峻，木气被它克制，草木就要呈收敛之象，以至绿叶干枯凋落，在人们的疾病中，多见急剧疼痛，胠胁痛得不能动转，咳嗽气逆，甚则吐血衄血。肝脉绝止的，大多死亡，无法治疗。因为金气盛，所以天上的金星光明。

岁水太过❶，寒气流行，邪害心火。民病身热烦心，躁悸，阴厥❷上下中寒，谵妄心痛，寒气早至，上应辰星。甚则腹大胫肿，喘咳，寝汗出憎风，大雨至，埃雾朦郁❸，上应镇星。上临太阳❹则雨冰雪，霜不时降，湿气变物，病反腹满肠鸣，溏泄食不化，渴而妄冒，神门❺绝者死不治，上应荧惑辰星。

【注释】

❶ 岁水太过：水运太过之年。

❷ 阴厥：寒厥。

❸ 埃雾朦郁：土湿如雾，迷朦郁结。

❹ 上临太阳：指太阳司天，丙辰、丙戌之年。

❺ 神门：指心脉。

【白话解】

岁水之气太过，就会寒气流行，心火从而受到侵害，人们多患身热、心烦、焦躁心跳、虚寒厥冷、全身发冷、谵语、心痛等病。在气候方面是寒气早至。由于水气太过，所以天上的水星就显得光明。如果水气过度旺盛，在人体就会有腹水、足胫浮肿、气喘咳嗽、盗汗、怕风等病症。由于水气盛，因而大雨下降，尘雾迷朦不清，土气来复，天上的土星就显得光明。如遇太阳寒水司天，则会冰雹霜雪不时下降，湿气太盛，致使物变其形。在人们的疾病中，多见肚腹胀满、肠鸣、溏泄、食物不化、渴而眩晕等症。心脉绝止的，大多死亡，无法治疗。因为火不胜水，所以天上的火星无光，而水星却显得明亮。

帝曰：善。其不及如何？岐伯曰：悉乎哉问也！岁木不及，燥乃大行，生气失应❶，草木晚荣，肃杀而甚，则刚木辟著❷，（悉）〔柔〕萎苍干，上应太白星，民病中清❸，肤胁痛，少腹痛，肠鸣溏泄，凉雨时至，上应太白星，其谷苍❹。上临阳明❺，生生失政❻，草木再荣，化气乃急，上应太白、镇星，其主苍早。复❼则炎暑流火，湿性燥，柔脆草木焦槁，下体再生❽，华实齐化❾，病寒热疮疡疿胗痈痤，上应荧惑、太白，其谷白坚❿。白露早降，收杀气行，寒雨害物，虫食甘黄，脾土受邪，赤气⓫舌化，心气晚治，上胜肺金，白气⓬乃屈，其谷不成，咳而鼽，上应荧惑、太白星。

【注释】

❶ 生气失应：生气不能应时而来。

❷ 刚木辟著：刚，劲硬。辟，破折。著，同"着"，助词。意思是劲硬的树木，破折如劈。

❸ 中清：中气虚寒。

❹ 其谷苍：五谷呈青色，不成熟。

❺ 上临阳明：阳明司天，丁卯、丁酉之年。

❻ 生气失政：木气（春生之气）不能正常主持政令。

❼ 复：复气，有报复之义。

❽ 下体再生：从根部重新生长。

❾ 华实齐化：开花和结实同时并见。

❿ 其谷白坚：白色而坚硬，乃不成熟的谷物。

⓫ 赤气：指火气。

⓬ 白气：指金气。

【白话解】

黄帝道：讲得好。那么五运不及会怎样？岐伯说：问得真详细啊！岁木之气不及，燥气然后流行，生气不能及时而来，草木就要晚荣。金气亢盛，劲硬的树木就会破折如劈，柔嫩的枝叶都会萎顿枯干。因为燥金之气盛，所以上应天的金星就显得光明。在人们多患中气虚寒、肤胁部疼痛、少腹痛、肠鸣、溏泄。在气候方面，是凉雨时至。这一切与天上的金星相应。在谷类，则不能成熟，呈现青苍色。如遇阳明司天，木气不能行其政令，土气兴起，草木再度茂盛，于是生化之气就显得峻急而谷类也就不易结实了。因为燥、土二气俱盛，所以天的金星、土星俱明。木气受克制，则其子气（火气）来复，那么就会炎热如火，万物湿润的变为干燥，柔嫩脆弱的草木也都焦枯，枝叶从根部重新生长，以达到花实并见。在人体多患寒热、疮疡、痱疹、痈痤等疾病。与此相应，天上的火星、金星俱明，而五谷却因火气制金，不能成熟，白露则提前下降，肃杀之气流行，寒雨非时，损害万物，甘黄的谷物为虫所食。在人则脾土受邪，火气后起，心气虽然旺起较迟，但等到火能胜金的时候，金气就会受到抑制，谷物不能成熟。在人体会出现咳嗽、流鼻涕等症状。与此相应，天上的火星、金星光明。

岁火不及，寒乃大行，长政不用，物荣而下❶，凝惨❷而甚，则阳气不化，乃折❸荣美，上应辰星，民病胸中痛，胁支满，两胁痛，膺背肩胛间及两臂内痛，郁冒朦昧，心痛暴瘖，胸腹大，胁下与腰背相引而痛，甚则屈不能伸，髋髀如别❹，上应荧惑、辰星，其谷丹❺。复则埃郁❻，大雨且至，黑气乃辱❼，病鹜溏❽腹满，食饮不下，寒中肠鸣，泄注腹痛，暴挛痿痹，足不任身，上应镇星、辰星，玄谷❾不成。

【注释】

❶ 物荣而下：植物由繁荣趋向衰落。

❷ 惨：寒冷。

❸ 折：摧残、伤害。

❹ 髋髀如别：髋，坐骨。髀，即股部。别，裂的意思。

❺ 丹：赤色。

❻ 埃郁：土湿之气上蒸为云。

❼ 黑气乃辱：水气受到抑制。

❽ 鹜溏：溏泄。便如鸭粪样清稀。鹜，鸭子。

❾ 玄谷：黑色的谷类。

【白话解】

岁火之气不及，寒气就会大规模流行。夏天生长之气不能行其政令，植物就会由茂盛走向零落。寒凉之气过甚，则阳气不能生化，因而万物的荣美也就被摧残了。与此相应，天上的水星光明。在人们多患胸痛，胁部胀满，两胁疼痛，胸膺部、背部、肩胛之间以及两臂内侧都感疼痛，气郁上冒，视物不清，心痛，突然失音，胸腹大，胁下与腰背互相牵引而痛，甚则病势发展到屈不能伸，髋骨与股部好像裂开一样。因为火受水气制约，所以上应天的火星失明，水星光亮，五谷不成熟而其色红。水气克火，则火的子气（土气）来复，于是土湿之气上蒸为云，大雨将至，水气受到抑制，在人多见大便溏泄，腹满，饮食不下，肚中寒冷，肠鸣和泻下如注，腹痛，突然拘挛、痿、痹而足不能支持身体。与此相应，天上土星光明，水星失色。黑色之谷不能成熟。

岁土不及，风乃大行，化气不令，草木茂荣，飘扬而甚，秀而不实，上应岁星。民病飧泄霍乱，体重腹痛，筋骨繇复❶，肌肉瞤❷酸，善怒，藏气举事，蛰虫早附❸，咸❹病寒中，上应岁星、镇星，其谷黅❺。复则收政严峻，名木苍凋，胸胁暴痛，下引少腹，善太息，虫食甘黄，气客于脾，黅谷乃减，民食少失味，苍谷乃损，上应太白，岁星。上临厥阴，流水不冰，蛰虫来见，藏气不用，白乃不复，上应岁星，民乃康。

【注释】

❶ 繇复：繇并，指筋骨动摇而强直。

❷ 瞤（shùn 顺）：有瘛的意思。

❸ 蛰虫早附：虫类提前伏藏。

❹ 咸：皆、全。

❺ 谷黅：黄色的谷物。

【白话解】

岁土之运不及，风气就大规模流行，而化气就不能行其政令。风木能生万物，所以草木茂盛，但因过分飘扬，虽然外秀却不能结实。与此相应，天上木星明亮。在人们多患飧泄、霍乱、身体重、腹痛、筋骨动摇强直、肌肉瞤动发酸等症，并时常发怒。寒水之气乘机行动，虫类提前伏依在土里。人们一般都患中气虚寒。与此相应，天上木星光明，土星失色。在谷类，其色黄而不能结实。土受木气的克制，则其子气（金气）来复，于是秋气当令，呈现出肃杀严峻之气，因此大木凋谢，在人体就会有胸胁突然疼痛，牵引少腹，频频叹气等症。甘黄五谷都被虫食了。邪气客于脾土，黄色的谷类结实减少，人们吃得少，而且感到没有滋味。金气胜木，青色之谷受到损害。与此相应，天上金星光明，木星无光。如遇厥阴司天，少阳在泉，则流水不能结冰，蛰伏的虫类，又重新出现，寒水之气不能用事，金气也就不得复盛。与此相应，天上木星光明，人们也就康健了。

岁金不及，炎火乃行，生气乃用，长气专胜，庶物❶以茂，燥烁以行，上应荧惑星，民病肩背瞀重❷，鼽嚏血便注下，收气乃后，上应太白星，其谷坚芒❸。复则寒雨暴至，乃零❹冰雹霜雪杀物，阴厥且格❺，阳反上行，头脑户痛，延及囟顶发热，上应辰星，丹谷不成，民病口疮，甚则心痛。

【注释】

❶ 庶物：万物。

❷ 瞀重：沉重。

❸ 坚芒：白色。

❹ 零：降落。

❺ 格：至。

【白话解】

岁金之气不及，火气就会流行，木气得行政令，生长之气专胜，万物因而茂盛。但火气旺盛了，气候就会干燥烁热。与此相应，天上火星光明。在人们多患肩背沉重、鼻流清涕、喷嚏、便血、泄下如注等病。金气被制，所以秋收之气后至。与此相应，天上金星失明，谷类不能成熟而呈现白色。金气被制以后，它的子气（水气）来复，于是寒雨暴至，然后降落冰雹霜雪，杀害万物。在人就会为寒逆所扰，使阳气反而上行，以致头后部疼痛，连及脑顶，身体发热。与此相应，天上水星光明，红色谷类不能成熟，人们多患口中生疮，甚至发生心痛等症。

　　岁水不及，湿乃大行，长气反用，其化乃速，暑雨数至，上应镇星，民病腹满身重，濡泄寒疡流水❶，腰股痛发，腘腨股膝不便，烦冤，足痿，清厥，脚下痛，甚则跗肿，藏气不政，肾气不衡，上应辰星，其谷秬❷。上临太阴，则大寒数举，蛰虫早藏，地积坚冰，阳光不治，民病寒疾于下，甚则腹满浮肿，上应镇星，其主黅谷。复则大风暴发，草偃木零，生长不鲜，面色时变，筋骨并❸辟，肉瞤瘛，目视䀮䀮，物疏璺❹，肌肉胗发，气并鬲中，痛于心腹，黄气乃损，其谷不登❺，上应岁星。

【注释】

❶ 寒疡流水：阴性疮疡，脓液稀薄。

❷ 秬（jù巨）：黑色谷类。

❸ 并：拘挛。

❹ 疏璺（wèn问）：稍有裂纹。

❺ 不登：不成熟。

【白话解】

　　岁水之气不及，湿气就大规模流行。水气不能制火，火气反行其令，其生化很快，暑雨屡次下降。与此相应，天上土星光明。在人们多患腹部胀满，身体重，湿泄，阴性疮疡，脓液稀薄，腰股发痛，腘、腨、股、膝部都不便利，烦闷，两脚痿弱，四肢清冷，脚下疼痛，甚则浮肿，这是冬藏之气不能行其政令，肾气失掉平衡的缘故。与此相应，天上水星失明，黑色的谷类不能成熟。如遇太阴司天，寒水在泉，大的寒气常常侵袭，虫类很早就伏藏，地面上凝积厚冰，在天上的阳光不能发挥温暖作用，人们多患下部寒疾，严重的就腹满浮肿。与此相应，天上土星光明，谷类黄色之稻成熟。由于土气被水气制约，则其子气（木气）来复，就出现大风暴发，草类偃伏，木类凋零，因为风吹干裂，失去了生长的鲜泽。在人的面色也就改变，筋骨拘急疼痛，肌肉跳动抽搐，两眼看物不清，有的东西看去像稍有裂纹，肌肉发出风疹。如果风气侵入胸膈里，就会产生心腹疼痛。这是木气太盛，土气受害，黄色的谷类不能成熟，与此相应，天上的木星光明。

　　帝曰：善。愿闻其时也。岐伯曰：悉哉问也！木不及春有鸣条律畅之化❶，则秋有雾露清凉之政，春有惨凄残贼❷之胜❸，则夏有炎暑燔烁之复，其眚东，其脏肝，其病内舍胠胁，外在关节。

【注释】

❶ 化：和气。

❷ 残贼：伤害。

❸ 胜：金气。

【白话解】

　　黄帝道：讲得好。希望听一下五气与四时的关系怎样。岐伯说：问得真详细啊！木运不及的，如果春天有惠风畅鸣的和气，那么秋天就有雾露清凉的正常气候；如果春天反见寒冷伤害的金气，夏天就会有炎热如火燔烧的气候。它的灾害往往发生在东方，在人体应在肝脏，其发病部位，内在胠胁，外在关节。

　　火不及，夏有炳明❶光显之化，则冬有严肃霜寒之政，夏有惨凄凝冽之胜，则不时有埃昏❷大雨之复，其眚南，其脏心，其病内舍膺胁，外在经络。

【注释】

❶ 炳明：同义复词。炳，明的意思。

【白话解】

火运不及的，如果夏天有显明的和气，那么冬天就有严肃霜寒的正常气候；如果夏天反见惨悽寒冷的气象，那么就会经常有尘埃昏蒙和大雨的情况，它的灾害往往发生在南方，在人体应在心脏，其发病部位，内在胸胁，外在经络。

土不及，四维❶有埃云润泽之化，则春有鸣条鼓拆之政，四维发振拉飘腾❷之变，则秋有肃杀霖霪❸之复，其眚四维，其脏脾，其病内舍心腹，外在肌肉四支。

【注释】

❶ 四维：这里指辰、戌、丑、未四个月（即三、九、十二、六月）。

❷ 振拉飘腾：振拉，指摇折。飘腾，指暴风。

❸ 霖霪：久雨不止。

【白话解】

土运不及的，如果四维之月有埃尘云物润泽的和气，那么春天就有风和鸟鸣、草木萌芽的正常气候；如果四维之月有暴风飞扬、草木摇折的异常现象，那么秋天也就有阴凉久雨不止的气象。它的灾害往往发生在四隅，在人体应在脾脏，其发病部位，内在心腹，外在肌肉四肢。

金不及，夏有光显郁蒸之令，则冬有严凝整肃之应，夏有炎烁燔燎之变，则秋有冰雹霜雪之复，其眚西，其脏肺，其病内舍膺胁肩背，外在皮毛。

【白话解】

金运不及的，如果夏天有明显湿蒸的和气，那么冬天就有严寒凝结整肃之气相应；如果夏天出现炎热，如火燔烧的变化，那么秋天就会有冰雹霜雪的反应。它的灾害往往发生在西方，在人体应在肺脏，其发病部位，内在胸胁肩背，外在皮毛。

水不及，四维有湍润埃云之化，则不时有和风生发之应，四维发埃昏骤注❶之变，则不时有飘荡振拉之复，其眚北，其脏肾，其病内舍腰脊骨髓，外在谿谷踹膝。夫五运之政，犹权衡也，高者抑之，下者举之❷，化者应之，变者复之，此生长化成收藏之理，气之常也，失常则天地四塞❸矣。故曰：天地之动静，神明为之纪，阴阳之往复，寒暑彰其兆，此之谓也。

【注释】

❶ 骤注：暴雨如注。

❷ 高者抑之下者举之：太过的要加以抑制，不及的要加以辅助。

❸ 天地四塞：天地四时之气，都发生闭塞。

【白话解】

水运不及的，如果四维之月有湿润埃云的正常气候，那么就会时常有和风生发的感应；如果四维之月有尘埃迷暗，暴雨如注的变化，那么就会时常有暴风飞扬，摇折草木的情况。它的灾害往往发生在北方，在人体应在肾脏，其发病部位，内在腰脊骨髓，外在溪谷踹膝。五运之气的作用如同权衡一样，太过的就加以抑制，不及的就加以辅助，正常的气化，就有正常的感应，异常的气化，就使其复原。这是万物生长化收藏过程的自然道理，四时气序的常规，如果丢失了这些规律，则天地四时之气就会闭塞不通了。所以说，天地的动静，有日月星辰的运行作为参照，阴阳的往来，有寒暑的更移来显示它的征兆，就是这个意思。

帝曰：夫子之言五气之变，四时之应，可谓悉矣。夫气之动乱，触遇而作，发无常会❶，卒然灾合❷，何以期之？岐伯曰：夫气之动变，固不常在，而德化政令灾变，不同其候也。帝曰：何谓也？岐伯曰：东方生风，风生木，其德敷和❸，其化生荣❹，其政舒启❺，其令风，其变振❻发，其灾散落❼。南方生热，热生火，其德彰显，其化蕃茂，其政明曜，其令热，

其变销烁 **❽**，其灾燔焫。中央生湿，湿生土，其德溽蒸 **❾**，其化丰备，其政安静，其令湿，其变骤注，其灾霖溃 **❿**。西方生燥，燥生金，其德清洁，其化紧敛，其政劲切，其令燥，其变肃杀，其灾苍陨。北方生寒，寒生水，其德凄沧，其化清谧，其政凝肃，其令寒，其变凓冽 **⓫**，其灾冰雪霜雹。是以察其动也，有德有化，有政有令，有变有灾，而物由之，而人应之也。

【注释】

❶ 常会：正常的规律。

❷ 灾合：遇到发生灾害。

❸ 敷和：布散和气。

❹ 生荣：滋生繁荣。

❺ 舒启：舒展开放。

❻ 振：怒。

❼ 散落：飘散零落。

❽ 销烁：煎熬溶化。

❾ 溽蒸：湿热。

❿ 霖溃：久雨不止，土溃泥烂。

⓫ 凓冽：寒冷。

【白话解】

　　黄帝道：你讲五运之气的变化和四时相应的情况，可以说是很详尽了。但是，气的动乱，有所触犯才随时而发，而发生动乱的时候，又没有一定的规律，突然遇到发生灾害，怎样能先期知道呢？岐伯说：五气的动乱变化，固然是没有一定的常规，然而它的德化政令和变异，是有不同之处可以推测的。黄帝又道：这是什么道理呢？岐伯说：东方生风，风能使木气旺盛。它的特性是敷布和气，它的生化是使万物滋生繁荣，它的职权是使万物舒展开放，它的表现是风，它的变动是大风怒号，它的灾害是吹散万物而使零落。南方生热，热能使火气旺盛，它的特性是光明显耀，它的生化是使万物繁多茂盛，它的职权是明亮照耀万物，它的表现是热，它的变动是火势炎炎，它的灾害是销烁万物。中央生湿，湿能使土气旺盛，它的特性是湿热，它的生化是使万物丰满全备，它的职权是使万物安静，它的表现是湿，它的变动是暴雨如注，它的灾害是久雨不止、土溃泥烂。西方生燥，燥能使金气旺盛，它的特性是清洁，它的生化是使万物紧缩收敛，它的职权是使万物由干而坚强劲锐，它的表现是燥，它的变动是肃杀万物，它的灾害是使万物青干陨落。北方生寒，寒能使水气旺盛，它的特性是寒冷，它的生化是使万物清静，它的职权是使万物中外凝固严整，它的表现是寒，它的变动是酷寒，它的灾害是冰雪霜雹。所以观察它的运动，有特性、有生化、有职权、有表现、有变动、有灾害，而万物与之相随，人也与之相应。

帝曰：夫子之言岁候，其不及太过而上应五星❶。今夫德化政令，灾眚变易，非常❷而有也，卒然而动，其亦为之变乎。岐伯曰：承天而行之，故无妄动，无不应也。卒然而动者，气之交变也，其不应焉。故曰：应常不应卒。此之谓也。帝曰：其应奈何？岐伯曰：各从其气化也。

【注释】

❶ 五星：指岁星、荧惑星、镇星、太白星、辰星。

❷ 非常：不经常，不规律。

【白话解】

黄帝道：你已讲了五运的太过、不及，而上应五星的变化。现在特性、生化、职权、表现、灾害、变动，并不按常规发生而属于突然的变化，五运是否也会随之变动呢？岐伯说：如果五运是随天道而行，那就肯定与五星相应。突然而来的胜复变动，那是由于气候的交相变化，五星是和它不相应的。所谓"五星应常规而不应突变"，就是这个道理。黄帝又道：五星是怎样与岁运相应的呢？岐伯说：那就是各从其天运之气。

帝曰：其行之徐疾❶逆顺何如？岐伯曰：以道❷留久，逆守而小❸，是谓省下❹，以道而去，去而速来，曲而过之，是谓省遗过❺也；久留而环❻，或离或附，是谓议灾与其德也；应近则小，应远则大，芒而大倍常之一，其化甚；大常之二，其眚即发也；小常之一，其化减；小常之二，是谓临视，省下之过与其德也。德者福之，过者伐之。是以象之见也，高而远则小，下而近则大，故大则喜怒迩，小则祸福远。岁运太过，则运星北越❼运气相得，则各行以道。故岁运太过，畏星❽失色而兼其母❾，不及则色兼其所不胜。肖者瞿瞿，莫知其妙，闵闵之当，孰者为良，妄行无征，示畏侯王。

【注释】

❶ 徐疾：慢快。

❷ 道：指五星所行的轨道。

❸ 逆守而小：逆行不进而守其度，光芒微小。

❹ 省下：察看所属的分野（管辖的范围）。

❺ 省遗过：察看遗漏和过失。

❻ 环：回环旋转。

❼ 运星北越：运星，主岁之星。北越，超越常规向北而行。

❽ 畏星：（金、木、水、火、土五星互相克制）被克者称为畏星。

❾ 其母：指畏星之母，例如土星是畏星，火星便是其母。

【白话解】

黄帝道：五星的运行有慢快逆顺的不同，这都说明了什么呢？岐伯说：五星如果在它顺行的径路上久留不前，或者在它的度数上不进，而光芒微小，这就好像是察看所属分野中的情况；若五星顺行时，去而速回，或者迂回而过，这就好像是察看所属分野中的情况是否还有遗漏和过错；若五星久留而回环旋转，似去似不去的，这就好像是在它所属分野中建议降灾和降福；气候的变化近则小，变化远则大。若是星的光芒大于平常一倍，那气化就亢盛，大二倍的，那灾害就立即发作；小于平常一倍的，那气化就减退，小二倍的，叫作"临视"，好像是在察看在下的过与德，有德的降福，有过的降灾。所以五星的呈现，若是高而远，它的胜复就小；若是下而近，它的胜负就大。所以星的光芒大，就表示喜怒的感应期近，星的光芒小，就示祸福的降临期远。岁运太过的时候，它的运星就向北越出常规，如运气相和五星就各按它的道路而行。所以在岁运太过的时候，它所克制之星就会暗淡而兼见母星的颜色，若是岁运不及，则岁星就兼见所不胜的颜色。总之，天的变化，道理是极精微而不易审察的，谁能了解它的奥妙呢？道理是很深远而且适宜的，谁能理解它的好处呢？那无知的人，毫无征验，只是乱谈占象，以使侯王畏惧而已。

帝曰：其灾应何如？岐伯曰：亦各从其化也。故时至有盛衰，凌犯有逆顺，留守有多少，形见有善恶，宿属❶有胜负，征应有吉凶矣。

【注释】

❶ 宿属：指二十八宿及十二辰位，各有五行所属。

【白话解】

黄帝道：五星在灾害方面的征验怎样？岐伯说：也是各从岁运的气化而有所不同。所以岁时的更至有盛有衰，运星的侵犯有逆有顺，星的留守日期有长有短，星的呈象中是有好有坏，星宿所属有胜有负，征验的反应有吉有凶。

帝曰：其善恶何谓也？岐伯曰：有喜有怒，有忧有丧，有泽有燥，此象之常也，必谨察之。帝曰：六者高下异乎？岐伯曰：象见高下，其应一也，故人亦应之。

【白话解】

黄帝道：星象的好坏怎样？岐伯说：五星呈象中是有喜、怒、忧、丧、泽、燥的不同，这是星象变化时常呈现的，应该慎重观察。黄帝道：星的喜、怒、忧、丧、泽、燥六种现象，在它所居地位的高低有什么不同吗？岐伯说：星象虽然可看出高低的不同，但在应验上却是一样的，所以应在人身方面也是一样的。

帝曰：善。其德化政令之动静损益皆何如？岐伯曰：夫德化政令灾变，不能相加❶也。胜复盛衰，不能相多也。往来小大，不能相过也。用之升降，不能相无也。各从其动而复之耳。

【注释】

❶ 相加：相益、相凌。

【白话解】

黄帝说：讲得好。它们的德、化、政、令、动静、损益都是怎样的？岐伯说：德、化、政、令、灾变都有一定，是不能彼此相加或相减的，胜盛复就胜，胜衰复就衰，是不能相互一方而增多的，胜复往来的日数，多少一样，是不能彼此相越的，五行阴阳的升降，是互相结合而不是一方消灭的，这都是随着五气的运动而与之相应的。

帝曰：其病生何如？岐伯曰：德化者气之祥❶，政令者气之章，变易者复之纪，灾眚者伤之始❷，气相胜❸者和，不相胜者病，重感于邪则甚也。帝曰：善。所谓精光之论，大圣之业，宣明大道，通于无穷，究于无极也。余闻之，善言天者，必应于人，善言古者，必验于今，善言气者，必彰于物，善言应者，同天地之化，善言化言变者，通神明之理，非夫子孰能言至道软！乃择良兆而藏之灵室，每旦读之，命曰《气交变》，非齐戒不敢发，慎传也。

【注释】

❶ 祥：和祥、吉祥。

❷ 始：原因、根源。

❸ 相胜：相当。

【白话解】

黄帝道：它对疾病的发生有什么影响？岐伯说：特性和生化，是岁气的和祥、职权和表现，是岁气的昭著，变易是反复的纲纪，灾害是万物受伤的原因。人气和岁气相当的就平和，人气和岁气不相当的就生病，若再重感邪气，病就更要加重了。黄帝道：讲得好。这真称得上是精微高明的理论，大圣的事业，畅晓的学说，简直达到了无穷无尽的境界了。我听说，善于讲天道的，必定把天道应验于人；善于讲古代事物的，必定把古代的事物应验于现在；善于讲气化的，必定把气化明确地表现在万物上；善于讲感应的，就和天地的造化统一起来；善于讲生化与变动的，就要了解自然的道理，除了像你这样的人，谁能说出这样极精的道理呢？于是选择了一个好日子，把它藏在灵兰书室里，每天清晨读它，命名为《气交变》，不是专心诚意的时候不敢打开，非常谨慎地传于后世。

五常政大论篇第七十

提要： 本篇主要说明五运的平气、太过与不及的变化，以及地势高下对人身的影响，并提出治疗原则。如上病取下，下病取上，消之削之，吐之下之，补之泻之，久新同法，以及用药不可过剂等，都是后人所应遵守的大法。

黄帝问曰：太虚寥廓，五运迴薄❶，衰盛不同，损益相从❷，愿闻平气❸何如而名？何如而纪❹也？岐伯对曰：昭乎哉问也！木曰敷和❺，火曰升明❻，土曰备化❼，金曰审平❽，水曰静顺❾。

【注释】

❶ 迴薄：循环急速而不息止。

❷ 损益相从：五运衰盛不同，损益随之而异。

❸ 平气：五运之气，既非太过又非不及，叫作平气。

❹ 纪：识，标志，辨别。

❺ 敷和：敷布柔和。

❻ 升明：上升而明。

❼ 备化：（土的平气）广布生化。

❽ 审平：（金的平气）清宁平和。

❾ 静顺：（水的平气）静穆顺达。

【白话解】

黄帝问道：天空这样的广阔无垠，五运循环急速而不息止。由于它有盛衰的不同，所以人体的损益也随之而异。我希望听听五运中的平气，是怎样立名，怎样来识别呢？岐伯回答说：你问得高明啊！木的平气，是敷布和柔，称为敷和；火的平气，是上升而明，称为升明；土的平气，是广布生化，称为备化；金的平气，是清宁平和，称为审平；水的平气，是静穆顺达，称为静顺。

帝曰：其不及奈何？岐伯曰：木曰委和，火曰伏明，土曰卑监❶，金曰从革❷，水曰涸流。帝曰：太过何谓？岐伯曰：木曰发生，火曰赫曦❸，土曰敦阜❹，金曰坚成，水曰流衍❺。

【注释】

❶ 卑监：低下的意思。

❷ 从革：因而变革。

❸ 赫曦：炎盛的样子。

❹ 敦阜：高厚。

❺ 流衍：溢满外流。

【白话解】

黄帝道：那不及的怎样？岐伯说：如果不及，木就委曲而无阳和之气；火就伏藏而失明曜之气；土就低下而缺生化之气；金就可因可革而无坚硬之气；水就干涸而无湿润之气。黄帝道：太过又怎样呢？岐伯说：太过木就会生发过早；火就会炎势太盛；土就会过于高厚；金就会过于刚硬；水就会溢满外流。

帝曰：三气之纪，愿闻其候。岐伯曰：悉乎哉问也！敷和之纪，木德周行❶，阳舒阴布，五化宣平❷，其气端❸，其性随❹，其用曲直，其化生荣，其类草木，其政发散，其候温和，其令风，其脏肝，肝其畏清❺，其主目，其谷麻，其果李，其实核，其应春，其虫毛，其畜犬，其色苍，其养筋，其病里急支满，其味酸，其音角，其物中坚❻，其数八❼。

❶ 周行：普遍流行。

❷ 五化宣平：五行的气化，畅发平和。

❸ 端：端正、正直。

❹ 随：随顺、柔顺。

❺ 清：金气的代称，此指肺金。

❻ 中坚：物体中坚实的部分。

❼ 其数八：指木之成数。

【白话解】

黄帝道：平气、太过和不及的标志，我希望听听怎样来判断。岐伯说：你问得真够详细了。木运平气的识别，在于木的特性是周遍流行，阳气舒畅，阴气散布，五行的气化也从而显得畅通平和。敷和的气理端正，性顺随，其变动是或曲或直，其生化能使万物兴旺，其属类是草木，其功能是发散，其征兆是温和，其表现是风，其相应于人体内脏的是肝。肝畏惧肺金，它关联着眼睛，其在谷类是麻，其在果类是李，其在果实是核仁，其所应的时令是春，其在虫类是毛虫，其在畜类是犬，其在颜色是苍，其在精气所养是筋，其在病是里急胀满，其在五味是酸，其在五音是角，其在物体是属于中坚，其在河图成数是八。

升明之纪，正阳❶而治，德施周普，五化均衡❷，其气高，其性速，其用燔灼，其化蕃茂，其类火，其政明曜❸，其候炎暑，其令热，其脏心，心其畏寒❹，其主舌，其谷麦，其果杏，其实络❺，其应夏，其虫羽，其畜马，其色赤，其养血，其病瞤瘛❻，其味苦，其音徵，其物脉，其数七。

【注释】

❶ 正阳：火主南方，故曰正阳。

❷ 五化均衡：五行气化平衡协调。

❸ 明曜：明亮光耀。

❹ 寒：指寒水。

❺ 络：果实的丝络。

❻ 瞤瘛：肌肉跳动，身体筋脉拘急、抽搐。

【白话解】

火运平气的识别，在于火的炎上生长，其特性充分发挥无所不至，五行的气化从而得以平衡发展。升明之气上升，性急速，其变动是燃烧，其生化能使物类茂盛，其属类是火，其功能是使万物明亮光曜，其征兆是炎暑，其表现是热，其在人的内脏是心，心所畏惧的是寒水，它关联着舌，其在谷类是麦，其在果类是杏，其在果实中是丝络，其所应的时令是夏，其在虫类是羽虫，其在畜类是马，其在颜色是赤，其在精气所养是血，其在病是肌肉跳动，身体抽搐，其五味是苦，其五音是徵，其在物体是属于脉络一类，其在河图成数是七。

备化之纪，气协天休❶，德流四政，五化齐修。其气平，其性顺，其用高下，其化丰满，其类土，其政安静，其候溽蒸，其令湿，其脏脾，脾其畏风❷，其主口，其谷稷，其果枣，其实肉，其应长夏，其虫倮，其畜牛，其色黄，其养肉，其病否❸，其味甘，其音宫，其物肤，其数五。

【注释】

❶ 气协天休：土的气厚，与自然休和之气相协调。

❷ 脾其畏风：脾畏肝木。

❸ 否：痞，痞塞不通。

【白话解】

土运平气的识别，在于土的气厚，与自然休和之气相协调，它的特性达于四方，使五行的气化同时盛行。备化之气和平，性柔顺，其变动是或高或低，其生化能使万物成熟丰满，其属类是土，其功能是使万物平安静和，其征兆是湿热相蒸，其表现是湿，其在人的内脏是脾。脾所畏惧的是肝木，它关联着口，其在谷类是稷，其在果类是枣，其在果实中是果肉，其所应的时令是长夏，其在虫类是倮虫，其在畜类是牛，其在颜色是黄，其在精气所养是肉，其在病是痞塞，其在五味是甘，其在五音是宫，其在物体是属于皮肤一类，其在河图成数是五。

审平之纪，收而不争❶，杀而无犯❷，五化宣明，其气洁，其性刚，其用散落，其化坚敛，其类金，其政劲肃，其候清切❸，其令燥，其脏肺，肺其畏热❹，其主鼻，其谷稻，其果桃，其实壳，其应秋，其虫介，其畜鸡，其色白，其养皮毛，其病咳，其味辛，其音商，其物外坚，其数九。

【注释】

❶ 收而不争：收敛而无争夺。

❷ 杀而无犯：肃杀而无残害。犯，残害。

❸ 清切：清凉急切。

❹ 肺其畏热：肺畏心火。

【白话解】

金运平气的识别，在于金是收敛而无争夺，肃杀而无残害，五行的气化，从而得到通畅、明洁。审平之气洁净，性刚强，其变动是分散零落，其生化能使万物结实收敛，其属类是金，其功能是使万物清劲严肃，其征兆是清凉而急切，其表现是燥，其在人的内脏是肺。肺所畏惧的是心火，它关联着鼻，其在谷类是稻，其在果类是桃，其在果实是外壳，其所应的时令是秋，其在虫类是介虫，其在畜类是鸡，其在颜色是白，其在精气所养是皮毛，其在病是咳嗽，其在五味是辛，其在五音是商，其在物体是属于外壳坚硬一类，其在河图成数是九。

静顺之纪，藏而勿害，治而善下，五化咸整，其气明，其性下，其用沃衍❶，其化凝坚，其类水，其政流演❷，其候凝肃，其令寒，其脏肾，其肾其畏湿❸，其二阴，其谷豆，其果栗，其实濡，其应冬，其虫麟，其畜彘❹，其色黑，其养骨（髓），其病厥，其味咸，其音羽，其物濡，其数六。故生而勿杀，长而勿罚，化而勿制，收而勿害，藏而勿抑，是谓平气。

【注释】

❶ 沃衍：流溢灌溉以喻用之广泛。

❷ 流演：川流不息，以喻政之及远。

❸ 肾其畏湿：肾畏脾土。

❹ 彘（zhì 至）：猪。

【白话解】

水运平气的识别，在于水纳藏而于万物无害，生化而善于下行，五行的气化从而都得以完整。静顺之气明静，性趋下，其变动是沬生流溢，其生化是水物凝坚，其属类是水，其功能是使井泉不竭，河流不息，其征兆是寒静，其表现是寒，其在人的内脏是肾。肾所畏惧的是脾土，它关联着二阴，其在谷类是豆，其在果类是栗，其在果实是液汁，其所应的时令是冬，其在虫类是鳞虫，其在畜类是猪，其在颜色是黑，其在所养精气是骨，其在病是气逆，其在五味是咸，其在五音是羽，其在物体是液体一类，其在河图成数是六。所以发生而不戕害，长养而不惩罚，化育而不制止，收敛而不妨害，纳藏而不抑制，这就叫作平气。

委和之纪，是谓胜生❶。生气不政，化气❷乃扬，长气自平，收令乃早。凉雨时降，风云并兴，草木晚荣，苍干凋落，物秀而实，肤肉内充。其气敛，其用聚，其动缅戾拘缓❸，其发惊骇，其脏肝，其果枣李，其实核壳，其谷稷稻，其味酸辛，其色白苍，其畜犬鸡，其虫毛介，其主雾露凄沧，其声角商。其病摇动注恐，从金化也，少角❹与判商❺同，上角❻与正角同，上商与正商同；其病支（废）〔发〕痈肿疮疡，其甘虫❼邪伤肝也，上宫与正宫同。萧飋❽肃杀，则炎赫沸腾，眚于三❾，所谓复也。其主飞蠹蛆雉❿，乃为雷霆。

【注释】

❶ 胜生：指生发之气受阻。

❷ 化气：指土运之气。

❸ 缠戾（ruǎn lì 软利）拘缓：缠戾，拘挛收缩。拘缓，弛缓。

❹ 少角：木运不及叫少角。

❺ 判商：指少商。

❻ 上角：上，指司天。角，属木。上角，指厥阴风木司天。

❼ 甘虫：甘味易生虫。

❽ 萧飔（sè 瑟）：秋声。

❾ 三：东方震位。

❿ 飞蠹蛆雉（dù qū zhì 度驱治）：飞，指飞虫。蠹，蛀虫。蛆，苍蝇的幼虫。雉，野鸡。

【白话解】

木运不及的标志是"胜生"。木的生发之气不能发挥作用，土气于是播散，火气自然平静，收气因之早来。这样，凉雨不时下降，风云交相变起，草木生发得晚，并且易于干枯凋落，但当谷物抽穗结实后，皮肉充实。委和之气收敛，其作用是聚集，其在人体的变动是筋络收缩弛缓，其发病是易于惊骇，其应于内脏为肝，其在果类是枣、李，其在果实中是属于核和壳，其在谷类是稷、稻，其在五味是酸、辛，其在颜色是白、青，其在畜类是犬、鸡，其在虫类是毛虫、介虫，其所主宰的气候是雾露寒凉，其声音为角与商。如所发病变是摇动和狂怒，这是木从金化的缘故，这时少角与半商是相同的，上角与正角是相同的，上商与正商也是相同的。如所发病变是四肢痛肿、疮疡、生虫等，这是金气伤了肝气的缘故。这时上宫与正宫是相同的。木受金克，秋气肃杀，但随之而来的就是火势炎炎，其灾害应于东方，这是所谓报复。木受金克，属火的羽虫、蠹虫、蛆虫、雉鸡应之而出，但木气郁到极点，就会震发而为雷霆。所以说委和主羽虫、蠹虫、蛆虫、雉鸡以及雷霆。

伏明之纪，是谓胜长❶。长气不宣，脏气❷反布，收气自政，化令乃衡❸；寒清数举❹，暑令乃薄。承化物生，生而不长，成实而稚❺，遇化已老。阳气屈伏，蛰虫早藏。其气郁，其用暴，其动彰伏❻变易。其发痛，其脏心，其果栗桃，其实络濡❼，其谷豆稻，其味苦咸，其色玄丹，其畜马彘，其虫羽鳞，其主冰雪霜寒，其声徵羽。其病昏惑悲忘，从水化也，少徵与少羽同，上商与正商同，邪伤心也。凝惨溧冽，则暴雨霖霆，眚于九，其主骤注雷霆震惊，沉黔淫雨❽。

【注释】

❶ 胜长：指生长之气受阻。

❷ 脏气：指水气。

❸ 衡：平的意思。

❹ 寒清数举：寒清，寒冷之气。数，屡次。举，出现、发作。

❺ 稚：幼小。

❻ 彰伏：或明或隐的意思。

❼ 络濡：丝络和液汁。

❽ 沉黔（yīn 阴）淫雨：阴云蔽日，阴雨连绵。

【白话解】

火运不及的标志是"胜长"。火的生长之气不得发扬，水气就乘机施布，收气也自行发挥作用，土气于是平静，寒冷之气屡现，暑热之气就薄弱了。万物虽承土的化气而生，但因火运不及，生后不能成长，虽能结实，却稚小不肥，一遇长夏之化令就先衰老。由于阳气伏陷，所以虫类不等岁气到就蛰藏起来。伏明之气郁结，其作用是暴急，其变动或明或隐并不一定。其发病是疼痛，其应于内脏为心，其在果类是栗、桃，其在果实是丝络和液汁，其在谷类是豆、稻，其在五味是苦、咸，其在颜色是玄、丹，其在畜类是马、猪，其在虫类是羽虫、鳞虫，其所主宰的气候是冰、雪、霜、寒，其在声音是徵、羽。如发生昏乱糊涂，悲哀善忘的病，这是火从水化的缘故。这时少徵与少羽相同，上商与正商相同，这是水气伤了心气所致的。火运既衰，阴凝惨淡，随之大雨倾泻，其灾害应于南方。火受水克，以致暴雨下注、雷霆震惊，但火郁到极点，又会转为乌云蔽日，阴雨连绵。所以说伏明主暴雨、雷霆以及霆雨。

卑监之纪，是谓减化❶。化气不令。生政独彰，长气整，雨乃愆❷，收气平，风寒并兴，草木荣美，秀而不实，成而粃❸也。其气散，其用静定，其动疡涌分溃痈肿。其发濡滞❹，其脏脾，其果李栗，其实（濡）〔肉〕核，其谷豆麻，其味酸甘，其色苍黄，其畜牛犬，其虫倮毛，其主飘怒振发，其声宫角，其病留满否塞，从木化也，少宫与少角同，上宫与正宫同，上角与正角同，其病飧泄，邪伤脾也。振拉飘扬，则苍干散落，其眚四维，其主败折虎狼，清气乃用，生政乃辱❺。

【注释】

❶ 减化：化气减弱。

❷ 愆（qiān 铅）：过的意思。此指雨水过期。

❸ 粃（bǐ 比）：子实不饱满。

❹ 濡滞：濡，水湿之气。滞，凝滞不流畅。

❺ 辱：屈的意思，即被抑制。

【白话解】

土运不及的标志是"减化"。土的化气不能起主导作用，木的生气就独自张扬，火的长气倒可完整如常，但雨水会过期不降。收气也是平定的，可是风寒并起，草木虽然荣美，也秀而不能成实，所成的，只是粃子一类的东西。其气散漫，其作用是镇静、安定，其变动是疮疡溃烂、痈肿；其发病是水湿凝滞，其应于内脏为脾，其在果类是李、栗，其在果实是仁与核，其在谷类是豆与麻，其在五味是酸、甘，其在颜色是苍、黄，其在畜类是牛、犬，其在虫类是倮虫、毛虫，其所主的气候是大风刮起，树木摇动，其在声音是宫、角，其病变是胀满痞塞不通，这就是土运不及而从木化的关系。这时少宫与少角相同，上宫和正宫相同，上角和正角相同。其发病是飧泄，这是木气伤脾所致的。土衰木盛，所以暴风骤起，草木摇折，随之干枯散落，其灾害应与东南、西北、西南、东北，其所主败坏折伤，有如虎狼之势，清冷之气也发生作用，于是生气的功能便被抑制了。

从革之纪，是谓折收❶，收气乃后，生气乃扬，长化合德❷，火政乃宣❸，庶类❹以蕃。其气扬，其用躁切，其动铿禁❺瞀厥，其发咳喘，其脏肺，其果李杏，其实壳络，其谷麻麦，其味苦辛，其色白丹，其畜鸡羊，其虫介羽，其主明曜炎烁，其声商徵，其病嚏咳鼽衄，从火化也，少商与少徵同，上商与正商同，上角与正角同，邪伤肺也。炎光赫烈，则冰雪霜雹，眚于七，其主鳞伏❻彘鼠，岁气早至，乃生大寒。

【注释】

❶ 折收：秋金所主的收气有所减弱。

❷ 长化合德：火气与土气结合一起发挥作用。

❸ 宣：行的意思。

❹ 庶类：指各种植物。

❺ 铿禁：指咳嗽与失音。

❻ 伏：指小爬虫之类。

【白话解】

金运不及的标志是"折收"。金的收气后至，生气就张扬，火气和土气合在一起发挥作用，火的功用就发动了，各种植物从而得以茂盛。其气升扬，其作用是躁急，其变动是喘咳、失音、胸闷、气逆，其发病是咳嗽、气喘。其应于内脏为肺，其在果类是李、杏，其在果实是外壳和丝络，其在谷类是麻和麦，其在五味是苦、辛，其在颜色是白和丹，其在畜类是鸡、羊，其在虫类是介虫、羽虫。其所主的气候是晴朗炎热，其在声音为商、徵，其发病是喷嚏、咳嗽、鼻涕、衄血，这是金运不及而从火化的关系。这时少商和少徵相同，上商与正商相同，上角和正角相同。这是火气伤肺所致的。金衰火旺，所以火势炎炎，火气过盛，水气来复，随之而见冰、雪、霜、雹。其灾害应于西方，鳞、伏（小爬虫类）猪、鼠随之而出，冬藏之气早到，于是发生大寒。

涸流之纪，是谓反阳❶，藏令不举，化气乃昌，长气宣布，蛰虫不藏，土润水泉减，草木条茂，荣秀满盛。其气滞，其用渗泄，其动坚止，其发燥槁，其脏肾，其果枣杏，其实濡肉，其谷黍稷，其味甘咸，其色黅玄，其畜彘牛，其虫鳞倮，其主埃郁昏翳❷，其声羽宫，其病痿厥坚下❸，从土化也，少羽与少宫同，上宫与正宫同，其病癃閟❹，邪伤肾也，埃昏骤雨，则振拉摧拔，眚于一，其主毛显狐狢❺，变化不藏。故乘危❻而行，不速而至，暴虐无德，灾反及之，微者复微，甚者复甚，气之常也。

【注释】

❶ 反阳：（水运不及，火不畏水）火的长气反而得行，称为"反阳"。

❷ 昏翳：昏暗。

❸ 坚下：指下部坚硬症结一类病。

❹ 癃閟：癃闭。指尿闭或排尿困难，下腹胀满之症。

❺ 毛显狐狢：毛，毛虫。狐狢，为多疑善变的动物。

❻ 危：指五运不及。

【白话解】

水运不及的标志是"反阳"。水的藏气不能行使其封藏的职能，土化之气就昌盛，长气也乘机宣布，蛰虫不按时藏伏，土润泽、水泉少，草木条达茂盛，万物荣秀丰满盛大。其气窒塞，其作用是慢慢渗漏。其变动是症结不动，其发病是津液枯竭，其应于内脏为肾，其在果类是枣、杏，其在果实是液汁和肉，其在谷类是黍、稷，其在五味是甘、咸，其在颜色是黄、黑，其在畜类是猪、牛，其在虫类是鳞虫、倮虫，其所主的气候，是尘土飞扬空中昏暗，其在声音是羽、宫，其病变是痿厥和下部症结，这是水运不及而从土化的关系。这时少羽和少宫相同，上宫与正宫相同。其病的表现是尿闭或排尿困难，这是土气伤了肾脏的缘故。水运不及，所以尘土昏暗，突然降雨，但木气来复，反见大风飞扬，树木摧拔。其灾害应于北方，毛虫像狐狢一类就应之而出，变化而不潜藏。所以五运有不及的时候，那么相胜的就会乘其不足而至，加以侵犯，好像不速之客，不请自来，如暴虐而无道德，灾害必然反加到自己身上，这是子来报复的关系。如母所受克制微弱，受到报复就微，如母所受克制过重，受到报复也重，这是运气中的常规。

发生之纪，是谓启敕❶，土疏泄❷，苍气达，阳和布化，阴气乃随，生气淳化，万物以荣。其化生，其气美，其政散❸，其令条舒，其动掉眩巅疾，其德鸣靡启坼❹，其变振拉摧拔，其谷麻稻，其畜鸡犬，其果李桃，其色青黄白，其味酸甘辛，其象春，其经足厥阴少阳，其脏肝脾，其虫毛介，其物中坚外坚❺，其病怒。太角与上商同。上徵则其气逆，其病吐利。不务其德，则收气复，秋气劲切，甚则肃杀，清气大至，草木凋零，邪乃伤肝。

【注释】

❶ 启敕：敕，古陈字。启陈，有推陈出新的意思。

❷ 疏泄：疏松、发泄。

❸ 散：散布。

❹ 鸣靡启坼（chè 彻）：鸣，鸟鸣。靡，散。鸣靡启坼，是说鸟鸣一片，草木萌芽，为春天的气象。

❺ 中坚外坚：内外坚实。

【白话解】

木运太过的标志是"启陈"。土气因木气太过而疏松发泄，草木的青气条达，阳气和柔布化于四方，阴气相随，生气淳厚，化生万物，万物因之欣欣向荣。其运化是生发，其气美好，其职权是向外散布，其表现是畅达舒展，其应在人体变动上是颤摇、眩晕，和颠顶部的疾病。其特性是惠风四散，推陈出新，若变化就会出现狂风振摇，摧折树木。其在谷类是麻、稻，其在畜类是鸡、犬，其在果类是李、桃，其在颜色属青、黄、白，其在五味属酸、甘、辛，其相应是春天，其在人体的经脉是足厥阴及少阳，其在内脏是肝、脾，其在虫类为毛虫、介虫，其在物体中属内外坚硬，其在病变上主忿怒。这时太角与上商同。若逢少阴君火司天，火性上逆，木旺克土，所以病发气逆吐泻。若木运自恃太过，不注意坚守自己的品性而去侮土，那么金的收气就来复，以致发生秋令劲急的景象，甚至呈现出肃杀之气，突然气候清凉，草木干落，木运衰败，邪气就会损伤人的肝脏。

赫曦之纪，是谓蕃茂，阴气内化，阳气外荣，炎暑施化，物得以昌。其化长，其气高，其政动，其令鸣显，其动炎灼妄扰，其德暄暑❶郁蒸，其变炎烈沸腾，其谷麦豆，其畜羊彘，其果杏栗，其色赤白玄，其味苦辛咸，其象夏，其经手少阴太阳，手厥阴少阳，其脏心肺，其虫羽鳞，其物脉濡，其病笑疟疮疡血流狂妄目赤。上羽与正徵同，（其收齐，其病痓），上徵而收气后也。暴烈其政，藏气乃复，时见凝惨，甚则雨水霜雹切寒，邪伤心也。

【注释】

❶ 暄暑：暑热。

【白话解】

火运太过的标志是繁茂。物遇太阳，阴气从内而退，阳气显荣于外，炎暑发挥着它的蒸腾作用，草木得以昌盛。其运化是成长，其气上升，其职权是推动，其表现明显。其应在人体变动上是发生高热，烦扰不宁，其特性是暑热湿蒸，其变化是热得厉害，好像沸腾。其在谷类是麦、豆，其在畜类是羊、猪，其在果类是杏、栗，其在颜色属赤、白、黑，其在五味属苦、辛、酸，其相应是夏天，其在人体的经脉是手少阴及太阳和手厥阴、少阳，其在内脏是心肺，其在虫类是羽虫、鳞虫，其在物体中属脉络和汁液，其在病变上主笑，疟疾、疮疡、出血、发狂、目赤。这时上羽与正徵同。若火气太过又逢火气司天，二火相合，则金气受伤，而收气作用的发挥就推迟了。如火运过于暴烈，水气必来报复，就会经常看到阴凝惨淡的景象，甚至下雨、下霜、下雹，极为寒冷。火运衰退，邪气会伤人的心脏。

　　敦阜之纪，是谓广化❶，厚德清静，顺长以盈，至阴内实，物化充成，烟埃朦郁，见于厚土❷，大雨时行，湿气乃用，燥政乃辟，其化圆❸，其气丰，其政静，其令周备，其动濡积并稸❹，其德柔润重淖，其变震惊飘骤崩溃，其谷稷麻，其畜牛犬，其果枣李，其色黅玄苍，其味甘咸酸，其象长夏，其经足太阴阳明，其脏脾肾，其虫倮毛，其物肌核，其病腹满，四支不举，大风迅至，邪伤脾也。

【注释】

❶ 广化：（土气有余）土化之气广及万物。

❷ 厚土：指山陵之地。

❸ 圆：圆满的意思。

❹ 濡积并稸：湿气积聚。

【白话解】

　　土运太过的标志是"广化"。土性厚而清静，使万物顺应时节生长以至充满，土的精气内实，则万物就能生化而成形。土气太过，蒸腾好像烟尘，隐约朦朦地呈现在丘陵之上，大雨经常下降，湿气横行，燥的权力退避。其运化是圆满，其气丰盛，其职权主安静，其表现周密详备，其应在人体变动上是濡湿蓄积，其特性是柔润光泽，其变化是雷霆震动，暴雨骤至，山崩土溃，其在谷类是稷、麻，其在畜类是牛、犬，其在果类是枣、李，其在颜色是黄、黑、青，其在五味是甘、咸、酸，其相应是长夏，其在人体的经脉是足太阴及阳明，其在内脏是脾、肾，其在虫类是倮虫、毛虫，其在物体中属于肉、核一类，其在发病上主腹满和四肢不能举。土运太过，木气来复，所以大风迅速而来，土木交争，土运衰败，邪气会伤人的脾脏。

　　坚成之纪，是谓收引❶，天气洁，地气明，阳气随，阴治化，燥行其政，物以司成，收气繁布，化洽不终❷。其化成，其气削，其政肃，其令锐切，其动暴折疡疰❸，其德雾露萧飋，其变肃杀凋零。其谷稻黍，其畜鸡马，其果桃杏，其色白青丹，其味辛酸苦，其象秋，其经手太阴阳明，其脏肺肝，其虫介羽，其物壳络，其病喘喝，胸凭仰息❹。上徵与正商同，其生齐，其病咳。政暴变，则名木不荣，柔脆焦首，长气斯救，大火流，炎烁且至，蔓将槁，邪伤肺也。

【注释】

❶ 收引：万物收敛。

❷ 化治不终：化气不能尽其作用。

❸ 疡疰（zhù 注）：皮肤生疮。

❹ 胸凭仰息：指呼吸困难，喘不得卧。

【白话解】

金运太过的标志是收引。天气洁净，地气明朗，阳气随之而来，而阴气也显得条达，燥金之气行使职权，因而万物成实，但收气频繁地施布，化气就不能尽其作用。其生化成熟，其气削伐，其职权过于肃杀，其表现尖锐急切，其在人体变动上是折伤、肤疮，其特性是雾露萧瑟，其变化是肃杀凋零。其在谷类是稻、黍，其在畜类是鸡、马，其在果类是桃、杏，其在颜色是白、青、丹，其在五味是辛、酸、苦，其相应是秋天，其在人体的经脉是手太阴、阳明，其在内脏是肺、肝，其在虫类是介虫、羽虫，其在物体中属于皮壳和丝络一类，其在病变上主气喘有声和呼吸困难，而不得卧。这时上徵与正商相同。由于金气被制，木不受克，所以生气能和长化收藏诸气平衡，发生的病变，只是咳嗽。如金运太过，行使职权暴虐太甚，则名木枯槁，不能发荣，草类也会柔脆干死，夏天的长气就得以恢复，所以炎热流行，蔓草将要枯槁，金运衰败，邪气会伤人的肺脏。

流衍之纪，是谓封藏❶。寒司物化，天地严凝，藏政以布，长令不扬。其化凛，其气坚，其政谧，其令流注，其动漂泄沃涌❷，其德凝惨寒雾，其变冰雪霜雹，其谷豆稷，其畜彘牛，其果栗枣，其色黑丹黅，其味咸苦甘，其象冬，其经足少阴太阳，其脏肾心，其虫鳞倮，其物濡满，其病胀，上羽而长气不化也。政过则化气大举，而埃昏气交，大雨时降，邪伤肾也。故曰：不恒其德❸，则所胜来复，政恒其理，则所胜同化。此之谓也。

【注释】

❶ 封藏：天地闭，万物藏。

❷ 漂泄沃涌：漂泄，指痛泄。沃涌，即吐涎沫。

❸ 不恒其德：（运气太过）失去正常的性能。

【白话解】

水运的太过的标志是封藏。这时脏气掌管物化，天寒地冻，万物凝结，闭藏之气主宰一切，长化之气就不能得以发扬。其生化为寒冷，其气为坚凝，其职权为安静，其表现是水湿流注，其在人体变动上是痛泄、吐涎沫，其特性是阴凝惨淡的寒气，其变化是冰雪霜雹，其在谷类是豆、稷，其在畜类是猪、牛，其在果类是栗、枣，其在颜色是黑、丹、黄，其在五味是咸、苦、甘，其象征是冬天，其在人体的经脉是足少阴、太阳，其在内脏是肾、心，其在虫类是鳞虫、倮虫，其在物体中属于液汁充满，其病变是胀满，这是火的生长之气不能布化的缘故。如水运太过，则土气来复，于是水土交争，大雨下降，水运衰败，邪气就会伤人的肾脏。所以说，不保持正常的性能，以强凌弱，就会有胜我者前来报复。若功能的行使能守常规，就是有胜气来侵，也可能同化，就是这个意思。

帝曰：天不足西北，左寒而右凉❶；地不满东南，右热而左温❷；其故何也？岐伯曰：阴阳之气，高下之理，太少之异也。东南方，阳也，阳者其精降于下，故右热而左温。西北方，阴也，阴者其精奉于上，故左寒而右凉。是以地有高下，气有温凉，高者气寒，下者气热，故适❸寒凉者胀，（之）温热者疮，下之则胀已，汗之则疮已，此凑理开闭之常，太少之异耳。

❶ 左寒而右凉：左、右，指方位。西北的右方是西方，属金，气凉。西北的左方是北方，属水，气寒。

❷ 右热而左温：东南的左方是东方，属木，气温。东南的右方是南方，属火，气热。

❸ 适：往的意思。

【白话解】

黄帝道：天气不足于西北，北方寒，西方凉；地气不满于东南，南方热，东方温。这是什么缘故？岐伯说：天气的阴阳，地理的高下，都随着四方疆域的大小而有所不同。东南方属阳，阳的精气自上而下降，则南方热而东方温，西北方属阴，阴的精气自下而上奉，则西方凉而北方寒。所以地势有高低，气候有温凉，地势高峻气候就寒，地势低下气候就热。往西北寒凉地方去就容易有胀病，往东南温热的地方去就容易有疮疡。患胀满的人，用通利药可治愈，患疮疡的人，用发汗药可治愈，这是气候和地理影响人体腠理开闭的一般情况，在治疗上只要根据病情大小的不同而加以变化就可以了。

帝曰：其于寿夭何如？岐伯曰：阴精所奉其人寿，阳精所降其人夭。帝曰：善。其病也，治之奈何？岐伯曰：西北之气散而寒之，东南之气收而温之，所谓同病异治❶也。故曰：气寒气凉，治以寒凉，行水渍之❷；气温气热，治以温热，强其内守❸，必同其气，可使平也，假者反之❹。帝曰：善。一州之气，生化寿夭不同，其故何也？岐伯曰：高下之理，地势使然也。崇高则阴气治之，污下❺则阳气治之，阳胜者先天，阴胜者后天❻，此地理之常，生化之道也。帝曰：其有寿夭乎？岐伯曰：高者其气寿，下者其气夭。地之小大异也，小者小异，大者大异。故治病者，必明天道地理，阴阳更胜，气之先后，人之寿夭，生化之期，乃可以知人之形气矣。

【注释】

❶ 同病异治：同一病症，但治法不同。

❷ 行水渍之：用热汤浸渍，以散其寒。

❸ 内守：阳气不泄，而固其中。

❹ 假者反之：假热假寒，应用反治法。

❺ 污下：低下。污，下的意思。

❻ 阳胜者先天阴胜者后天：阳气太过，四时气候先于天时而至，阴气太过，四时气候后于天时而至。

【白话解】

黄帝道：它对于人的寿命长短有什么关系？岐伯说：阴精上承的地方，腠理致密，所以人多长寿。阳精下降的地方，腠理开发，所以人多夭折。黄帝说：讲得好。但人有了病，应该怎样治疗呢？岐伯说：西北方气候寒冷，应该散其外寒，清其里热；东南方气候温热，应该收敛外泄的阳气，温其内寒，这就是同样的病症而治法不同的道理。所以说：气候寒凉的地方，多内热，可以用寒凉药治疗，并可用汤水浸渍。气候温热的地方，多内寒，可用温热的方法治疗，又必加强内守，不使真阳外泄。治法必须与该地的气候一致起来，这样可使气达到平调。如果有假热的冷病，或假寒的热病，又当用相反的方法治疗。黄帝道：讲得好。但同是一个地区的气候，而生化寿夭，各有不同，这是什么缘故？岐伯说：这是高下不同的缘故，地势的差异所导致的。地势崇高的地方多寒，属于阴气所治；地势低下的地方多热，属于阳气所治；阳气太过，四时气候就到得早；阴气太过，四时气候就到得晚，这就是地理高下与生化迟早之关系的一般规律啊。黄帝又道：那么它对寿夭也有关系吗？岐伯说：地势高的地方，因为寒则元气固而多寿；地势低的地方，因为热则元气泄而多夭。地域的大小跟这种差别的关系则是：地域小寿夭的差别就小，地域大寿夭的差别就大。所以治病必须懂得天道和地理，阴阳的相胜，气候的后先，人的寿命长短，生化的时期，然后才可以了解人的形体和气机啊。

帝曰：善。其岁有不病，而脏气不应不用者何也？岐伯曰：

天气制❶之，气有所从❷也。帝曰：愿卒闻之。岐伯曰：少阳司天，火气下临，肺气上从，白起金用❸，草木眚，火见燔焫，革❹金且耗，大暑以行，咳嚏鼽衄鼻窒，曰疡，寒热胕肿，风行于地，尘沙飞扬，心痛胃脘痛，厥逆鬲不通，其主暴速。

【注释】

❶ 制：制约。

❷ 气有所从：人身脏气有所适从。

❸ 白起金用：金为火用。

❹ 革：变革、变质。

【白话解】

黄帝道：讲得好。那么岁运当病而却不病，或脏气应该相感应相使用，而不相感应相使用，这是什么原因？岐伯说：这是司天之气制约着，人身脏气有所适从的关系。黄帝道：我希望详尽地听听。岐伯说：少阳相火司天，火气弥漫于地，肺气上从天气。上从于天气则为火用事，地上的草木受灾，火现出烧灼的景象，金被克制变质，并且耗损，火气太过，炎暑流行。这时发生的病变有咳嗽、喷嚏、鼻涕、衄血、鼻塞、疮疡、疟疾、浮肿等。厥阳在泉，则风气起行于地，飞沙扬尘，发生的病变，为心痛、胃脘痛、厥逆、胸膈不通等，很快就会暴发的。

阳明司天，燥气下临，肝气上从，苍起木用（而立），土乃眚，凄沧❶数至，木伐草萎❷，胁痛目赤，掉振鼓栗，筋痿不能久立。暴热至，土乃暑，阳气郁发，小便变，寒热如疟，甚则心痛，火行于槁❸，流水不冰，蛰虫乃见。

【注释】

❶ 凄沧：大凉。

❷ 木伐草萎：木坏草枯。伐，败的意思。

❸ 火行于槁：火气流行于草木枯槁的时候。

【白话解】

阳明燥金司天，燥气下临于地，肝气先受克制，应而上从天气，青色起，木从金而化为金用，土气就会受到灾害，凉气常常到来，木坏草枯。在人体，受到气运的影响，就可产生胁痛、目赤、动摇、战栗、筋脉萎弱、不能久立等病。但是阳明司天则少阴君火在泉，于是暴热来到，地气变为暑热蒸腾，阳气郁结于内发生疾病，小便变为赤黄，寒热往来如同疟疾，甚而至于心痛。在火气流行于草木枯槁的时候，流水不得结冰，蛰虫却外见了。

太阳司天，寒气下临，心气上从，而火且明，丹起金乃眚，寒清时举，胜则水冰，火气高明，心热烦，嗌干善渴，鼽嚏，喜悲数欠，热气妄行，寒乃复，霜不时降，善忘，甚则心痛。土乃润，水丰衍❶，寒客至，沉阴化，湿气变物，水饮内稸，中满不食，皮㿋❷肉苛，筋脉不利，甚则胕肿，身后痈。

【注释】

❶ 土乃润水丰衍：土气滋润，水流满溢。

❷ 皮㿋（wán 顽）：皮肤麻木。

【白话解】

太阳寒水司天，寒气下临于地，心火受到克制，应而上从天气，从水化而为水用。火热之气起，金必受害，寒凉之气就出现了，寒气太过则水结成冰，由于火气被迫上炎，所以发病为心热烦闷、咽喉干、常口渴、流涕、喷嚏，容易悲哀，常常打呵欠，热气妄行于上，寒气报复于下，严霜不时下降，由于水气侵犯心火，神气受伤，所以善忘，甚至于发生心痛。太阳司天则太阴湿土在泉，土能制水，所以土气滋润，水流溢满，寒水之客气加临，火为沉阴所化，万物就会因寒湿而发生变异。在人体受到气运的影响，就可产生停饮，腹满不能饮食，皮肤麻痹，肌肉不仁，筋脉活动不利，甚至浮肿，转身困难。

厥阴司天，风气下临，脾气上从，而土且隆，黄起，水乃眚，土用革❶，体重，肌肉萎，食减口爽❷，风行太虚，云物摇动❸，目转耳鸣。火纵其暴❹，地乃暑，大热消烁，赤沃下❺，蛰虫数见，流水不冰，其发机速。

【注释】

❶ 土用革：土的功用也发生改变。

❷ 口爽：口不辨味。爽，差的意思。

❸ 云物摇动：云气和草木动摇。

❹ 火纵其暴：（少阳相火在泉，木火相生）火气任其横行。

❺ 赤沃下：指赤痢。

【白话解】

厥阴风木司天，风气下临于地，脾气受到克制，从木化而为木用。土气隆起，水气因之受害，土的功用亦为之改变。随着气运而产生的病变，就会有身体发重、肌肉萎缩，食少，口不辨味。风气行于天空之间，云气与草木动摇，人体也感觉有眼转、耳鸣的情况，厥阴司天少阳相火在泉，火气任其横行，地气于是像暑一般，大热如火。应在人体上，多病赤痢。这时，应该蛰居的虫类常见于外，流水不能结冰，在它造成病害时，是非常急速的。

少阴司天，热气下临，肺气上从，白起金用，草木眚，喘呕寒热，嚏鼽衄鼻窒，大暑流行，甚则疮疡燔灼，金烁石流❶。地乃燥清，凄沧数至，胁痛善太息，肃杀行，草木变。

【注释】

❶ 金烁石流：形容火炎过甚，可使金石熔化。

【白话解】

少阴君火司天，热气下临于地，肺气受到克制，相应而上从天气，金就畏火而化为火用，草木于是受害。在人受了气运的影响，就会产生哮喘、呕吐、寒热、喷嚏、鼻流涕、衄血、鼻塞不通等病。火气当权，所以大暑流行，甚至病发疮疡、高烧。炎暑酷热的情况，好像能使金烁石流一样。少阴司天则阳明燥金在泉，燥气行地，寒凉之气屡次到来，在病变上，就容易发生胁痛，好叹息。肃杀之气大行，青青草木的容质就要改变了。

太阴司天，湿气下临，肾气上从，黑起水变❶，埃冒❷云雨，胸中不利，阴痿❸气大衰，而不起不用。当其时，反腰脽❹痛，动转不便也，厥逆。地乃藏阴，大寒且至，蛰虫早附❺，心下否痛，地裂冰坚，少腹痛，时害于食，乘金则止水❻增，味乃咸，行水❼减也。

【注释】

❶ 黑起水变：指寒水因太阴湿土加临畏其制，而化为水用。黑，寒水之气。

❷ 埃冒：土气上冒。

❸ 阴痿：阳事不用。

❹ 脽（shuí 谁）：臀肉。

❺ 附：近的意思。

❻ 止水：井泉。

❼ 行水：河津流注的水。

【白话解】

太阴湿土司天，湿气下降于地，肾气受到克制，相应而上从天气，寒水就畏湿土而化为水用，土气则上冒而为云雨。在人受了气运的影响，就会产生胸中不快、阴痿、阳气大衰，阳不能举，而失其作用。在这土旺的时候，又会感到腰臀疼痛，动转不便，厥逆。太阴司天，则太阳寒水在泉，所以地气阴凝闭藏，大寒又到，蛰虫提前贴近土里伏藏。在病变上，就会产生心下痞塞而痛。如果寒气太过，土地冻裂，水结坚冰，则病发为少腹痛，经常影响吃东西。水气上乘肺金，水得金生，寒凝更加显著，所以井泉水增，水味变咸，这是由于津河流注的水太少了。

帝曰：岁有胎孕不育，治❶之不全，何气使然？岐伯曰：六气五类❷，有相胜制也，同者❸盛之，异者❸衰之，此天地之道，生化之常也。故厥阴司天，毛虫静❹，羽虫育❺介虫不成；在泉，毛虫育，倮虫耗，羽虫不育。少阴司天，羽虫静，介虫育，毛虫不成；在泉，羽虫育，介虫耗不育。太阴司天，倮虫静，鳞虫育，羽虫不成；在泉，倮虫育，鳞虫不成。少阳司天，羽虫静，毛虫育，倮虫不成；在泉，羽虫育，介虫耗，毛虫不育。阳明司天，介虫静，羽虫育，介虫不成；在泉，介虫育，毛虫耗，羽虫不成。太阳司天，鳞虫静，倮虫育；在泉，鳞虫耗，倮虫不育。诸乘所不成之运，则甚也❻。故气主有所制，岁立有所生，地气制己胜❼，天气制胜己❽，天制色❾，地制形❿，五类衰盛，各随其气之所宜也。故有胎孕不育，治之不全，此气之常也，所谓中根⓫也。根于外者亦五，故生化之别，有五气五味五色五类（五）〔互〕宜也。帝曰：何谓也？岐伯曰：根于中者，命曰神机，神去则机息。根于外者，命曰气立，气止则化绝。故各有制，各有胜，各有生，各有成。故曰：不知年之所加，气之同异，不足以言生化。此之谓也。

【注释】

❶ 治：指治岁之气。

❷ 六气五类：六气，指司天，在泉的六气。五类，指五行所属的五类，动物，如毛、羽、倮、介、鳞。

❸ 同者、异者：指六气与运气相同或不同。

❹ 静：安静而无损。

❺ 育：生育繁殖的意思。

❻ 诸乘所不成之运则甚也：诸，指六气。运，指五运。不成之运，即不能孕育的岁运。全句意思是：六气与五运相乘，不成的岁运，则孕育更不得成。

❼ 地气制己胜：在泉之气制约它所胜的岁气。地气，在泉之气。

❽ 天气制胜己：司天之气制约胜它的岁气。

❾ 天制色：天，指司天的气。色，指白、苍、丹、黄、黑五色，代表其所属的五运之气。天制色，司天之气可制约所胜的一方。

❿ 地制形：地，指在泉之气。形，指倮、羽、毛、介、鳞五类动物。地制

形，指在泉之气可制约所胜的一方。

❶ 中根：五运在中，是万物生化之根本。

【白话解】

黄帝道：每年有的虫类能够胎孕繁殖，有的不能生育，这生化的不同情况，究竟是什么气所导致的呢？岐伯说：六气和五行所化的五种虫类，是相胜相克的。如六气与运气相同，则生物就会繁盛，如六气与运气不相同，则生物就会减衰，这是天地孕育的道理，生化的自然规律。所以厥阴司天的时候，毛虫不受影响而安静，羽虫可以生育，介虫不能生成；若厥阴在泉，毛虫可以生育，倮虫遭到损耗，羽虫也就不育。少阴司天的时候，羽虫不受影响而安静，介虫可以生育，毛虫不能生成；若少阴在泉，羽虫可以生育，介虫遭到耗损并且不得生育。太阴司天的时候，倮虫不受影响而安静，鳞虫可以生育，羽虫不能生成；太阴在泉，倮虫可以生育，鳞虫虽育而不能生成。少阳司天的时候，羽虫不受影响而安静，毛虫可以生育，倮虫不能生成；少阳在泉，羽虫可以生育，介虫遭到耗损，毛虫不能生育。阳明司天的时候，介虫不受影响而安静，羽虫可以生育，介虫不能生成；阳明在泉，介虫可以生育，毛虫遭到耗损，羽虫不能生成。太阳司天的时候，鳞虫不受影响而安静，倮虫可以生育；太阳在泉，鳞虫可以生育，羽虫遭到耗损，倮虫不能生育。凡是遭到克制而不能成长的气运，就更甚重了。所以六气所主各有所胜，而岁运所立，各有其生化的作用。在泉之气，制其所胜者；司天之气，制其胜己者；司天之气制色，在泉之气制形。五种虫类的繁衍和衰微，都是适应着六气而产生的，所以有胎孕和不育的分别，这不是治化的不全，而是运气的一种正常现象，因此叫作中根，中根以外的六气，也是根据五行而施化。所以生化之气不齐，而有臊、焦、香、腥、腐五气，酸、苦、辛、咸、甘五味，青、黄、赤、白、黑五色，毛、羽、倮、鳞、介五类分别。它们在万物之中各得其所宜。黄帝道：这是什么道理呢？岐伯说：生物的生命，其根源藏于内的，叫作神机，如果神离去了，则生化的机能也就停止。凡生命根源于外的，叫作气立，假如在外的六气歇止，那么生化也就随之断绝了。所以说运各有制约，各有相胜，各有所生，各有所成，设若不知道岁运和六气的加临，以及六气的同异，就不能晓得生化，就是这个道理。

帝曰：气始而生化，气散而有形，气布而蕃育，气终而象变，其致一也。然而五味所资❶，生化有薄厚，成熟有少多，终始不同，其故何也？岐伯曰：地气制之也，非天不生，地不长也。帝曰：愿闻其道。岐伯曰：寒热燥湿，不同其化也。故少阳在泉，寒毒不生，其味辛，其治苦酸，其谷苍丹。阳明在泉，湿毒不生，其味酸，其气湿，其治辛苦甘，其谷丹素。太阳在泉，热毒不生，其味苦，其治淡咸，其谷黅秬。厥阴在泉，清毒不生，其味甘，其治酸苦，其谷苍赤。其气专，其味正❷。少阴在泉，寒毒不生，其味辛，其治辛苦甘，其谷白丹。太阴在泉，燥毒不生，其味咸，其气热，其治甘咸，其谷黅秬。化淳❸则咸守，气专则辛化而俱治。

【注释】

❶ 资：禀受。

❷ 正：纯正。

❸ 淳：厚。

【白话解】

黄帝道：气形成就能生化，气流动就能造就物体的形质，气敷布就可繁殖，气终了的时候，形体物象便发生变化，一切物质都是如此。然而五味所禀受之气，在生化上有厚有薄，在成熟上有少有多，其结果与开始也不同，这是什么缘故呢？岐伯说：这是由于在泉之气所控制，所以生化上有厚薄多少的差异，而不是天不生地不长啊！黄帝又道：希望听听这其中的道理。岐伯说：寒、热、燥、湿的气化，各有不同。所以少阳相火在泉的时候，寒毒之物不能生长，金从火化，所以味辛，其主治之味是苦、酸，其在谷类颜色上是苍色和丹色。阳明燥金在泉的时候，湿毒之物不能生长，木从金化，所以味酸，其气湿，其主治之味是辛、苦、甘，其在谷类颜色上是丹色和素色。太阳寒水在泉的时候，热毒之物不能生长，火从水化，所以味苦，其主治之味是淡、咸，在谷类颜色上是黄色和黑色。厥阴风木在泉的时候，清毒之物不能生长，土从木化，所以味甘，其主治之味是酸、苦，在谷类颜色上是青色和红色，厥阴司天则少阳在泉，木火相生，则气化专一，其味纯正。少阴君火在泉的时候，寒毒之物不能生长，金从火化，所以味辛，其主治之味是辛、苦、甘，在谷类颜色上是白色和红色。太阴湿土在泉的时候，燥毒之物不能生长，水从土化，所以味咸，其气热，其主治之味是甘、咸，在谷类颜色上是黄色和黑色。太阴在泉，而其气化淳厚，土能制水，所以咸味得以内守。土居土味，而能生金，其气专精，所以辛味也得以生化，能与湿土同治。

故曰：补上下者从之❶，治上下者逆之❷，以所在寒热盛衰而调之。故曰：上取下取❸，内取外取，以求其过。能毒者以厚❹药，不胜毒者以薄❹药，此之谓也。气反者，病在上，取之下；病在下，取之上；病在中，傍取之。治热以寒，温而行之；治寒以热，凉而行之；治温以清，冷而行之；治清以温，热而行之。故消之削之，吐之下之，补之泻之，久新同法。

【注释】

❶ 补上下者从之：因司天、在泉之气不及而引起的疾病应该用补法，补要顺其气而补。上下，指司天、在泉之气。从，顺的意思。

❷ 逆之：（因司天在泉之气太过而引起的疾病）逆其气而治之。

❸ 上取下取：上取，指以药制有过之气。下取，指以迅速之药除下病。

❹ 厚、薄：指药的气味厚薄。

【白话解】

所以说：因司天在泉之气不及而引起的疾病应该用补法，补就要顺其气而补。因司天在泉之气太过而引起的疾病应该用治法，治就要逆其气而治，都要从表现出的寒热盛衰而加以调治，所以说无论用上取、下取、内取、外取之法，总要先找着其气不及和太过的原因，再予治疗。

身体强能耐受毒药的就给以性味厚的药，身体弱而不能耐受毒药的，就给以性味薄的药，就是这个道理。若病气反其常候，如病在上而治其下，病在下而治其上，病在中而治其左右。治热用寒药，应该温服；治寒用热药，应该凉服；治温用凉药，应该冷服；治清冷用温药，应该热服。病者身体的虚实不同，其制方也就不同，所以或用消法，或用削法，或用吐法，或用下法，或用补法，或用泻法，无论久病新病，都得遵从这一点。

帝曰：病在中而不实不坚，且聚且散，奈何？岐伯曰：悉乎哉问也！无积者求其脏，虚则补之，药以祛之，食以随之，行水渍之，和其中外，可使毕已。

【白话解】

黄帝道：若病在里面，不实也不坚硬，有时聚而有形，有时散而无形，这种病怎样治疗呢？岐伯说：你问得真详尽啊！这种病如果没有积滞的话，应该从脏器里寻求病因，如虚就用补法，用药以祛邪，随用饮食加以滋养，用热汤以浴渍肌表，使其内外调和，这样可以使病完全治愈。

帝曰：有毒无毒，服有约乎？岐伯曰：病有久新，方有大小，有毒无毒，固宜常制矣。大毒治病，十去其六；常毒治病，十去其七；小毒治病，十去其八；无毒治病，十去其九；谷肉果菜，食养尽之，无使过之，伤其正也。不尽，行复如法，必先岁气，无伐天和，无盛盛，无虚虚❶，而遗人夭殃，无致邪❷，无失正❸，绝人长命。帝曰：其久病者，有气从不康❹，病去而瘠❺，奈何？岐伯曰：昭乎哉圣人之问也！化不可代，时不可违。夫经络以通，血气以从，复其不足，与众齐同，养之和之，静以待时，谨守其气，无使倾移，其形乃彰，生气以

长，命曰圣王。故《大要》曰：无代化❻，无违时，必养必和，
待其来复。此之谓也。帝曰：善。

【注释】

❶ 虚虚：虚证用泻法，使虚者更虚。

❷ 致邪：（实证误补）使邪气更盛。

❸ 失正：（虚证误泻）使正气丧失。

❹ 气从不康：气血已和顺，仍未能恢复健康。

❺ 瘠：瘦弱。

❻ 无代化：不要用人力代替天地的气化。

【白话解】

　　黄帝道：有毒的药和无毒的药，服法也有什么限制吗？岐伯说：病的
新久，处方的大小，药的有毒无毒，一定有它的常规。凡用大毒之药，病
去十分之六，不可再服；用小毒之药，病去十分之七，不可再服；用平
常的毒药，病去十分之八，不可再服；无毒的药，病去十分之九，也不必
再服；以后用谷肉果菜，饮食调养，就可使病气都去掉了，但不可吃得过
多而损伤了正气。如果邪气未尽，还可再按上法服药。一定得先知道岁气
的偏胜，千万不能攻伐天真的冲和之气，不要使实者更实，不要使虚者更
虚，而给患者留下后患。总之，一方面要注意不能使邪气更盛，另一方面
要注意不能使正气丧失，以免断送人的生命。黄帝道：那久病的人，有时
气顺，而身体并不健康，病虽去了，而身体仍然瘦弱，又怎么办呢？岐伯
说：你问得真够高明的！天地对万物的生化，人是不能代替的，四时的气
序，人是不可违反的。因此只能顺应天地四时的气化，使经络畅通，气血
和顺，慢慢来恢复不足，使与正常人一样，或补养，或调和，要耐心地观
察，谨慎地守护着正气，不要使它耗损。这样，病人的形体就会强壮，生
气也会一天一天地增长起来，这叫作圣王之法。《大要》上说：不要以人
力来代替天地的气化，不要违反四时的运行，必须静养，必须安和，等待
正气的恢复，就是这个意思。黄帝道：讲得好。

卷第二十一

六元正纪大论篇第七十一

提要：本篇论述六十纪年运气变化的规律，胜复郁发的情况；以及六气到来时，万物所起的变态，特别是人所发生的疾病；指出在治疗中，不仅需适应天时，并应根据疾病的不同性质，灵活运用治疗法则。

黄帝问曰：六化六变❶，胜复淫治❷，甘苦辛咸酸淡先后，余知之矣。夫五运之化❸，或从五气，或逆天气，或从天气❹而逆地气❹，或从地气而逆天气，或相得，或不相得❺，余未能明其事。欲通天之纪，从地之理，和其运，调其化，使上下合德，无相夺伦❻，天地升降，不失其宜，五运宣行，勿乖其政，调之正味，从逆奈何？岐伯稽首再拜对曰：昭乎哉问也，此天地之纲纪，变化之渊源，非圣帝孰能穷其至理欤！臣虽不敏，请陈其道，令终不灭，久而不易。

【注释】

❶ 六化六变：六化，指六气的正常变化。六变，六气的异常变化。

❷ 胜复淫治：胜，胜气。复，复气。淫，邪气。治，平治。

❸ 五运之化：五行的运化。

❹ 天气、地气：天气，司天之气。地气，在泉之气。

❺ 或相得或不相得：运气与司天在泉之气相生为相得。运气与司天在泉之气相互克制为不相得。

❻ 使上下合德无相夺伦：使上（司天）下（在泉）协调，不互相违背。

【白话解】

黄帝问道：六气的正常和异常变化，以及胜气、复气、邪气、平治的关系，与甘苦辛咸酸淡等味的先后生化道理，我已经明白了。但是五行的运化，有时和司天之气相从，有时和司天之气相违，有时从司天之气而逆在泉之气，有时从在泉之气而逆司天之气，有的互相适应，有的不相适应，我不明白其中的道理。要想符合天之六气的规律，顺应地之五行的法则，调和五运的气化，使之上下协调，而不互相违背，使天地的升降不失其常规，使五运之气畅行不背离它的职权，然后用五味来和气化的从和逆，应该怎样呢？岐伯行礼回答说：你提出的问题，真高明啊！这是天地生化的纲领，气运变化的本源，如不是聪明圣智的人，谁能穷究它的精微道理呢？我虽然没有才能，还愿意说说它的道理，使它永不磨灭，长久不变。

帝曰：愿夫子推而次之，从其类序❶，分其部主❷，别其宗司，昭其气数❸，明其正化，可得闻乎？岐伯曰：先立其年以明其气❹，金木水火土运行之数❺，寒暑燥湿风火临御❻之化，则天道可见，民气可调，阴阳卷舒，近而无惑，数之可数者，请遂言之。

【注释】

❶ 类序：类属和次序。如甲乙类属天干，子午类属地支，甲为天干之始，子为地支之始，各有次序。

❷ 部主：指三阴三阳之气所主的部位。

❸ 气数：指阴阳的六气合五行的生成之数。

❹ 先立其年以明其气：先确定年的干支，如甲子、乙丑、丙寅、丁卯之类。年辰确定后主岁之气就清楚了。

❺ 运行之数：五运之气的运行有常规之数。如土主甲己，金主乙庚，水主丙辛，木主丁壬，火主戊癸，故十年往复，六十年循环六次。

❻ 临御：主制为临，从侍为御。

【白话解】

黄帝道：希望进一步根据它们的类属和次序，分别六气里的主气、客气、主宰和从属，从而阐明五行运化的气数和法则，你能这样来告诉我吗？岐伯说：必先建立年岁干支，以明主岁之气金木水火土五行运行之数，寒暑燥湿风火主从的变化。这样，自然的规律就可以了解，人们的气机就可以调和，阴阳胜负的道理就能够认识而不致迷惑了。这是气运之数可以计算的，我愿意尽我所知说一下。

帝曰：太阳之政奈何？岐伯曰：辰戌之纪 ❶ 也。

太阳　太角　太阴　壬辰　壬戌　其运风，其化鸣紊启坼 ❷，其变振拉摧拔 ❸，其病眩掉目瞑。

太角初正　少徵　太宫　少商　太羽终 ❹

太阳　太徵　太阴　戊辰　戊戌同正徵 ❺　其运热，其化暄暑郁燠 ❻，其变炎烈沸腾，其病热郁。

太徵　少宫　太商　少羽终　少角初

太阳　太宫　太阴　甲辰岁会同天符 ❼　甲戌岁会同天符　其运阴埃，其化柔润重泽，其变震惊飘骤 ❽，其病湿下重。

太宫　少商　太羽终　太角初　少徵

太阳　太商　太阴　庚辰　庚戌　其运凉，其化雾露萧飋 ❾，其变肃杀凋零，其病燥背瞀胸满。

太商　少羽终　少角初　太徵　少宫

太阳　太羽　太阴　丙辰天符　丙戌天符　其运寒，其化凝惨凓冽，其变冰雪霜雹，其病大寒留于豁谷。

太羽终　太角初　少徵　太宫　少商

【注释】

❶ 辰戌之纪：以地支中辰和戌来标志的年份，如壬辰、壬戌等。纪，标志。

❷ 鸣紊启坼：指风木发出声音，地气开始萌动。

❸ 振拉摧拔：指草木被风摇倒折断。

❹ 太角初正、少徵、太宫、少商、太羽终：按角、徵、宫、商、羽五音，生于木火土金水五行之气，并分别建于五运十干之中，如角建于木运，在十干为

丁壬。徵建于火运，在十干为戊癸。宫建于土运，在十干为甲己。商建于金运，在十干为乙庚。羽建于水运，在十干为丙辛。十干以甲丙戊庚壬为阳，乙丁己辛癸为阴，在阳干则属"太"（太过），在阴干则属"少"（不及）。初，指每年主运的初运，故注在角。终，是指每年主运的终运，故注在羽。正，指得四时之正。

❺ 同正徵：火运太过，而得太阳寒水司天之气制之，成为平气，称作同正徵。

❻ 暄暑郁燠：气候过于温暖而产生暑热熏蒸的变化。

❼ 同天符：凡逢阳年，太过的中运之气，与在泉之气相合称为同天符。

❽ 飘骤：暴风雨至。

❾ 萧飔：秋风来临的样子。

【白话解】

黄帝道：太阳司天的运气情况怎样？岐伯说：这是以辰戌来标志的年份。辰戌年是太阳寒水司天，太阴湿土在泉，若逢岁运是木运太过，便是壬辰、壬戌两个年份。其运主风，如正常，则风鸣地坼，万物萌芽；如木运变常，则狂风震撼，树木摧折。风气太过之病，是眩晕振掉，眼目昏花，因为木运主岁，所以客运与主运都起于太角，终于太羽。

若逢火运太过，便是戊辰、戊戌两个年份。这两年虽火运太过，但正当太阳寒水司天，受其制约，故其气运相当于火运平气之年。其运主热，如土运正常，则气候温暖渐渐暑热熏蒸；如火运变常，则火气炎烈，水气沸腾。火气太过之病，多属于热郁。因岁运是火运太过，所以客运起于太徵，终于少角，而主运起于少角，终于少羽。

若逢土运太过，便是甲辰、甲戌二年。甲己属土，辰戌亦属土，故此二年都是岁会，其运主阴雨。如土运正常，则地气柔润，雨露滋泽；如土运变常，就会雷电震惊，暴风雨至。土气太过之病，表现下部湿重。因为甲是阳年，所以客运起于太宫而终于少徵，主运则起于太角，终于太羽。

若逢金运太过，便是庚辰、庚戌二年。岁运是金，其运为凉。如金运正常，则雾露降临秋风萧瑟。如金运变常，则气候肃杀，草木凋零。金气太过之病多为燥，背闷胸满。因岁运是金，故客运起于太商；终于少宫，而主运则起于少角，终于少羽。

若逢水运太过，便是丙辰、丙戌二年。因司天与中运相同，故均为天符。岁运是水，故其运为寒。如水运正常，则气候寒冷；如水运变常，则降冰雪霜雹。水气太过之病，多是严寒之气滞留于三百六十五穴会。

凡此太阳司天之政，气化运行先天 ❶，天气肃，地气静，寒临太虚，阳气不令 ❷，水土合德 ❸，上应辰星镇星。其谷玄黅，其政肃，其令徐。寒政大举，泽无阳焰 ❹，则火发待时。少阳中治，时雨乃涯 ❺，止极雨散，还于太阴，云朝北极，湿化乃布，泽流万物，寒敷于上，雷动于下，寒湿之气，持于气交。民病寒湿，发肌肉萎，足痿不收，濡泻血溢。初之气，地气迁 ❻，气乃大温，草乃早荣，民乃厉，温病乃作，身热头痛呕吐，肌腠疮疡。二之气，大凉反至，民乃惨，草乃遇寒，火气遂抑，民病气郁中满，寒乃始。三之气，天政布，寒气行，雨乃降，民病寒反热中，痈疽注下，心热瞀闷，不治者死。四之气，风湿交争，风化为雨，乃长乃化乃成，民病大热少气，肌肉萎，足痿，注下赤白。五之气，阳复化，草乃长，乃化乃成，民乃舒。终之气，地气正，湿令行，阴凝太虚，埃昏郊野，民乃惨凄，寒风以至，反者孕乃死。（故岁宜苦以燥之温之），必折其郁气 ❼，先资其化源 ❽，抑其运气，扶其不胜，无使暴过而生其疾，食岁谷 ❾ 以全其真，避虚邪以安其正。〔故岁宜苦以燥之温之〕适 ❿ 气同异，多少制之，同寒湿者燥热化，异寒湿者燥湿化，故同者多之，异者少之，用寒远 ⓫ 寒，用凉远凉，用温远温，用热远热，食宜同法。有假者反常，反是者病，所谓时也。

【注释】

❶ 先天：先天时而至。

❷ 阳气不令：阳气不能发挥作用。

❸ 水土合德：太阳寒水与太阴湿土之气互相协济。

❹ 泽无阳焰：川泽里不见有升腾的阳气。

❺ 涯：穷尽、终止。

❻ 地气迁：在泉地气迁移。

❼ 郁气：被克而郁结不散之气，如水胜则火郁，火胜则金郁。

❽ 化源：化生之源。如木能生火，火失养则当滋木。

❾ 岁谷：与岁气相应的谷类。即黑谷和黄谷。

❿ 适：酌量、斟酌。

⓫ 远：有避开的意思。

【白话解】

凡是太阳司天行使职权的时候，气化的运行常先天时而至，天气清肃，地气安静。寒气上临天空，阳气不能发挥它的作用，寒水与湿土互相协济，它相应于上的就是辰星镇星。生长的谷物是黑色和黄色。它的气象严肃，它的作用徐缓。如果寒气的作用极为扩张，阴中之阳受了遏制，川泽里没有升腾的阳气，那么火气必要待时而发。到了少阳当令的时候，时雨就终止了。到了极点，雨水非常稀少，就又回到太阴当令，乌云朝向北极，湿土之气运化四布，雨水润泽遍及万物。寒水之气布于上，少阴君火动于下，寒湿偏胜之气，相持于气交之中。这时人们多患寒湿，发为肌肉萎，两足痿弱，伸缩无力，大便濡泻，失血等病。

初之气，由于地气迁移，气候极为温暖，于是百草早早地就繁盛了。这时人们很容易感受疫病，发为温病，它的证候是身热、头痛、呕吐、肌肤赤斑等。

二之气，阳明燥金当令，大凉的气候到来。人们遭受到突然惨栗的气候，百草遇到寒气，火气被抑制了。人们就要患气郁于中，胸腹胀满的病，太阳寒水之气从此开始。

三之气，司天太阳之气当令，寒气流行，雨水下降。这时人们多发生寒病，但内中却病热，以至发生痈疽、下利、心中烦热、神志昏蒙、胸闷等，若不及时治疗，就会死亡。

四之气，厥阴风木当令，太阴湿土主运。风湿两气交争，风不胜湿，化为雨水，万物因而长大、变化、成熟。这时人们多患高热，气虚不足，肌肉萎弱，两足痿弱无力，赤白痢疾等。

五之气，少阴君火当令，火气不能运行。但因太阴湿土之气与之化合，百草因此生长、变化、定形，人们也舒畅无病。

终之气，太阴湿土当令，地气正胜，湿气运行。阴气凝聚在天空，尘土飞扬，蒙蔽郊野，人们受这样气候的影响，也感到凄惨不乐。若再有寒风到来，风能胜湿，影响到人体，孕妇就会受到损害而致殒胎。

如果要减弱致郁的胜气，首先要培养化生的根源，这样来抑制那太过的运气，扶植那不胜的运气，而不要使其有偏胜偏衰的现象以致生病。同时应食用与岁气相合的青色、黄色谷类以保全真气，防避虚邪贼风以保持正气，所以本年应多用苦味以去湿，苦温以去寒。要斟酌气运的同异，来确定用药的多少。若气运同是寒湿的，就用燥热之品；若气运寒湿之气不同的，就用燥湿之品；其气运同的，应多用相宜的气味；其气运不同的，就应该斟酌少用。更要注意用寒性药应避开寒冷的天时，用凉性药应避开清冷的天时，用温性药应避开温暖的天时，用热性药应避开炎热的天时。在饮食方面，与上面的规律是相同的。假如天气反常，邪气反胜，就可不照避寒避热等常规去做。不这样的话，就会生病。这是所谓因时制宜。

帝曰：善。阳明之政奈何？岐伯曰：卯酉之纪也。

阳明　少角　少阴　清热胜复同❶，同正商❷。丁卯_{岁会}丁酉　其运风清热❸。

少角_{初正}　太徵　少宫　太商　少羽_终

阳明　少徵　少阴　寒雨胜复同❹，同正商。癸卯_{同岁会}癸酉_{同岁会}　其运热寒雨❺。

少徵　太宫　少商　太羽_终　太角_初

阳明　少宫　少阴　风凉胜复❻同。己卯　己酉　其运雨风凉❼。

少宫　太商　少羽终　少角初　太徵

阳明　少商　少阴　热寒胜复❽同，同正商。乙卯天符　乙酉岁会　太一天符❾　其运凉热寒❿。

少商　太羽终　太角初　少徵　太宫

阳明　少羽　少阴　雨风胜复⓫同，辛卯少宫同⓬。辛酉辛卯　其运寒雨风⓭。

少羽终　少角初　太徵　太宫　太商

按：此节与前文"太阳之政"一节语句相类，不再语译。

【注释】

❶清热胜复同：丁主少角，木运不及，故金的清气胜之，有胜必有复，火气来复，胜气盛，复气也盛，胜气微，复气亦微，金气主清，火气主热，胜复程度大致相同。

❷同正商：岁木不及，而上临阳明燥金，形成金的平气。

❸其运风清热：岁运不及之年，其运为运气、胜气、复气。风，运气。清，胜气。热，复气。

❹寒雨胜复同：寒（太阳寒水之气）和雨（太阴湿土之气）胜复相同。

❺其运热寒雨：热，为运气。寒，为胜气。雨，为复气。

❻风凉胜复：土运不及，风为胜气，凉为夏气。

❼其运雨风凉：运气为雨，胜气为风，复气为凉。

❽热寒胜复：（热胜少商，寒气来复，因此金运不及。）热为胜气，寒为复气。

❾太一天符：既为天符，又为岁会，称太一天符。

❿其运凉热寒：运气为凉，胜气为热，复气为寒。

⓫雨风胜复：雨，胜气；风，复气。

⓬少宫同：辛年水运不及，土气来侮，其气化约略同于少宫土运不及的年份。

⓭其运寒风雨：寒，运气；雨，胜气；风，复气。

凡此阳明司天之政，气化运行后天❶，天气急，地气明，阳专其令，炎暑大行，物燥以坚，淳风❷乃治，风燥横运❸，流于气交，多阳少阴❹，云趋雨府，湿化乃敷。燥极而泽，其谷白丹，间谷命太者❺，其耗白甲品羽，金火合德，上应太白荧惑。其政切，其令暴，蛰虫乃见，流水不冰，民病咳嗌塞，寒热发，暴振栗癃閟❻，清先而劲❼，毛虫乃死，热后而暴❽，介虫乃殃，其发躁，胜复之作，扰而大乱，清热之气，持于气交。初之气，地气迁，阴始凝，气始肃，水乃冰，寒雨化。其病中热胀，面目浮肿，善眠，鼽衄，嚏欠，呕，小便黄赤，甚则淋。二之气，阳乃布，民乃舒，物乃生荣。厉大至，民善暴死。三之气，天政布，凉乃行，燥热交合，燥极而泽，民病寒热。四之气，寒雨降，病暴仆，振栗谵妄，少气，嗌干引饮，及为心痛痈肿疮疡疟寒之疾，骨痿血便。五之气，春令反行，草乃生荣，民气和。终之气，阳气布，候反温，蛰虫来见，流水不冰，民乃康平，其病温。故食岁谷以安其气，食间谷以去其邪，岁宜以咸以苦以辛，汗之、清之、散之，安其运气，无使受邪，折其郁气，资其化源。以寒热轻重少多其制，同热者多天化❾，同清者多地化❿，用凉远凉，用热远热，用寒远寒，用温远温，食宜同法。有假者反之，此其道也。反是者，乱天地之经，扰阴阳之纪也。

【注释】

❶ 后天：后于正常天时。

❷ 淳风：淳和之风。

❸ 风燥横运：风燥之气，横于岁运。

❹ 多阳少阴：指火气胜。

❺ 间谷命太者：感受太过的间气而成熟的谷类。间谷，感受间气而成熟的谷类。命太，指间气的太过之气。

❻ 寒热发暴振栗癃闷（bì 必）：寒热暴作、战抖、小便不通等症。

❼ 清先而劲：上半年清金之气劲而有力。

❽ 热后而暴：下半年火热之气暴烈。

❾ 同热者多天化：岁运与在泉之气同为热气，用方多以清凉之品治之。天化，指阳明燥金清凉之气。

❿ 同清者多地化：岁运与司天之气同为清气，用方多以火热之品治之。地化，指在泉的少阴君火之气。

【白话解】

凡是阳明司天行使职权的时候，气化运行比正常天时慢些，天气劲急，阳气主宰着时令炎热之气流行，草木干燥而硬。只有和淳之风吹来才可得到消解。风燥之气横于岁运，流于气交之中，阳气多，阴气少。云向雨府，湿土之气于是敷布，燥气盛到极点，化为雨泽。正气所化的岁谷是红白二色，其间谷是感受太过的间气而成熟的，金火互相配合发挥作用，它相应于上的，是太白（金）荧惑（火）二星。金气的气象劲急，火气的表现急暴。于是伏藏的虫类出现，水流动而不结冰。在这种情况下人们多患咳嗽，咽喉肿塞，突然发寒发热、战抖、大小便不通等症。上半年清金之气劲而有力，毛虫死亡，下半年火热之气急暴，介虫受到灾殃，金气和火气的发作都是急迫的，而胜复的变化，常常是纷乱的，清气和热气相持于气交之中。

初之气，地气迁移，阴气开始凝聚，于是气肃杀，水结冰冻，寒雨酝酿。人们受了气候的侵害，多患内热胀满，面目浮肿，喜睡眠，鼻流清涕，鼻血，喷嚏，呵欠，呕吐，小便颜色黄赤，甚则尿频，尿急，淋漓不断等症。

二之气，阳气敷布，人们感到舒畅，草木生长繁荣。但疫病会猖獗一时，造成人们的死亡。

三之气，燥金司天当令，凉气运行，燥气热气交相配合。燥气到了极点就会化为润泽，人们多患疟疾。

四之气，寒雨下降，人们多患突然仆倒，寒冷发抖，胡言乱语，气不足，咽喉干燥，口渴引饮，心痛，痈肿疮疡，寒疟，骨软无力，大小便出血等疾患。

五之气，厥阴风木用事，秋天反行春令，草又生发荣美，人们也很舒服。

终之气，阳气四布，气候反而温暖，蛰伏的虫类，出现于外，流水不能结冰，人们安康，只是易患温病。

在这样的年份应吃白色或红色的岁谷，以安定正气，吃间谷以驱除邪气。用药时应用咸味、苦味、辛味，并用汗法、清法、散法以适应运气，不使受到邪气，并削弱郁结之气，资助化生的泉源。根据寒热轻重来调节用药，运与气同热的，用方多以清凉之品治之。运与气同清的，用方多以火热之品治之。用凉性应该避免清凉的天气，用热性应该避免炎热的天气，用寒性应该避免寒冷的天气，用温性应该避免温暖的天气。在饮食方面，与上述的方法是相同的。有时天气反常，就可以灵活应用，这些都是适应自然的法则，如果违反了它，就会扰乱了自然变化的法则和阴阳的规律。

帝曰：善。少阳之政奈何？岐伯曰：寅申之纪也。

少阳　太角　厥阴　壬寅_{同天符}　壬申_{同天符}　其运风鼓❶，其化鸣紊启坼，其变振拉摧拔，其病掉眩❷，支胁❸，惊骇。

太角_{初正}　少徵　太宫　少商　太羽_终

少阳　太徵　厥阴　戊寅_{天符}　戊申_{天符}　其运暑❹，其化喧（嚣）〔暑〕郁燠，其变炎烈沸腾，其病上热郁，血溢血泄❺心痛。

太徵　少宫　太商　少羽_终　少角_初

少阳　太宫　厥阴　甲寅　甲申　其运阴雨，其化柔润重泽，其变震惊飘骤，其病体重，胕肿痞饮❻。

太宫　少商　太羽_终　太角_初　少徵

少阳　太商　厥阴　庚寅　庚申_{同正商}　其运凉，其化雾露清切，其变肃杀凋零，其病肩背胸中。

太商　少羽_终　少角_初　太徵　少宫

少阳　太羽　厥阴　丙寅　丙申　其运寒肃，其化凝惨凓冽，其变冰雪霜雹，其病寒浮肿。

太羽_终　太角_初　少徵　太宫　少商

按：此节与前文"太阳之政"一节语句相类，不再语译。

【注释】

❶ 其运风鼓：其运如风动。

❷ 掉眩：头目昏花，视物动摇不定。

❸ 支胁：胁下胀满，如有物支撑于内。

❹ 其运暑：运气炎热。

❺ 血溢血泄：泛指热盛迫血妄行的各种出血的病证。

❻ 痞饮：水饮停聚，发为心腹满的症状。

凡此少阳司天之政，气化运行先天，天气正，地气扰，风乃暴举❶，木偃沙飞，炎火乃流，阴行阳化，雨乃时应，火木同德，上应荧惑岁星，其谷丹苍❷，其政严，其令扰，故风热参布❸，云物沸腾，太阴横流❹，寒乃时至，凉雨并起。民病寒中，外发疮疡，内为泄满。故圣人遇之，和而不争，往复之作，民病寒热疟泄，聋瞑❺呕吐，上怫❻肿色变。初之气，地气迁，风胜乃摇，寒乃去，候乃大温，草木早荣。寒来不杀❼，温病乃起，其病气怫于上，血溢目赤，咳逆头痛，血崩胁满，肤腠中疮。二之气，火反郁，白埃❽四起，云趋雨府，风不胜湿，雨乃零，民乃康。其病热郁于上，咳逆呕吐，疮发于中，胸嗌不利，头痛身热，昏愦脓疮。三之气，天政布，炎暑至，少阳临上，雨乃涯，民病热中，聋瞑血溢，脓疮咳呕，鼽衄渴嚏欠，喉痹目赤，善暴死。四之气，凉乃至，炎暑间化❾，白露降，民气和平，其病满身重。五之气，阳乃去，寒乃来，雨乃降，气门乃闭，刚木早凋，民避寒邪，君子周密。终之气，地气正，风乃至，万物反生，霿^❿雾以行。其病关闭不禁，心痛，阳气不藏而咳。抑其运气，赞所不胜，必折其郁气，先取化源，暴过不生，苛疾不起。故岁宜咸辛宜酸，渗之泄之，渍之发之，观气寒温以调其过，同风热者多寒化，异风热者少寒化，用热远热，用温远温，用寒远寒，用凉远凉，食宜同法，〔有假者反之〕此其道也。（有假者反之），反是者病之阶也。

【注释】

❶ 风乃暴举：暴风突然发作。

❷ 谷丹苍：谷物是红色、深青色。

❸ 风热参布：风热之气相互参合于气交之中。

❹ 太阴横流：太阴湿土之气横行。

❺ 聋瞑：听力失聪，视力模糊。

❻ 上怫：心肺郁结。

❼ 寒来不杀：寒气来不能减少草木的荣美。

❽ 白埃：白色的云雾之气。

❾ 炎暑间化：有时寒凉，有时炎热。

❿ 霿（méng 蒙）：雾气晦暗不明。

【白话解】

凡是少阳司天行使职权的时候，气化的运行比正常的天时早些。天气正常，地气扰动，于是暴风突起，树被吹倒，沙土飞扬，炎火流行。而当太阴湿土之气与少阳并行时，雨就应时下降。火木互相配合发挥作用，它相应于上的，是荧惑（火）岁星（木），它应于谷物是红色、深青色，其职权是严肃的，其表现是扰动的，所以风热之气相互参合于气交之中，而景物呈现不已。一旦湿土之气横行，寒气经常来到，凉雨就随之降下。在这种情况下，人们多患寒抑于内，外生疮疡，内生泄泻腹满。明达的人遇到了这种情况，就会使寒热之气调和，不致相争。假如寒热相争，反复发作，就要发生疟疾、泄泻、耳聋、目瞑、呕吐，心肺气郁，发生肿胀、皮肤变色等。

初之气，地气迁移，风气亢盛有摇动之势，寒气退去，气候显著温暖，草木很早就欣欣向荣，即使有些寒气，并不减少它的荣美。这时温热病开始发生，人们多患上部气郁，出血，目赤，咳嗽，气逆，头痛，血崩，两胁胀满，皮肤生疮等。

二之气，太阴湿土用事，少阴君火之气反被郁遏，白色之气四起，云向雨府，风气不能胜过雨湿之气，细雨零落，人们极为安康。如有疾病，是热气郁于上部，咳嗽，气逆，呕吐，疮疡发于体内，胸部不利，头痛，周身发热，心乱，脓疮等。

三之气，司天运气布化，炎热到来，因为客主之气都是少阳相火行使职权，所以雨就停止下降。这时人们多患内里发热，耳聋，目瞑，出血，咳嗽，呕吐，鼻塞流涕，鼻出血，喷嚏，呵欠，咽喉痹痛，目赤，常常突然死亡。

四之气，阳明燥金清凉之客气，加于主时的太阴湿土，因而有时凉、有时热，白露下降，民气和平。如有疾病，是胸满、身体沉重。

五之气，阳热散去，寒气随之而来，雨水下降，人身的腠理空窍收敛，坚硬的树木提前凋落，人们纷纷躲避寒邪，起居就更谨慎了。

终之气，地气当令，风气流动，万物反有生长的气象，时常出现霜雾。在这种情况下，人们常患关闭不禁，心痛，阳气不能闭藏，而有咳嗽等病。治疗时应当抑制那太过的运气，资助那不及的运气，必须减弱郁结之气，并首先从生化的泉源做起。如果运气太过的情况不发生，种种奇病就不致发作。所以本年用药应用咸味、辛味、酸味，并用渗法、泄法、水渍法、发汗法。观察运气的寒温，加以调节不使太过。如岁运与在泉同风化，司天同热化的，用方就以寒凉之品治之，不相同的，就少用寒凉之品，用热性应避免炎热的天气，用温性应避免温暖的天气，用寒性应避免寒冷的天气，用凉性应避免清凉的天气。在饮食方面，与上述方法是相同的。有时气候反常，就可以灵活应用。这些都是基本的法则，如果违反了法则，就会造成疾病。

帝曰：善。太阴之政奈何？岐伯曰：丑未之纪也。

太阴　少角　太阳　清热胜复同，同正宫。丁丑　丁未其运风清热。

少角_{初正}　太徵　少宫　太商　少羽_终

太阴　少徵　太阳　寒雨胜复同。癸丑　癸未　其运热寒雨。

少徵　太宫　少商　太羽_终　太角_初

太阴　少宫　太阳　风清胜复同，同正宫。己丑_{太一天符}己未_{太一天符}　其运雨风清。

少宫　太商　少羽_终　少角_初　太徵

太阴　少商　太阳　热寒胜复同。乙丑　乙未　其运凉热寒。

少商　太羽_终　太角_初　少徵　太宫

太阴　少羽　太阳　雨风胜复同，同正宫。辛丑_{同岁会}　辛未_{同岁会}　其运寒雨风。

少羽_终　少角_初　太徵　少宫　太商

按：此节与前文"太阳之政"一节语句相类，不再语译。

凡此太阴司天之政，气化运行后天，阴专其政，阳气退避，大风时起，天气下降，地气上腾，原野昏霿，白埃四起，云奔南极❶，寒雨数至，物成于差夏❷。民病寒湿，腹满，身膜愤❸，胕肿，痞逆寒厥拘急。湿寒合德，黄黑埃昏，流行气交，上应镇星辰星。其政肃，其令寂，其谷黅玄。故阴凝于上，寒积于下，寒水胜火，则为冰雹，阳光不治，杀气乃行❹。故有余宜高，不及宜下，有余宜晚，不及宜早，土之利，气之化也，民气亦从之，间谷命其太也。初之气，地气迁，寒乃去，春气正，风乃来，生布万物以荣，民气条舒，风湿相薄，雨乃后。民病血溢，筋络拘强，关节不利，身重筋痿。二之气，大火正，物承化❺，民乃和，其病温厉大行，远近咸若，湿蒸相薄，雨乃时降。三之气，天政布，湿气降，地气腾，雨乃时降，寒乃随之。感于寒湿，则民病身重胕肿，胸腹满。四之气，畏火❻临，溽❼蒸化，地气腾，天气否隔❽，寒风晓暮，蒸热相薄，草木凝烟，湿化不流，则白露阴布，以成秋令。民病腠理热，血暴溢疟，心腹满热，胪胀，甚则胕肿。五之气，（惨）〔燥〕令已行，寒露下，霜乃早降，草木黄落，寒气及体，君子周密，民病皮腠。终之气，寒大举，湿大化，霜乃积，阴乃凝，水坚冰，阳光不治。感于寒，则病（人）关节禁固，腰脽痛，寒湿（推）〔持〕于气交而为疾也。必折其郁气，而取化源，（益）〔抑〕其岁气，无使邪胜，食岁谷❾以全其真，食间谷以保其精。故岁宜以苦燥之温之，甚者发之泄之。不发不泄，则湿气外溢，肉溃皮拆而水血交流。必赞其阳火，令御甚寒，从气异同，少多其判也，同寒者以热化，同湿者以燥化，异者少之，同者多之，用凉远凉，用寒远寒，用温远温，用热远热，食宜同法。假者反之，此其道也，反是者病也。

【注释】

❶ 南极：南方。

❷ 差夏：夏末初秋。

❸ 䐜愤：胀满。

❹ 杀气乃行：阴寒肃杀之气流行。

❺ 物承化：万物得到生长化育。

❻ 畏火：指少阳相火。

❼ 溽：湿的意思。

❽ 否隔：不通。

❾ 食岁谷：宜食本年岁气所化生的谷物。

【白话解】

凡是太阴司天行使职权的时候，气化运行比正常天气慢些，阴气取得了支配地位，阳气就退避了。大风经常刮起，天气下降，地气上升，广阔的野地隐隐昏暗，白色的云气四起，云向南方奔驰，寒雨频频下降，万物在立秋后才能成熟。这时人们多患寒湿的病，腹胀满，全身也胀满，浮肿、痞塞气逆、阳气虚微而厥，手足拘急。湿寒配合起了作用，黄黑之色的埃尘昏暗，流行于气交之中。它相应于上的，就是镇星（土）、辰星（水），其职权是严肃的，其表现是寂静的，其应于谷物是黄色和黑色。由于阴湿之气凝结于上，寒水之气积留于下，寒水胜过了火，就会成为冰雹，阳气失掉它的作用，阴气就会流行。在运气有余的年份，应在高地种植谷物；在不及的年份，应在低地种植谷物，有余的年份应种得晚，不及的年份应种得早。土地之利在于自然的化育，人们的体气也是这样的，间谷是感受太过的间气而成熟的。

初之气，地气迁移，寒气离去，春气到，和风来，生气四布，万物向荣，人们感到舒畅。由于太阴湿土司天，风湿之气相搏，不能及时下雨。人们受了气候的影响，多患口鼻出血，筋络拘急强直，关节活动不便，身体沉重，筋痿无力等。

二之气，少阴君火用事，万物得到化育，人民安和。但由于火盛气热，所以温疫病就大流行，远近都像这样。等到湿气上蒸，与热气相搏，雨才及时下降。

三之气，太阴司天行使权力，湿气下降，地气上升，雨水应时下降，寒气也随之而来。如果感受寒湿，人们就会患身体重著，浮肿，胸腹胀满。

四之气，少阳相火加临，湿气熏蒸，地气升腾，天气不通，早晚都有寒风吹拂，蒸腾的湿气与热气互相搏击，草木之间似有薄烟凝聚，湿气运化既不流动，而白露暗降，从而表现出秋季收成的时令。这时人们多患皮肤热，突然出血，疟疾，心腹全都发热，并且产生胀满等，甚则发生浮肿。

五之气，阳明燥金之气流行，寒露既下，严霜早降，草木枯黄凋落，寒气侵犯人体，明达医理的人，都起居谨慎，以防疾病，这时人们多患皮肤腠理的病。

终之气，寒气大盛，湿气运化，冷霜积聚，阴气凝结，水冻结成坚冰，阳气失去作用。人们感受寒气，就会多患关节强直，腰腿疼痛，这致病原因就是由于寒湿之气相持于气交之中而成的。必须削弱其郁结之气，而采取化生的泉源，抑制岁气的太过，不使邪胜为害。服食岁谷以保全真气，服食间谷以保全精气。本年分在药物上应该用苦味，并用燥法、温法，甚者用发法、泄法。如果不发散宣泄，就会湿气充溢于外，肉烂皮裂，血水淋漓。应该扶助阳火，使之抵抗严寒。根据运气的相同或差异来确定治法和药量：岁运与司气同寒的应调以热化，同湿的应调以燥化，不同的少投，相同的多投，用凉性应该避免清凉的天气，用寒性应该避免寒冷的天气，用温性应该避免温暖的天气，用热性应该避免炎热的天气。在饮食方面，与上述的方法是相同的。有时气候反常，就得灵活应用。这些都是基本法则，如果违反了法则，就会致病的。

帝曰：善。少阴之政奈何？岐伯曰：子午之纪也。

少阴　太角　阳明　壬子　壬午　其运风鼓，其化鸣紊启拆，其变振拉摧拔，其病支满。

太角初正　少徵　太宫　少商　太羽终

少阴　太徵　阳明　戊子天符　戊午太一天符　其运炎暑，其化暄曜郁燠，其变炎烈沸腾，其病上热血溢。

太徵　少宫　太商　少羽终　少角初

少阴　太宫　阳明　甲子　甲午　其运阴雨，其化柔润（时雨），其变震惊飘骤，其病中满身重。

太宫　少商　太羽终　太角初　少徵

少阴　太商　阳明　庚子同天符　庚午同天符　同正商　其运

凉劲❶，其化雾露萧飚，其变肃杀凋零，其病下清❷。

太商　少羽终　少角初　太徵　少宫

少阴　太羽　阳明　丙子岁会　丙午　其运寒，其化凝惨溧冽，其变冰雪霜雹，其病寒下❸。

太羽终　太角初　少徵　太宫　少商

按： 此节与前文"太阳之政"一节语句相类，不再语译。

【注释】

❶ 其运凉劲：指金运与阳明在泉之气相合。

❷ 下清：二便清泄，下体清冷。

❸ 寒下：中寒下利，腹足清冷。

凡此少阴司天之政，气化运行先天，地气肃，天气明，寒交暑❶，热加燥❷，（云驰雨府，湿化乃行，时雨乃降），金火合德，上应荧惑太白。其政明，其令切，其谷丹白。水火寒热持于气交而为病始也。热病生于上，清病生于下，寒热凌犯而争于中，民病咳喘，血溢血泄，鼽嚏，目赤，眦疡❸，寒厥入胃，心痛，腰痛，腹大，嗌干肿上。初之气，地气迁，燥将去，寒乃始，蛰复藏，水乃冰，霜复降，风乃至，阳气郁，民反周密，关节禁固，腰脽痛，（炎暑将起，中外疮疡❹）。二之气，阳气布，风乃行，春气以正，万物应荣，寒气时至，民乃和，其病淋，目瞑目赤，气郁于上而热。三之气，天政布，大火行，庶类蕃鲜❺，寒气时至。民病气厥心痛，寒热更作，咳喘目赤。四之气，溽暑至，大雨时行，寒热互至，民病寒热，嗌干，黄瘅，鼽衄，饮发❻。五之气，畏火临，暑反至，阳乃化，万物乃生乃长荣，民乃康，其病温。终之气，燥令行，余火内格❼，肿于上，咳喘，甚则血溢。寒气数举，则霿雾翳，病生皮腠，内舍于胁，下连少腹而作寒中，地将易也。必抑其运气，资其岁胜，折其郁（发）〔气〕，先取化源，无使暴过而生其病也，食岁谷以全真气，食间谷以辟虚邪。岁宜咸以软之，而调其上，甚则以苦（发）〔泄〕之，以酸收之，而安其下，（甚则以苦泄之），适气同异而多少之，同天气者以寒清化，同地气者以温热化，用热远热，用凉远凉，用温远温，用寒远寒，食宜同法。有假则反，此其道也，反是者病作矣。

【注释】

❶ 寒交暑：寒气与暑气相交。

❷ 热加燥：热气与燥气相加。

❸ 眦疡：眼角生疮。

❹ 中外疮疡：内部外部发生疮肿溃疡。

❺ 庶类蕃鲜：万物繁茂鲜明。

❻ 饮发：水饮病发作。

❼ 余火内格：火热的余邪，郁留在内，不能散泄。

【白话解】

凡是少阴司天行使职权的时候，气化运行比正常的天气为早，地气收缩，天气明朗，寒气与暑气相交，热气和燥气相加，金火相互配合发挥作用。它相应于上的是荧惑（火）、太白（金）二星。天气的布化光明，地气的表现急切，其应于谷物是红色、白色，水火寒热相持于气交之中，成为疾病的起因。热病生于上部，寒病生于下部，寒热之气互相侵犯而争扰于中部。因此，人们多患咳嗽，喘息，口鼻出血，大便下血，鼻塞流涕，喷嚏，目赤，眼角生疮，寒厥及于胃部，心痛，腰痛，腹胀，咽喉干燥，头面肿等病。

初之气，地气转移，燥气已去，寒气开始，虫类又蛰藏起来，河水冻结成冰，严霜又复下降，寒风常常刮起，阳气被寒气郁遏。这时人们的起居应该谨慎。如果不注意，就会发生关节运动不便，腰臀部疼痛。在炎热即将到来的时候，还会内部和外部发生疮疡。

二之气，阳气散布，风气流动，春气极为舒和，万物欣欣向荣。但司天君火未盛，所以寒气时常到来，由于木火与时令相应，人们很觉安和，其在疾病的发生，是小便不利，目视不清，两眼红赤，气分郁于上焦，发热。

三之气，司天和运气行使职权，君相二火当令，火气旺盛，万物繁盛、鲜明，但时常有寒气侵犯。人们多患气厥，心痛，寒热相互发作，咳喘，眼睛红赤等病。

四之气，溽暑的气候到来，大雨经常下降。寒热交互而作。人们多患寒热，咽干，黄疸，鼻塞流涕，鼻出血，水饮等病。

五之气，少阳相火加临，其时当秋，反而炎热，阳气运化，万物生长荣美。人们都很安康，如有疾患一般是温病。

终之气，阳明燥气当令，火热的余邪，从内隔拒，不能散泄。人们多患首面肿，咳嗽气喘，严重的，口鼻出血。寒气时常流动，天空里呈现大雾晦暗迷漫的景象，此时疾病在外生于皮肤腠理，在内留于胁肋，向下牵连到少腹而产生寒冷的病，到这时，地气又要转换了。必须抑制运气的有余，资助岁气的所胜，减弱那郁结之气，并首先调和化生的泉源，不使它太过而产生疾病。所以应服食岁谷以保全真气，服食间谷以预防邪气。在本年分应该用咸寒之品以软坚，而调和其上部，进一步用苦味之品来涌泄它，用酸味之品来收敛它并安和其下部，要根据运气的相同或差异，而给以或多或少。若岁运与司天的热气相同的，应以清寒调治，与在泉的凉气相同的，应以温热调治。用热要避免炎热的气候，用凉要避免清凉的气候，用温要避免温暖的气候，用寒要避免寒冷的气候。在饮食方面，与上述的方法是相同的。有时气候反常，就可以灵活应用，这些都是基本法则，如果违反了这个法则，就会发生疾病。

帝曰：善。厥阴之政奈何？岐伯曰：巳亥之纪也。

厥阴　少角　少阳　清热胜复同，同正角。丁巳_{天符}　丁亥

_{天符}　其运风清热。

少角_{初正}　太徵　少宫　太商　少羽_终

厥阴　少徵　少阳　寒雨胜复同。癸巳_{同岁会}　癸亥_{同岁会}其运热寒雨。

少徵　太宫　少商　太羽_终　太角_初

厥阴　少宫　少阳　风清胜复同，同正角。己巳　己亥其运雨风清。

少宫　太商　少羽_终　少角_初　太徵

厥阴　少商　少阳　热寒胜复同，同正角。乙巳　乙亥其运凉热寒。

少商　太羽_终　太角_初　少徵　太宫

厥阴　少羽　少阳　雨风胜复同。辛巳　辛亥　其运寒雨风。

少羽_终　少角_初　太徵　少宫　太商

按：此节与前文"太阳之政"一节语句相类，不再语译。

凡此厥阴司天之政，气化运行后天，诸同正岁，气化运行同天❶，天气扰，地气正，风生高远，炎热从之❷，云趋雨府，湿化乃行，风火同德，上应岁星荧惑。其政挠❸，其令速，其谷苍丹，间谷言太者，其耗文角品羽，风燥火热，胜复更作，蛰虫来见，流水不冰，热病行于下，风病行于上，风燥胜复形于中。初之气，寒始肃，杀气方至，民病寒于右〔胁〕之下。二之气，寒不去，华雪❹水冰，杀气施化，霜乃降，名草上焦，寒雨数至，阳复化，民病热（于）中。三之气，天政布，风乃时举，民病泣出耳鸣掉眩。四之气，溽暑湿热相薄，争于左之上，民病黄瘅而为胕肿。五之气，燥湿更胜，沉阴❺乃布，寒气及体，风雨乃行。终之气，畏火司令，阳乃大化，蛰虫出见，流水不冰，地气大发，草乃生，人乃舒，其病温厉，必折其郁气，资其化源，赞其运气，无使邪胜。岁宜以辛调上，以咸调下，畏火之气，无妄犯之。用温远温，用热远热，用凉远凉，用寒远寒，食宜同法。有假反常，此之道也，反是者病。

【注释】

❶ 同天：生长收藏与天气相合。

❷ 风生高远，炎热从之：木在上，故风生高远之处，火在下，炎热之气在下从之。

❸ 挠：扰动、扰乱。

❹ 华雪：白雪。

❺ 沉阴：久阴。

【白话解】

凡是厥阴司天行使职权的时候，气化运行比正常的天气为迟。若逢平气，则气化运行都和天时相合。风木司天，所以天气扰乱。少阳在泉，所以地气正常。木在上，所以风生高远。火在下，所以炎热从之。云向雨府，象征湿土之气，敷布流行，这是风火协同的作用。它相应于上的是岁星（木）、荧惑（火）二星。风的职权是扰乱的，火的作用是急速的，其应于谷物是深青色和红色，间谷是感受太过的间气而成熟的。风燥火热，彼此胜负交争，蛰伏的虫类又出见于外，流水不能结冰，人们的热病多趋于下部，风病多趋于上部，风燥之气，胜复相争，复呈现于中部。

初之气，寒气急，肃杀之气才来，人们多患右胁之下感觉寒冷之病。

二之气，寒气不去，白雪纷飞，河水结冰，肃杀之气发挥作用，冷霜降下，草类尖梢干枯，寒雨屡降。由于少阴君火主时，阳气又复散发，人们多患内部郁热。

三之气，司天运气行使权力，所以经常起风，人们多患眼睛流泪、耳鸣、头晕眩等。

四之气，溽暑来临，湿热互相搏结，争扰于左间上部，人们多患黄疸、浮肿。

五之气，燥气，湿气更胜，经常阴天，寒气侵袭人体，于是风雨大作。

终之气，客气少阳相火当令，阳气大盛，蛰伏的虫类出来活动，流水不能结冰，地气发扬，百草重新生长，人们感到舒畅。在疾病上，易患温病。必须削弱郁结之气，资助其化生的泉源和运气，不叫邪气太过。本年分应用辛味以调和在上的风气，应用咸味以调和在下的火气。相火之气，不能随意触犯它。应用温性要避免温暖的气候，应用热性要避免炎热的气候，应用凉性要避免清凉的气候，应用寒性要避免寒冷的气候。在饮食方面，与上述的方法是相同的。有时气候反常，就可以灵活应用。这些都是基本法则，如果违反了这个法则，就会发生疾病。

帝曰：善。夫子言可谓悉矣，然何以明其应乎？岐伯曰：昭乎哉问也！夫六气者，行有次，止有位❶，故常以正月朔日平旦视之，睹其位而知其所在矣。运有余，其至先，运不及，其至后，此天之道，气之常也。运非有余非不足，是谓正岁，其至当其时也。帝曰：胜复之气，其常在也。灾眚时至，候也奈何？岐伯曰：非气化者，是谓灾也。

【注释】

❶行有次，止有位：六气的运行，各有一定的次序和方位。

【白话解】

黄帝说：讲得好。夫子的话，可以说很详尽了，但是怎样才可以明白它的相应呢？岐伯说：你问得真明显啊！那六气的运行，各有一定的次序和一定的方位，应该以正月初一日平明气候来观察，看它所在的气位，就可以知道应与不应了。凡是中运太过的，气至在节候之前；不及的，气至在节候之后，这是天道，也是六气的规律。如果中运既不是太过也不是不及，就是所谓"正岁"，其气至就恰好与节候同时。黄帝说：胜气与复气是常有的，而灾害也时常到来，这怎样来察验呢？岐伯说：不是当位的气化，就可称为灾害了。

帝曰：天地之数❶，终始奈何？岐伯曰：悉乎哉问也！是明道也。数之始，起于上而终于下❷，岁半❸之前，天气主之，岁半之后，地气主之，上下交互，气交主之，岁纪毕矣。故曰：位明，气月❹可知乎，所谓气❺也。帝曰：余司其事，则而行之，不合其数何也？岐伯曰：气用❻有多少，化洽❼有盛衰，衰盛多少，同其化也。帝曰：愿闻同化何如？岐伯曰：风温春化同，热曛昏火❽夏化同，胜与复同，燥清烟露秋化同，云雨昏暝埃长夏化同，寒气霜雪冰冬化同，此天地五运六气之化，更用盛衰之常也。

【注释】

❶ 天地之数：指司天在泉起止之数。

❷ 起于上而终于下：开始于天气，终止于地气。

❸ 岁半：大寒至小暑为岁半以前，大暑至小寒为岁半以后。

❹ 气月：每气所主的月份。

❺ 气：天地气数。

❻ 气用：六气的作用。

❼ 化洽：五运六气相合之化。

❽ 昏火：闷热。

【白话解】

黄帝道：天地的气数，其开始与终止的情形怎样？岐伯说：问得真详细，这才真正是要了解医道啊！天地的气数，开始于天气，终止于地气，上半年是天气所主，下半年是地气所主。天地之气上下互合为用，是气交所在，一年里的气化规律就是这些了。所以说上、下、左、右的位置明白了，那么每气所主的月份就可知道，也就是所谓天地气数的终始。黄帝又道：我考察这项事，按你所说的去做，那运气之数和岁候有的不能相合，这是什么原因？岐伯说：六气的作用有有余有不足，与五运的相合之化又有盛、有衰。由于存在多、少和盛、衰的不同，所以就有了同化问题。黄帝道：希望听听同化是怎样的。岐伯说：风温之气与春天的木气同化，炎炎闷热之气与夏天的火气同化。胜气与复气也有同化，燥清烟露之气与秋天的金气同化，寒气霜雪之气与冬天的水气同化，这是天地五运六气化洽，盛衰互用的常规。

帝曰：五运行同天化❶者，命曰天符，余知之矣。愿闻同地化❷者何谓也？岐伯曰：太过而同天化者三，不及而同天化者亦三；太过而同地化者三，不及而同地化者亦三。此凡二十四岁也。帝曰：愿闻其所谓也。岐伯曰：甲辰、甲戌、太宫下加❸太阴，壬寅、壬申、太角下加厥阴，庚子、庚午、太商下加阳明，如是者三。癸巳、癸亥、少徵下加少阳，辛丑、辛未、少羽下加太阳，癸卯、癸酉、少徵下加少阴，如是者三。戊子、戊午、太徵上临❹少阴，戊寅、戊申、太徵上临少阳，丙辰、丙戌、太羽上临太阳，如是者三。丁巳、丁亥、少角上临厥阴，乙卯、乙酉、少商上临阳明，己丑、己未、少宫上临太阴，如是者三。除此二十四岁，则不加不临❺也。帝曰：加者何谓？岐伯曰：太过而加同天符，不及而加同岁会也。帝曰：临者何谓？岐伯曰：太过不及，皆曰天符，而变行有多少，病形有微甚，生死有早晏耳。

【注释】

❶ 同天化：岁运与司天之气一致。

❷ 同地化：岁运与在泉之气一致。

❸ 下加：下加于上为加，运与在泉同化，叫作下加。

❹ 上临：司天与岁运同化。

❺ 不临：指司天与岁运不同。

【白话解】

黄帝道：岁运与司天之气一致的称为天符，这我已经知道了。希望听一下岁运与在泉之气一致的情况怎样。岐伯说：岁运太过而与司天一致的有三，岁运不及而与司天一致的也有三；岁运太过而与在泉一致的有三，岁运不及而与在泉一致的也有三。这共有二十四年。

黄帝道：希望听听"三"是指什么说的？岐伯说：甲辰、甲戌是土运太过，下加太阴在泉；壬寅、壬申是木运太过，下加厥阴在泉；庚子、庚午是金运太过，下加阳明在泉；这是太过而与在泉一致的三。癸巳、癸亥是火运不及，下加少阳在泉；辛丑、辛未是水运不及，下加太阳在泉；癸卯、癸酉是火运不及，下加少阴在泉；这是不及而与在泉一致的三。戊子、戊午是火运太过，上临少阴司天；戊寅、戊申是火运太过，上临少阳司天；丙辰、丙戌是水运太过，上临太阳司天；这是太过与司天一致的三。丁巳、丁亥是木运不及，上临厥阴司天；乙卯、乙酉是金运不及，上临阳明司天；己丑、己未是土运不及，上临太阴司天；这是不及与司天一致的三。除开这二十四年以外，就没有岁运与司天在泉一致的加临了。黄帝道：岁运与在泉一致是怎样讲？岐伯说：太过而与在泉一致的叫作同天符，不及而与在泉一致的叫作同岁会。黄帝道：岁运与司天一致是怎样讲？岐伯说：太过不及，都叫作天符，只不过其中变化运行有多有少，病形有轻有重，生死有早有晚罢了。

帝曰：夫子言用寒远寒，用热远热，余未知其然也，愿闻何谓远？岐伯曰：热无犯热，寒无犯寒，从者和，逆者病，不可不敬畏而远之，所谓时与六位❶也。帝曰：温凉何如？岐伯曰：司气❷以热，用热无犯，司气以寒，用寒无犯，司气以凉，用凉无犯，司气以温，用温无犯，间气同其主无犯，异其主则小犯之，是谓四畏❸，必谨察之。帝曰：善。其犯者何如？岐伯曰：天气反时❹，则可依时及胜其主则可犯，以平为期，而不可过，是谓邪气反胜者。故曰：无失天信❺，无逆气宜，无翼❻其胜，无赞其复，是谓至治。

【注释】

❶ 时与六位：时，四时，即主气。六位，六步，即客气。

❷ 司气：司天司地之气。

❸ 四畏：寒热温凉。

❹ 天气反时：客气与主气不合。天气，指客气。时，指主气。

❺ 天信：客主气运应时而至。

❻ 翼：助的意思。

【白话解】

黄帝道：你讲过，用寒药应该避免寒，用热药应该避免热，我还不知道具体的做法，希望你讲一下怎样叫作避免？岐伯说：用热不要和天气之热抵触，用寒不要和天气之寒抵触，顺应这一规律，就能平和，否则就会添病，不可不谨慎而避免它，这就是所说的主气与客气。黄帝道：温凉次于寒热，是否可以犯呢？岐伯说：气运是热，用热应该避免；气运是寒，用寒应该避免；气运是凉，用凉应该避免；气运是温，用温应该避免；间气与主气相同的应该避免，与主气不同的，可以稍有违逆；这寒、热、温、凉叫作四畏，是要谨慎地观察注意的。黄帝道：讲得好。对于违犯的怎么办？岐伯说：客气与主气不相合的，就可以依照主气，至于客气胜过主气的，就也可以违犯，以达到平衡为准，不可太过。这是由于邪气反而胜过主时之气的缘故。所以说：不违反天气的时令，不违反六气的宜忌，不助长胜气，也不助长复气，这是最好的治法。

帝曰：善。五运气行主岁之纪，其有常数❶乎？岐伯曰：臣请次之。

甲子　甲午岁

上少阴火　中太宫土运，下阳明金　热化二❷，雨化五❸，燥化四❹，所谓正化日也。其化❺上咸寒，中苦热，下酸热，所谓药食宜也。

乙丑　乙未岁

上太阴土　中少商金运　下太阳水　热化寒化胜复同❻，所谓邪气化日也。灾七宫❼。湿化五，清化四，寒化六，所谓正化日也。其化上苦热，中酸和，下甘热，所谓药食宜也。

【注释】

❶ 常数：常，指正常。数，系五行之生成数。如水之数为一（生）、六（成），火之数为二、七，木之数为三、八，金之数为四、九，土之数为五、十。

❷ 热化二：子午之年上临少阴君火司天，少阴之气为火热，火之生数为二，故云热化二。

❸ 雨化五：中运土湿之气太过，土之生数为五，故云雨化五。

❹ 燥化四：阳明燥金在泉，金之生数为四，故云燥化四。

❺ 其化：气化所致的病。

❻ 热化寒化胜复同：（金运不及）有火气来胜的热化，有水气来复的寒化。

❼ 七宫：正四方，兑宫。

【白话解】

黄帝道：讲得好，主岁的五运气化流行，是否有常数呢？岐伯说：让我分别来说明吧。

甲子、甲午年。

上临少阴君火司天，中属太宫土运太过，下加阳明燥金在泉。司天热化之数二，中运雨化之数五，在泉燥化之数四，本年无胜复之气，所以叫作正化日。其气化所致之病，司天热气所致的应该用咸寒，中运雨湿之气所致的应该用苦热，在泉燥气所致的应该用酸热，这是在这两年用药方面适宜的情况。

乙丑、乙未年。

上临太阴湿土司天，中属少商金运不及，下加太阳寒水在泉。由于金运的不及，致有热化的胜气和寒化的复气，因非本年正常之气，所以叫作"邪气化日"。它所致的灾害是在西方。司天湿化之数五，中运清化之数四，在泉寒化之数六，这是正气所化，所以叫作"正化日"。其气化所致之病，司天湿土之气所致的应该用苦热，中运清气所致的应该用酸和，在泉寒气所致的应该用甘热，这是这两年用药方面适宜的情况。

丙寅　丙申岁

上少阳相火，中太羽水运，下厥阴木，火化二，寒化六，风化三，所谓正化日也。其化上咸寒，中咸温，下辛温，所谓药食宜也。

丁卯_{岁会} 丁酉岁

上阳明金，中少角木运，下少阴火，清化热化胜复同，所谓邪气化日也，灾三宫❶。燥化九，风化三，热化七，所谓正化日也。其化上苦小温，中辛和，下咸寒，所谓药食宜也。

　　按：此节与前文"甲子、甲午岁""乙丑、乙未岁"一节语句相类，不再语译。

【注释】

❶ 三宫：东方震宫。

戊辰　戊戌岁

上太阳水，中太徵火运，下太阴土，寒化六，热化七，湿化五，所谓正化日也。其化上苦温，中甘和，下甘温，所谓药食宜也。

己巳　己亥岁

上厥阴木，中少宫土运，下少阳相火；风化清化胜复同，所谓邪气化日也。灾五宫❶。风化三，湿化五，火化七，所谓正化日也。其化上辛凉，中甘和，下咸寒，所谓药食宜也。

　　按：此节与前文"甲子、甲午岁""乙丑、乙未岁"一节语句相类，不再语译。

【注释】

❶ 五宫：中央位。

庚午_{同天符}　庚子岁_{同天符}

上少阴火，中太商金运，下阳明金，热化七，清化九，燥化九，所谓正化日也。其化上咸寒，中辛温，下酸温，所谓药食宜也。

辛未_{同岁会}　辛丑岁_{同岁会}

上太阴土，中少羽水运，下太阳水，雨化风化胜复同，所谓邪气化日也。灾一宫❶。雨化五，寒化一，所谓正化日也。其化上苦热，中苦和，下苦热，所谓药食宜也。

按：此节与前文"甲子、甲午岁""乙丑、乙未岁"一节语句相类，不再语译。

【注释】

❶ 一宫：北方坎宫。

壬申_{同天符}　壬寅岁_{同天符}

上少阳相火，中太角木运，下厥阴木，火化二，风化八，所谓正化日也。其化上咸寒，中酸和，下辛凉，所谓药食宜也。

癸酉_{同岁会}　癸卯岁_{同岁会}

上阳明金，中少徵火运，下少阴火，寒化雨化胜复同，所谓邪气化日也。灾九宫❶。燥化九，热化二，所谓正化日也。其化上苦小温，中咸温，下咸寒，所谓药食宜也。

按：此节与前文"甲子、甲午岁""乙丑、乙未岁"一节语句指类，不再语译。

【注释】

❶ 九宫：南方离宫。

甲戌_{岁会同天符}　甲辰岁_{岁会同天符}

上太阳水，中太宫土运，下太阴土，寒化六，湿化五，正化日也。其化上苦热，中苦温，下苦温，药食宜也。

乙亥　乙巳岁

上厥阴木，中少商金运，下少阳相火，热化寒化胜复同，邪气化日也。灾七宫。风化八，清化四，火化二，正化度也。其化上辛凉，中酸和，下咸寒，药食宜也。

丙子岁会　丙午岁

上少阴火，中太羽水运，下阳明金，热化二，寒化六，清化四，正化度也。其化上咸寒，中咸热，下酸温，药食宜也。

丁丑　丁未岁

上太阴土，中少角木运，下太阳水，清化热化胜复同，邪气化度也。灾三宫。雨化五，风化三，寒化一，正化度也。其化上苦温，中辛温，下甘热，药食宜也。

戊寅　戊申岁天符

上少阳相火，中太徵火运，下厥阴木，火化七，风化三，正化度也。其化上咸寒，中甘和，下辛凉，药食宜也。

己卯　己酉岁

上阳明金，中少宫土运，下少阴火，风化清化胜复同，邪气化度也。灾五宫。清化九，雨化五，热化七，正化度也。其化上苦小温，中甘和，下咸寒，药食宜也。

庚辰　庚戌岁

上太阳水，中太商金运，下太阴土，寒化一，清化九，雨化五，正化度也。其化上苦热，中辛温，下甘热，药食宜也。

辛巳　辛亥岁

上厥阴木，中少羽水运，下少阳相火，雨化风化胜复同，邪气化度也。灾一宫。风化三，寒化一，火化七，正化度也。其化上辛凉，中苦和，下咸寒，药食宜也。

壬午　壬子岁

上少阴火，中太角木运，下阳明金，热化二，风化八，清化四，正化度也。其化上咸寒，中酸凉，下酸温，药食宜也。

癸未　癸丑岁

上太阴土，中少徵火运，下太阳水，寒化雨化胜复同，邪气化度也。灾九宫。雨化五，火化二，寒化一，正化度也。其化上苦温，中咸温，下甘热，药食宜也。

甲申　甲寅岁

上少阳相火，中太宫土运，下厥阴木，火化二。雨化五，风化八，正化度也。其化上咸寒，中咸和，下辛凉，药食宜也。

乙酉_{太一天符}　乙卯岁_{天符}

上阳明金，中少商金运，下少阴火，热化寒化胜复同，邪气化度也。灾七宫。燥化四，清化四，热化二，正化度也。其化上苦小温，中苦和，下咸寒，药食宜也。

丙戌_{天符}　丙辰岁_{天符}

上太阳水，中太羽水运，下太阴土，寒化六，雨化五，正化度也。其化上苦热，中咸温，下甘热，药食宜也。

丁亥_{天符}　丁巳岁_{天符}

上厥阴木，中少角木运，下少阳相火，清化热化胜复同，邪气化度也。灾三宫。风化三，火化七，正化度也。其化上辛凉，中辛和，下咸寒，药食宜也。

戊子_{天符}　戊午岁_{太一天符}

上少阴火，中太徵火运，下阳明金，热化七，清化九，正化度也。其化上咸寒，中甘寒，下酸温，药食宜也。

己丑_{太一天符}　己未岁_{太一天符}

上太阴土，中少宫土运，下太阳水，风化清化胜复同，邪气化度也。灾五宫。雨化五，寒化一，正化度也。其化上苦热，中甘和，下甘热，药食宜也。

庚寅　庚申岁

上少阳相火，中太商金运，下厥阴木，火化七，清化九，风化三，正化度也。其化上咸寒，中辛温，下辛凉，药食宜也。

辛卯　辛酉岁

上阳明金，中少羽水运，下少阴火，雨化风化胜复同，邪气化度也。灾一宫。清化九，寒化一，热化七，正化度也。其化上苦小温，中苦和，下咸寒，药食宜也。

壬辰　壬戌岁

上太阳水，中太角木运，下太阴土，寒化六，风化八，雨化五，正化度也。其化上苦温，中酸和，下甘温，药食宜也。

癸巳同岁会　癸亥〔岁〕同岁会

上厥阴木，中少徵火运，下少阳相火，寒化雨化胜复同，邪气化度也。灾九宫。风化八，火化二，正化度也。其化上辛凉，中咸和，下咸寒，药食宜也。

按：以上各节与前文"甲子、甲午岁""乙丑、乙未岁"一节语句相类，不再语译。

凡此定期之纪，胜复正化，皆有常数，不可不察。故知其要者，一言而终，不知其要，流散无穷，此之谓也。

【白话解】

总之，以上定期的纪年，有胜复，有正化，都是有定数的，不可不察验。所以知道纲要的，用不着多少话就明白了，如不知其纲要，就会茫无头绪。

帝曰：善。五运之气，亦复岁❶乎？岐伯曰：郁极乃发，待时而作也。帝曰：请问其所谓也？岐伯曰：五常之气，太过不及，其发异也。帝曰：愿卒闻之。岐伯曰：太过者暴，不及者徐，暴者为病甚，徐者为病持❷。帝曰：太过不及，其数何如？岐伯曰：太过者其数成❸，不及者其数生❸，土常以生也❹。

【注释】

❶ 复岁：五运之气，胜复关系。

❷ 持：持续。

❸ 成、生：成，指气盛。生，指气微。

❹ 土常以生也：土常用生数。

【白话解】

黄帝道：讲得好。五运之气，每年也有胜复问题吗？岐伯说：五运之气，若被胜气抑郁太甚，就会发生复气，到了一定的时候就会发作。黄帝道：请问它的道理是怎样？岐伯说：五运之气有太过不及的分别，所以复气的发作也不一样。黄帝道：我希望彻底了解一下。岐伯说：气太过的发作起来急剧，气不及的徐缓。急剧的伤人，则病严重；徐缓的伤人，则病持续时间长。黄帝道：太过和不及，其数是怎样？岐伯说：太过的是成数，不及的是生数，而土常用生数。

帝曰：其发也何如？岐伯曰：土郁之发，岩谷震惊，雷殷❶气交，埃昏黄黑，化为白气，飘骤高深，击石飞空❷，洪水乃从，川流漫衍，田牧土驹❸。化气乃敷，善为时雨，始生❹始长，始化始成。故民病心腹胀，肠鸣而为数后❺，甚则心痛胁䐜，呕吐、霍乱，饮发注下，胕肿身重。云奔雨府，霞拥朝阳，山泽埃昏，其乃发也，以其四气❻。云横天山，浮游生灭，怫❼之先兆也。

【注释】

❶ 雷殷：隆隆雷声。

❷ 击石飞空：形容大雨滂沱，冲击砂土。

❸ 田牧土驹：形容大水退去，田野之间土石嵬然，有如群驹散牧于田野。

❹ 始生：然后生。

❺ 数后：大便频频。

❻ 以其四气：发作时令是四之气，四之气即太阴湿土之气，此言长夏湿土行令之时。

❼ 怫：蕴积将发。

【白话解】

黄帝道：你说"郁极乃发"，那么它发作起来怎样呢？岐伯说：土郁发作的时候，岩谷都会震动，气交之间雷声隆隆，尘埃蒙蔽，好像黄昏，湿气上蒸，化为白气，疾风骤雨发于高山深谷，冲击砂石，洪水于是从而泛滥，巨川奔腾四溢。大水退后，土石嵬然，形如一群放牧的马。然后湿化之气开始敷布，雨水按时而降，万物于是生长化成。在这种时候人们多患心腹胀满，肠鸣并且频频泄泻等病，甚至发生心痛、胁胀、呕吐霍乱、痰饮、水泻、浮肿、身体沉重等病。云往雨府聚集霞光环绕着朝阳，山泽间隐有尘埃昏蒙之气，这就表明土郁要发作了。它的发作在四之气当令的时候，则湿气上腾，云气横于天山，或浮，或游，或生，或灭，是郁积将发的先兆。

金郁之发，天洁地明，风清气切，大凉乃举，草树浮烟，燥气以行，霜雾数起，杀气来至，草木苍干，金乃有声。故民病咳逆，心胁满引少腹，善暴痛，不可反侧，嗌干面尘色恶。山泽焦枯，土凝霜卤❶，怫乃发也，其气五，夜零白露，林莽声凄，怫之兆也。

【注释】

❶ 土凝霜卤：地上结着白盐碱，像霜一样。

【白话解】

金郁发作的时候，天气洁净，地气明朗，气候清爽急切，秋凉于是到来。草木之间像有浮烟一样，燥气流行，霜雾经常出现，肃杀之气应时而来，草木因而苍老干枯，金气开始发出切切的秋声，人们受了秋燥气候的影响，多患咳嗽气逆，心胁胀满连及少腹，常常突然疼痛，不能翻身，咽干，面色难看，好像蒙上灰尘。山泽干涸，地上结着白盐硷，像霜一样，这就表明金郁要发作。它的发作是在五气当令的时候，而夜降白露，草木里好像发出凄切的声音，这是金郁将发的先兆。

水郁之发，阳气乃辟，阴气暴举，大寒乃至，川泽严凝，寒雾结为霜雪，甚则黄黑昏翳，流行气交，乃为霜杀，水乃见祥。故民病寒客心痛，腰脽痛，大关节不利，屈伸不便，善厥逆，痞坚腹满，阳光不治，空积沉阴，白埃昏瞑，而乃发也。其气二火前后❶。太虚深玄❷，气犹麻散❸，微见而隐，色黑微黄，怫之先兆也。

【注释】

❶ 二火前后：指君火与相火当令的前后。

❷ 深玄：高远而黯黑。

❸ 麻散：散乱如麻。

【白话解】

水郁发作的时候，阳气退避，阴气突然发动，极寒之气来到，川泽之水急结成冰，寒冷的空气结为霜雪，甚至水气昏暗黄黑，流于气交之中，于是霜降而杀害草木，水也就开始结冰了。这时人们多感寒邪，患心痛，腰痛，大关节运动困难，屈伸都不便利，经常厥冷，痞硬，腹中胀满等病。阳气失其作用，太空聚满沉阴，白色尘埃之气昏暗无光，这就表明水郁要发作了。水郁发作的时令，是在君火与相火当令的前后，而天色高远，微黄色黑，其气如散麻一样，稍微看到而又隐约不清，则是郁积将发的先兆。

木郁之发，太虚埃昏，云物以扰，大风乃至，屋发❶折木，木有变。故民病胃脘当心而痛，上支两胁，鬲咽不通，食饮不下，甚则耳鸣眩转，目不识人，善暴僵仆。太虚苍埃，天山一色，或（气）〔为〕浊色，黄黑郁若❷，横云不起，雨而乃发也，其气无常。长川草偃，柔叶呈阴❸，松吟高山，虎啸岩岫，怫之先兆也。

【注释】

❶ 屋发：屋角上的饰物被风吹落。

❷ 若：语末助词。

❸ 柔叶呈阴：柔软的树叶被风吹得叶背面朝上。

【白话解】

木郁发作的时候，天空中埃尘昏暗，云气扰动，大风到来，屋角上的饰物纷纷被风吹掉，树木也被摧折，这都是木气暴发所致。这时人们多患胃脘当心疼痛，上肢两胁胀满，咽喉隔塞不通，饮食不能下咽，甚至耳鸣眩晕，眼花认不清人，时常突然倒仆等病。天色苍茫如尘，辨不出是天是山，有时呈混浊色，黄黑之气郁结不散，又像云横天空而不降雨，这是它发作时的气象。风气之起没有定期，但是可以测验，假如看到长川边的野草被风吹得倒下，柔软的叶子反转而呈现出背面，高山上有松吟之音，岩洞里有虎啸之声，这就是木郁将发的先兆。

火郁之发，太虚（肿）〔曚〕翳❶，大明❶不彰，炎火行，大暑至，山泽燔燎，材木流津，广厦腾烟，土浮霜卤，止水❷乃减，蔓草❸焦黄，风行惑言❹，湿化乃后。故民病少气，疮疡痈肿，胁腹胸背，面首四肢䐜愤，胪❺胀，疡痱，呕逆，瘛疭骨痛，节乃有动，注下温疟，腹中暴痛，血溢流注，精液乃少，目赤心热，甚则瞀闷懊侬，善暴死。刻终大温❻，汗濡玄府，其乃发也，其气四。动复则静，阳极反阴，湿令乃化乃成。华发水凝，山川冰雪，焰阳午泽❼，怫之先兆也。有怫之应而后报也。皆观其极而乃发也。木发无时，水随火也。谨候其时，病可与期，失时反岁，五气不行，生化收藏，政无恒也。

【注释】

❶ 大明：指日光。

❷ 止水：井水、池水。

❸ 蔓草：蔓生的草。

❹ 风行惑言：热极生风，风热交炽，有的人言语不清。

❺ 胪：皮。

❻ 刻终大温：一日百刻终了时，反而大热。

❼ 午泽：南面的池泽。

【白话解】

火郁发作的时候，天空的太阳被遮盖，不很明亮的，炎火流行，暑热之气到来，山泽之间热如火烤，材木被烤得流出汁液，大厦上烟气升腾，地面浮起一层霜卤，井水日渐减少，细茎而长的蔓草变得焦黄。由于热极风生，风热交炽，有的人言语不清，湿气的敷布也不能及时。所以人们多患气不足，疮疡痈肿，胁腹胸背，面头四肢胀大，肉皮发紧，或生痹疹，呕逆，四肢抽搐挛急，骨痛，骨节里像有东西蠕动，泄泻如注，温疟，腹中急剧疼痛，血热妄行，出血如流，津液减少，眼目红赤，心中烦热，甚至昏昏烦闷，心中懊恼不安，常常突然死亡等病。一日的刻数终了时，应该凉爽而反大热，汗液从汗孔里发出湿润来，这就表明大暑的天气要发作了，它发作的时候，是在四气当令之时。动后必静，阳之极反为阴，热极则生湿，湿土之气敷布则万物因而化成。当百花开放之时，河水却结冰，霜雪满地，那是火气正被郁抑，若见朝南的池塘，有阳气上腾，就是郁积将发的先兆。

有将发的先兆，而后才有报复之气。凡是报复之气据观察都是郁积到了极点，然后才发作的。木的复气，发作没有定时，水的复气，发作在二火的前后，仔细察看它的时令，那么疾病产生的原因就可以知道了。如果不知时令，违反岁气，就是五行之气失其运行，生化收藏之事，都没有了常规，那还能够知道胜复的异常变化吗？

帝曰：水发而雹雪，土发而飘骤，木发而毁折，金发而清明，火发而曛昧 ❶，何气使然？岐伯曰：气有多少，发有微甚，微者当其气，甚者兼其下，征其下气而见可知也。

【注释】

❶ 曛昧：昏昧。

【白话解】

黄帝道：水郁之发而见雹雪，土郁之发而见风暴，木郁之发而见毁折，金郁之发而见清明，火郁之发而见昏昧，是什么气使它们这样呢？岐伯说：五运之气有太过不及，其发作也就有轻微的，有厉害的。轻微的是正当其本气，厉害的就兼其下承之气，只要观察它所承之气，就可知道它发作的微甚了。

帝曰：善。五气之发，不当位者何也？岐伯曰：命其差。帝曰：差有数乎？岐伯曰：后皆三十度而有奇 ❶ 也。

【注释】

❶ 后皆三十度而有奇：先后的差数都是三十天有零。度，日。

【白话解】

黄帝道：讲得好。五气的发作，有时不应其时，为什么？岐伯说：因为气有盛衰，它来的时候也就有先有后，所以有差数。黄帝道：它先后的差数，有一定的日数吗？岐伯说：其先后的差数都是三十天有零。

帝曰：气至而先后者何？岐伯曰：运太过则其至先，运不及则其至后，此候之常也 ❶。帝曰：当时而至者何也？岐伯曰：非太过非不及，则至当时，非是者眚也。

【注释】

❶ 此候之常也：这是气候的常规。

【白话解】

黄帝道：气到来的时候，有先后的不同，为什么？岐伯说：岁运太过，则气的到来就早，岁运不及，则气的到来就迟，这是气候的常规。

黄帝道：气有当其时而到来的，为什么？岐伯说：这既不是太过，也不是不及，所以气到来就适当其时，否则，就会发生灾害。

帝曰：善。气有非时❶而化者何也？岐伯曰：太过者当其时，不及者归其己胜也。

【注释】

❶ 非时：不是所主之时。

【白话解】

黄帝道：讲得好。气有不是它所主之时而行其治化的，为什么？岐伯说：其气太过的，当其时行其治化；而不及之气，便表现了胜己之气的作用。

帝曰：四时之气，至有早晏高下左右，其候何如？岐伯曰：行有逆顺，至有迟速，故太过者化先天，不及者化后天。

帝曰：愿闻其行何谓也？岐伯曰：春气西行，夏气北行，秋气东行，冬气南行，故春气始于下，秋气始于上，夏气始于中，冬气始于标❶。春气始于左，秋气始于右，冬气始于后，夏气始于前❷。此四时正化之常。故至高之地，冬气常在，至下之地，春气常在。必谨察之。帝曰：善。

【注释】

❶ 标：表。

❷ 春气始于左……夏气始于前：面南而立，左为东，右为西，前为南，背后为北。始于左，即始于东。

【白话解】

黄帝道：四时之气到来，有早晚、高下、左右的不同，怎样察验呢？岐伯说：气行有顺有逆，气至有慢有快，所以其气太过的，其化先天时而至，其气不及的，其化后天时而至。

黄帝道：我希望知道气行逆顺、迟速是怎样的情形。岐伯说：春气由东向西而行，夏气由南向北而行，秋气由西向东而行，冬气由北向南而行；所以春气开始于下，秋气开始于上，夏气开始于中，冬气开始于末，春气开始于东，秋气开始于西，冬气开始于北，夏气开始于南，这是四时正常气化。所以极高的地方，常有冬气存在，极低下的地方，常有春气存在，必须仔细考察。黄帝道：讲得好。

黄帝问曰：五运六气之应见，六化之正，六变之纪何如？岐伯对曰：夫六气正纪❶，有化有变，有胜有复，有用有病，不同其候，帝欲何乎？帝曰：愿尽闻之。岐伯曰：请遂言之。夫气之所至也，厥阴所至为和平，少阴所至为暄，太阴所至为埃溽，少阳所至为炎暑，阳明所至为清劲，太阳所至为寒雾，时化❷之常也。

【注释】

❶ 正纪：六气应化之纪，皆曰正纪。

❷ 时化：春、夏、秋、冬四时之气化。

【白话解】

黄帝问道：五运六气所属之运表现于外，那么六气的常态和变异的要领是怎样的呢？岐伯回答说：六气的正纪，有正化、有变化、有胜气、有复气、有利用、有病害，它们的征象都不一样，您要问的是什么呢？黄帝道：我希望全听听。岐伯说：那就让我详细说吧！六气到来时，厥阴之气是和煦的，少阴之气是温和的，太阴之气是湿润的，少阳之气是炎热的，阳明之气是清凉劲急的，太阳之气是寒冷的，这是四时气化的正常现象。

厥阴所至为风府❶，为璺启❷；少阴所至为火府，为舒荣❸；太阴所至为雨府，为员盈❹；少阳所至为热府，为行出❺；阳明所至为司杀府，为庚苍❻；太阳所至为寒府，为归藏；司化❼之常也。

【注释】

❶ 风府：指风的所聚之处。

❷ 璺启：草木萌芽。

❸ 舒荣：舒发荣美。

❹ 员盈：周备丰满。

❺ 行出：阳气盛极，由中而达于外。

❻ 庚苍：更替苍老。

❼ 司化：六气所主、万物的变化。

【白话解】

厥阴之气所至，是风之所聚，象征着草木萌芽；少阴之气所至，是火之所聚，象征着万物荣美；太阴之气所至，是雨之所聚，象征着万物周备丰满；少阳之气所至，是热之所聚，象征着气行于外；阳明之气所至，是肃杀之气所聚，象征着万物变为更替苍老；太阳之气所至，是寒之所聚，象征着万物潜藏；这是六气所主、万物变化的正常现象。

厥阴所至为生，为风摇；少阴所至为荣，为形见❶；太阴所至为化，为云雨；少阳所至为长，为番鲜❷；阳明所至为收，为雾露；太阳所至为藏，为周密❸；气化之常也。

【注释】

❶ 形见：万物形态显现。

❷ 番鲜：繁盛鲜明。

❸ 周密：万物闭藏，阳气固守周密。

【白话解】

厥阴之气所至，为万物生发，又为风的动摇；少阴之气所至，为万物荣美，又为形态的显现；太阴之气所至，为万物化生，又为云雨的润泽；少阳之气所至，为万物长养，又为茂盛鲜明；阳明之气所至，为万物收敛，又为雾露下降；太阳之气所至，为万物闭藏，又为阳气周密；这是六气正常变化的现象。

厥阴所至为风生，终为肃❶；少阴所至为热生，中❷为寒；太阴所至为湿生，终为注雨；少阳所至为火生，终为蒸溽❸；阳明所至为（燥）〔凉〕生，终为（凉）〔燥〕；太阳所至为寒生，中为温；德化之常也。

【注释】

❶肃：肃静。

❷中：中气。

❸蒸溽：湿热。

【白话解】

厥阴之气所至，则有风生，末了是肃静的；少阴之气所至，则有热生，但其中气是寒冷的；太阴之气所至，则有湿生，末了是暴雨；少阳之气所至，则有火生，末了是湿热；阳明之气所至，则有凉生，末了是燥气，太阳之气所至，则有寒生，但其中气是温暖的。这是六气自然变化的一般现象。

厥阴所至为毛化，少阴所至为羽化，太阴所至为倮化，少阳所至为羽化，阳明所至为介化，太阳所至为鳞化，德化❶之常也。

【注释】

❶德化：六气化育万物。

【白话解】

厥阴之气所至，有毛的动物化育；少阴之气所至，有翅膀的动物化育；太阴之气所至，倮体的动物化育；少阳之气所至，有翼的虫类化育；阳明之气所至，有甲的动物化育，太阳之气所至，有鳞的动物化育；这是六气化育万物的正常现象。

厥阴所至为生化，少阴所至为荣化，太阴所至为濡化，少阳所至为茂化，阳明所至为坚化，太阳所至为藏化，布政❶之常也。

【注释】

❶ 布政：六气敷布，万物顺从六气变化。

【白话解】

厥阴之气所至，为生发之化，少阴之气所至，为万物向荣之化；太阴之气所至，为万物濡润之化；少阳之气所至，为万物茂盛之化，阳明之气所至，为万物坚实之化；太阳之气所至，为万物闭藏之化；这是六气敷布，万物顺其变化的一般规律。

厥阴所至为飘怒大凉，少阴所至为大暄 ❶ 寒，太阴所至为雷霆骤注烈风，少阳所至为飘风 ❷ 燔燎霜凝，阳明所至为散落温 ❸，太阳所至为寒雪冰雹白埃，气变之常也。

【注释】

❶ 大暄：大热。

❷ 飘风：旋风。

❸ 散落温：草木散落，气候反见温暖。

【白话解】

厥阴之气到来时，大风怒吼，气候大凉；少阴之气所至，则大热大寒；太阴之气所至，则雷霆大作，暴雨、狂风；少阳之气所至，则旋风起，气候火热，夜间露结为霜；阳明所至之气，则草木散落，而气候反见温暖；太阳之气所至，则见寒雪，冰雹，地面又现白埃之气；这是六气过亢生变的一般规律。

厥阴所至为挠动 ❶，为迎随 ❷；少阴所至为高明，焰为曛 ❸；太阴所至为沉阴，为白埃，为晦暝；少阳所至为光显，为彤云，为曛 ❹；阳明所至为烟埃，为霜，为劲切，为凄鸣；太阳所至为刚固，为坚芒，为立 ❺；令行 ❻ 之常也。

【注释】

❶ 挠动：扰动。

❷ 迎随：指往来，飘摇。

❸ 曛：赤黄色。

❹ 为彤云为曛：赤云和炎热。

❺ 立：成。

❻ 令行：行使职权。

【白话解】

厥阴之气到来时，万物有扰动，有飘摇；少阴之气所至，有高明，有赤黄色的火光；太阴之气所至，有阴沉天气，有白色灰尘，有湿土之气上蒸，暗蔽不明；少阳之气所至，有光显，有赤云，有炎热；阳明之气所至，有烟尘，有霜，有西风劲切，有秋虫凄鸣；太阳之气所至，有冰坚硬，有风刺骨，有物成熟；这是六气行使职权时的一般规律。

厥阴所至为里急❶；少阴所至为疡胗身热；太阴所至为积饮否隔；少阳所至为嚏呕，为疮疡；阳明所至为浮虚；太阳所至为屈伸不利；病之常也。

【注释】

❶ 里急：筋脉拘挛。

【白话解】

厥阴之气到来时，会有筋脉缩急的病；少阴之气到来时，会有疡疹发热的病；太阴之气到来时，会有水饮积滞、胸脘痞塞的病；少阳之气到来时，会有喷嚏、呕吐、疮疡的病；阳明之气到来时，有肌肤浮肿的病；太阳之气到来时，有关节屈伸不利的病；这是在六气影响下生病的一般规律。

厥阴所至为支痛❶，少阴所至为惊惑，恶寒，战栗，谵妄；太阴所至为稸满；少阳所至为惊燥，瞀昧，暴病；阳明所至为鼽〔嚏〕，尻阴股膝髀腨胻足病；太阳所至为腰痛；病之常也。

❶ 支痛：两胁疼痛，如有物支撑其中。

【白话解】

厥阴之气到来时，会有两胁支撑作痛的病；少阴之气到来时，会有疑惑，恶寒战栗，胡言乱动的病；太阴之气到来时，会有腹中胀满的病；少阳之气到来时，会有惊躁，满闷，昏昧的病；阳明之气到来时，会有鼻塞流涕，喷嚏，尻、阴股、膝、髀、腨、骱、足等部位的病；太阳之气到来时，有腰痛的病；这也是在六气影响下生病的一般规律。

厥阴所至为续戾；少阴所至为悲妄衄衊 ❶；太阴所至为中满、霍乱、吐下；少阳所至为喉痹，耳鸣呕涌，阳明所至皴揭 ❷；太阳所至为寝汗，痉；病之常也。

【注释】

❶ 衊：污血。

❷ 皴揭：皮肤粗糙、干裂。

【白话解】

厥阴之气到来时，会有肢体软缩，扭转不便的病；少阴之气到来时，会有无故悲妄，衄血和血污的病；太阴之气到来时，会有霍乱呕吐下泻的病；少阴之气到来时，会有喉痹、耳鸣、呕逆的病；阳明之气到来时，会有肌肤粗糙的病；太阳之气到来时，会有寝汗、抽筋的病；这又是在六气影响下生病的一般规律。

厥阴所至为胁痛呕泄；少阴所至为语笑；太阴所至为〔身〕重胕肿；少阳所至为暴注，瞤瘈，暴死；阳明所至为鼽嚏，太阳所至为流泄 ❶ 禁止 ❷；病之常也。

【注释】

❶ 流泄：二便失禁。

❷ 禁止：二便不通。

【白话解】

厥阴之气到来时，会有胁痛、呕吐、泄泻的病；少阴之气到来时，会有语笑不休的病；太阴之气到来时，会有身重浮肿的病；少阳之气到来时，会有暴泻、肌肉跳动、筋脉抽掣的病，有的会突然死亡；阳明之气到来时，会有鼻塞流涕、喷嚏的病；太阳之气到来时，会有二便失禁或二便不通的病；这还是在六气影响下生病的一般规律。

凡此十二变❶者，报德以德❷，报化以化，报政以政，报令以令，气高则高，气下则下，气后则后，气前则前，气中则中，气外则外，位之常也。故风胜则动，热胜则肿，燥胜则干，寒胜则浮，湿胜则濡泄，甚则水闭胕肿，随气所在，以言其变耳。

【注释】

❶ 十二变：指上文时化、司化、气化、布政、德化、令行、气变、发病等十二种变化。

❷ 报德以德：报，回答的意思。

【白话解】

总括以上十二种变化，可以看出六气赋予万物"德化政令"，而万物都有相应的回复。六气所至的位置，有高下、前后、中外的不同，应在人体上，也有高下、前后、中外的不同。所以风气胜就痛，热气胜就肿，燥气胜就皴干，寒气胜就腹中疼痛，湿气胜就水泻，甚至小便不通、浮肿。总之，要根据病气的所在来研究它的变化。

帝曰：愿闻其用也。岐伯曰：夫六气之用，各归不胜而为化，故太阴雨化，施于太阳；太阳寒化，施于少阴，少阴热化，施于阳明；阳明燥化，施于厥阴；厥阴风化，施于太阴。各命其所在以征之也。帝曰：自得其位何如？岐伯曰：自得其位，常化也。帝曰：愿闻所在也。岐伯曰：命其位而方月❶可知也。

❶方月：方，指方位。月，指月时。

【白话解】

黄帝道：我愿意听听它们的气化作用？岐伯说：六气的气化作用，都是加于不胜之气而产生的。太阴湿气，加于太阳而为化；太阳寒气，加于少阴而为化；少阴热气，加于阳明而为化；阳明燥气，加于厥阴而为化；厥阴风气，加于太阳而为化；这要各随六气的所在方位来预测。黄帝道：六气自得它们的方位是怎样的？岐伯说：自得其方位，这是气化的常态。黄帝道：我希望听听它的所在方位是什么？岐伯说：明确了六气命名的位次，它的方隅与月时就可知道了。

帝曰：六位之气盈虚何如？岐伯曰：太少❶异也，太者之至徐而常，少者暴而亡。帝曰：天地之气盈虚何如？岐伯曰：天气不足，地气随之，地气不足，天气从之，运居其中而常先也❷。恶所不胜❸归所同和❹，随运归从，而生其病也。故上胜则天气降而下，下胜则地气迁而上❺，〔胜〕多少而差其分，微者小差，甚者大差，甚则位易气交，易则大变生而病作矣。《大要》曰：甚纪五分，微纪七分，其差可见，此之谓也。

【注释】

❶太少：气的太过不及。

❷运居其中而常先也：岁运居于司天在泉之中，气交之分，它的升降，常在天地气之先。

❸恶所不胜：讨厌自己所不胜之气。不胜之气，指司天在泉之气。

❹归所同和：指岁运与司天在泉之气相同。

❺上胜则……地气迁而上：司天之气多，天气就下降，在泉之气多，地气就上升。胜，多的意思。

【白话解】

黄帝道：六气的部位，盈虚情况怎样？岐伯说：太过不及，两者是不同的，太过的气到来时缓慢却能持久，不及的气到来时急暴就很快就消失。黄帝道：司天在泉之气盈虚是怎样？岐伯说：司天之气不足，则在泉之气随之上升；在泉之气不足，则司天之气就随之下降；岁运之气居于气交之中，它的升降，常在天气地气的前面，它厌恶所不胜之气而归属于同和之气，但同和则助其气，所以随之就产生病变。所以司天之气胜，天气就下降，在泉之气胜，地气就上升。根据它胜的多少就决定了升降的差分：胜气微的差别就小，胜气甚大的差别就大。如相差过甚，则气交的位置移易，移易就要发生变化而疾病也就产生了。《大要》上说：胜甚之年差别为七分，微甚之年差别为五分，其间的差分是可以看出的。就是这个意思。

帝曰：善。论言热无犯热，寒无犯寒。余欲不远寒，不远热奈何？岐伯曰：悉乎哉问也！发表不远热，攻里不远寒。帝曰：不发不攻而犯寒犯热何如？岐伯曰：寒热内贼，其病益甚。帝曰：愿闻无病者何如？岐伯曰：无者生之，有者甚之。帝曰：生者何如？岐伯曰：不远热则热至，不远寒则寒至，寒至则坚否腹满，痛急下利之病生矣，热至则身热，吐下霍乱，痈疽疮疡，瞀郁注下，瞤瘛肿胀，呕，鼽衄头痛，骨节变，肉痛，血溢血泄，淋闷之病生矣。帝曰：治之奈何？岐伯曰：时必顺之❶，犯者治以胜也❷。

【注释】

❶ 时必顺之：四时的顺序必须顺应。

❷ 犯者治以胜也：违犯了禁忌，治疗时，热病用寒，寒病用热。

【白话解】

黄帝道：讲得好。论中说过，用热不要侵犯热，用寒不要侵犯寒。我想不避忌寒，也不避忌热，这怎么办？岐伯说：你问得真详细啊！发表不必忌热，攻里不必忌寒。黄帝道：若不发表，也不攻里，而犯了寒天用寒，热天用热的禁忌，又怎样呢？岐伯说：这样，寒热之气就会内伤脏腑，病就要加重了。黄帝道：对于没病的人来说怎样？岐伯说：没病的人，会因此生病，有病的人，会因此加重。黄帝道：生了病又怎样？岐伯说：不避热就会生热病，不避寒就会生寒病。寒太甚，就产生胸部坚痞、腹部胀满、急剧疼痛、下痢等病。热太甚，就产生发烧、吐下、霍乱、痈疽疮疡、昏昧郁闷、泄泻、身体抽动、肿胀、呕吐、鼻涕鼻血、头痛、骨节变化、肉痛、吐血、便血、小便淋漓，或癃闭等病。黄帝道：怎样治疗呢？岐伯说：必须顺四时的时序，假如违犯了禁忌，在治疗时，就应该热病用寒、寒病用热。

黄帝问曰：妇人重身，毒❶之何如？岐伯曰：有故❷无殒❸，亦无殒也。帝曰：愿闻其故何谓也？岐伯曰：大积大聚，其可犯也，衰其太半而止❹，过者死。

【注释】

❶ 毒：剧烈药品。

❷ 故：大坚癥瘕。

❸ 无殒：无伤害。

❹ 衰其太半而止：病邪去了大半，就要停止用药。

【白话解】

黄帝问道：妇人怀孕，用剧烈药品怎样？岐伯说：如有癥瘕，则病受药，既不伤害母体，也不伤胎。黄帝道：我希望听听这是什么原因。岐伯说：大积大聚的病，那是可以用剧烈药品的，因为主要是为去病，如果病邪已减了大半，就要停药，如用药过当，就会使人死亡。

帝曰：善。郁❶之甚者治之奈何？岐伯曰：木郁达❷之，火郁发❸之，土郁夺❹之，金郁泄❺之，水郁折❻之，然调其气，过者折之，以其畏❼也，所谓泻之。帝曰：假❽者何如？岐伯曰：有假其气，则无禁❾也。所谓主气不足，客气胜也。帝曰：至哉圣人之道！天地大化运行之节，临御之纪，阴阳之政，寒暑之令，非夫子孰能通之！请藏之灵兰之室，署曰《六元正纪》，非斋戒不敢示，慎传也。

【注释】

❶ 郁：五气抑郁。

❷ 达：舒畅条达。

❸ 发：发越、发散。

❹ 夺：下之。

❺ 泄：疏泄。

❻ 折：抑制。

❼ 畏：相制之药。

❽ 假：借。此指假借其他之气位以行其气，如春反凉，秋反温，夏反寒，冬反热之类。

❾ 禁：指用寒远寒，用热远热的禁忌。

【白话解】

黄帝道：讲得好。五气抑郁过甚的，怎样治疗？岐伯说：木气抑郁就应该条达它，火气抑郁就应该发越它，土气抑郁就应该夺下它，金气抑郁就应该疏泄它，水气抑郁就应该抑制它，这就是调和其气。对太过的应折其势，可用相制的药来泻它。黄帝道：其气有所假借的应怎样？岐伯说：如有假借之气，就不必依照远寒远热的禁忌，这是主气不足而客气胜的缘故。黄帝道：圣人的学说真是太精深了！天地气化的大道理，五运运行的规律，六气加临的纲纪，阴阳的作用，寒暑时节的影响，除了夫子你，谁还能够通晓呢？让我把它藏在灵兰之室里，署名叫《六元正纪》，不经过斋戒沐浴，不让人看，以表示传世的慎重态度。

刺法论篇第七十二（亡）

本病论篇第七十三（亡）

卷第二十二

至真要大论篇第七十四

提要： 本篇分析了司天在泉、六气分治的种种变化，以及由于六气胜复的关系而产生的各种病变，并指出了疾病与气候变化的密切关系。文中就许多疾病症状与五运六气的关系，归纳为病机十九条，使医生在诊断和治疗上有所依据。文中对于处方的剂量配伍、佐制、服法、禁忌各方面，也给后人制定了确切可行的规范。

黄帝问曰：五气❶交合，盈虚更作❷，余知之矣。六气分治❸，司天地者，甚至何如？岐伯再拜对曰：明乎哉问也！天地之大纪❹，人神之通应❺也。帝曰：愿闻上合昭昭，下合冥冥❻奈何？岐伯曰：此道❼之所主，工之所疑也。

【注释】

❶ 五气：在五运的基础上产生的风、火、湿、燥、寒五种气候的变化。

❷ 盈虚更作：五运的太过不及，相互交替。

❸ 六气分治：指风寒湿热燥火六气分时主治。

❹ 天地之大纪：天地变化的基本规律。

❺ 人神之通应：人体与天地变化是相适应的。神，指自然现象。

❻ 上合昭昭下合冥冥：昭昭，明亮。冥冥，玄远。

❼ 道：道理、医理。

【白话解】

黄帝问道：五运之气交相配合，太过不及互相更替，这些道理我已经知道了。那么六气分时主治，其司天在泉之气到来时所起的变化又怎样？岐伯行礼回答说：问得多么清楚啊！这是天地变化的基本规律，也是人体与天地变化相适应的规律。黄帝道：我希望听一下它怎样能上合于昭明的天道，下合于玄远的地气？岐伯说：这是医学理论中的主要部分，也是一般医生所不甚了解的。

帝曰：愿闻其道也。岐伯曰：厥阴司天，其化以风；少阴司天，其化以热；太阴司天，其化以湿；少阳司天，其化以火；阳明司天，其化以燥；太阳司天，其化以寒。以所临脏位，命其病者❶也。

【注释】

❶ 以所临脏位命其病者：根据客气所临的脏位，来决定疾病的名称。"脏位"主运所配属的五脏部位。

【白话解】

黄帝道：我希望听一下这一道理。岐伯说：厥阴司天，气从风化；少阴司天，气从热化；太阴司天，气从湿化；少阳司天，气从火化；阳明司天，气从燥化；太阳司天，气从寒化；它们都是以客气所临的脏位来决定疾病名称的。

帝曰：地化❶奈何？岐伯曰：司天同候，间气皆然。帝曰：间气何谓？岐伯曰：司左右者，是谓间气也。帝曰：何以异之？岐伯曰：主岁者纪岁，间气者纪步❷也。帝曰：善。岁主奈何？岐伯曰：厥阴司天为风化，在泉为酸化，司气为苍化，间气为动化。少阴司天为热化，在泉为苦化，不司气化，居气❸为灼化。太阴司天为湿化，在泉为甘化，司气为黅化，间气为柔化。少阳司天为火化，在泉为苦化，司气为丹化，间气为明化。阳明司天为燥化，在泉为辛化，司气为素化，间气为清化。太阳司天为寒化，在泉为咸化，司气为玄化，间气为脏化。故治病者，必明六化分治，五味五色所生，五脏所宜，乃可以言盈虚病生之绪也。

【注释】

❶ 地化：在泉之气的变化。

❷ 主岁者纪岁间气者纪步：司天在泉（主岁）之气，主一年的气化，故曰主岁者纪岁，间气主六十天（一步）的气化，故曰间气者纪步。步，六十日余八十七刻半。

❸ 居气：间气。

【白话解】

黄帝道：在泉之化是怎样的？岐伯说：与司天是同样的，间气也是如此。黄帝道：怎样叫作间气？岐伯说：分管司天在泉之左右的，就称为间气。黄帝道：与司天在泉有什么分别呢？岐伯说：司天在泉（主岁）之气，主一年的气化、间气，主六十天（一步）的气化。黄帝道：讲得好！岁的主气是怎样的呢？岐伯说：厥阴在司天就为风化，在在泉就为酸化，在司岁运就为苍化，在间气就为动化；少阴在司天就为热化，在在泉就为苦化，它不司岁运之化，在居气就为灼化；太阴在司天就为湿化，在在泉就为甘化，在司岁运就为黔化，在间气就为柔化；少阳在司天就为火化，在在泉就为苦化，在司岁运就为丹化，在间气就为明化；阳明在司天就为燥化，在在泉就为辛化，在司岁运就为素化，在间气就为清化；太阳司天就为寒化，在在泉就为咸化，在司岁运就为玄化，在间气就为脏化。所以治病的医生，必须明白六气的不同气化作用以及五味五色所产生的变化作用和五脏的喜恶，然后才可以说对气化的盈虚和疾病的发生有了头绪。

帝曰：厥阴在泉而酸化，先余知之矣。风化之行也何如？岐伯曰：风行于地，所谓本也❶，余气同法。本乎天❷者，天之气也，本乎地❷者，地之气也，天地合气，六节❸分而万物化生矣。故曰：谨候气宜❹，无失病机❺，此之谓也。

【注释】

❶ 风行于地所谓本也：风气运行于地，本于地之气而为风化。

❷ 本乎天、本乎地：六气在天，六气在地。

❸ 六节：主气一年所分之六步。每步为六十日八十七刻半。

❹ 气宜：六气的变化。

❺ 病机：病情机转。

【白话解】

黄帝道：厥阴在泉而从酸化，我早就知道了，那么风行之化又怎样呢？岐伯说：风气行于地，这是本于地之气而为风化，其他五气也是这样。因为本属于天的，是天之气，本属于地的，是地之气，天地之气相合，就有了六节之气的划分，于是万物就能化生。所以说：要特别注意观察气候的变化，别错过病情的变化，就是这个道理。

帝曰：其主病❶何如？岐伯曰：司岁备物❷，则无遗主矣。帝曰：先岁物何也？岐伯曰：天地之专精❸也。帝曰：司气者何如？岐伯曰：司气者主岁同，然有余不足也。帝曰：非司岁物何谓也？岐伯曰：散也，故质同而异等也，气味有薄厚，性用有躁静，治保❹有多少，力化❺有浅深，此之谓也。

【注释】

❶ 主病：主治病的药物。

❷ 司岁备物：根据（每年）司岁之气来采备药物。

❸ 天地之专精：天地专精之气。

❹ 治保：治疗的效果。

❺ 力化：药力在体内所形成的变化。

【白话解】

黄帝道：那些主治疾病的药物怎样？岐伯说：根据岁气来采备药物，就会没有遗漏了。黄帝道：采备岁气所生化的药物，这是为什么？岐伯说：因为能得天地专精之气，疗效比较好。黄帝道：司运气的药物怎样？岐伯说：司运气的药物与主岁的药物相同，但是有有余和不足的分别。黄帝道：不是司岁的药物，又怎样呢？岐伯说：其气散而不纯。所以本质虽同，而等次却不相同，如气味有厚薄的不同，性能有静躁的不同，治效有多少的不同，药力有浅深的不同，这就是关于非司岁药物的说法。

帝曰：岁主脏害❶何谓？岐伯曰：以所不胜❷命之，则其要也。帝曰：治之奈何？岐伯曰：上淫于下，所胜平之，（外）〔内〕淫于（内）〔外〕，所胜治之。帝曰：善。平气何如？岐伯曰：谨察阴阳所在而调之，以平为期，正者正治，反者反治❸。

【注释】

❶ 脏害：伤害五脏。

❷ 不胜：克我者即我之所不胜，如木胜金，金不胜火，火不胜水之类。

❸ 正者正治反者反治：正病用正治法，反病用反治法。正，正病。阴病阳不病，阳病阴不病，为正病。以寒治热，以热治寒为正治法。阴位已见阳脉，阳位已见阴脉，为反病。以寒治寒，以热治热为反治法。

【白话解】

黄帝道：岁主之气，伤害五脏，这是什么原因？岐伯说：以其所不胜之气来说明，这是它的关键。黄帝道：怎样治疗？岐伯说：司天之气偏胜而淫于下，那就以己所胜之气来平调；在泉之气偏胜而淫于外，那就以己所胜之气来治疗。黄帝道：讲得好！但也有岁气平和而得病的，又怎样治呢？岐伯说：这要细心地观察三阴三阳司天在泉的所在而加以调治，以达到正常为目的，正病用正治法，反病用反治法。

帝曰：夫子言察阴阳所在而调之，论言人迎与寸口相应，若引绳小大齐等，命曰平，阴之所在寸口何如？岐伯曰：视岁南北❶，可知之矣。帝曰：愿卒闻之。岐伯曰：北政之岁，少阴在泉，则寸口不应；厥阴在泉，则右不应；太阴在泉，则左不应。南政之岁，少阴司天，则寸口不应；厥阴司天，则右不应；太阴司天，则左不应。诸不应者，反其诊则见矣。帝曰：尺候何如？岐伯曰：北政之岁，三阴在下，则寸不应；三阴在上，则尺不应。南政之岁，三阴在天❷，则寸不应；三阴在泉，则尺不应。左右同。故曰：知其要者，一言而终，不知其要，流散无穷，此之谓也。

【注释】

❶ 视岁南北：看岁的南政与北政。南即黄道南纬，起于寿星辰宫，一直到娵訾亥宫，因而岁支的亥子丑寅卯辰，都属于南政，北即黄道北纬，起于降娄戌宫，一直到鹑尾巳宫，因而巳午未申酉戌，都属于北政。

❷ 天：司天。

【白话解】

黄帝道：你说要观察阴阳的所在而调治，而有的书上说：人迎和寸口的脉象要相合，像引绳一样，大小相等的叫作平。那么阴之所在，在寸口应该怎样？岐伯说：看主岁的是南政还是北政，就可以知道了。黄帝道：我希望彻底了解一下。岐伯说：北政主岁的时候，少阴在泉，则寸口脉沉细而伏，不应于指；厥阴在泉，则右寸沉细而伏不应于指；太阴在泉，则左寸沉细而伏，不应于指。南政主岁的时候，少阴司天，则寸口脉沉细而不应指；厥阴司天，则右寸沉细而伏，不应于指；太阴司天，则左寸沉细而伏，不应于指。凡是寸口脉不应的，"反其诊"就可见了。黄帝道：尺部的脉候怎样？岐伯说：北政主岁的时候，三阴在泉，则寸口不应；三阴司天，则尺部不应。南政主岁的时候，三阴司天，则寸口不应；三阴在泉，则尺部不应。左右脉的不应，同于上例。所以说，懂得主要的道理，一句话就说完了，不懂得主要道理的所在，就漫无边际，就是指这说的。

帝曰：善。天地之气，内淫而病何如？岐伯曰：岁厥阴在泉，风淫所胜❶，则地气不明，平野昧❷，草乃早秀❸。民病洒洒振寒，善伸数欠，心痛支满，两胁里急，饮食不下，鬲咽不通，食则呕，腹胀善噫，得后与气❹，则快然如衰，身体皆重。

❶ 风淫所胜：风气偏胜。

❷ 平野昧：旷野昏暗。

❸ 早秀：提前抽穗结实。

❹ 得后与气：得大便或排气。

【白话解】

黄帝道：讲得好！天地之气，侵入人体内部而产生疾病的情形怎样？岐伯说：厥阴在泉的年份，风气偏胜，就会地气不明，平野昏暗，草提前抽穗。人们多患发冷之症，常常呻吟，不住地打哈欠，心痛并感觉撑满，而胁拘急不舒，饮食不进，咽膈不痛快，食后就要呕吐，肚腹发胀，多噫气，得大便或放屁后，觉得轻快并像软懒似的，全身乏力。

岁少阴在泉，热淫所胜，则焰浮川泽，阴处反明，〔蛰虫不藏〕。民病腹中常鸣，气上冲胸，喘不能久立，寒热皮肤痛，目瞑齿痛颐肿，恶寒发热如疟，少腹中痛，腹大，（蛰虫不藏）。

【白话解】

少阴在泉的年份，热气偏胜，气就升浮于川泽，阴处反觉明亮，蛰虫也不伏藏。人们多患腹中不时鸣响，逆气上冲胸脘，喘得不能久立，恶寒发热，皮肤痛，眼模糊，牙痛，项肿，寒热交争好像疟疾，少腹中痛，腹部胀大。

岁太阴在泉，（草乃早荣），湿淫所胜，则埃昏岩谷，黄反见黑，至阴之交。民病饮积，心痛，耳聋，浑浑焞焞❶。嗌肿喉痹，阴病血见，少腹痛肿，不得小便，病冲头痛，目似脱，项似拔，腰似折，髀不可以回，腘如结，腨如别。

【注释】

❶ 浑浑焞焞：形容听觉毫无所知的样子。

【白话解】

太阴在泉的年份，湿气偏胜，使岩谷里昏暗浑浊，黄为土色，湿盛则反见黑色，这是湿土之气交合的现象。人们多患饮邪积聚，心痛，耳聋，听觉毫无所知，咽肿，喉痛，阴病见血，如淋血、便血，少腹痛肿，不得小便，感到上冲头痛，痛得眼睛像要脱出，颈部好像要拔出，腰部像要折断，髀骨不能回转，膝窝好像凝注了，小腿肚好像僵死了。

岁少阳在泉，火淫所胜，则（焰）〔气〕明郊野，寒热更至。民病注泄赤白，少腹痛溺赤，甚则血便，少阴同候❶。

【注释】

❶ 少阴同候：指其余证候与少阴在泉的年岁相同。

【白话解】

少阳在泉的年份，火气偏胜，郊野就会光焰四射，天气时寒时热。人们多患大便注泄，下利赤白，少腹痛，小便赤色，严重的则见血便，其余证候与少阴在泉相同。

岁阳明在泉，燥淫所胜，则霿雾清暝。民病喜呕，呕有苦，善太息，心胁痛不能反侧，甚则嗌干面尘，身无膏泽，足外反热。

【白话解】

阳明在泉的年份，燥气偏胜，就会雾气迷蒙看不见东西，天气薄寒。人们多患呕吐，呕吐苦水，经常叹气，心与胁部疼痛，不能转身；病得厉害，就咽干，面呈尘土色，全身肌肤干枯而不润泽，足外部觉得发热。

岁太阳在泉，寒淫所胜，则凝肃惨栗❶。民病少腹控睾❷，引腰脊，上冲心痛，血见，嗌痛颔肿。

【注释】

❶ 凝肃惨栗：寒气凝结，万物静肃。惨栗，寒甚。

❷ 控睾：牵引睾丸。

【白话解】

太阳在泉的年份，寒气偏胜，天地之间，就呈现出凝肃惨栗的气象。人们多患少腹疼痛，牵引睾丸、腰脊，上冲心脘作痛，出血，咽痛，下巴颏肿。

帝曰：善。治之奈何？岐伯曰：诸气在泉，风淫于内，治以辛凉，佐以苦，以甘缓之，以辛散之。热淫于内，治以咸寒，佐以甘苦，以酸收之，以苦发之。湿淫于内，治以苦热，佐以酸淡，以苦燥之，以淡泄之。火淫于内，治以咸冷，佐以苦辛，以酸收之，以苦发之。燥淫于内，治以苦温，佐以甘辛，以苦下之。寒淫于内，治以甘热，佐以苦辛，以咸泻之，以辛润之，以苦坚之。

【白话解】

黄帝道：讲得好！那么怎样治疗呢？岐伯说：凡是在泉之气，风气太过而伤于体内的，主治用辛凉之药，辅佐用苦味之药，用甘味缓和肝木，用辛味来散其风邪；热气太过而伤于体内的，主治用咸寒之药，辅佐用甘苦之药，用酸味收敛阴气，用苦药来发散热邪；湿气太过而伤于体内的，主治用苦热之药，辅佐用酸淡之药，用苦味药以燥湿，用淡味药以泄湿邪；火气太过而伤于体内的，主治用咸冷之药，辅佐用苦辛之药，用酸药收敛阴气，用苦药来发散火邪，燥气太过而伤于体内的，主治用苦温之药，辅佐用甘辛之药，用苦寒泄热，用咸味之药泻火；寒气太过而伤于体内的，主治用甘热之药，辅佐用苦辛之药，用辛味之药以温润之，以苦味之药坚实之。

帝曰：善。天气之变何如？岐伯曰：厥阴司天，风淫所胜，则太虚埃昏，云物以扰，寒生春气，流水不冰，〔蛰虫不出〕，民病胃脘当心而痛，上支两胁，鬲咽不通，饮食不下，舌本强，食则呕，冷泄腹胀，溏泄，瘕水闭，（蛰虫不去），病本于脾。冲阳❶绝，死不治。

【注释】

❶ 冲阳：穴名。在足跗上，动脉应手，以候胃气。

【白话解】

黄帝道：讲得好！天气变化时，又怎样呢？岐伯说：厥阴司天，风气偏胜，天空就会尘浊不清，云物被风气鼓荡而扰乱，寒天而行春令，流水不能结冰，蛰虫仍然伏藏。人们多患胃脘当心处疼痛，上撑两胁，膈咽阻塞不通，饮食不下，舌根强硬，食后就呕吐，冷泄腹胀大，溏泄，以及气结成瘕，小便不通，这些病的根本是在脾脏。如冲阳脉绝，那是胃气已败，就会死亡而不能救治。

少阴司天，热淫所胜，怫热〔大雨且〕至，火行其政。民病胸中烦热，嗌干，右胠满，皮肤痛，寒热咳喘，（大雨且至），唾血血泄，鼽衄嚏呕，溺色变，甚则疮疡胕肿，肩背臂臑及缺盆中痛，心痛肺膜，腹大满，膨膨而喘咳，病本于肺，尺泽❶绝，死不治。

【注释】

❶ 尺泽：穴名。在肘内廉大纹中，动脉应手，候肺气。

【白话解】

少阴司天，热气偏胜，闷热，大雨将至，君火行其政令。人们多患胸中烦躁而热，咽干，右胁痞满，皮肤疼痛，寒热咳喘，唾血，便血，鼻出血，喷嚏，呕吐，小便变色，甚则疮疡浮肿，肩、背、臂、上臂及缺盆等处疼痛，心痛，肺胀，腹大而满，气喘咳嗽，这些病的根本是在肺脏。如尺泽脉绝，那是肺气已败，就会死亡不能救治。

太阴司天，湿淫所胜，则沉阴且布，雨变枯槁。〔民病〕胕肿骨痛阴痹，（阴痹者）按之不得，腰脊头项痛，时眩，大便难，阴气不用，饥不欲食，咳唾则有血，心如悬，病本于肾。太溪❶绝，死不治。

【注释】

❶ 太溪：穴名。在足踝后跟骨上，动脉应手，候肾气。

【白话解】

太阴司天，湿气偏胜，就会阴沉之气密布，雨水过多，反使草木枯槁。人们多患浮肿，骨痛阴痹，按之不知痛处。腰脊头项疼痛，时常眩晕，大便困难，阴气不能运化，饥饿不愿吃东西，咳唾就有血，心不安宁像悬空一样，这些病的根本是在肾脏。如太溪脉绝，那是肾气已败，就会死亡不能救治。

少阳司天，火淫所胜，则温气流行，金政不平。民病头痛，发热恶寒而疟，热上皮肤痛，色变黄赤，传而为水，身面胕肿，腹满仰息，泄注赤白，疮疡咳唾血，烦心胸中热，甚则鼽衄，病本于肺，天府❶绝，死不治。

【注释】

❶ 天府：穴名。在肘后内侧上，腋下同身寸之三寸，动脉应手，以候肺气。

【白话解】

少阳司天，火气偏胜，就会温热之气流行，金失其清肃之气，所以不能当令。人们多患头痛，发热恶寒而发疟疾，热气在上，皮肤疼痛，色变黄赤，热传于里，治节不行，变而为水病，身面浮肿、腹满、仰息、泄泻暴注、赤白下痢、疮疡、唾血、心烦、胸中热，甚至鼻中流血，这些病的根本是在肺脏。如天府脉绝，那是肺气已败，就会死亡不能救治。

阳明司天，燥淫所胜，则木乃晚荣，草乃晚生，筋骨内变〔大凉革候，名木敛，生菀于下，草焦上首，蛰虫来见〕。民病左胠胁痛，寒清于中，感而疟，（大凉革候）咳，腹中鸣，注泄鹜溏，（名木敛，生菀于下，草焦上首），心胁暴痛，不可反侧，嗌干面尘腰痛，丈夫㿉疝，妇人少腹痛，目眛眦，疡疮痤痈，（蛰虫来见），病本于肝。太冲❶绝，死不治。

【注释】

❶ 太冲：穴名。在足大趾本节后二寸，动脉应手。以候肝气。

【白话解】

阳明司天，燥气偏胜，则草木回春较晚。在人则筋骨发生病变。大凉之气使天气反常，所以大树枝梢枯敛，而生气郁伏于下，草梢也因之焦干，应该蛰伏的虫类反而出现。人们多患左肢胁疼痛，寒气内脏若再感受外寒，就会发为疟疾，此外，还有咳嗽，腹中鸣响，暴注泄泻，大便稀溏，心胁突然剧痛，不能转侧，咽喉发干，面如尘色，腰痛，男子㿉疝，妇人少腹疼痛，眼角昏昧不明，疮疡痤痈等症，这些病的根本是在肝脏。如太冲脉绝，那是肝气已败，就会死亡不能救治。

太阳司天，寒淫所胜，则寒气反至，水且冰〔运火炎烈，雨暴乃雹〕，〔民病〕血变于中，发为痈疡。（民病）厥心痛，呕血血泄鼽衄，善悲，时眩仆，运火炎烈，雨暴乃雹，胸腹满，手热肘挛掖肿，心澹澹❶大动，胸胁胃脘不安，面赤目黄，善噫，嗌干，甚则色炲，渴而欲饮，病本于心。神门❷绝，死不治。所谓动气❸，知其脏也。

【注释】

❶ 澹澹：水摇动的样子。此喻心里跳动。

❷ 神门：穴名。在手掌后，锐骨之端，动脉应手。以候心气。

❸ 动气：气至而脉搏跳动。

【白话解】

太阳司天，寒气偏胜，寒气就会出其不意地到来，水就要结冰，如运气遇戊癸火化炎烈，就有暴雨冰雹。人们体内血液生变，就会发生痈疡，厥逆心痛，呕血，下血，鼻流血，善悲，时常眩晕仆倒，胸腹满，手热，肘挛急，腋部肿，心悸不安，胸胁胃脘不舒，面赤，目黄，善噫气，咽喉干燥，甚至面黑如同烟子，口渴想喝水等病，这些病的根本是在心脏。如神门脉绝，那是心气已败，就会死亡不能救治。所以说，由脉气的搏动，就可以知道脏气的存亡。

帝曰：善。治之奈何？岐伯曰：司天之气，风淫所胜，平 ❶ 以辛凉，佐以苦甘，以甘缓之，以酸泻之。热淫所胜，平以咸寒，佐以苦甘，以酸收之。湿淫所胜，平以苦热，佐以酸辛，以苦燥之，以淡泄之。湿上甚而热 ❷，治以苦温，佐以甘辛，以汗为故而止。火淫所胜，平以（酸）〔咸〕冷，佐以苦甘，以酸收之，以苦发之，以酸复之，热淫同。燥淫所胜，平以苦温，佐以酸辛，以苦下之。寒淫所胜，平以辛热，佐以甘苦，以咸泻之。

【注释】
❶ 平：平其偏胜之气。
❷ 湿上甚而热：湿邪郁结于上部而且有热。

【白话解】
黄帝道：讲得好！怎样治疗呢？岐伯说：由司天之气所胜而致病的，如属风淫所胜，以辛凉之药平其胜气，辅佐以苦甘之药，以甘味药缓其急，以酸味药泻其邪。如属热淫所胜，以咸寒之药平其胜气，辅佐以苦甘之药，以酸味药收敛阴气。如属湿淫所胜，以苦味热性之药平其胜气，辅佐以酸辛之药，以苦味药燥湿，以淡味药渗泄湿邪。如湿邪盛于上部而且有热，就要以苦味温性之药治疗，辅佐以甘辛之药，以汗解法恢复其常态而止。如属火淫所胜，以咸味冷性之药平其胜气，辅佐以苦甘之药，以酸味药收敛阴气，以苦味药发泄火邪，以咸味药恢复阴液，热淫所胜的与此相同。如属燥淫所胜，以苦味温性之药平其胜气，辅佐以酸辛之药，以苦味之药下其燥结。如属寒淫所胜，以辛味热性之药平其胜气，辅佐以甘苦之药，以咸味药泻其寒邪。

帝曰：善。邪气反胜❶，治之奈何？岐伯曰：风司于地❷，清反胜之❸，治以酸温，佐以苦甘，以辛平之。热司于地，寒反胜之，治以甘热，佐以苦辛，以咸平之。湿司于地，热反胜之，治以苦冷，佐以咸甘，以苦平之，火司于地，寒反胜之，治以甘热，佐以苦辛，以咸平之。燥司于地，热反胜之，治以平寒，佐以苦甘，以酸平之，以和为利。寒司于地，热反胜之，治以咸冷，佐以甘辛，以苦平之。

【注释】

❶ 反胜：司天在泉之气不足，间气乘虚为邪，而反胜天地之脏位，均曰反胜。

❷ 风司于地：凡厥阴在泉之年，即风气司地。

❸ 清反胜之：厥阴风木之气不胜，则清肃的金气反胜之。

【白话解】

黄帝道：讲得好！邪气反胜所致之病，应该怎样治疗？岐伯说：风气司地，而清肃之金气反胜而乘之。当用酸温之药治之，辅佐以苦甘之药，用辛味药平其正气；热气司地，而寒气反胜而乘之，就用甘味热性之药治之，辅佐以苦辛之药，用咸味药平其正气；湿气司地，而热气反胜而乘之，就用苦味冷性之药治之，辅佐以咸甘之药，用苦味药平其正气；火气司地，而寒气反胜而乘之，就用甘味热性之药治之，辅佐以苦辛之药，用咸味药平其正气；燥气司地，而热气反胜而乘之，就用辛味寒性之药治之，辅佐以苦甘之药，用酸味药平其正气，凡是用药以和平为宜。寒气司地，而热气反胜而乘之，就用咸味冷性之药治之，辅佐以甘辛之药，用苦味药平其正气。

帝曰：其司天邪胜何如？岐伯曰：风化于天❶，清反胜之，治以酸温，佐以甘苦；热化于天，寒反胜之，治以甘温，佐以苦酸辛；湿化于天，热反胜之，治以苦寒，佐以苦酸；火化于天，寒反胜之，治以甘热，佐以苦辛；燥化于天，热反胜之，治以辛寒，佐以苦甘；寒化于天，热反胜之，治以咸冷，佐以苦辛。

【注释】

❶ 风化于天：风气司天。

【白话解】

黄帝问道：司天之气不足而邪胜的，应该怎样治疗？岐伯说：风气司天而清凉之气反胜而乘之，应用酸温之药治之，用甘苦之药佐之；热气司天，而寒气反胜而乘之，应用甘温之药治之，用苦酸辛之药佐之；湿气司天，而热气反胜而乘之，应用苦寒之药治之，用苦酸之药佐之；火气司天，而寒气反胜而乘之，应用甘热之药治之，用苦辛之药佐之；燥气司天，而热气反胜而乘之，应用辛寒之药治之，用苦甘之药佐之；寒气司天，而热气反胜而乘之，应用咸冷之药治之，用苦辛之药佐之。

帝曰：六气相胜 ❶ 奈何？岐伯曰：厥阴之胜，耳鸣头眩，愦愦 ❷ 欲吐，胃鬲如寒，大风数举，倮虫不滋，胠胁气并 ❸，化而为热，小便黄赤，胃脘当心而痛，上支两胁，肠鸣飧泄，少腹痛，注下赤白，甚则呕吐，鬲咽不通。

【注释】

❶ 六气相胜：六气互有胜弱，相互乘虚为病，为相胜。

❷ 愦愦：烦乱。

❸ 气并：气偏著一边。

【白话解】

黄帝道：六气相胜是怎样的情况？岐伯说：厥阴风气偏胜，就会耳鸣头眩，心中烦乱想吐，胃脘之上及横膈之下，有寒感，大风时起，倮虫不能孳生。人们多患胠胁之气偏著一边，化而成热，小便黄赤，胃脘当心之处疼痛，上肢两胁胀满，肠鸣飧泄，少腹疼痛，泄泻赤白，病甚就要呕吐，膈咽之间隔塞不通。

少阴之胜，心下热善饥，脐下反动，气游三焦，炎暑至，木乃津，草乃萎，呕逆躁烦，腹满痛，溏泄，传为赤沃 ❶。

【注释】

❶ 赤沃：尿血。

【白话解】

少阴热气偏胜，就会患心下热，常觉饥饿，脐下还痛，热气遍于三焦，炎暑到来，树木流水汁，草类因之枯萎。人们患呕逆躁烦，腹部胀满而痛，大便溏泄，传变成为尿血。

太阴之胜，火气内郁，疮疡于中，流散于外，病在胠胁，甚则心痛热格 ❶，头痛喉痹项强，独胜则湿气内郁，寒迫下焦，痛留顶，互引眉间，胃满，雨数至，（燥）〔湿〕化乃见，少腹满，腰脽重强，内不便，善注泄，足下温，头重足胫（胕）肿，饮发于中，胕肿于上。

【注释】

❶ 热格：热气阻格于上。

【白话解】

太阴湿气偏胜，火气郁结在人体内，就会酝酿成为疮疡，流散在外，则病发于胠胁，甚则心痛。热气阻格在上部，就发生头痛、喉痹、项强。如湿气独胜，郁结于里，湿寒之气迫于下焦，就会囟顶痛，牵扯眉间也痛，胃中满闷。时常下雨，于是湿化之象出现，少腹满胀，腰椎沉重强直，湿蕴于内，而屈伸不利，时常泄泻下注，足下温暖，头部重，足胫肿，水饮发于内而上部出现浮肿。

少阳之胜，热客于胃，烦心心痛，目赤欲呕，呕酸善饥，耳痛溺赤，善（瘈）〔惊〕谵妄，暴热消烁，草萎水涸，介虫乃屈，少腹痛，下沃赤白。

【白话解】

少阳火气偏胜，热邪留于胃，于是出现许多症状，如烦心，心痛，目赤，欲呕，呕酸，常感饥饿，耳痛，尿赤色，易发惊恐，谵妄。暴热之气消烁万物，草萎黄，水干竭，介虫屈伏不动；在人体上，就产生少腹疼痛，下痢赤白的病。

阳明之胜，清发于中，左胠胁痛溏泄，内为嗌塞，外发癫疝，大凉肃杀，华英改容，毛虫乃殃，胸中不便，嗌塞而咳。

【白话解】

阳明燥气偏胜，则清凉之气发于内，左胠胁疼痛，泄泻，内则咽嗌窒塞，外则阴囊肿大。大凉之气肃杀，草木变为枯萎，有毛的虫类死亡。在人体上，就要胸中不舒，咽嗌窒塞而且咳嗽。

太阳之胜，凝凓且至，非时水冰，羽乃后化，痔疟发，寒厥入胃，则内生心痛，阴中乃疡❶，隐曲不利，互引阴股，筋肉拘苛，血脉凝泣，络满色变，或为血泄，皮肤否肿，腹满食减，热反上行，头项囟顶脑户中痛，目如脱，寒入下焦，传为濡泻。

【注释】

❶ 阴中乃疡：阴部患疮疡。

【白话解】

太阳寒气偏胜，凝肃凛冽之气就要来到，不到结冰之时而水已结冰，羽类之虫延迟生化，发为痔疮、疟疾。寒气入胃，气逆上冲，就会发生心痛，阴部生疮疡，小便不利，疼痛牵引两股内侧，筋肉拘急引缩，血脉凝滞，所以络脉满而色变，或为便血，皮肤因水气郁积而肿，腹中痞满，饮食减少，热气上行，因之头项颠顶脑户等处都觉得疼痛，目珠痛如脱出，寒气入于下焦，传变成为水泻。

帝曰：治之奈何？岐伯曰：厥阴之胜，治以甘清，佐以苦辛，以酸泻之。少阴之胜，治以辛寒，佐以苦咸，以甘泻之。太阴之胜，治以咸热，佐以辛甘，以苦泻之。少阳之胜，治以辛寒，佐以甘咸，以甘泻之。阳明之胜，治以酸温，佐以辛甘，以苦泄之。太阳之胜，治以甘热，佐以辛酸，以咸泻之。

【白话解】

黄帝道：怎样治疗呢？岐伯说：厥阴风气所胜之病，用甘凉的药品主治，用苦辛的药辅佐，用酸味药泻其胜气；少阴热气所胜之病，用辛寒的药品主治，用苦咸的药辅佐，用甘味药泻其胜气；太阴湿气所胜之病，用咸热的药品主治，用辛甘的药辅佐，用苦味药泻其胜气；少阳火气所胜之病，用辛寒的药品主治，用甘咸的药辅佐，用甘味药泻其胜气；阳明燥气所胜之病，用酸温的药品主治，用辛甘的药辅佐，用苦味药泻其胜气；太阳寒气所胜之病，用甘热的药品主治，用辛酸的药辅佐，用咸味药泻其胜气。

帝曰：六气之复何如？岐伯曰：悉乎哉问也？厥阴之复；少腹坚满，里急暴痛，偃木飞沙，倮虫不荣，厥心痛，汗发呕吐，饮食不入，入而复出，筋骨掉眩，清厥，甚则入脾，食痹而吐。冲阳绝，死不治。

【白话解】

黄帝道：六气报复致病的情况怎样？岐伯说：您问得真详细啊！厥阴之复，就会产生少腹部坚满、腹胁里拘急、突然疼痛的症状。在自然界就发生树木偃伏，沙土飞扬，倮虫不能发育等现象。在病变上就产生气厥心痛，出汗，呕吐，饮食不入，食入而又吐出，筋骨震颤，目眩，手足逆冷。严重的就会风邪入脾，成为食后即吐的食痹之证。如果冲阳脉绝，那就是死证不能治了。

少阴之复，燠热❶内作，烦躁鼽嚏，少腹绞痛，火见燔炳，嗌燥，分注❷时止，气动于左，上行于右，咳，皮肤痛，暴瘖心痛，郁冒不知人，乃洒淅恶寒，振栗谵妄，寒已而热，渴而欲饮，少气骨痿，隔肠❸不便，外为浮肿，哕噫，赤气后化，流水不冰，热气大行，介虫不复，病痱胕疮疡，痈疽痤痔，甚则入肺，咳而鼻渊。天府绝，死不治。

【注释】

❶ 燠热：烦闷发热。

❷ 分注：指大小便俱下。

❸ 隔肠：肠道梗塞。

【白话解】

少阴之复，烦热从心里发生，烦躁，鼻流血，喷嚏，少腹绞痛，火现于外，身热如焚烧，咽嗌干燥，大小便时下时止，气动于左边而向上逆行于右侧，咳嗽，皮肤痛，突然失音，心痛，神志昏昏不知人事，继则洒淅恶寒，打寒战，妄言乱语，寒过去，又发烧，口渴而想喝水，少气，骨痿弱，肠道梗塞而大便不通，外现浮肿，呃逆嗳气。如少阴火热之气后化，流水不能结冰，热气因之大行，介虫不蛰藏。这时人们多患痱、胕、疮疡、痈疽、痤痔等外证，热邪过甚，就会入肺，发为咳嗽鼻渊。如天府脉绝，就是死证不能治。

太阴之复，湿变乃举，体重中满，食饮不化，阴气上厥，胸中不便，饮发于中，咳喘有声。大雨时行，鳞见于陆❶，头顶痛重，而掉瘛❷尤甚，呕而密默，唾吐清液，甚则入肾，窍泻无度。太溪绝，死不治。

【注释】

❶ 鳞见于陆：大雨之后，河水漫溢，鱼随之出现于陆地。

❷ 掉瘛：惊动。

【白话解】

太阴之复，湿气的病变就发生，身体沉重，胸满，饮食不消化，阴气上逆，胸中不爽快，水饮发于内，咳嗽的声音不断。如大雨时常下降，鱼类游上陆地，人们就会头项痛而重，在受到惊恐或震动时候，更加厉害，呕吐，不愿动作，啐吐清水，甚则湿邪入肾，泄泻没有节制。如太溪脉绝而不动，就是死证不能治。

少阳之复，大热将至，枯燥燔热❶，介虫乃耗，惊瘛咳衄，心热烦躁，便数憎风，厥气上行，面如浮埃，目乃瞤瘛，火气内发，上为口糜，呕逆，血溢血泄，发而为疟，恶寒鼓栗，寒极反热，嗌络焦槁，渴引水浆，色变黄赤，少气脉萎，化而为水，传为胕肿，甚则入肺，咳而血泄❷。尺泽绝，死不治。

【注释】

❶ 燔热：如火灼烧。

❷ 血泄：出血。

【白话解】

少阳之复，大热将要来到，枯燥灼热，介虫因而伤耗。人们多患惊恐瘛疭，咳嗽，衄血，心热烦躁，小便频数，怕风。厥逆之气上行，面色就会像蒙上浮尘，眼睛也瞤动引掣。火气内入，就会上为口干，呕逆，或为血溢，下行则此便血。发为疟疾，就有恶寒鼓栗的现象。寒极转热，咽部干燥，渴欲饮水，面色变为黄赤，少气脉萎弱。气蒸热化则为水病，传变成为浮肿，甚则邪气入肺，咳而出血。如尺泽绝而不动，就是死证不能治。

阳明之复，清气大举，森木苍干，毛虫乃厉。病生胠胁，气归于左，善太息，甚则心痛否满，腹胀而泄，呕（苦）〔吐〕咳哕，烦心，病在鬲中头痛，甚则入肝，惊骇筋挛。太冲绝，死不治。

【白话解】

阳明之复，清肃之气大行，众多的树木都苍老枯干，兽类多发生疫病。人们的疾病生于肤胁，其气偏于左侧不舒，时时叹息，甚则产生心痛，痞满，腹胀，泄泻，呕吐，咳嗽，呃逆，烦心。病在膈中，头痛，甚则邪气入肝，而发生惊骇、筋挛等证。如太冲脉绝而不动，就是死证不能治。

太阳之复，厥气上行，水凝雨冰，羽虫乃死，心胃生寒，胸膈不利，心痛否满，头痛善悲，时眩仆，食减，腰脽反痛，屈伸不便，地裂冰坚，阳光不治，少腹控睾，引腰脊，上冲心，唾出清水，及为哕噫，甚则入心，善忘善悲。神门绝，死不治。

【白话解】

太阳之复，则寒气上行，水结冰，天下雪。禽类因此死亡。人们多患心胃生寒气，胸中不爽快，心痛，痞满，头痛，多恐惧，经常眩晕仆倒，纳食减少，腰椎疼痛，屈伸极不方便。如地裂，冰厚而坚，阳光不显温暖，人们就会少腹痛，牵引睾丸，连腰脊都痛，逆气上冲于心，唾出清水，呃逆嗳气，甚则邪气入心，发生善忘善悲的现象。如神门脉绝而不动，就是死证不能治。

帝曰：善。治之奈何？岐伯曰：厥阴之复，治以酸寒，佐以甘辛，以酸泻之，以甘缓之。少阴之复，治以咸寒，佐以苦辛，以甘泻之，以酸收❶之，辛苦发之，以咸软❷之。太阴之复，治以苦热，佐以酸辛，以苦泻之，燥之，泄之。少阳之复，治以咸冷。佐以苦辛，以咸软之，以酸收之，辛苦发之，发不远热，无犯温凉，少阴同法。阳明之复，治以辛温，佐以苦甘，以苦泄之，以苦下之，以酸补之。太阳之复，治以咸热，佐以甘辛，以苦坚之。治诸胜复❸，寒者热之，热者寒之，温者清之，清者温之，散者收之^❶，抑者散之，燥者润之，急者缓之，坚者软之^❷，脆者坚之，衰者补之，强者泻之，各安其气，必清必静，则病气衰去，归其所宗^❹，此治之大体也。

【注释】

❶ 收：收敛。

❷ 软：软坚。

❸ 诸胜复：指淫胜、反胜、相胜、相复等。

❹ 归其所宗：指气各归其类属，恢复到正常。

【白话解】

黄帝道：讲得好！怎样治疗呢？岐伯说：厥阴之复气所致的病，主治用辛寒的药，佐用甘辛的药，用酸药泻其邪，用甘药缓其急；少阴之复气所致的病，主治用咸寒的药，佐用苦辛的药，用甘药泻其邪，用酸味药收敛，用苦药发散，用咸药软坚；太阴之复气所致的病，主治用苦热的药，佐用酸辛的药，用苦药泻其邪，燥其湿，或泄其湿邪；少阳之复气所致的病，主治用咸冷的药，佐用苦辛的药，用咸药软坚，用酸药收敛，用苦药发汗，发汗之药不必避忌热天，别用温凉的药，少阴之复气所致的病，用发汗之药与此同法；阳明之复气所致的病，主治用辛温的药，佐用苦甘的药，用苦药渗泄，用甘药发散，用酸药补虚；太阳之复气所致的病，主治用咸热的药，佐用甘辛的药，用苦药以坚其气。凡治各种胜气复气所致的病，属于寒的用热药，属于热的用寒药，属于温的用清凉药，属于凉的用温性药，元气耗散的用收敛药，气抑郁的用疏散药，气燥的用滋润药，气急的用缓和药，病邪坚实的用软坚药，气脆弱的用固本药，衰弱的用补药，亢盛的用泻药，使五脏之气各安其所，清静无所扰乱，病气自然就会消退，那么其余气也就各归其类属，无所偏胜，恢复到正常。这是治疗上的大体方法。

帝曰：善。气之上下，何谓也？岐伯曰：身半以上，其气三^❶矣，天之分也，天气主之。身半以下，其气三^❶矣，地之分也，地气主之。以名命气，以气命处，而言其病。半，所谓天枢❷也。故上胜而下俱病者，以地名之❸，下胜而上俱病者，以天名之❹。所谓胜至，报气屈服而未发也。复至则不以天地异名，皆如复气为法也。帝曰：胜复之动，时有常乎？气有必乎？岐伯曰：时有常位，而气无必也❺。帝曰：愿闻其道也。岐伯曰：初气终三气，天气主之，胜之常也。四气尽终气，地气主之，复之常也。有胜则复，无胜则否❻。帝曰：善。复已而胜何如？岐伯曰：胜至则复，无常数也，衰乃止耳。复已而胜，不复则害，此伤生也。帝曰：复而反病❼何也？岐伯曰：居非其位，不相得也❽。大复其胜则主胜之，故反病也。所谓火燥热也。

【注释】

❶ 其气三：身半以上"其气三"，指初之气至三之气，为司天所主。身半以下"其气三"，指四之气至终之气，为在泉所主。

❷ 天枢：穴名，脐两旁二寸处。

❸ 以地名之：以地气的名称，来称呼所受的疾病。

❹ 以天名之：以天气的名称，来称呼所受的疾病。

❺ 时有常位而气无必也：四时有一定常位，而胜复之气并不是一定的。

❻ 有胜则复无胜则否：有胜气才有复气，没有胜气就没有复气。

❼ 复而反病：复气至而复气本身反病。

❽ 居非其位不相得也：复气到来时，不是它的时令正位，气与位不能相得。

【白话解】

黄帝道：讲得好！人体的气有上下之分，这是怎么个情况？岐伯说：身半以上，其气有三，属于人身应天的部分，是司天之气主持的；身半以下，其气有三，属于人身应地的部分，是在泉之气主持的。用上下来指明它的胜气和复气，用六气来指明人身的部位而说明疾病。所谓"身半"，指天枢而言。所以上部的三气胜而下部的三气皆病，以地气的名称称呼所受的疾病；下部的三气胜而上部的三气皆病，以天气的名称称呼所受的疾病。以上是指胜气到来，报复之气尚屈伏未发的情况而言。而复气到来时，就不以司天在泉之气来分别称病名，而应根据复气的变化来确定病名。黄帝道：胜气复气的变化，有一定的时候吗？气的来与不来有一定的规律吗？岐伯说：四时有一定的常位，而胜复之气来与不来，却不是一定的。黄帝道：希望听听这其中的道理。岐伯说：初之气到三之气，是天气所主持，是胜气常见的时位；四之气到终之气，是地气所主持，是复气常见的时位。有胜气才有复气，没有胜气就没有复气。黄帝道：讲得好！有时复气已退而胜气又发生，这是什么原因？岐伯说：胜气到来，就会有复气，这本无一定的规律，直到气衰才会停止。复气之后又有胜气发生，如胜后而没有复气相应发生就会为害，能够伤人生命。黄帝道：有复气至而复气本身反病的，是什么原因？岐伯说：这是复气到来的时节，不是它的时令的正位，其气与其位不能相得的缘故。复气若大复其胜气，那么复气本身就虚，而主时之气又胜它，所以复气反而自病，这是指火、燥、热三气来说的。

帝曰：治之何如？岐伯曰：夫气之胜也，微者随之，甚者制之。气之复也，和者平之，暴者夺之。皆随胜气，安其屈伏，无问其数，以平为期，此其道也。

【白话解】

黄帝道：治疗的方法怎样？岐伯说：胜气所造成的疾病，轻微的顺着它，严重的制止它；复气所致的疾病，和缓的加以平调，暴烈的就削弱它。总之，要随顺其胜气，安定那被抑伏之气，不必管用药的次数，以和平为止点，这是治疗的法则。

帝曰：善。客主之胜复奈何？岐伯曰：客主之气，胜而无复也。帝曰：其逆从何如？岐伯曰：主胜逆，客胜从❶，天之道也。

【注释】

❶ 主胜逆客胜从：主气胜（客气）为逆，客气胜（主气）为顺。

黄帝道：讲得好！客气和主气的胜复怎样？岐伯说：客气与主气二者之间，只有胜没有复。黄帝道：其逆顺怎样区别？岐伯说：主气胜是逆，客气胜是顺，这是天地间的常规。

帝曰：其生病何如？岐伯曰：厥阴司天，客胜则耳鸣掉眩，甚则咳；主胜则胸胁痛，舌难以言。少阴司天，客胜则鼽嚏，颈项强，肩背瞀热，头痛少气，发热耳聋目瞑，甚则胕肿血溢，疮疡咳喘；主胜则心热烦躁，甚则胁痛支满。太阴司天，客胜则首面胕肿，呼吸气喘；主胜则胸腹满，食已而瞀。少阳司天，客胜则丹胗❶外发，及为丹熛❷疮疡，呕逆喉痹，头痛嗌肿，耳聋血溢，内为瘛疭；主胜则胸满咳仰息，甚而有血，手热。阳明司天，清复内余，则咳衄嗌塞，心鬲中热，咳不止（而）〔面〕白，血出者死。太阳司天，客胜则胸中不利，出清涕，感寒则咳；主胜则喉嗌中鸣。

【注释】

❶ 丹胗：今之麻疹类疾患。

❷ 丹熛：丹毒之类病患。

【白话解】

黄帝道：其发生的病状是怎样的？岐伯说：厥阴司天，客气胜就患耳鸣眩晕，甚则咳嗽；主气胜就病胸胁疼痛，舌强难以说话。少阴司天，客气胜就患鼽嚏，颈项强，肩背发热，头痛，少气，发热，耳聋，目昏，甚则浮肿，血溢，疮疡，咳嗽气喘；主气胜就病心热烦躁，甚至胁痛胀满。太阴司天，客气胜就患头面浮肿，呼吸气喘；主气胜就病胸腹满，进食之后，精神昏乱。少阳司天，客气胜就患丹疹发于皮肤，也许成为丹毒疮疡，呕逆，喉痛，头痛，咽肿，耳聋，血溢，内证是手足抽搐；主气胜就患胸满，咳嗽，仰息，甚至咳而有血，手热。阳明司天，肃之气有余于内，就患咳嗽，衄血，嗌咽窒塞，心膈中热，咳嗽不止，面白、血出不止者死。太阳司天，客气胜就患胸中不快，流清涕，感寒则咳嗽；主气胜就病喉嗌中鸣响。

厥阴在泉，客胜则大关节不利，内为痉强拘瘛，外为不便；主胜则筋骨繇并❶，腰腹时痛。少阴在泉，客胜则腰痛，尻股膝髀腨骺足病，瞀热以酸，胕肿不能久立，溲便变；主胜则厥气上行，心痛发热，鬲中众痹皆作，发于胠胁，魄汗不藏，四逆而起。太阴在泉，客胜则足痿下重，便溲不时，湿客下焦，发而濡泻，及为肿隐曲之疾；主胜则寒气逆满，食饮不下，甚则为疝。少阳在泉，客胜则腰腹痛而反恶寒，甚则下白溺白❷，主胜则热反上行而客于心，心痛发热，格中而呕。少阴同候。阳明在泉，客胜则清气动下，少腹坚满而数便泻；主胜则腰重腹痛，少腹生寒，下为鹜溏，则寒厥于肠，上冲胸中，甚则喘不能久立。太阳在泉，寒复内余❸，则腰尻痛，屈伸不利，股胫足膝中痛。

【注释】

❶ 繇并：摇动强直。

❷ 下白溺白：大便白色或小便白色浑浊。

❸ 寒复内余：太阳在泉，寒气复胜而有余于内。

【白话解】

厥阴在泉，客气胜就患大关节不利，在内就发生痉挛强直抽搐，在外就发生动作不便的现象；主气胜就患筋骨摇动强直，腰腹经常疼痛。少阴在泉，客气胜就患腰痛，尻、股、膝、髀、腨、骺、足等部位都不舒服，无规律地灼热而酸，浮肿不能久立，二便变色；主气胜就患逆气上冲，心痛发热，膈部诸痹都可出现，病发于胠胁，汗多不藏，四肢因之而致厥冷。太阴在泉，客气胜，就发生足痿之病，下肢沉重，二便不能正常，湿留下焦，就发为濡泻以及浮肿隐曲之疾；主气胜就会寒气上逆，痞满，饮食吃不多，甚至发生疝痛之病。少阳在泉，客气胜就患腰腹痛，恶寒，甚至二便色白；主气胜就会热反上行而侵犯到心部，心痛发热，格拒于中，呕吐，其他各种证候与少阴在泉所致者相同。阳明在泉，客气胜则清凉之气扰动于下，少腹坚满，屡次便泻；主气胜就患腰重腹痛，少腹部生寒气，在下大便溏泄，寒气逆于肠胃，上冲胸中，甚则气喘不能久立。太阳在泉，寒复内余，就会腰、尻疼痛，屈伸感到不便，股、胫、足、膝中疼痛。

帝曰：善。治之奈何？岐伯曰：高者抑之，下者举之，有余折之，不足补之，佐以所利，和以所宜，必安其主客，适其寒温，同者逆之，异者从之❶。

【注释】

❶ 同者逆之异者从之：主客同气的（是胜气偏甚），可逆治其胜气，主客异气的，或从客气，或从主气的偏强偏弱而调治。

【白话解】

黄帝道：讲得好！应该怎样治疗？岐伯说：上冲的抑之使下，陷下的举之使升，有余的泻其实，不足的补其虚，再佐以有利的药物，调以恰当的饮食，使主客之气安泰，而适和其寒温。客主同气的，是胜气偏甚，可逆而折之；若客主异气的，当视其偏强偏弱之气从而调之。

帝曰：治寒以热，治热以寒，气相得者逆之，不相得者从之，余以知之矣。其于正味❶何如？岐伯曰：木位之主❷，其泻以酸，其补以辛。火位之主❸，其泻以甘，其补以咸。土位之主❹，其泻以苦，其补以甘。金位之主❺，其泻以辛，其补以酸，水位之主❻，其泻以咸，其补以苦。厥阴之客，以辛补之，以酸泻之，以甘缓之。少阴之客，以咸补之，以甘泻之，以咸收之。太阴之客，以甘补之，以苦泻之，以甘缓之。少阳之客，以咸补之，以甘泻之，以咸软之。阳明之客，以酸补之，以辛泻之，以苦泄之。太阳之客，以苦补之，以咸泻之，以苦坚之，以辛润之。开发腠理，致津液，通气也。

【注释】

❶ 正味：五行气化或补或泻的味。

❷ 木位之主：木位，厥阴风木之位。主，主气。

❸ 火位之主：少阴君火与少阳相火主气。少阴君火，在春分后六十一日，为二之气。少阳相火，在夏至前后各三十日，为三之气。

❹ 土位之主：太阴湿土主气。在秋分前六十一日，为四之气。

❺ 金位之主：阳明燥金主气。在秋分后六十一日，为五之气。

❻ 水位之主：太阳寒水主气。在冬至前后各三十日，为终之气。

【白话解】

黄帝道：治寒用热，治热用寒，主客气相同的用逆治，相反的用从治，我已经知道了。然而对于五行补泻的正味来说又是怎样的呢？岐伯说：厥阴风木主气所致的，就用酸味泻之，用辛味补之；少阴君火与少阳相火所致的，就用甘味泻之，同咸味补之；太阴湿土主气所致的，就用苦味泻之，用甘味补之；阳明燥金主气所致的，就用辛味泻之，用酸味补之；太阳寒水主气所致的，就用咸味泻之，用苦味补之。厥阴客气为病，补用辛味，泻用酸味，发用甘味；少阴客气为病，补用咸味，泻用甘味，收用咸味；太阴客气为病，补用甘味，泻用苦味，缓用甘味；少阳客气为病，补用咸味，泻用甘味，软坚用咸味；阳明客气为病，补用酸味，泻用辛味，泄下用苦味；太阳客气为病，补用苦味，泻用咸味，坚用苦味，润用辛味。这都是为了疏通腠理，引致津液，宣通阳气啊。

帝曰：善。愿闻阴阳之三❶也何谓？岐伯曰：气有多少，异用也。帝曰：阳明何谓也？岐伯曰：两阳合明❷也。帝曰：厥阴何也？岐伯曰：两阴交尽❸也。

【注释】

❶ 阴阳之三：阴阳各有其三，如阴有厥阴、少阴、太阴，阳有少阳、阳明、

太阳。

❷ 两阳合明：指太阳与少阳两阳相合而明。

❸ 两阴交尽：指太阴与少阴两阴交尽。

【白话解】

黄帝道：讲得好！听说阴阳各有三，这是什么道理？岐伯说：这是因为阴阳之气有多有少，它的性用也各不相同。黄帝道：阳明是什么意思？岐伯说：太阳、少阳二阳合明，所以称为阳明。黄帝道：厥阴是什么意思？岐伯说：太阴、少阴之气交尽，所以称为厥阴。

帝曰：气❶有多少，病有盛衰，治有缓急，方有大小，愿闻其约奈何？岐伯曰：气有高下，病有远近，证有中外，治有轻重，适其至所❷为故也。《大要》曰：君一臣二，奇❸之制也；君二臣四，偶❹之制也；君二臣三，奇之制也；君二臣六；偶之制也。故曰：近者奇之，远者偶之，汗者不以（奇）〔偶〕，下者不以（偶）〔奇〕，补上治上制以缓，补下治下制以急，急则气味厚，缓则气味薄，适其至所，此之谓也。病所远而中道气味（之）〔乏〕者，食而过之，无越其制度也。是故平气之道，近而奇偶，制小其服也。远而奇偶，制大其服也。大则数少，小则数多。多则九之，少则二之。奇之不去则偶之，是谓重方❺。偶之不去，则反佐❻以取之，所谓寒热温凉，反从其病也。

【注释】

❶ 气：指阴阳之气。

❷ 适其至所：指药力达到病所。

❸ 奇：指奇方，即单方。

❹ 偶：指偶方，即复方。

❺ 重方：复方。

❻ 反佐：从治。

【白话解】

黄帝道：气有多少的不同，病有盛衰的不同，治法有应缓应急的不同，处方有大小的不同，希望听听划分它们的标准是什么？岐伯说：邪气有高下之别，病有远近之分，症状表现有在里在外之异，所以治法就需要有轻有重，总之，以药力达到病所为准则。《大要》说：君药一味，臣药二味，是奇方之法；君药二味，臣药四味，是偶方之法；君药二味，臣药三味，是奇方之法；君药三味，臣药六味，是偶方之法。病在近所用奇方，病在远所用偶方；发汗之剂不用偶方，攻下之剂不用奇；补上部、治上部的方制宜缓，补下部、治下部的方制宜急；气味迅急的药物其味多厚，性缓的药物其味多薄，方制用药要恰到病处，就是指此而言。如果病所远，而在中道药的气味就已缺乏，就当考虑食前或食后服药，以使药力达到病所，不要违反这个规定。所以平调病气的规律是：如病所近，不论用奇方或偶方，其制方服量要小；如病所远，不论用奇方或偶方，其制方服量要大。方制大的，是药的味数少而量重；方制小的，是药的味数多而量轻。味数多的可至九味，味数少的仅用到二味。用奇方而病不去，就用偶方，这叫作重方；用偶方而病仍不去，就用反佐之药以顺其病情来治疗，这就属于反用寒、热、温、凉的药来治疗了。

帝曰：善。病生于本❶，余知之矣。生于标❷者，治之奈何？岐伯曰：病反其本，得标之病，治反其本，得标之方。

【注释】

❶ 本：指风、寒、暑、湿、燥、火六气。

❷ 标：指三阴三阳。

【白话解】

黄帝道：讲得好！病生于本的，我已经知道了。病生于标的怎样治疗呢？岐伯说：与本病相反的，就可知道这是标病。在治疗时不从本病着眼，那就明白了治标的方法。

帝曰：善。六气之胜，何以候之？岐伯曰：乘其至也。清气大来，燥之胜也，风木受邪，肝病生焉。热气大来，火之胜也，金燥受邪，肺病生焉。寒气大来，水之胜也，火热受邪，心病生焉。湿气大来，土之胜也，寒水受邪，肾病生焉。风气大来，木之胜也，土湿受邪，脾病生焉。所谓感邪而生病也。乘年之虚❶，则邪甚也。失时之和❷，亦邪甚也。遇月之空❸，亦邪甚也。重感于邪，则病危矣。有胜之气，其必来复也。

【注释】

❶ 年之虚：岁运不及之年。

❷ 失时之和：四时之气衰。即主时之气不和。

❸ 月之空：月廓空。

【白话解】

黄帝道：讲得好！六气的胜气，怎样观察呢？岐伯说：这要趁六气到来的时候观察。清肃之气大来，是燥气之胜，燥胜则风木受邪，肝病就发生了。热气大来，是火气之胜，火偏胜则金燥受邪，肺病就发生了。寒气大来，是水气之胜，水偏胜则火热受邪，心病就发生了。湿气大来，是土气之胜，土偏胜则寒水受邪，肾病就发生了。风气大来，是木气之胜，木胜则土湿受邪，脾病就发生了。这些都是所谓感邪而生病的。如果正当岁气不足之年，则邪气更甚；如主时之气不和也使邪气更甚；遇月廓空的时候也使邪气更甚。以上三种情况，若再感受邪气，病就很危险了。凡是有了胜气，相继而来的必定是报复之气。

帝曰：其脉至何如？岐伯曰：厥阴之至其脉弦，少阴之至其脉钩，太阴之至其脉沉，少阳之至〔其脉〕大而浮，阳明之至〔其脉〕，短而涩，太阳之至〔其脉〕大而长。至而和则平，至而甚则病，至而反者病，至而不至者病，未至而至者病，阴阳易❶者危。

【注释】

❶ 阴阳易：阴位见阳脉，阳位见阴脉，阴阳易位而见。

【白话解】

黄帝道：六气到来时，脉的体象怎样？岐伯说：厥阴之气到来，其脉应表现为弦；少阴之气到来，其脉应表现为钩；太阴之气到来，其脉应表现为沉；少阳之气到来，其脉应表现为大而浮；阳明之气到来，其脉应表现为短而涩；太阳之气到来，其脉应表现为大而长。气至而脉和是正常的，气至而脉应太盛的是病，气至而脉相反的是病，气至而脉不至的是病，气未至而脉已至的是病，若阴阳之气变易而脉象交错的就很危险了。

帝曰：六气标本，所从不同奈何？岐伯曰：气有从本者，有从标本者，有不从标本者也。帝曰：愿卒闻之。岐伯曰：少阳太阴从本❶，少阴太阳从本从标❷，阳明厥阴，不从标本从乎中❸也。故从本者，化生于本，从标本者有标本之化，从中者以中气为化也。帝曰：脉从而病反者，其诊何如？岐伯曰：脉至而从，按之不鼓，诸阳皆然。帝曰：诸阴之反，其脉何如？岐伯曰：脉至而从，按之鼓甚而盛也。

【注释】

❶ 少阳太阴从本：少阳本火而标阳，太阴本湿而标阴，二者均属标本同气，故两经经病之化，皆从乎本。

❷ 少阴太阳从本从标：少阴本热标阴，而中见为太阳寒气；太阳本寒而标阳，而中见为少阴热气。二者均为标本异气，且互为中见，而有水火阴阳之悬殊，本标不得同化，故两经经病之化，或从标或从本。

❸ 阳明厥阴，不从标本从乎中：阳明之中见为太阴湿气，厥阴之中见为少阳火气。燥从湿化，木从火化，故二者均不从标本，而从乎中气。

【白话解】

黄帝道：六气的标本，变化所从不同，是什么原因？岐伯说：六气有从本化的，有从标本的，有不从标本的。黄帝道：我希望彻底了解这个道理。岐伯说：少阳太阴从本化，少阴太阳既从本又从标，阳明厥阴不从标本而从其中气。从本的，是因为病邪生于本气。从标从本的，是因为病的发生有从本的，也有从标的。从中气的，是因为病的发生基于中气。

黄帝道：脉相从而病相反的，怎样诊断呢？岐伯说：脉至与症状相一致，但按之不鼓动而无力的，这就不是真正阳病，各种阳证阳脉都是这样。黄帝道：凡是阴证而相反的，其脉象怎样？岐伯说：脉至与病症相一致，但按之鼓指而极盛的，这就不是正阴病。

是故百病之起，有生于本者，有生于标者，有生于中气者，有取本而得者，有取标而得者，有取中气而得者，有取标本而得者，有逆取而得者，有从取而得者。逆，正顺也；若顺，逆也。故曰：知标与本，用之不殆，明知逆顺，正行无问。此之谓也。不知是者，不足以言诊，足以乱经。故《大要》曰：粗工嘻嘻❶，以为可知，言热未已，寒病复始，同气异形，迷诊乱经。此之谓也。夫标本之道，要而博，小而大，可以言一而知百病之害，言标与本，易而勿损，察本与标，气可令调，明知胜复，为万民式，天之道毕矣。

【注释】

❶ 嘻嘻：喜笑的样子。

【白话解】

所以各种疾病的起始，有发生于本气的，有发生于标气的，有发生于中气的。在治疗上有治其本气而得愈的，有治其标气而得愈的，有治其中气而得愈的，也有标气本气兼治而得愈的。有逆其势而治愈的，有从其情而治愈的。逆，是逆病之情，在治疗上是正治顺治，若顺治表面虽似顺，其实却是逆。所以说：知道标与本，在临证时，就能没有危害，明白逆治顺治的道理，就能适当施行治疗而没有漏洞，就是这个意思。不知道这些道理，就不能谈诊断，却足以扰乱经气。所以《大要》上说：粗工沾沾自喜，以为所有病证都已知道了，但一结合临证，他谈论热证尚未终了，寒病征象又开始显出来了，他不了解同是一气而所生病变不同，于是心中迷惑，诊断不清，扰乱了经气，就是这个意思。标本的道理，简要而应用极广，从小可以及大，通过一个例子可以明白一切病的变化。所以明白了标与本，就容易治疗而不会发生损害；观察属本还是属标，就可使病气调和。明确懂得六气胜复的道理，就可以作为一般医生的榜样，同时对于天地变化之道也就彻底了解了。

帝曰：胜复之变，早晏何如？岐伯曰：夫所胜者，胜至已病，病已愠愠❶，而复已萌也。夫所复者，胜尽而起，得位而甚，胜有微甚，复有少多，胜和而和，胜虚而虚，天之常也。帝曰：胜复之作，动不当位，或后时而至，其故何也？岐伯曰：夫气之生〔化〕，与其（化）衰盛异也。寒暑温凉盛衰之用，其在四维❷。故阳之动，始于温，盛于暑；阴之动，始于清，盛于寒。春夏秋冬，各差其分。故《大要》曰：彼春之暖，为夏之暑，彼秋之忿，为冬之怒，谨按四维，斥候❸皆归，其终可见，其始可知。此之谓也。帝曰：差有数乎？岐伯曰：又凡三十度也。帝曰：其脉应皆何如？岐伯曰：差同正法，待时而去也。《脉要》曰：春不沉，夏不弦，（冬不涩），秋不数，〔冬不涩〕是谓四塞❹。沉甚曰病，弦甚曰病，涩甚曰病，数甚曰病，参见❺曰病，复见曰病；未去而去曰病，去而不去曰病，反者死。故曰：气之相守司也，如权衡之不得相失也。夫阴阳之气，清静则生化治，动则苛疾起，此之谓也。

【注释】

❶ 愠愠：蓄积。

❷ 四维：这里指寒暑温凉四气变化的分界标志。即一年中的辰、戌、丑、未四个月。

❸ 斥候：侦察。

❹ 四塞：天地四时之气闭塞。

❺ 参见：脉气杂乱而错见。

【白话解】

黄帝道：胜气复气的变动，有早有晚是怎样的情况？岐伯说：所谓胜气，胜气到来时人已经病了，而病气蓄积的时候，复气就已经萌发了。那复气，在胜气终了时它乘机而起，得其时位，就会加剧。胜气有轻有重，复气有少有多，胜气平和，复气也就平和，胜气虚，复气也虚，这是天气变化的常规。

黄帝道：胜复的发作，有时并不恰合它的时位，有的后于时位而来，这是什么缘故？岐伯说：这是因为六气的发生变化，都有衰和盛的不同。寒暑温凉盛衰的作用，表现就在四维。所以阳气的发动，开始于温暖而极盛于暑热，阴气的发动，开始于清凉而极盛于寒冽，春夏秋冬的气候，各有差别。所以《大要》上说：春天的温暖，发展而为夏天的暑热，秋天的清肃，发展而为冬天的凛冽。谨慎按照四维的变化，侦察其气候的回归，这样，可以见到气的终了，可以知道气的开始。就是这个意思。

黄帝道：四时气候的变迁，它的差别有常数吗？岐伯说：大概是三十天的光景。

黄帝道：其脉的相应，都是什么？岐伯说：差分之脉见于脉象。与正常的相同，只不过在判断时，将所差的时数去掉罢了。《脉要》说：春脉毫无沉象，夏脉毫无弦象，秋脉毫无数象，冬脉毫无涩象，叫作四时之气闭塞。沉而太过的是病脉，弦而太过的是病脉，数而太过的是病脉，涩而太过的是病脉，脉气乱而参差的是病脉，气已去而脉复见的是病脉，气未去而脉先去的是病脉，气去而脉不去的是病脉，脉与气相反的是死脉。所以说四时之气相互联系，各有所守，各有所司，就像秤砣与秤杆一样，缺一不可。阴阳之气，清静时就会生化安宁，变动时就会产生疾病，说的就是这个意思。

帝曰：幽明何如？岐伯曰：两阴❶交尽故曰幽，两阳❷合明故曰明，幽明之配，寒暑之异也。帝曰：分至❸何如？岐伯曰：气至之谓至，气分之谓分，至则气同，分则气异❹，所谓天地之正纪也。

【注释】

❶ 两阴：指太阴与少阴。

❷ 两阳：指太阳与少阳。

❸ 分至：分，春分、秋分。至，夏至、冬至。

❹ 至则气同，分则气异：夏至当三气之中，冬至当终气之中，秋分位于四气与五气之间，春分位于初气与二气之间。故夏至、冬至时气相同，春分、秋分时气不相同。

【白话解】

黄帝道：什么是幽明？岐伯说：两阴之气都尽称作幽，两阳之气相合称为明，幽明的配合，成为寒暑的不同。黄帝道：分至是什么原因？岐伯说：气来叫作至，气分叫作分，气至之时其气是相同的，气分之时其气是不相同的，这就是天地的一般规律。

帝曰：夫子言春秋气始于前，冬夏气始于后，余已知之矣。然六气往复，主岁不常也，其补泻奈何？岐伯曰：上下所主❶，随其攸利❷，正其味，则其要也，左右同法。《大要》曰：少阳之主，先甘后咸；阳明之主，先辛后酸；太阳之主，先咸后苦；厥阴之主，先酸后辛；少阴之主，先甘后咸；太阴之主，先苦后甘。佐以所利，资以所生，是谓得气。

【注释】

❶ 上下所主：司天在泉，上下各有所主。

❷ 攸利：所利。

【白话解】

黄帝道：夫子你说春秋之气开始于前，冬夏之气开始于后，这我已经知道了。但是六气往复运动，主岁之气又变幻无常，其补泻的方法应怎样？岐伯说：司天在泉，上下都有所主，应该随其所利而用补泻，考虑适宜的药物就是治疗的要点。左右间气的治法与此相同。《大要》说：少阳主岁，先用甘药，后用咸药；阳明主岁，先用辛药，后用酸药；太

630

阳主岁，先用咸药，后用苦药；厥阴主岁，先用酸药，后用辛药；少阴主岁，先用甘药，后用咸药；太阴主气，先用苦药，后用甘药，辅以有利的药物，资助其生化之机，这样就算是适合了六气。

帝曰：善。夫百病之生也，皆生于风寒暑湿燥火，以之化之变❶也。经言盛者泻之，虚者补之，余锡❷以方士，而方士用之尚未能十全，余欲令要道必行，桴鼓相应，犹拔刺雪污❸，工巧神圣，可得闻乎？岐伯曰：审察病机，无失气宜，此之谓也。帝曰：愿闻病机何如？岐伯曰：诸风掉眩，皆属于肝。诸寒收引，皆属于肾。诸气膹郁❹，皆属于肺。诸湿肿满❺，皆属于脾。诸热瞀瘛❻，皆属于火。诸痛痒疮❼，皆属于心。诸厥固泄❽，皆属于下❾。诸痿喘呕，皆属于上❿，诸禁鼓栗⓫，如丧神守⓬，皆属于火。诸痉⓭项强，皆属于湿。诸逆⓮冲上，皆属于火。诸胀腹大，皆属于热。诸躁狂越⓯，皆属于火。诸暴⓰强直，皆属于风。诸病有声鼓之⓱如鼓，皆属于热，诸病胕肿疼酸惊骇，皆属于火。诸转反戾⓲，水液⓳浑浊，皆属于热。诸病水液，澄澈清冷⓴，皆属于寒。诸呕吐酸，暴注下迫㉑，皆属于热。故《大要》曰：谨守病机，各司其属，有者求之，无者求之，盛者责之，虚者责之，必先五胜㉒，疏其血气，令其调达，而致和平，此之谓也。

【注释】

❶ 以之化之变：气之正者为化，邪者为变。气之邪正，皆由之风寒暑湿燥火。

❷ 锡：赐。

❸ 雪污：洗除汗秽。

❹ 膹郁：烦满郁闷。

❺ 肿满：浮肿胀满。

❻ 瞀瘛：视物昏花，手足筋脉拘急抽搐。

❼ 疮：此为痈、疽、疡、疖的通称。

❽ 固泄：固，指二便不通。泄，指二便泄利不禁。

❾ 下：指下焦肝肾。

❿ 上：指上焦。

⓫ 诸禁鼓栗：禁，即噤，牙关紧，口不开。鼓栗，寒战发抖，上下牙齿叩击。

⓬ 如丧神守：心神烦乱不安。

⓭ 痉：身体强直，筋脉拘急。

⓮ 逆：气逆。

⓯ 诸躁狂越：躁，躁动不安。狂，神志狂乱。越，举动失常。

⓰ 暴：突然发作。

⓱ 鼓之：拍击。

⓲ 转反戾：转，指转筋。反，角弓反张。戾，身曲不直。转，反戾，指筋脉急的三种不同现象。

⓳ 水液：指人体排出的液体，如尿、汗、痰、涕、涎等。

⓴ 清冷：寒冷。

㉑ 暴注下迫：暴注，突然急泄。下迫，里急后重。

㉒ 五胜：五气中何气所胜，五脏中何脏受病。

【白话解】

黄帝道：讲得好！大凡各种疾病，都生于风、寒、暑、湿、燥、火六气的化与变，医书里说，盛就应该泻，虚就应该补。我把这些方法，教给医生，而医生运用后还不能收到十全的效果。我想使这些重要的理论得到普遍的运用，能够收到桴鼓相应的效果，好像拔除棘刺、洗雪污浊一样，使一般医生能够达到工巧神圣的程度，可以讲给我听吗？岐伯说：仔细观察疾病的机理，不违背调和六气的原则，就可以达到这个目的。黄帝道：希望听您说说病机是什么？岐伯说：凡是风病而发生的颤动眩晕，都属于肝。凡是寒病而发生的筋脉拘急，都属于肾。凡是气病而发生的烦满郁闷，都属于肺。凡是湿病而发生的浮肿胀满，都属于脾。凡是热病而发生的视物昏花，肢体抽搐，都属于火。凡是疼痛、瘙痒、疮疡都属于心。凡是厥逆，二便不通或失禁，都属于下焦。凡是患喘逆呕吐，都属于上焦。凡是口噤不开、寒战、口齿叩击，都属于火。凡是痉病颈项强急，都属于湿。凡是气逆上冲，都属于火。凡是胀满腹大，都属于热。凡是躁动不安，发狂而举动失常的，都属于火。凡是突然发生强直的症状，都是属于风邪。凡是病而有声（如肠鸣），在触诊时，发现如鼓音的，都属于热。凡是浮肿、疼痛、酸楚，惊骇不安，都属于火。凡是转筋挛急，排出的水液浑浊，都属于热。凡是排出的水液感觉清亮、寒冷，都属于寒。凡是呕吐酸水，或者突然急泄而有窘迫的感觉，都属于热。所以《大要》说：要谨慎地注意病机，了解各种症状的所属，有五行之邪要加以推求，没有五行之气也要加以推求，如果是盛要看为什么盛，如果是虚要看为什么虚。一定得先分析五气中何气所胜，五脏中何脏受病，疏通其血气，使其调和畅达，而归于平和，这就是所谓疾病的机理。

帝曰：善。五味阴阳之用何如？岐伯曰：辛甘发散为阳，酸苦涌泄❶为阴，咸味涌泄为阴，淡味渗泄❷为阳，六者或收或散，或缓或急，或燥或润，或软或坚，以所利而行之，调其气使其平也。帝曰：非调气而得者，治之奈何？有毒无毒，何先何后？愿闻其道。岐伯曰：有毒无毒，所治为主，适大小为制❸也。帝曰：请言其制。岐伯曰：君一臣二，制之小也；君一臣三佐五，制之中也；君一臣三佐九，制之大也。寒者热之，热者寒之，微者逆之，甚者从之，坚者削之，客者除之，劳者温之，结者散之，留者攻之，燥者濡之，急者缓之，散者收之，损者（温）〔益〕之，逸者行之，惊者平之。上之下之，摩之浴之，薄之劫之，开之发之，适事为故❹。帝曰：何谓逆从？岐伯曰：逆者正治，从者反治❺，从少从多，观其事也。帝曰：反治何谓？岐伯曰：热因（寒）〔热〕用，寒因（热）〔寒〕用，塞因塞用❻，通因通用❼，必伏其所主，而先其所因，其始则同，其终则异，可使破积，可使溃坚，可使气和，可使必已。帝曰：善。气调而得者何如？岐伯曰：逆之从之，逆而从之，从而逆之，疏气令调，则其道也。

❶ 涌泄：涌，吐。泄，泻。

❷ 渗泄：渗，小汗。泄，利小便。

❸ 适大小为制：根据病情轻重，制定剂量的大小。

❹ 适事为故：适应病情为好。

❺ 逆者正治从者反治：逆其病情而治为正治法。顺从病情而治为反治法。

❻ 塞因塞用：反治法之一，指用补益收敛的药物治疗有阻塞假象的疾病。

❼ 通因通用：反治法之一，指用通利药物治疗有通利假象的疾病。

【白话解】

黄帝道：讲得好！药物五味，阴阳的作用是怎样的？岐伯说：辛、甘味的药性是发散的，属于阳。酸、苦味的药性是涌泄的，属于阴。咸味的药性也是涌泄的，所以属阴。淡味的药性是渗泄的，所以也属阳。这六种性味的药物，其作用有的是收敛，有的是发散，有的是缓和，有的是迅急，有的是干燥，有的是濡润，有的是柔软，有的是坚实，要根据它们的不同作用来使用，从而调和其气，使之归于平和。黄帝道：病有不是调气所能治好的，应该怎样治疗？有毒的药和无毒的药，哪种先用，哪种后用，希望听听这些道理。岐伯说：用有毒的药，或用无毒的药，要以能治病为准则，然后根据病情来制定剂量的大小。黄帝道：请你讲讲方制。岐伯说：君药一味，臣药二味，这是小剂的组成；君药一味，臣药三味，佐药五味，这是中剂的组成；君药一味，臣药三味，佐药九味，这是大剂的组成。病属于寒的，要用热药；病属于热的，要用寒药。病轻的，就逆着病情来治疗；病重的，就顺着病情治疗。病邪坚实的，就削弱它。病邪停留在体内的，就驱除它。病属劳倦所致的，就温养它。病属气血郁结的，就加以舒散。病邪滞留的，就加以攻遂。病属枯燥的，就加以滋润。病属急剧的，就加以缓解。病属气血耗散的，就加以收敛。病属虚损的，就加以补益。病属安逸停滞的，要使其畅通。

病属惊怯的，要使之平静。或升或降，或用按摩，或用洗浴，或迫邪外出，或截邪发作，或用开泄，或用发散，都以适合病情为好。黄帝道：什么叫作逆从？岐伯说：逆就是正治法，从就是反治法，所用从治药的应多应少，要观察病情来确定。黄帝道：反治怎么讲呢？岐伯说：就是热因热用、寒因寒用、塞因塞用、通因通用，要制伏其主病，但必先找出致病的原因。反治之法，开始时药性与病情之寒热似乎相同，但是它所得的结果却并不相同，可以用来破除积滞，可以用来消散坚块，可以用来调和气血，可使疾病得到痊愈。黄帝道：讲得好！有六气调和而得病的，应怎样治？岐伯说：或用逆治，或用从治，或主药逆治而佐药从治，或主药从治而佐药逆治，疏通气机，使之调和，这是治疗的正法。

帝曰：善。病之中外何如？岐伯曰：从内之外者，调其内；从外之内者，治其外；从内之外而盛于外者，先调其内而后治其外；从外之内而盛于内者，先治其外而后调其内；中外不相及，则治主病。

【白话解】

黄帝道：病有内外相互影响的，怎样治疗？岐伯说：病从内生而后至于外的，应先调治其内；病从外生而后至于内的，应先调治其外；病从内生，影响到外部而偏重于外部的，先调治它的内部，而后治其外部；病从外生，影响到内部而偏重于内部的，先调治它的外部，然后调治它的内部；既不从内，又不从外；内外没有联系的，就治疗它的主要病证。

帝曰：善。火热复，恶寒发热，有如疟状，或一日发，或间数日发，其故何也？岐伯曰：胜复之气，会遇之时，有多少也。阴气多而阳气少，则其发日远；阳气多而阴气少，则其发日近。此胜复相薄，盛衰之节，疟亦同法。

【白话解】

黄帝道：讲得好！火热之气来复，就使人恶寒发热，好像疟疾的症状，有的一天一发，有的间隔数天一发，这是什么缘故？岐伯说：这是胜复之气相遇的时候有多有少的缘故。阴气多而阳气少，那么发作的间隔日数就长；阳气多而阴气少，那么发作的间隔日数就少。这是胜气与复气相互搏击，盛衰互为节制的道理。疟疾的原理也是这样。

帝曰：论言治寒以热，治热以寒，而方士不能废绳墨❶ 而更其道也。有病热者寒之而热，有病寒者热之而寒，二者❷ 皆在，新病复起，奈何治？岐伯曰：诸寒之而热者取之阴，热之而寒者取之阳，所谓求其属也。帝曰：善。服寒而反热，服热而反寒，其故何也？岐伯曰：治其王气❸，是以反也。帝曰：不治王而然者何也？岐伯曰：悉乎哉问也！不治五味属也。夫五味入胃，各归所喜，故酸先入肝，苦先入心，甘先入脾，辛先入肺，咸先入肾，久而增气，物化之常也。气增而久，夭之由也。

【注释】

❶ 绳墨：规矩。

❷ 二者：指寒与热。

❸ 王气：旺气，亢盛之气。

【白话解】

黄帝道：论中曾说，治寒病用热药，治热病用寒药，医生不能废掉这个规矩而变更治法。但是有些热病服寒药而更热的，有些寒病服热药而更寒的，这寒热两种病俱在，反又引起新病，应该怎样治呢？岐伯说：凡是用寒药而反热的，应该滋阴，用热药而反寒的，应该补阳，这就是求其属类的治法。黄帝道：讲得好！服寒药而反热，服热药而反寒，这是什么缘故？岐伯说：只治其偏亢之气，所以有相反的结果。黄帝道：有的不是治了偏亢之气也出现这种情况，是什么原因？岐伯说：问得真详尽啊！这是不治偏嗜五味的一类。五味入胃以后，各归其所喜的脏器，所以酸味先入肝，苦味先入心，甘味先入脾，辛味先入肺，咸味先入肾，积之日久，便能增加各该脏之气，这是五味入胃后所起气化作用的一般规律。脏气增长日久而形成过胜这是导致相反的原因。

帝曰：善。方制君臣何谓也？岐伯曰：主病之谓君，佐君之谓臣，应臣之谓使，非上下三品之谓也。帝曰：三品何谓？岐伯曰：所以明善恶之殊贯也。

【白话解】

黄帝道：讲得好！制方有君臣的分别，是什么道理呢？岐伯说：主治疾病的药味就是君，辅佐君药的就是臣，供应臣药的就是使，不是上中下三品的意思。黄帝道：三品是什么意思？岐伯说：所谓三品，是用来说明药性有毒无毒的。

帝曰：善。病之中外何如？岐伯曰：调气之方❶，必别阴阳，定其中外，各守其乡❷，内者内治，外者外治，微者调之，其次平之，盛者夺之，汗之下之，寒热温凉，衰之以属，随其攸利，谨道如法，万举万全，气血正平，长有天命。帝曰：善。

【注释】

❶ 调气之方：调治病气的方法。

❷ 乡：处所，病之所在。

【白话解】

黄帝道：讲得好！对病的内在外在都怎样治疗？岐伯说：调治病气的方法，必须分别阴阳，确定其属内属外，各按其病之所在，在内的治其内，在外的治其外，病轻的调理它，较重的平治它，病势盛的就攻夺它。或用汗法，或用下法，这要分辨病邪的寒、热、温、凉，根据病气的所属使之消退，这要随其所宜。谨慎地遵守如上的法则，就会万治万全，使气血平和，确保天年。黄帝说：好。

卷第二十三

著至教论篇第七十五

提要： 本篇指出学医之道，必须对天文、地理、人事，做整体的分析和认识。另外说明三阳对人身的危害和三阳独至的发病情况。

黄帝坐明堂，召雷公❶而问之曰：子知医之道乎？雷公对曰：诵而（颇）〔未〕能解❷，解而未能别，别而未能明，明而未能彰，足以治群僚❸，不足至侯王，愿得（受）树天之度，四时阴阳（合之），别星辰与日月光，以彰经术，后世益明，上通神农❹，著至教，疑于二皇❺。帝曰：善！无失之，此皆阴阳表里上下雌雄相输应也，而道上知天文，下知地理，中知人事，可以长久，以教众庶，亦不疑殆，医道论篇，可传后世，可以为宝。

【注释】

❶ 雷公：相传为黄帝的臣子，精医术。

❷ 诵而颇能解：颇，是"未"的误字。这是说读医书不能完全理解。

❸ 群僚：僚，官吏。

❹ 神农：古史又称炎帝，相传曾尝百草，以疗民疾。

❺ 疑于二皇：疑，比拟。比美于二皇的意思。二皇，指伏羲和女娲。

【白话解】

黄帝坐在明堂上，召见雷公问道：你知道医学的道理吗？雷公回答说：我读了医书，但不能完全理解；有时理解了，也还不能分析辨别，即使能够分析辨别，却不能够明白它的道理；即使明白了，然而在临证时也还不能一一运用。因此，我的医疗水平，足以治疗一般同僚的疾病，却不能治疗王侯的疾患。希望传授我察看天运的尺度，以识别四时阴阳规律，辨清星辰日月奥妙，从而使医经之法得以发扬光大，愈到后世，愈加显明。这就与远古的神农一脉相承，实在是最卓越的教化，可以与二皇比美。黄帝道：讲得好！不要失掉了。这些都是阴阳、表里、上下、雌雄相互联系、相互感应的道理。就医学而言，应该上通天文，下通地理，中通人事，才可以长久存在，用它来教导百姓，也不致产生什么疑惑。把这些医学道理著于书籍，传到后世，可以说是极其宝贵的。

雷公曰：请受道❶，讽诵用解❷。帝曰：子不闻《阴阳传》乎？曰：不知。曰：夫三阳天为业❸，上下无常❹，合而病至，偏害阴阳。雷公曰：三阳莫当，请闻其解。帝曰：三阳独至❺者，是三阳并至，并至如风雨，上为巅疾，下为漏病❻，外无期，内无正❼，不中经纪，诊无上下，以书别❽。雷公曰：臣治疏愈❾，说意而已。帝曰：三阳者，至阳也，积并则为惊，病起疾风，至如礔砺❿，九窍皆塞，阳气滂溢⓫，干嗌喉塞，并于阴，则上下无常，薄为肠澼。此谓三阳直心，坐不得起，卧者便身全。三阳之病，且以知天下，何以别阴阳，应四时，合之五行。

【注释】

❶ 受道：谓传授医学理论。

❷ 讽诵用解：便于诵读和领会。

❸ 为业：危害。业，作"危"解。

❹ 无常：无规律。

❺ 独（zhuó 浊）至：重至。

❻ 漏病：指大小便失禁之病。

❼ 外无期内无正：外无征象之可期，内无准则之可据。

❽ 以书别：书，指《阴阳传》，古代医书，今不存。别，识别、辨别。

⑨ 疏愈：很少有治愈的。

⑩ 礔砺：霹雳。

⑪ 滂溢：水涌的样子。

【白话解】

雷公说：请把这些医学道理传授给我，以便诵读和领会。黄帝道：你没听说过《阴阳传》这部书吗？雷公说：不知道。黄帝道：三阳的危害，是使经脉之气运行不循常度，就会合而产生疾病，最能妨害阴阳的盛衰。雷公说：三阳之气并至不可阻挡，是什么意思？请让我听您讲一讲其中的道理。黄帝道：三阳重至。就是三阳之气合并而至，其来时疾如风雨，上犯就会引起头部疾病，下犯就会发生大小便失禁的病。它所引起的病患，在外没有明显的征象可期，在内也没有准则可据，与一般发病规律不同，因此，诊断时，就无法确定其病属上属下，应根据《阴阳传》加以识别。雷公说：我治疗这类病，极少能治愈的，其中的道理也仅是简略的知其大意而已。黄帝道：三阳是至盛之阳，三阳之气积聚一起，就会发生惊骇，病起时如风一样迅速，病至时如霹雳一样猛烈，九窍都闭塞不通，阳邪之气又盈溢泛滥，因而咽干喉塞，如果传里入脏，就会上下失常，下迫于肠，则生肠澼。这是所谓三阳之邪积并，亢害已极，影响经脉。其病坐下不能起立，睡卧又觉身体沉重。以上虽然说的是三阳之病，但从而可进一步了解天与人相应关系，以及用什么来区别阴阳，顺应四时，符合五行生克制化的规律。

雷公曰：阳言不别，阴言不理**❶**，请起受解，以为至道。帝曰：子若**❷**受传，不知合至道以惑师教，语**❸**子至道之要。病伤五脏，筋骨以消，子言不明不别，是世主学尽矣。肾且绝**❹**，惋惋日暮，从容不出，人事不殷**❺**。

【注释】

❶ 阳言不别阴言不理：阳言，即明言。阴言，即隐言。

❷ 若：虽。

❸ 语：告诉。

❹ 肾且绝：肾脉将绝。且，将。

❺ 人事不殷：懒于应酬人事。

【白话解】

雷公说：对这些道理，直截明白地讲，我还不能分别，含蓄隐约地讲，就更不能领会了。让我站起来聆听您的讲解，以便领会这一至深的道理。黄帝道：你虽然受了老师的传授，但是，如果不知道应与至道相结合，反而会对老师所教的产生疑惑。我告诉你至道的要点吧。若病邪伤及五脏，筋骨就会日渐消损。像你所说的那样不能理解，不能辨别，世上的医学至道就要失传了。例如肾脉将绝，就表现为心中愦闷，傍晚时更厉害，身体倦怠，不想出门，没精神应酬人事。

示从容论篇第七十六

提要： 本篇指出临证诊断，应当循法守度，从容不迫，并举例说明了如何对脉象、症状做具体分析。

　　黄帝燕坐❶，召雷公而问之曰：汝受术诵书者，若能览观杂学❷，及于比类，通合道理，为余言子所长，五脏六腑，胆胃大小肠脾胞膀胱，脑髓涕唾，哭泣悲哀，水❸所从行，此皆人之所生，治之过失，子务明之，可以十全❹，即不能知，为世所怨。雷公曰：臣请诵《脉经·上下篇》甚众多矣，别异比类，犹未能以十全，又安足以明之。

【注释】

❶ 燕坐：悠闲坐着。

❷ 杂学：此言学问之广，指医学以外的各种学问。

❸ 水：五液（汗、涕、泪、涎、唾等合称）。

❹ 十全：完全治愈。

【白话解】

　　黄帝悠闲地坐在那里，招来雷公问道：你学习医术，诵读医书，如能够博览群书，达到了取类比象的地步，可以说把医学道理融会贯通了。那么，你对我说说个人心得吧。如五脏、六腑，胆、胃、大小肠、脾、胞、膀胱、脑髓、涕唾、哭泣、悲哀以及水液的运行，这些都是人体之所赖以生存的，在治疗时容易发生错误的，你务必明了这些道理，治疗才能够十不失一，如不能了解，就要为人们所抱怨。雷公说：我读了《脉经·上下篇》的许多内容，却不能取类比象，在治病上，更不能达到十全的疗效，又怎能说是完全明白呢。

帝曰：子别试通五脏之过，六腑之所不和，针石之败，毒药所宜，汤液滋味，具言其状，悉言以对，请问不知。雷公曰：肝虚肾虚脾虚，皆令人体重烦冤，当投毒药刺灸砭石汤液，或已，或不已，愿闻其解。帝曰：公何年之长而问之少，余真问以自谬也。吾问子窈冥❶，子言"上下篇"以对，何也？夫脾虚浮似肺，肾小浮似脾，肝急沉散似肾，此皆工之所时乱也，然从容〔分别而〕得之。若夫三脏（土木水）参居，此童子之所知，问之何也？

【注释】

❶ 窈冥：深奥难懂的道理。

【白话解】

黄帝道：那么你在《脉经·上下篇》之外，根据你所通晓的，试述一下五脏的病变，六腑的不和，针石的坏证，毒药的适宜，汤液的滋味等，要说得详尽一些，我也会详尽地回答你。你就把自己所不了解的提出来问吧。雷公说：肝虚、肾虚、脾虚，都能使人身体沉重、烦冤。曾经给过毒药、刺灸、砭石、汤液进行治疗，可是有的有效，有的却无效，希望听听你对这个问题的解释。黄帝道：你的年纪这样大，可听到的医理怎么这样肤浅呢？我提的问题，也可能不太适当了。我问的是较深的医理，你仅是把《脉经·上下篇》的话来回答，这是什么缘故呢？那脾脉虚浮如同肺脉，肾脉小浮像脾脉，肝脉急沉而散像肾脉。这些都是一般医工常常搞紊乱的。但是，只要安定从容，是可以一一辨别出来的。脾、肝、肾三脏都在膈下，部位相近，就是童子都能知道，你为什么还要问呢？

雷公曰：于此有人，头痛筋挛骨重，怯然❶少气，哕噫腹满，时惊，不嗜卧，此何脏之发也？脉浮而弦，切之石坚，不知其解，复问所以三脏者，以知其比类也。帝曰：夫从容之谓也。夫年长则求之于腑，年少则求之于经，年壮则求之于脏。今子所言皆失，八风菀❷熟，五脏消烁，传邪相受。夫浮而弦者，是肾不足也，沉而石者，是肾气内著也，怯然少气者，是水道不行，形气消索❸也，咳嗽烦冤者，是肾气之逆也，一人之气，病在一脏也。若言三脏俱行，不在法❹也。

【注释】

❶ 怯然：怯弱的样子。

❷ 菀：蕴结。

❸ 消索：散尽、消散。

❹ 法：法则。

【白话解】

雷公说：这里有个病人，头痛，筋脉拘挛，骨节沉重，怯弱气短，呕哕嗳气，腹部胀满，时常惊恐，不想睡觉，这是哪一脏所发的病？他的脉象是浮而弦，按之坚硬如石，我不了解这其中的道理，我再问三脏，就是为了知道怎样比类。黄帝道：比类就是说诊病时要从容不迫。一般来说，对于年长人的病，应从六腑去探求；对于年少人的病，应从经络去探求；对于壮年人的病，应从五脏去探求。现在你仅从三脏之脉来说，那就错了。八风蕴结为热，五脏就会消烁。同时，病邪之变，互相传受。脉浮而弦，说明是肾气不足；重按而石坚，说明是肾气内著而不行；怯弱气短，说明是水津不能输布，以致形气消散；咳嗽烦闷，则是肾气上逆的缘故。因此说，这个人的病状，其病变在于肾脏，如果认为肝、脾、肾三脏都有病，那是不合医经之法的。

雷公曰：于此有人，四肢解墯，喘咳血泄，而愚诊之，以为伤肺，切脉浮大而紧〔虚〕，愚不敢治，粗工下砭石，病愈多出血，血止身轻，此何物也？帝曰：子所能治，知亦众多，与此病失矣。譬以鸿飞❶，亦冲于天。夫圣人之治病，循法守度，援物比类，化之冥冥❷，循上及下，何必守经❸。今夫脉浮大虚者，是脾气之外绝，去胃外归阳明也。夫二火不胜三水❹，是以脉乱而无常也。四肢解㑊，此脾精之不行也。喘咳者，是水气并阳明也。血泄者，脉急血无所行也。若夫以为伤肺者，由失（以）〔于〕狂也，不引比类，是知不明也。夫伤肺者，脾气不守，胃气不清，经气不为使，真脏坏决，经脉傍绝，五脏漏泄，不衄则呕，此二者不相类也。譬如天之无形，地之无理，白与黑相去远矣。是失，吾过矣。以子知之，故不告子，明引比类、从容，是以名曰诊轻，是谓至道也。

【注释】

❶ 鸿飞：鸿雁飞翔。

❷ 化之冥冥：意思是随机应变。

❸ 守经：拘守经脉。

❹ 二火不胜三水：二火，即二阳（胃）。三水，即三阴（脾）。

【白话解】

雷公说：这有个病人，四肢怠惰无力，喘息咳嗽，便血。我去诊断，以为是伤肺，可是切其脉浮大而虚，我不敢治疗。有个粗率的医生用砭石治疗，病人出血更多，待血止后，全身立感轻快，这是什么病呢？黄帝道：你所能治和所知道的病，也是很多了，可是就此病来说，是你错了。譬如鸿雁，有时也会飞到高空，那个粗率的医生不过是偶然所得而已。高明医生治病，则是遵循法度，引物比类，通过思考分析，随机应变的。察上可以及下，何必拘守经脉？现在病人脉象见浮大而虚，是脾气注胃，以致津液独归于阳，二火制不住三水，所以脉就乱而无常了。四肢懈惰无力，是脾精不能输布的关系。喘息咳嗽，是水气并走阳明所造成。大便出血，是经脉缩急，血不畅行而旁溢的缘故。假如认为是伤肺，那错误在于太随意了。不能引物比类，主要是认识还不够明确。如果是伤肺的病，应当脾气不能保持，胃气不能纯净，经脉之气不能起前导作用，肺脏虚损败坏，经脉失去布散精气的作用，五脏的精气漏泄，不是衄血，便是呕血。这是伤肺伤脾两种病的不同之处，就好像天是无形的，地是无际的，二者根本不同。又好比白的颜色与黑的颜色，相差得太大了。你这次诊断的失败，也是我的过错。我以为你已经知道了，所以没告诉你，没有使你懂得引物比类或者说从容不迫这一法则，而这正是诊断方法的精髓，是最高明的理论啊！

疏五过论篇第七十七

提要： 本篇主要是说明诊治上的五种过错，并指出诊治时必须结合阴阳四时的变化，人体的强弱，年龄的大小，以及病的生活环境，思想情绪等各方面进行仔细的分析和研究，才能避免诊治上的错误。

黄帝曰：呜呼远哉！闵闵❶乎若视深渊，若迎浮云，视深渊尚可测，迎浮云莫知其际，圣人之术，为万民式❷，论裁❸志意，必有法则，循经守数❹，按循医事，为万民副❺，故事有五过（四德），汝知之乎？雷公避席❻再拜曰：臣年幼小，蒙愚以惑❼，不闻五过（与四德），比类形名，虚引其经，心无所对。

【注释】

❶ 闵闵：深远的意思。

❷ 圣人之术为万民式：圣人的医术，是众人的典范。

❸ 论裁：讨论决定。

❹ 循经守数：遵守常规和法则。

❺ 为万民副：为众人谋福利。

❻ 避席：离开座位。

❼ 蒙愚以惑：愚笨而又不明事理。

【白话解】

黄帝道：哎呀，真是太深远了！研究医学好像探视深渊，又好像面对着天空的浮云。深渊还可以测量，而浮云就很难知道它的尽头了。圣人的医术，是众人的典范，他讨论决定医学上的认识，必然有一定的法则。只有遵守常规和法则，按照医学的原则治疗疾病，才能给众人谋福利。所以在医事上面有五过的规定，这你知道吗？雷公离开座位再拜说：我年岁幼小，愚笨而又糊涂，没有听到五过的说法，只能够在疾病的表象和名称上进行比类，空洞地引用经文，而在心里是无法对答的。

帝曰：凡（未）诊病者，必问尝贵后贱，虽不中邪，病从内生，名曰脱营❶；尝富后贫，名曰失精❶；五气❷留连，病有所并。医工诊之，不在脏腑，不变躯形，诊之而疑，不知病名；身体日减，气虚无精，病深无气，洒洒然时惊，病深者，以其外耗于卫，内夺于荣。（良）〔粗〕工所失，不知病情，此亦治之一过也❸。

【注释】

❶ 脱营、失精：病证名，皆为情志郁结所致。

❷ 五气：五脏之气，实指五脏所生之情志而言。

❸ 此亦治之一过也：这在诊治上是第一种过失。亦，语中助词。过，过失。

【白话解】

黄帝道：凡是在诊病的时候，必须询问病人的生活情况。如果是以前高贵而以后卑贱的人，那么虽然不中外邪，疾病也会从内而生，这种病叫作"脱营"。如果是以前富裕而以后贫困因而发病的，这种病叫作"失精"。这两种病都是由于情志不舒，气血郁结，渐渐积累成病的。当医生诊察时，因病的部位不在脏腑，躯体形态也没有变化，所以往往发生疑惑，认不清是什么病。但病人身体是一天天消瘦，气虚精耗，待到病势加深，就会毫无气力，并且怕冷，时常惊恐不安。这种病所以会日渐加深，就是因为情志抑郁，在外耗损了卫气，在内劫夺了荣血的关系。粗工的疏忽，是不注意病情，随便处理，这在诊治上是第一种过失。

凡欲诊病者，必问饮食居处，暴乐暴苦，始乐后苦，皆伤精气，精气竭绝，形体毁沮❶。暴怒伤阴，暴喜伤阳，厥气上行，满脉去形❷。愚医治之，不知补泻，不知病情，精华日脱，邪气乃并❸，此治之二过也。

【注释】

❶ 毁沮：毁坏。

❷ 满脉去形：满脉，即张脉。经脉张满的意思。去形，形体羸瘦。

❸ 邪气乃并：邪气愈加盛实。

【白话解】

凡要诊察病人，一定得问他饮食起居的情况，精神上有没有突然的欢乐，突然的痛苦，原先是否享过福或受过罪，这些都能伤害精气，使精气衰竭，形体毁坏。暴怒会损伤阴气，暴喜会损伤阳气。阴阳有了伤害，厥逆之气就会上行而经脉张满，形体羸瘦。粗浅的医生，诊治这些疾病时，不知道应该补还是应该泻，也不了解病情，以致病人五脏精华之气一天天损耗，而邪气愈加盛实起来，这是诊治上的第二种过失。

善为脉者，必以比类奇恒❶从容知之，为工而不知道，此诊之不足贵，此治之三过也。

【注释】

❶ 比类奇恒：比类，用取类相比，以求同中求异。奇，指异常的。恒，指正常的。

【白话解】

善于诊脉的医生，必然能够别异比类，分析奇恒，从容细致地掌握病的变化规律。假如做个医生而不懂得这个道理，那他的诊治就没有什么值得称许的了。这是诊治上的第三种过失。

诊有三常❶，必问贵贱，封君败伤，及欲侯王。故贵脱势，虽不中邪，精神内伤，身必败亡。始富后贫，虽不伤邪，皮焦筋屈，痿躄❷为挛。医不能严，不能动神，外为柔弱，乱至失常❸，病不能移❹，则医事不行，此治之四过也。

【注释】

❶ 三常：这里指贵贱、贫富、苦乐三种情况。

❷ 躄：足痿弱不能行走。

❸ 乱至失常：诊治上失去常法。乱，有治的意思。

❹ 病不能移：病患不能除去。

【白话解】

诊病时，对于病人的贵贱、贫富、苦乐三种情况，必须先问清楚。譬如原来的封君公侯，一旦降职罢官，虽然不中外邪，而精神上先已受伤，身体一定要败坏，甚至死亡。如先是富有的人，一旦贫穷，虽没有外邪的伤害，也会发生皮毛枯焦，筋脉拘挛，成为痿躄的病。对这种病人，医生如不能认真对待，从而转变患者的精神意识，而仅是曲从病人之意，敷衍诊治，以致在治疗上丢掉法度，那么病患就不能去掉，当然也就谈不上什么疗效了。这是诊治上的第四种过失。

凡诊者，必知终始，有知余绪❶。切脉问名❷，当合男女，离绝菀结❸，忧恐喜怒，五脏空虚，血气（离）〔难〕守，工不能知，何术之语尝（富）〔负〕大伤，斩筋绝脉，身体复行，令泽不息，故伤败结，留薄归阳，脓积寒炅，粗工治之，亟刺阴阳，身体解散，四支转筋，死日有期，医不能明，不问所发❹，唯言死日，亦为粗工，此治之五过也。

【注释】

❶ 余绪：末端的意思。

❷ 问名：问症状。

❸ 离绝菀结：离绝，指生离死别。菀结，情志郁结。

❹ 不问所发：不问发病的原因。

【白话解】

凡是诊治疾病，必须了解发病的全部过程，同时还要做到察本而能知末。在切脉问症状的时候，应注意到男女性别的不同，以及生离死别，情怀郁结，忧愁恐惧喜怒等因素，这些都能使五脏空虚，血气难以持守。

如果医生不知道这些，还谈什么治疗方法！譬如有人曾负大伤，以致筋脉的荣养断绝，可是身体依归行动．使津液不能滋生，所以形体伤败，血气内结，迫于阳分，日久积脓，发生寒热。粗率的医生治疗时，屡次刺其阴阳经脉，结果使病人的身体日见消瘦，难于行动，四肢拘挛转筋，死期已经不远了，而医生不能明辨，不问发病原因，只能说出哪一天会死，这也是粗率的医生。这是诊治上的第五种过失。

凡此五者，皆受术不通，人事不明也。故曰：圣人之治病也，必知天地阴阳，四时，经（纪）〔络〕；五脏六腑，雌雄表里 ❶，刺灸砭石，毒药所主，从容人事，以明经道，贵贱贫富，各异品理，问年少长，勇怯之理，审于分部，知病本始，八正九候，诊必副矣。

【注释】

❶ 雌雄表里：此指经脉而言。如六阴为雌，六阳为雄，阳脉行表，阴脉行里。

【白话解】

以上所说的五种过失，都是由于所学的医术不通，又不懂得贵贱、贫富、苦乐人事的缘故啊！所以说：有修养的医生诊治疾病，必须知道天地阴阳，四时经络，五脏六腑的相互关系，经脉的阴阳表里，刺灸、砭石、毒药所治疗的主要病证，比类人事的变迁，掌握诊治的常规。贵贱贫富，品质标格各有不同，问年龄的少长，分析个性的勇怯，再审查病的所属部分，就可以知道疾病的根本原因；然后参对八正的时节，九候的脉象，那么诊治就一定精确了。

治病之道，气内为宝，循求其理，求之不得，过在表里。守数据治，无失俞理，能行此术，终身不殆。不知俞理，五脏菀熟 ❶，痈发六腑。诊病不审，是谓失常。谨守此治，与经相明。《上经》《下经》，揆度阴阳，奇恒五中 ❷，决以明堂，审

于终始 ❸，可以横行 ❹。

【注释】

❶ 菀熟：郁热。

❷ 五中：五脏的气色。

❸ 终始：始为初病，终是现病。

❹ 横行：遍行的意思。

【白话解】

治病的途径，应首先从内气的荣卫运行来探求邪正变化的原因。假如不能切中，那么过失就在于对表里关系的认识了。治疗时，应该守数据治，不要搞错取穴的理法。能这样进行治疗，可以一生不发生医疗上的过错。若不知取穴的理法，妄施刺灸，就会使五脏郁热，六腑发为痈疡。诊病不能审慎，叫作失去常规。谨守常规来治疗，自然就与经旨相合了。《上经》《下经》二书，都是研究揆度阴阳奇恒之道的。五脏之病，表现于气色，取决于精明，能从望诊上了解病的终始，可以无往而不胜。

征四失论篇第七十八

提要：本篇分析医生工作上的四种过失，指出其要害在于"治不能循理"。

黄帝在明堂，雷公侍坐。黄帝曰：夫子所通书受事众多矣，试言得失之意，所以得之，所以失之。雷公对曰：循经受业，皆言十全，其时有过失者，请闻其（事）解也。

【白话解】

黄帝在明堂里，雷公在一旁侍坐。黄帝道：你读书受业已经多时了，试谈谈你对治病的成功与失败的看法，为什么能够治愈？为什么治不愈？雷公回答说：我在从学受业当中都说可以得到十全的疗效，但常常还是有过失，希望听听其中的说法。

帝曰：子年少智未及邪？将言以杂合耶？夫经脉十二，络脉三百六十五，此皆人之所明知，工之所循用也。所以不十全者，精神不专，志意不理，外内相失，故时疑殆。诊不知阴阳逆从之理，此治之一失也。

【白话解】

黄帝道：你是因为年轻，智力达不到呢，还是对阴阳离合言之无物呢？十二经脉，三百六十五络脉，这是人人都明白了解的，也是医工们所经常遵循应用的。之所以不能得到十全的疗效，是由于精神不能集中，思想上不加分析，又不能参合色脉，因此时常产生疑问和困难。在诊治上，不懂得阴阳逆从的道理，这是治疗工作中的第一个失败原因。

受师不卒，妄作杂术，谬言为道，更名自（功）〔巧〕，妄用砭石，后遗身咎，此治之二失也。

【白话解】

从师学习尚未卒业，就盲目地搞起别的疗法，并夸大地说这是真理，或窃取前人成果而更其名目，以为己巧，乱用砭石，结果给自己造成了罪过，这是治疗工作中第二个失败原因。

不适贫富贵贱之居，（坐）〔土〕之薄厚，形之寒温，不适饮食之宜，不别人之勇怯，不知比类，足以自乱，不足以自明，此治之三失也。

【白话解】

不理解贫富贵贱所处的环境，土地的薄厚，形体的寒温，不理解饮食上应该吃些什么，不能区别性情的勇怯，不知道应用比类异同的方法进行分析。像这样，足以使自己头脑混乱，而不能够使自己有清楚的认识。这是治疗工作中第三个失败原因。

诊病不问其始，忧患饮食之失节，起居之过度，或伤于毒，不先言此，卒持寸口，何病能中，妄言作名，为粗所穷，此治之四失也。

【白话解】

诊断疾病，不问病起于何时，是由于精神方面的刺激、饮食方面的不节制，生活起居方面的越出常规，还是由于中毒？这些都没有问清楚，就贸然诊察病人的脉息，怎能诊断出什么病呢？信口胡说，杜撰病名，就会因粗枝大叶，而使自己陷于困境，这是治疗工作中的第四个失败原因。

是以世人之语者，驰千里之外，不明尺寸之论，诊无人事。治数之道，从容之葆，坐持寸口，诊不中五脉，百病所起，始以自怨，遗师其咎。是故治不能循理，弃术于市，妄治时愈，愚心自得。呜呼！窈窈冥冥，孰知其道？！道之大者，拟于天地，配于四海，汝不知道之谕，受以明为晦。

【白话解】

所以有的医生，说起话来，可以夸大到千里之外，却不明白尺寸的诊法，论治疾病，也不考虑人事。关于"治数"的原则，必定从容安缓才能得到，仅知诊察寸口的办法，不能精确地合上五脏之脉，也不会知道百病所起的原因，碰到医疗上的事故，开始自怨所学不精，继则归罪于老师传授得不好。所以治病如果不能遵循理论，就开业行医，衒于市廛，任意乱治，偶尔有治好的，就夸耀己功。唉！医学的道理是微妙高深的，有谁能够了解其中的道理！医学理论的远大，能和天地相比，能和四海相配，你不了解明白医理的重要，即使受到明白医理的传授，也会依然糊涂。

卷第二十四

阴阳类论篇第七十九

提要： 本篇说明三阴三阳的命意和作用及其症状脉象等，最后指出预测死期，主要在于结合时节。

　　孟春始至，黄帝燕坐，临观八极，正八风之气❶，而问雷公曰：阴阳之类，经脉之道，五中所主❷，何脏最贵？雷公对曰：春，甲乙青，中主肝，治七十二日，是脉之主时，臣以其脏最贵。帝曰：却念上下经，阴阳从容，子所言贵，最其下也。

【注释】

❶ 正八风之气：候察八风所至的方向。

❷ 五中所主：五脏主时。

【白话解】

　　在立春的这一天，黄帝很安闲地坐着，靠近窗户观看着八方的远景，伺察着八风所至的方向，向雷公问道：按照阴阳的分析方法和关于经脉的理论，以及五脏主时的规律，你认为哪一脏最重要？雷公回答说：春季属甲乙木，其色青，在五脏中主肝，肝旺于春季七十二日，也是肝脉当令的时候，我认为肝脏是最重要的。黄帝道：我依据上下经阴阳比类分析的理论来体会，你认为最重要的，实际上却是最次要的。

　　雷公致斋七日，旦复侍坐。帝曰：三阳为经❶，二阳为维❶，一阳为游部❶，此知五脏终始。三（阳）〔阴〕为表，二阴为里，一阴至绝（作）朔晦❷，却具合以正其理。雷公曰：

受业未能明。

【注释】

❶ 经、维、游部：太阳之经直行曰经，阳明之经旁出曰维，少阳为半表半里，出表入里曰游部。

❷ 朔晦：农历每月初一日为"朔"。农历每月末一天为"晦"。

【白话解】

雷公斋戒了七天，早晨又在黄帝的一旁陪坐。黄帝道：三阳为经，二阳为纬，一阳为游部，从这就可了解五脏之气的运行终始。三阴为表，二阴为里，一阴是阴气之最终，也是阳气的开始，有如朔晦的交界，这就明确无误地印证了阴阳的道理。雷公说：我没有明白其中的意义。

帝曰：所谓三阳者，太阳为经，（三阳脉）至手太阴，弦浮而不沉，决以度，察以心，合之阴阳之论。所谓二阳者，阳明也，至手太阴，弦而沉急不鼓 ❶ 炅至以病皆死。一阳者，少阳也，至手太阴，上连人迎，弦急悬不绝，此少阳之病也，专阴则死。

【注释】

❶ 鼓：鼓动，鼓指。

【白话解】

黄帝道：所谓三阳是指太阳。如果其脉至于手太阴寸口，呈现出弦浮不沉的脉象，就要用四时的规律来肯定，用心里的智慧来体察，参合阴阳之论，以确知它的好坏。所谓二阳，就是阳明。如果其脉至于手太阴寸口，呈现出弦而沉急的脉象而没有鼓动之象，那么到火热大至之时都会死亡的。一阳就是少阳，其脉至于手太阴寸口，上连人迎。如见弦急悬而不绝，这是少阳经的病脉，如见有阴而无阳的脉象，就要死亡。

三阴者，六经之所主也，交于太阴，伏鼓不浮，上空志心。二阴至肺，其气归膀胱，外连脾胃。一阴独至，经绝，气浮不鼓，钩而滑。此六脉者，乍阴乍阳❶，交属相并❷，缪通五脏，合于阴阳，先至为主，后至为客。

【注释】

❶ 乍阴乍阳：忽然阴，忽然阳。

❷ 交属相并：指六经之脉交连聚于气口。

【白话解】

三阴为手太阴肺，这是六经的主宰。其气往来交会于寸口，脉象沉伏，鼓动不浮，上连心部之脉。二阴是少阴，其脉到达肺，其气归于膀胱，外与脾胃相连。一阴之气如独至于太阴寸口，这时经气已绝，所以脉气浮而不能鼓动，脉象如钩而滑。以上六种脉象，忽然阴，忽然阳，互相交错，连属在一起，与五脏相贯通，与阴阳相应合。先见于寸口的为主，后见于寸口的为客。

雷公曰：臣悉尽意，受传经脉，颂得从容之道，以合《从容》，不知阴阳，不知雌雄。帝曰：三阳为父❶，二阳为卫❷，一阳为纪❸，三阴为母❹，二阴为雌❺，一阴为独使。

【注释】

❶ 三阳为父：三阳，即太阳，太阳为诸经之首，故称"三阳为父"。比喻为父，有高尊之意。

❷ 二阳为卫：卫，指卫外的作用。

❸ 一阳为纪：纪，枢纽之意。

❹ 三阴为母：三阴，即太阴，太阴能滋养诸经，故称为母。

❺ 雌：指内守的作用。

【白话解】

雷公说：我已经完全明白您的意思了。以前您传授给我的经脉之学和我自己诵读到的从容之道，与您今天所讲的从容之法是一致的，但我还不了解其中阴阳雌雄的意义。黄帝道：三阳相当于高尊的父亲，二阳相当于外卫，一阳相当于枢纽。三阴相当于善养育的母亲，二阴像雌性那样内守，一阴如使者一般交通着阴阳。

二阳一阴，阳明主病，不胜一阴，〔脉〕软而动，九窍皆沉❶。三阳一阴，太阳脉胜，一阴不能止，内乱五脏，外为惊骇。二阴二阳，病在肺，少阴脉沉，胜肺伤脾，外伤四肢。二阴二阳皆交至，病在肾，骂詈妄行，巅疾为狂。二阴一阳，病出于肾，阴气❷客游于心脘，下（空）〔控〕窍堤❸，闭塞不通，四支别离❹。一阴一阳代绝❺，此阴气至心，上下无常，出入❻不知，喉咽干燥，病在（土）脾。二阳三阴，至阴皆在，阴不过阳，阳气不能止阴，阴阳并绝，浮为血瘕，沉为脓胕❼。阴阳皆壮，下至阴阳。上合昭昭❽，下合冥冥❾，诊决死生之期，遂合岁首。

【注释】

❶ 沉：沉滞，不通利。

❷ 阴气：指肾气。

❸ 窍堤：指膀胱。

❹ 四支别离：四肢懈散，像分开似的。

❺ 代绝：软弱到极点。

❻ 出入：指二便、饮食。

❼ 脓胕：脓烂。

❽ 昭昭：指天、指阳。

❾ 冥冥：指地、指阴。

【白话解】

二阳一阴是阳明主病。二阳不胜一阴，阳明脉软而动，九窍之气就要沉滞而不通利。三阳一阴为病，表现为太阳脉胜，一阴之气不能制止寒水，因而内乱五脏，外现惊骇。二阴二阳则病在肺。少阴脉沉，少阴之气胜肺伤脾，在外伤及四肢。二阴二阳交互为患，其病在肾。它表现的症状，是随意骂人，颠疾狂乱。二阴一阳，其病出于肾，阴气上逆心胞，下控少腹膀胱，以致闭塞不通，四肢就像分开一样。一阴一阳软弱已极，这是厥阴之气上至于心所发生的病变，或上或下，而无定处，饮食无味，二便不能控制，咽喉干燥，其病在脾。二阳三阴为病，至阴脾脏也在内，阴气不能超越阳，阳气也不能约束阴，如阴阳互相隔绝了，那么阳浮于外时就会内成血瘕，阴沉于里时就会外成脓烂。如阴阳之气都盛壮，则病变趋向于下，在男子则阳道生病，女子阴器生病。上配合天，下配合地，必以阴阳之理，诊断病者死生之期，就要合计一岁之中何气是为岁首。

雷公曰：请问短期❶。黄帝不应。雷公复问。黄帝曰：在经论中。雷公曰：请闻短期。黄帝曰：冬三月之病，病合于阳者，至春正月脉有死征，皆归（出）〔于〕春❷。冬三月之病，在理已尽，草与柳叶皆杀❸，（春）阴阳皆绝，期在孟春。春三月之病，曰阳杀，阴阳皆绝，期在草干。夏三月之病，至阴不过十日。阴阳交❹，期在溓水❺。秋三月之病，三阳俱起，不治自已。阴阳交合者，立不能坐，坐不能起。三阳独至，期在石水❻。二阴独至，期在盛水❼。

【注释】

❶ 短期：因病不能长寿而死。

❷ 皆归于春：大都死于春天。

❸ 皆杀：全枯死了。

❹ 阴阳交：指阴脉见于阳位，阳脉见于阴位。

❺ 溓水：初冬之时。

❻ 石水：指水冰如石之时，冬季。

❼ 盛水：夏天雨季。

【白话解】

雷公说：请问有的疾病，怎么在极短时期内便能死亡？黄帝没有回答。雷公又问了一次，黄帝才说道：这在古医经里有说明。雷公又说：请问怎样可以知道有些疾病在极短时期内就会死亡？黄帝道：冬季三月的病，如属于阳盛，到春季正月而脉有死的征象，就大都死在春天。冬季三月的病，在天人之理来讲，势已将尽，草和柳叶都枯死了，阴阳之气都绝，所以死期就在正月。春季三月的病，名叫"阳杀"。阴阳之气都绝，死期在秋天草枯的时候。夏季三月的病，如不愈而又与至阴相交会的，那么死期不过十日；若脉见阴阳交错的，则死期当在初冬结薄冰的时候。秋季三月的病，如果三阳都见起色，不给治疗也会痊愈的。若是阴阳错合而产生的病，使人只能站立而不能坐下，一旦坐下就不能起来了；若三阳脉并至，独阳无阴，那么死期当在冰如坚石的时候。二阴脉并至，独阴无阳，死期当在夏天雨季。

方盛衰论篇第八十

提要： 本篇说明阴阳之气的盛衰，与五中五度的强弱虚实有密切的关联，在诊断上须要掌握全面情况，如果"持雌失雄，弃阴附阳"，就会失于片面，而产生不良后果。

雷公请问：气之多少❶何者为逆？何者为从？黄帝答曰：阳从左，阴从右，老从上，少从下。是以春夏归阳为生，归秋冬为死，反之，则归秋冬为生，是以气多少，逆皆为厥。

【注释】

❶ 气之多少：气的盛衰。

【白话解】

雷公问气的盛衰，怎么样的算是逆，怎么样的算是顺？黄帝答道：阳气从左而右；阴气从右而左；老年之气从上而下；少年之气从下而上。所以阳归春夏则为顺、为生，阳归秋冬则为逆、为死。反过来说，阴归秋冬则为顺、为生，阴归春夏则为逆、为死。所以不论气盛气衰，只要不顺就都会成为厥证。

问曰：有余者厥耶？答曰：一上不下❶，寒厥到膝，少者秋冬死，老者秋冬生；气上不下，头痛巅疾，求阳不得，求阴不审❷，五部隔无征，若居旷野，若伏空室，绵绵❸乎属不满（日）〔目〕。

【注释】

❶ 一上不下：阳气一味上行（于头）而不下（于足）。

❷ 求阳不得，求阴不审：说它属阳，找不出阳热，说它属阴，辨不清阴寒。

❸ 绵绵：微细。

【白话解】

雷公又问道：气有余也能成厥吗？黄帝答道：阳气一味上行而不下，那么足部会厥冷到膝，如果是年少的，在秋冬见到这样症状就会死，但是，年老的在秋冬却可生；阳气上而不下，会发为头痛或颠顶疾患，这种厥证，说它属阳，找不出阳热，说它属阴，辨不清阴寒，五脏部分又隔得远，没有显著形证可作验证。病人好像置身旷野，又像伏居空室，细微的东西，就是全神贯注，仍然看不完全。

是以少气之厥，令人妄梦，其极至迷。三阳绝，三阴微❶，是为少气。

【注释】

❶ 三阳绝三阴微：三阳脉气悬绝，三阴脉气微细。

【白话解】

所以气虚的厥，会使人胡乱做梦，达到极端，则梦多离奇迷乱。三阳脉气悬绝，三阴脉气微细，这就是少气之候。

是以肺气虚，则使人梦见白物，见人斩血藉藉，得其时则梦见兵战。肾气虚，则使人梦见舟舩溺人，得其时则梦伏水中，若有畏恐。肝气虚则梦见菌❶香生草，得其时则梦伏树下不敢起。心气虚则梦救火阳物❷，得其时则梦燔灼。脾气虚则梦饮食不足，得其时则梦筑垣盖屋。此皆五脏气虚，阳气有余，阴气不足，合之五诊❸，调之阴阳，以在经脉❹。

【注释】

❶ 菌：香木。

❷ 阳物：指雷电。

❸ 五诊：五脏的见证。

❹ 以在经脉：审察十二经脉。

【白话解】

肺气虚，就会使人梦见白色东西，或梦见有人被杀流血、尸体交横；当金旺的时候，就会梦见战争。肾气虚就会梦见舟船淹死人；当水旺的时候，就会梦见自己潜伏在水里，好像遇到很害怕的事。肝气虚就会梦见菌香草木；当木旺的时候，就会梦见伏在树下不敢起来。心气虚就会梦见救火和见到雷电；当火旺的时候，就会梦见大火燔烧。脾气虚就会梦见饮食不够充足；在其当旺的时候，就会梦见筑墙盖房。这些都是五脏气虚，六腑的阳气有余，五脏的阴气不足，阴虚阳亢，所以才魂梦纷乱。当参合五内见证，调其阴阳，审察十二经脉而加以治疗。

诊有（十度）〔五度〕度人，脉度、脏度、肉度、筋度、俞度，（阴阳气尽）〔诊备阴阳〕，人病自具。脉动无常，散阴颇阳❶，脉脱不具❷，诊无常行❸。诊必上下❹，度民君卿。受师不卒❺，使术不明，不察逆从，是为妄行，持雌失雄❻，弃阴附阳❼，不知并合，诊故不明，传之后世，反论自章。

【注释】

❶ 颇阳：偏阳。

❷ 脉脱不具：脉不明显。

❸ 诊无常行：诊法上无固定的常规。

❹ 诊必上下：诊病时必须兼取人迎、趺阳。

❺ 受师不卒：意思是没有把老师的知识全部接受下来。

❻ 持雌失雄：比喻偏于补阴而伐阳。

❼ 弃阴附阳：是说偏于补阳而耗阴。

【白话解】

诊法有五度，可用来衡量病人，那就是脉度、脏度、肉度、筋度、俞度。如果诊法上彻底掌握了阴阳的原则，对病情就可以得到全面了解。

脉息之动本无常规，或偏阴，或偏阳，或搏动并不明显，所以诊法也没有固定的常规。诊时必须兼取人迎趺阳，又必考虑病人地位的高低，形志的苦乐。如果从师不能卒业，医术没能达到高明地步，临证不能辨别顺逆，不是补阴伐阳，就是补阳耗阴。不知道阴阳平衡的道理，在诊断上就不会明确，这样的诊断方法，传给后人，就一定会使自己错误的论断暴露出来。

至阴虚，天气绝，至阳盛，地气（不足）〔微〕；阴阳并交，至人之所行；阴阳并交者，阳气先至，阴气后至。是以圣人持诊之道，先后阴阳而持之，《奇恒之势》乃六十首，诊合微之事，追阴阳之变❶，章五中之情❷，其中之论，取虚实之要，定五度之事❸，知此乃足以诊。是以（切）〔得〕阴不得阳，诊消亡。得阳不得阴，守学不湛❹，知左不知右，知右不知左，知上不知下，知先不知后，故治不久，知丑知善，知病知不病，知高知下，知坐知起，知行知止，用之有纪，诊道乃具，万世不殆。

【注释】

❶ 追阴阳之变：推究阴阳的变化。

❷ 章五中之情：明辨五脏的病情。

❸ 定五度之事：根据五度加以判断。

❹ 守学不湛：学到的医疗技术不深，片面。

【白话解】

至阴虚，则阳气绝而不降；至阳盛，则阴气微而不升；能使阴阳融合交通，这是有修养医生的本事。阴阳之气融合交通，是阳气先至，阴气后至。所以高明医生的治病，诊脉要掌握阴阳的先后，参考奇恒之势六十首，综合从各种细微诊察所得的情况，推究阴阳的变化，清楚地了解五脏的病情，参合其中的原则和虚实的纲要，再用五度加以判断。知道了这些，才可以诊病。所以只了解其阴而不能了解其阳，这是没有诊法；只了解其阳而不能了解其阴，说明所学的医道，是不深的。知左而不知其右，知右而不知其左，知上而不知其下，知先而不知其后，这种治疗就不能长久。既要了解不好的，也要了解好的；既了解有病的，也要了解无病的；既了解高，也了解下，既了解坐，也了解起；既了解行，也了解止。这样就能做到有条不紊，诊法才算全备，而永远不会出差错了。

起所有余，知所不足❶，度事上下，脉事因格。是以形弱气虚，死；形气有余，脉气不足，死。脉气有余，形气不足，生。是以诊有大方，坐起有常，出入有行❷，以转神明❸，必清必净，上观下观，司八正邪，别五中部，按脉动静，循尺滑涩，寒温之意，视其大小，合之病能逆从以得，复知病名，诊可十全，不失人情❹。故诊之，或视息视意，故不失条理，道甚明察，故能长久；不知此道，失经绝理，亡言妄期，此谓失道。

【注释】

❶ 起所有余知所不足：举出有余的一面，就得知其不足的一面。

❷ 出入有行：举动有规律。

❸ 以转神明：头脑灵活清楚。

❹ 不失人情：不违背人情。人情，指病人之情，傍人之情，医人之情。

【白话解】

举其有余的一面，就得知道其不足的一面；考虑到病人的上下各部，诊脉就可穷究其理。例如形弱气虚的，主死；形气太盛，脉气不足的，也主死；脉气太盛，形气不足的，主生。所以诊病有一定的大法，医生应该坐起有准则，举动有规律，头脑灵活，而且一定冷静地上下观察，来分别四时八节，观察邪气中于五脏的何部；按其脉息的动静，循摸尺肤滑涩寒温的概况；视其大小便的变化，参合病态，从而知道是逆是顺，又知道了病名，这样诊视疾病，可以十不失一，也不会违背人情。所以诊病的时候，或察其呼吸，或看其精神，都能不失去条理。医理极高明了，自然长久不出事故。假如不知道这些，违反了原则和原理，乱谈病情，乱下结论，这叫作违反规律。

解精微论篇第八十一

提要： 本篇讨论哭泣涕泪之病，而其关键在于神志的变化。

黄帝在明堂，雷公请曰：臣授业，传之行教以经论，从容形法，阴阳刺灸，汤药（所）滋。行治有贤不肖❶，未必能十全。若先言悲哀喜怒，燥湿寒暑，阴阳妇女，请问其所以然者，卑贱富贵，人之形体所从，群下通使，临事❷以适道术，谨闻命矣。请问有劖愚仆漏❸之问，不在经❹者，欲闻其状。帝曰：大矣。

【注释】

❶ 有贤不肖：有效有不效。

❷ 临事：指临证。

❸ 劖（chán 谗）愚仆漏：自谦的意思。

❹ 不在经：医经里找不到。

【白话解】

黄帝在明堂里，雷公问道：我接受了你传给我的医道，再教给别人，都根据经典所论的内容，如从容形法，阴阳刺灸，汤液药滋等。可是在治疗上，有有效，有不效，未必能够十不失一。您是先告诉我悲哀喜怒，燥湿寒暑，阴阳妇女等方面的问题，当我问到其中的道理时，您说贫贱富贵和人的形体等方面的情况，都要结合在临证实践中，以适应医学的理论。这些都听你讲过了。现在我还有愚妄简陋的问题，在经典里找不到，希望听到它的情况。黄帝道：你谈得真重要呀！

公请问：哭泣而〔涕〕泪（不）〔皆〕出者，若出而少涕，其故何也？帝曰：在经有也。复问：不知水❶所从生，涕所从出也。帝曰：若问此者，无益于治也，工之所知，道之所生也。夫心者，五脏之专精也，目者其窍也，华色❷者其荣也，是以人有德也，则气和于目❸，有亡，忧知于色❹。是以悲哀则泣下，泣下水所由生。水宗❺者积水也，积水者至阴也，至阴者肾之精也。宗精❻之水所以不出者，是精持之也，辅之裹之，故水不行也。

【注释】

❶ 水：指泪水。

❷ 华色：光华色泽。

❸ 气和于目：神气集中在两目。

❹ 忧知于色：忧郁表现在面色上。

❺ 水宗：水源。

❻ 宗精：指肾之精。

【白话解】

雷公问道：哭泣而鼻涕眼泪皆出，或泪出而很少有鼻涕的，这是什么缘故？黄帝道：这在医经里有记载。雷公又问：我不知道眼泪是怎样产生的，鼻涕是从哪里出来的。黄帝道：你问这些问题，对治疗虽没有益处，但是医生应该知道，因为它也是医理的所在。心脏是五脏和人身的总主，两目是它的通窍，面部的光华色泽是它的外在表现。所以人有得意的事，则神气集中在两目，假如有失意的事，就表现出忧郁之色。所以悲哀就会哭泣，泣下的泪是水所产生的。水的来源，是体内积存的水液，而积存水液的，是至阴，至阴就是肾脏之精。来源于精的水液，平时所以不致流出，是受着精的约制，起了夹辅、包缠的作用，所以泪水不致自流。

夫水之精为志，火之精为神，水火相感，神志俱悲，是以目之水生也。故谚言曰：心悲名日志悲，志与心精，共凑于目也。是以俱悲则神气传于心精，（上）〔下〕不传于志而志独悲，故泣出也。泣涕者脑也，脑者（阴）〔阳〕也。髓者骨之充也，故脑渗为涕。志者骨之主也，是以水流而涕从之者，其（行）类也。夫涕之与泣者，譬如人之兄弟，急则俱死，生则俱生，其志以早悲，是以涕泣俱出而横行也。夫人涕泣俱出而相从者，所属之类也。雷公曰：大矣。

【白话解】

水的精气是志，火的精气是神，水火相互交感，神志都感到悲哀，因而泪水就流出来了。所以俗语说：心悲叫作志悲。因为肾志与心精同时聚合于目。所以心肾俱悲，神气就传到心精，而不下传于肾志，肾志独悲，水失去了精的约制，所以泪水就流出来了。鼻涕属于脑，脑属阳，髓是要充满骨空的，所以脑髓渗漏而成涕。肾志是骨的主宰，所以泪水流出而鼻涕也随着出来，这是因为涕、泪是同类的关系。涕和泪，好像兄弟一样，危急则同死，生乐则共存。如果肾志有了悲哀，那么涕、泪就会一起涌出，涕泪所以俱出而相随，是由于涕泪同属于水的缘故。雷公说：您讲的道理真是博大啊。

请问：人哭泣而泪不出者，若出而少，涕不从之何也？帝曰：夫泣不出者，（哭）〔志〕不悲也。不泣❶者，神不慈也。神不慈则志不悲，阴阳相持，泣安能独来。夫志悲者，惋❷，惋则冲阴❸，冲阴则志去目，志去则神不守精，精神去目，涕泣出也。

【注释】

❶ 不泣：不哭。

❷ 惋：凄惨的意思。

❸ 冲阴：冲动阴气。

【白话解】

请问有人哭泣而哭不出来，或泪少而且涕不随出的，这是什么道理？黄帝道：哭而不出眼泪的，是内心里并不悲伤；不哭是心神没有感动，神不感动，志就不悲伤，阴阳相持而不能相互交感，眼泪怎么能流出来呢？假如志悲，就会有凄惨之意；志意凄惨，就会冲动阴气；阴气受到了冲动，肾志就会离开眼睛；肾志离开了眼睛，就会神不守精。如果精和神都离开了眼睛，泪和鼻涕就会一起流出来了。

且子独（不诵）不念夫经言乎，厥则目无所见。夫人厥则阳气并于上 ❶，阴气并于下，阳并于上，则火独光也 ❷；阴并于下则足寒，足寒则胀也 ❸。夫一水不胜（五）〔两〕火，故目（眦）盲。

【注释】

❶ 阳气并于上：阳气聚在上部。

❷ 火独光也：阳气独亢于上部。

❸ 足寒则胀也：足冷就发生胀满。

【白话解】

再说，你难道没有读过医经上的话吗？医经上说，厥则眼睛一无所见。人有了厥证，阳气聚在上部，阴气聚在下部。阳聚于上，则上部阳亢，阴聚于下则足冷，因而发生胀满。一水不胜两火，所以眼睛就看不见东西了。

是以冲风 ❶，泣下而不止。夫风之中目也，阳气内守于精，是火气燔目，故见风则泣下也。有以比之，夫火疾风生乃能雨，此之类也。

【注释】

❶ 冲风：迎风。

【白话解】

迎风流泪不止，是因风邪中于目的时候，阳气内守于精，火气燔目，所以见风就会流泪了。打个比方说，急风生才能下雨，与这种情况是类似的。